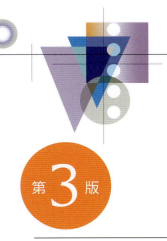

口腔解剖学

第3版

Oral Anatomy

編集

前田健康

天野　修

阿部伸一

馬場麻人

執筆者（執筆順）

新潟大学大学院教授
前田健康

東京歯科大学准教授
松永　智

東京歯科大学教授
阿部伸一

日本大学歯学部教授
髙橋富久

岡山大学学術研究院教授
沢　禎彦

北海道医療大学歯学部教授
入江一元

松本歯科大学教授
金銅英二

東海大学医学部准教授
山本将仁

日本歯科大学生命歯学部教授
春原正隆

日本歯科大学生命歯学部准教授
井出吉昭

新潟大学大学院助教
山田-佐藤友里恵

明海大学歯学部教授
天野　修

朝日大学歯学部教授
滝川俊也

鹿児島大学大学院教授
田松裕一

大阪歯科大学教授
上村　守

奥羽大学歯学部教授
宇佐美晶信

徳島大学大学院教授
馬場麻人

宝塚医療大学教授
吉田　篤

明海大学歯学部教授
﨑山浩司

日本歯科大学新潟生命歯学部教授
影山幾男

朝日大学歯学部教授
薗村貴弘

広島大学大学院教授
寺山隆司

昭和大学歯学部教授
野中直子

新潟大学大学院教授
林　孝文

東京歯科大学講師
廣内英智

鶴見大学歯学部准教授
塩崎一成

東京歯科大学教授
上田貴之

新潟大学大学院教授
冨原　圭

東京歯科大学教授
一戸達也

新潟大学大学院教授
田沼順一

明海大学歯学部教授
山本信治

医歯薬出版株式会社

This book is originally published in Japanese
under the title of :

KOUKŪ KAIBŌ GAKU
(Oral Anatomy)

Editors :
MAEDA, Takeyasu et al.

MAEDA, Takeyasu
Professor
Center for Advanced Oral Science, Niigata University

© 2009 1st ed., © 2025 3rd ed.

ISHIYAKU PUBLISHERS, INC.
7-10, Honkomagome 1 chome, Bunkyo-ku,
Tokyo 113-8612, Japan

第3版の序

　本書初版が2009年に，第2版が2018年に刊行され，発行当初より好感をもって迎えられ，編集者・執筆者が予期した以上の評価を得ることができ，歯科大学・歯学部解剖学教育での口腔解剖学の教科書として重要な位置を占めるようになっていると思われる．この間，初版および第2版執筆者のそれぞれ6割強，約半数が定年退職などで教育の第一線を退き，全国歯科大学・歯学部解剖学担当教員の世代交代が進んでいる．また，歯科医師国家試験出題基準および歯学教育モデル・コア・カリキュラムの改定が行われ，歯科医師法の改正，歯科医師法施行例の一部を改正する政令の公布により，共用試験が公的化され，共用試験合格が歯科医師国家試験受験の要件とされるなど，歯科医学教育を取り巻く環境も大きく変わりつつある．

　こうした中，超高齢社会・少子化に伴い18歳人口が減少し，文部科学省より「2040年に向けた高等教育のグランドデザイン」が公表され，学修者本位の教育への転換が求められている．また歯学教育モデル・コア・カリキュラム令和4年度改訂版では，「2040年以降の社会も想定した医学・歯学・薬学において共通して求められる資質・能力」が明確化され，アウトカム（学修成果）基盤型カリキュラムへの深化が図られている．これらのことは，教育スタイルが「何を教えたか」から，「何を学び身につけることができたのか」への転換の必要性を意味しており，これまで以上に，効果的な教育手法の開発，教材の提供，および学修者の自学自習，水平的思考が重要となっている．

　「口腔解剖学」は，歯学・歯科医療に重要な口腔領域の構造と機能を理解するための「解剖学」の一学問領域である．歯学部では主に歯および口腔を扱うため，これらの構造を学べば十分であると考えがちであるが，人体の構造は複雑かつ巧妙な仕組みの下つくられている．口腔を含む頭部は，進化の過程で特殊な感覚装置が出現し，集中化してつくられた構造であり，そのつくられ方は四肢を含む体幹とは異なっている．口腔は消化管が始まる部位であり，食物を摂取，咀嚼し，初期消化を行い，食塊を形成して咽頭に送り（食塊移送），嚥下させる，すなわち消化機能をもっている．また，咽頭，喉頭，気管と連絡し，呼吸の補助通路としての機能をもち，さらに，構音機能による発話はコミュニケーションの要ともなっている．これらの機能を発揮するために，骨，筋，神経，血管に加え，歯や唾液腺などのさまざまな構造物が発達してきた．形態形成の原則を鑑みれば，これらの構造を理解するには，口腔という局所だけでなく，全身の構造の理解が必要不可欠である．また，近年，有病高齢者が急増し，「口腔疾患と全身疾患の関わり」「口腔と全身の健康の関係」「医科歯科連携」の重要性が強くうたわれており，これらを理解するためには全身の基本構造を学修しておく必要があることはいうまでもない．「歯学の学修者は口腔付近の解剖学だけを学べばよい」という認識はますます通用しなくなってきている．

　また，臨床歯学は基礎歯学の知識の上に立脚しており，「解剖学は決して用語の暗記学問ではない」ということを初学者には強く意識してほしい．ともすると，これまでの肉眼解剖学の講義は教員からの膨大な知識の提供に偏りがちであったが，解剖学は理解・思考する学問であるということを念頭に置いて学修してほしい．近年の歯科医師国家試験は，単なる想起型の出題から，解釈・問題解決型の出題が増えており，水平型の思考が求められるようになっている．解剖学領域でも，単なる記憶型解剖学の出題から，歯科臨床に即した解剖学，いわゆる応用解剖学的内容の出題や学問分野横断型の出題が増えている．

　第2版の改訂の際には，肉眼解剖学が形態形成の原則や機能に裏付けられた形態を理解させる最も基本的な基礎学問であり，将来，歯科医学・医療に携わる歯学生の重要な基礎科目であることを念頭に置き，低学年の学生に対する歯学への好奇心の喚起，わかりやすい文体での記述および図の多用による初学者の理解と向学心の向上，解剖学と臨床との接点について記述することを改訂の基本原則とした．この第3版では，第2版での基本原則に加え，編集者の追加，執筆者の大幅入れ替えおよび記載内容の見直しを行い，①解剖学教員の不足および教育時間数の不足の中，学修者の自己学習への寄与，②模型図などの模式図の多用化およ

び新規書き下ろし，③構造をよりよく理解するための発生過程の記載，④機能を理解させるために必要不可欠な組織構造の記載，⑤歯科応用解剖学の充実および章立ての見直し，⑥第2版で未収録であった歯学教育モデル・コア・カリキュラムの内容の追加を行った．

また，『解剖学用語改訂13版』（医学書院，2007年）では，解剖学用語で用いる漢字は「コンピュータで使用されることの多い表記を用いること」「日本解剖学会として規定するものではない」とされているが，読者の便を考え，歯科医師国家試験や共用試験CBTで用いられている漢字を用いることとした．将来，歯科医師国家試験や共用試験CBTでの表記が改訂される際，修正を行いたい．

おわりに，本書がこれまで以上に，多くの歯学生，教員，臨床歯科医師に受け入れられ，本邦の口腔解剖学の標準的教科書としてさらに深化していくことを期待したい．改訂にあたり，本書の編集方針を理解され，多忙の中，短時間で執筆協力いただいた先生方に，この場を借りて心より御礼を申し上げたい．同時に，全面的な改訂作業にあたり，種々の提案，助言をいただいた医歯薬出版編集部の方々に御礼を申し上げる．

2024年12月

前田健康
天野　修
阿部伸一
馬場麻人

改訂の序

　本書は，2009 年に初版が刊行され，以来，約 8 年が経過した．この間，2016 年度には歯学教育モデル・コア・カリキュラムならびに歯科医師国家試験出題基準の大幅改訂が行われ，社会ニーズに対応した歯学教育内容への改善が求められている．歯科医師国家試験出題基準（平成 30 年版）では，超高齢社会への対応のための充実に加え，出題項目の可能な限りの包括化・簡素化が行われた．また，初版にも記したが，「口腔と全身のかかわり」が注目されているものの，歯学教育の実際では，顎顔面の解剖学の知識があればよしとする風潮がある．しかしながら，口腔解剖学は一般（全身）解剖学を基盤とした学問であり，また有病高齢者が急増している中，その病態の理解のためには全身の基本構造を学習しておく必要があることはいうまでもない．

　われわれが第 2 版でとった編集方針は，重要事項の精選を基本とし，これに詳しい解説を加えるという点は初版と同じであるが，ほとんどすべての項目で，新しい記載を加えて内容の充実を図った．同時に，本書の特徴である臨床的記述も書き改め，内容の充実と最新情報への更新を行った．また，できるだけわかりやすい模式図（シェーマ）で説明するように統一することを心がけた．この点から，今回の改訂に当たって，写真を少なくするよう心がけた．理由は以下の通りである．写真による実物の提示は，解剖学から長く離れている開業医などには新鮮なイメージを与えるかもしれないが，学生が「ものの形とその位置関係」を正しく理解する上では，正しい方法とは考えられない．さらに，写真で示された部位が，意図する内容を理解させるのに正確かつ理想的かという意味では疑問が多い．この問題の解決のためには，むしろ過去にヨーロッパならびにわが国で出版されている詳細な解剖図譜（アトラス）を参考として，別に示すべきであると考えた．したがって，やむを得ない，あるいは必要である場合以外は，模式図で説明することにした．

　本書の特徴として，以下のことがあげられよう．第一に，口腔解剖学は人体解剖学の口腔・頭頸部領域に特化した解剖学ではあるが，一般医科向けの解剖学テキストから頭頸部・顔面の部分のみを取り出して編集出版されていた従来のテキストとは異なり，歯学生に必要不可欠な内容はより充実した内容としていること，第二に，通常の講義の教科書の用途に加え，歯科医師国家試験，CBT の準備テキストとして本書がその要求を十分に充たしており，さらに，臨床との関連性について特に紙面を割いたこと，があげられる．このように，本書は，解剖学学習者ならびに教員，さらに各科臨床歯科医師の要望を充たすような編集方針で，全国の歯学部教員により執筆されている．

　本書が初版同様に，学生ならびに教員，臨床歯科医師に受け入れられ，将来，歯科医学における標準的解剖学教科書に深化していくことを期待したい．

　おわりに，改訂にあたり編集方針を理解され，快く協力いただいた著者の方々にお礼を申し上げる．同時に，全面的な改訂作業にあたり，種々の提案，助言をいただいた医歯薬出版編集部の方々にお礼を申し上げる．

2018 年 1 月

編者一同

はじめに
歯学で学ぶ解剖学とは

　解剖学は，アリストテレスやヴェサリウスを引き合いに出すまでもなく，医学の歴史上最も早く学問として成立した分野である．わが国でも，日本解剖学会は最も古い医学の学会である．

　これは，医学を学ぶうえで，また医療を施すうえで，まずその対象とする人体の構造を知ることから始める必要があることを物語っている．解剖学が「基礎医学の基礎」と称されるのはこのためである．

　基礎歯科学では，全身の理解と専門分野である口腔とその関連境域の理解の両方の教育を歯学部のなかで行わなければならない．

●なぜ全身の知識が必要なのか

　歯学教育はともすれば，歯科に関係のある項目のみに限って扱う傾向が強かった．これは，さまざまな場面で昔から論じられているように，歯科医療が歯のみを対象として，齲蝕の治療，抜歯，義歯の製作という作業が長く歯科医療のほとんどを占めていたという歴史的事実があったため，その後歯科医療の対象が広がっていった後も，歯科医療ならびに歯学教育従事者の観念が固定したままで経過したからであろう．

　一方で，従来「口腔は全身の一部」，「口腔から全身の健康を観察する」，あるいは「口腔の健康を通じて全身の健康を」と歯科のあり方がさまざまに表現されていながら，歯学教育の実際には反映されることが少ないという欠陥が明瞭にみられる．解剖学の教育でも，顎顔面の解剖学の知識があればよしとする風潮があることは事実である．実際，歯科が解剖実習で首から下を行う意味は何かという極端な意見もまれに聞かれる．

　歯科に凝り固まったこのような概念を修正するためには，歯科医学は医学の一部であると意識し続けることがまず必要で，従来型の「歯科は歯科である，特殊なのである」とする考えは払拭しなければならない．同時に，歯科だからこの程度でよいのだという矮小な自己認識をもたないよう意識することも必要であろう．

　全身を意識するあるいは全身を見渡す歯科医学・歯科医療といいつつ，歯科に関係がないので実習は首から上でよいとする矛盾した風潮がある．もちろん，歯科においては首から下は治療の対象ではない．しかし学部教育では歯科臨床各科を学ぶと同時に，歯科医療の理解と実践において必要となる全身疾患を学ぶので，それに対応する全身の知識は必要である．とりわけ歯科麻酔学では，求められる全身の知識は一般医科での麻酔学と異なるところはない．

　また，口腔とその関連領域の構造は，歯を除けば全身の構造と著しく異なることは少ない．したがって，全身を対象として解剖実習を行うにあたり，とくに運動器では，全身の関節運動に比べて，咀嚼機構の複雑さ巧妙さを学ぶうえでおおいに意味がある．また，人体のさまざまな部位でその構造を剖出し，その合理性と必然性を理解することは，きわめて意義深く，人体さらに生命への畏敬の念を醸成する最善の機会となる．系統解剖学の実習で全身を行うのはこのような意味も含まれている．

　「モデルコアカリキュラム」の導入で共用試験が本格実施されている．平成19年には歯科医学教授要綱が改訂され，続いてモデルコアカリキュラムの改訂，歯科医師国家試験出題基準の改正が行われている．このため，今後の国家試験ではより臨床に密接した基礎歯科学が重要視されると考えられる．この意味で，全身と口腔の関係あるいは全身からみた口腔という概念に改めて目を向ける必要が生じている．したがって，これからの解剖学教育では，全身の構造を念頭にあらためて歯科の専門領域を深く知ることが求められることになろう．

●どのように解剖学を学ぶか

　歯科医学を学ぶ基礎としての解剖学では，まず，全身の系統解剖として，人体の構造を概観し，その成り

立ちを説明できるための最低限の知識が要求される．続いて，歯科の専門領域として，顎顔面，あるいは頭頸部の詳細な理解が必要となる．さらに，臨床とくに外科系科目に直結する応用解剖学，局所解剖学とよばれる知識も必須のものとして要求される．

　従来の歯科におけるあるいは歯科学用とする解剖学書は，全身の解剖学のうち，顎顔面を詳しく記載したとするものが多かった．これはこれで意味があるが，読者が医師となることを前提としている教育体系の全身の部分を簡略化したに過ぎない場合が多い．将来歯科医師となる学生にとって，教育される口腔解剖学の構成には，単に口腔とその周囲が詳しいという以上に，歯科医師ならびに歯科医療の専門家の目が届いている「歯科のための解剖学」としての内容が十分反映されていることが必要である．本書は，このような目的で編集されている．

　まず，ヒトという生物の全身の成り立ちを大まかに理解する必要がある．系統解剖学としてそれぞれの系統の成り立ちと相互の関係が説明できることが必要である．全身の構造の理解のためには，個体発生学，さらには比較解剖学と系統発生学の基礎的な知識も有用である．この段階では系統解剖学と局所解剖学の関連を理解し，また臨床歯科を学ぶうえでの基礎をつくる必要がある．そのうえで，口腔解剖学を学ぶことが順序である．ただし，歯の解剖学は，文字通り歯科独特の学問であり，全身に対する知識と分けて学ぶことも可能である．この歯の解剖学の理解のためには，比較解剖学，系統発生学さらには人類学の基礎知識が同様に有用である．また，保存修復学，歯科補綴学など臨床科目の基礎部分として実習（歯型彫刻など）と組み合わせたカリキュラムとしても可能であろう．

　教育する側にとって，理想的な教育を実践しようとすると，相当の時間数を必要とし，これに対して近年の1コマあたりの授業時間削減傾向と減少する授業担当時間という問題が障害となる．また，口腔解剖学として特別に教育する範囲をどこまでにするかという問題も解決が難しいと考える教員もいることと思う．このようななか，上記のような口腔解剖学の教育理念をいかに実現するかは，解剖学担当の教員の知恵と学生の学ぶ熱意とにかかっていると我々は強調したい．同時に，解剖学教員は，解剖学は理解する学問であって，単純に用語を丸暗記するものではないことを学習を始める前に初学者に向かってあらためて強調する必要があることを意識しなければならない．

　本書の編纂は，歯科領域に優れた解剖学教員が多い現在という幸運がなければ不可能であったと考える．多忙のなか執筆協力いただいた先生方には，この場を借りて心より御礼を申し上げたい．今後定期的に見直しを受けながら，本書が真に歯科教育の標準的解剖学教科書として育っていけば，編者らにとって望外の喜びである．

2009 年 10 月

監修　脇田　稔　　編集　井出吉信
　　　山下靖雄　　　　　　前田健康
　　　　　　　　　　　　　天野　修

口腔解剖学 第3版

第Ⅰ編 総 論 ……… 1

第1章 解剖学の基礎 ……… 前田健康 1

- Ⅰ 解剖学とは ……… 1
- Ⅱ 人体の構成 ……… 2
- Ⅲ 器官系 ……… 2
- Ⅳ 解剖学用語 ……… 2
- Ⅴ 位置・方向用語 ……… 3
  - 1. 解剖学的正位 ……… 3
  - 2. 身体の基準平面 ……… 3
  - 3. 方向を示す用語 ……… 3
- Ⅵ 人体の区分 ……… 6
  - 1. 体幹 ……… 6
  - 2. 体肢 ……… 6

第2章 骨学総論 ……… 松永 智，阿部伸一 7

- Ⅰ 骨の種類，機能と表面形状の名称 ……… 7
  - 1. 骨の種類 ……… 7
  - 2. 骨の基本構造 ……… 7
  - 3. 骨の機能 ……… 8
  - 4. 骨の表面形状 ……… 9
- Ⅱ 人体を構成する骨の数と名称 ……… 9
  - 1. 体幹の骨 ……… 9
  - 2. 上肢骨 ……… 13
  - 3. 下肢骨 ……… 17

第3章 筋学総論 ……… 松永 智，阿部伸一 20

- Ⅰ 筋の種類，機能と名称 ……… 20
- Ⅱ 筋の組織学的分類 ……… 20
  - 1. 骨格筋 ……… 20
  - 2. 心筋 ……… 21
  - 3. 平滑筋 ……… 21
- Ⅲ 骨格筋の機能 ……… 21
  - 1. 運動作用 ……… 21
  - 2. 体熱の発生 ……… 21

- 3. 身体の保護作用 ……… 21
- Ⅳ 骨格筋の基本構造 ……… 21
- Ⅴ 骨格筋の形状と分類 ……… 21
  - 1. 筋の起始・停止 ……… 21
  - 2. 運動の方向 ……… 21
  - 3. 各部位の筋の名称と機能 ……… 22

第4章 関節学総論 ……… 髙橋富久 34

- Ⅰ 骨の連結による分類 ……… 34
  - 1. 不動関節 ……… 34
  - 2. 半関節 ……… 35
  - 3. 可動関節 ……… 35
- Ⅱ 関節に関与する骨の数による分類 ……… 37
  - 1. 単関節 ……… 37
  - 2. 複関節 ……… 37
- Ⅲ 関節の機能（運動軸の数）による分類 ……… 37
  - 1. 一軸性の関節 ……… 37
  - 2. 二軸性の関節 ……… 38
  - 3. 多軸性の関節 ……… 38
- Ⅳ 関節面の形態による分類 ……… 38
  - 1. 蝶番関節 ……… 38
  - 2. 車軸関節 ……… 38
  - 3. 楕円関節 ……… 38
  - 4. 平面関節 ……… 38
  - 5. 鞍関節 ……… 38
  - 6. 球関節 ……… 38
- Ⅴ 滑膜性連結の神経と血管の分布 ……… 39
  - 1. 関節の血管 ……… 39
  - 2. 関節の神経 ……… 39

第5章 循環器学総論（脈管学総論） ……… 40

- Ⅰ 循環器系の概説 ……… 沢 禎彦 40
  - 1. 循環器系の構成 ……… 40
  - 2. 循環器系の機能 ……… 41
- Ⅱ 心血管系 ……… 41

1.	体循環と肺循環		41
2.	血管の吻合		42
3.	機能血管と栄養血管		43
4.	血管の神経		43
5.	血管の構造		44
6.	循環動態		45
7.	化学受容器と圧受容器		46
8.	全身の血管系の概略	前田健康	46
9.	心臓		52

Ⅷ リンパ系 入江一元 60
1. リンパ管とリンパ節 60
2. リンパ管の壁の構造 61
3. 胸管とリンパ本幹 61
4. リンパ性器官 62

第6章　神経学総論 66

Ⅰ 神経系の分類 金銅英二 66
Ⅱ 神経系の組織構造 67
1. 神経細胞 67
2. 神経線維 68
3. 支持細胞 69
Ⅲ 神経系の発生 70
1. 概説 山本将仁，阿部伸一 70
2. 中枢神経の発生 70
3. 末梢神経系の発生 春原正隆，井出吉昭 71
Ⅳ 中枢神経系 山本将仁，阿部伸一 72
　中枢神経系の構成 72
Ⅴ 末梢神経系 春原正隆，井出吉昭 80
1. 末梢神経の構造 80
2. 末梢神経線維の分類 80
3. 神経節と末梢神経系の解剖学的特徴 81
4. 末梢神経系の概観 81
5. 主な末梢神経 前田健康 85

第7章　感覚器学総論
前田健康，山田 - 佐藤友里恵 89

Ⅰ 概説 89
Ⅱ 感覚の種類 89
1. 体性感覚 89
2. 内臓感覚 89
3. 特殊感覚 89
Ⅲ 感覚受容器 89
1. 感覚受容器の分類 89
2. 体性感覚の感覚受容器 90
3. 皮膚の感覚受容器 91
4. 筋・腱の固有受容器 92
Ⅳ 体性感覚を伝える伝導路（頭部を除く） 93
1. 識別性触圧覚，深部感覚（意識にのぼるもの）を伝える伝導路 93
2. 温度覚，痛覚，粗大な触圧覚を伝える伝導路 93
3. 意識にのぼらない深部感覚を伝える伝導路 94
Ⅴ 皮膚 94
1. 概説 94
2. 皮膚の構造 94
3. 粘膜の構造 96

第8章　内臓学総論 97

Ⅰ 内臓とその発生 天野 修 97
1. 器官系と内臓 97
2. 消化器系器官とその発生 97
3. 呼吸器系器官とその発生 98
4. 内分泌系器官とその発生 100
5. 泌尿・生殖器系器官とその発生 100
Ⅱ 器官の分類 滝川俊也 101
1. 実質器官 101
2. 中空器官 101
Ⅲ 漿膜と外膜 天野 修 103
1. 漿膜とは 103
2. 漿膜の構造 103
3. 胸膜 103
4. 心膜 103
5. 腹膜 104
6. 外膜 104
Ⅳ 体腔 104
1. 体腔とは 104
2. 体腔の区分と境界 104
Ⅴ 間膜 105
1. 間膜とは 105
2. 間膜の発生 105
3. 腹膜後器官 105

CONTENTS

第Ⅱ編 各 論 106

第9章 頭頸部の基本構造と体表
天野 修 106

Ⅰ 頭頸部の区分と部位 106
Ⅱ 頭の部位 106
Ⅲ 顔の部位 106
　1. 眼窩部 106
　2. 鼻部 107
　3. 口部 107
　4. オトガイ部 107
　5. 眼窩下部 107
　6. 頬部 107
　7. 耳下腺咬筋部 107
　8. 頬骨部 107
Ⅳ 頸の部位 107
　1. 前頸部（前頸三角） 108
　2. 外側頸三角部（後頸三角） 108
　3. 胸鎖乳突部 109
　4. 後頸部 109
Ⅴ 頭頸部体表の臨床的特徴 109
　1. Langer 線 109
　2. Valleix の圧痛点 109
　3. 頭部の形態計測点 109
Ⅵ 頭頸部の基本構造 109
　1. 頭頸部の発生 109
　2. 頭頸部の層構造 111
　3. 筋膜 112

第10章 頭頸部の骨
松永 智，阿部伸一 113

Ⅰ 頭 蓋 113
Ⅱ 脳頭蓋 113
　1. 頭蓋冠，頭蓋底，頭蓋腔 113
　2. 脳頭蓋の縫合と泉門 116
　3. 脳頭蓋を構成する骨 118
Ⅲ 顔面頭蓋 126
　1. 顔面頭蓋を構成する骨 126
　2. 眼窩，鼻腔，骨口蓋，翼口蓋窩 136

第11章 頭頸部の筋
田松裕一 140

Ⅰ 頭部の筋 140
　1. 顔面筋 140
　2. 咀嚼筋 143
Ⅱ 頸部の筋 145
　1. 広頸筋 146
　2. 舌骨上筋 146
　3. 舌骨下筋 147
Ⅲ 後頸部の筋 148
　1. 椎前筋群 148
　2. 斜角筋群 149
Ⅳ 側頸部の筋 149
　胸鎖乳突筋 149

第12章 顎関節
山本将仁，阿部伸一 150

　1. 骨部 150
　2. 軟組織部 151
　3. 靭帯 152
　4. 関節軟骨 153
　5. 滑膜組織 153

第13章 頭頸部の血管系・リンパ系 154

Ⅰ 血管系 上村 守 154
　1. 頭頸部の動脈系の概略 154
　2. 頭頸部の動脈系の発生 154
　3. 頭頸部の主な動脈 155
　4. 頭頸部の静脈系 161
　5. 頭頸部の静脈系の主な枝 162
Ⅱ リンパ系 宇佐美晶信 164
　1. リンパ系の概要 164
　2. 頭部のリンパ節 166
　3. 頸部のリンパ節 167
　4. 扁桃 168

第14章 頭頸部の神経系 170

Ⅰ 中枢神経系 馬場麻人，吉田 篤 170
　1. 中枢神経系の概要 170

2. 脳神経核 ……………………………… 170
3. 感覚核と感覚の伝導 ……………… 171
4. 運動核 ……………………………… 176
5. 脳神経核が関与する反射 ………… 178
Ⅲ 末梢神経系 ……………… 前田健康 178
1. 脳神経 ……………………………… 178
2. 頭部の自律神経系 ………………… 192
3. 頭頸部に分布する脊髄神経 ……… 193

第15章 頭頸部の感覚器系
…………………… 前田健康，山田 - 佐藤友里恵 **196**

Ⅰ 概　説 …………………………… 196
Ⅱ 体性感覚 …………………………… 196
1. 顔面の皮膚および粘膜 …………… 196
2. 歯の感覚 …………………………… 197
3. 顎関節の感覚 ……………………… 198
4. 筋感覚 ……………………………… 198
5. 頭部の体性感覚を伝える神経回路 … 198
Ⅲ 特殊感覚 …………………………… 199
1. 視覚器 ……………………………… 199
2. 平衡・聴覚器 ……………………… 201
3. 味覚器 ……………………………… 205
4. 嗅覚器 ……………………………… 206
5. 特殊感覚の主な上行性伝導路 …… 206

第16章 頭頸部の内臓 …………… 208

Ⅰ 消化器系 …………………………… 208
1. 口腔 …………… 天野　修，﨑山浩司 208
2. 唾液腺 ………………… 天野　修 217
3. 咽頭 …………………… 影山幾男 223
Ⅱ 呼吸器系 …………………………… 227
1. 鼻腔 …………………… 薗村貴弘 227
2. 副鼻腔 ……………………………… 228
3. 喉頭 …………………… 寺山隆司 230
4. 気管 ……………………………… 233
5. 気管支と肺 ………………………… 233
Ⅲ 内分泌系 ………………… 野中直子 234
1. 頭頸部に存在する内分泌腺の概要 … 234
2. 各内分泌腺について ……………… 234
3. 口腔領域に重要なホルモン ……… 238

第Ⅲ編　歯科応用解剖学 …… 240

第17章　画像解剖学 ………… 林　孝文 240

Ⅰ 口内法エックス線画像の正常像 ………… 240
Ⅱ パノラマエックス線画像の正常像 ………… 241
Ⅲ 頭部エックス線画像の正常像 ………… 242
1. 頭部後前方向 posterior-anterior（PA）撮影法
………………………………………………… 242
2. 頭部側方向撮影法 ………………… 242
Ⅳ MRI の正常像 …………………… 243
Ⅴ CT・歯科用コーンビーム CT の正常像 …… 248
Ⅵ 超音波断層像（超音波検査）の正常像 …… 253
Ⅶ 核医学検査の正常像 ……………… 255

第18章　感染・炎症の波及と隙
………………………………… 馬場麻人 256

Ⅰ 筋膜隙の臨床的な意義 …………… 256
Ⅱ 頸部の筋・筋膜と筋膜隙 ………… 256
Ⅲ 口腔周囲の筋膜と筋膜隙 ………… 258
1. 咀嚼筋隙 …………………………… 258
2. 顎下隙（顎下三角隙） …………… 259
3. オトガイ下隙（オトガイ下三角隙） … 259
4. 舌下隙 ……………………………… 259
5. 耳下腺隙 …………………………… 260
6. 浅顔面隙 …………………………… 260
7. 扁桃周囲隙 ………………………… 260
Ⅳ 口腔周囲の隙の周囲への連絡 ……… 260
1. 翼突下顎隙の交通先 ……………… 260
2. 顎下隙（顎下三角隙）の交通先 …… 260
3. 舌下隙の交通先 …………………… 261
4. 耳下腺隙の交通先 ………………… 261
Ⅴ 歯性病巣感染の広がりと膿瘍形成部位 …… 261
1. 下顎前歯，小臼歯部 ……………… 261
2. 下顎大臼歯部 ……………………… 261
3. 上顎切歯，犬歯，小臼歯部 ……… 262
4. 上顎大臼歯 ………………………… 262

xi

CONTENTS

第19章 口腔内小手術・口腔インプラント治療のための解剖学
············· 阿部伸一，廣内英智　263

Ⅰ 下顎骨内部および下顎骨周囲に分布する神経と脈管 ·············263
翼突下顎隙を走行する下歯槽神経と下歯槽動・静脈 ·············263

Ⅱ 上顎骨内部および上顎骨周囲に分布する神経と脈管 ·············264
1. 上顎結節部に分布する神経と動・静脈 ·············265
2. 上顎小臼歯部，前歯部に分布する神経と動・静脈 ·············265
3. 口蓋に分布する神経と動・静脈 ·············265

第20章 咀嚼と嚥下の解剖学
············· 山本将仁，阿部伸一　266

Ⅰ 摂食行動の機序 ·············266
1. 食物の認識（先行期／認知期）·············266
2. 口腔への取り込み（準備期①）·············266
3. 咀嚼と食塊形成（準備期②）·············266
4. 舌根部，咽頭への送り込み（嚥下，口腔期）·············266
5. 咽頭通過，食道への送り込み（嚥下，咽頭期）···268
6. 食道通過（嚥下，食道期）·············269

Ⅱ 嚥下障害 ·············270

第21章 加齢と歯の喪失に伴う顎骨の変化
········ 塩崎一成，阿部伸一　271

Ⅰ 口腔・顎顔面領域の成長発育 ·············271
1. 上顎の成長発育 ·············271
2. 下顎の成長発育 ·············272

Ⅱ 口腔・顎顔面領域の老化と歯の喪失に伴う変化 ·············273
1. 顎骨の老化 ·············274
2. 歯の喪失に伴う顎骨の変化 ·············274

第22章 義歯と筋
············· 上田貴之，阿部伸一　277

Ⅰ 無歯顎の解剖 ·············277

Ⅱ 義歯のための解剖 ·············278
1. 顔面 ·············278
2. 上顎 ·············278
3. 下顎 ·············279
4. 上下顎に共通するもの ·············280

第23章 骨折の解剖学
············· 冨原　圭，前田健康　281

Ⅰ 顎骨骨折の病因 ·············281

Ⅱ 顎骨骨折の臨床所見と画像検査 ·············281
1. 臨床所見 ·············281
2. 画像検査 ·············281

Ⅲ 骨折の分類 ·············281
1. 創部との交通の有無による分類 ·············281
2. 外力の作用部位による分類 ·············281
3. 骨折の状態による分類 ·············282
4. 骨折線数による分類 ·············282
5. 受傷からの期間による分類 ·············282

Ⅳ 下顎骨骨折 ·············282
1. 骨折部位による分類 ·············282
2. 好発部位 ·············283
3. 骨折好発部位における骨片の偏位 ·············284

Ⅴ 上顎骨骨折 ·············285
1. 骨折部位による分類 ·············285
2. 骨片の偏位 ·············286

Ⅵ 頰骨・頰骨弓骨折 ·············287

Ⅶ 眼窩壁吹き抜け骨折 ·············287

Ⅷ 顔面多発骨折 ·············288

第24章 局所麻酔，神経損傷と神経ブロック
······ 一戸達也　289

Ⅰ 歯科における局所麻酔法の種類 ·············289
1. 表面麻酔法 ·············289
2. 浸潤麻酔法 ·············289
3. 伝達麻酔法 ·············289

Ⅱ 表面麻酔のための解剖学 ·············289

Ⅲ 浸潤麻酔のための解剖学 ·············289

Ⅳ 伝達麻酔のための解剖学 ·············290
1. 下顎孔伝達麻酔に関連した解剖学 ·············291
2. 眼窩下孔伝達麻酔に関連した解剖学 ·············292

Ⅴ 神経損傷と解剖学 ……………………… 292
Ⅵ 神経ブロックと解剖学 ………………… 292

第25章　止血と脈拍 ………… 﨑山浩司　294

Ⅰ 出　血 ……………………………………… 294
Ⅱ 止　血 ……………………………………… 294
  1. 止血機構 ……………………………… 294
  2. 止血法 ………………………………… 295
  3. 口腔および頸部領域へ分布する動脈 ……… 295
Ⅲ 脈　拍 ……………………………………… 297
  1. 頭頸部の動脈 ………………………… 297
  2. 上肢の動脈 …………………………… 298
Ⅳ 採　血 ……………………………………… 299

第26章　気道確保 ………… 一戸達也　300

Ⅰ 気道閉塞 …………………………………… 300
Ⅱ 気道確保 …………………………………… 300
Ⅲ 用手気道確保 ……………………………… 300
  1. 頭部後屈法 …………………………… 300
  2. 顎先挙上法 …………………………… 300
  3. 下顎挙上法 …………………………… 300
Ⅳ 器具を用いた気道確保 …………………… 300
  1. エアウェイ挿入 ……………………… 300
  2. 気管挿管 ……………………………… 301
  3. 輪状甲状間膜穿刺 …………………… 302
  4. 気管切開 ……………………………… 303

第27章　口腔癌とリンパ

………… 前田健康，田沼順一，﨑山浩司，山本信治　304

Ⅰ 口腔癌と転移 ……………………………… 304
  1. 血行性転移 …………………………… 304
  2. リンパ行性転移 ……………………… 304
  3. 播種性転移 …………………………… 304
Ⅱ 癌の診断・治療におけるリンパ系の臨床的意義
……………………………………………… 304
Ⅲ 頸部リンパ節の臨床解剖 ………………… 305
  1. 頸部リンパ節の分類 ………………… 305
  2. TNM分類 …………………………… 306
Ⅳ 頸部郭清術 ………………………………… 308

コラム1　Posseltの図形と下顎頭の動きの関係
……………………………… 山本将仁，阿部伸一　152
コラム2　顎運動時の下顎頭の位置の変化
……………………………… 山本将仁，阿部伸一　153

索引 ………………………………………………… 309

令和5年版歯科医師国家試験出題基準と関連する章
……………………………………………………… 330

歯科教育モデル・コア・カリキュラム（令和4年度改訂版）
と関連する章 …………………………………… 333

xiii

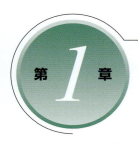

第1章 解剖学の基礎

chapter 1

I 解剖学とは

　人体はさまざまな構造物から構成されており，これらは複雑な過程を経てつくられている．この過程は決して無秩序なものではなく，生物学的法則によって人体の形態，構造が成り立っている．解剖学は大きく植物解剖学と動物解剖学に分けられるが，医学・歯学で扱う解剖学は，後者に分けられ，対象が人体であるので，人体解剖学 human anatomy とよばれる．

　人体解剖学は人体の正常な身体の形態，構造，発生を理解することを目的とする学問で，生命科学の最も重要な一部門をなしている．生物の形態と構造に関する学問領域を形態学 morphology とよび，解剖学を形態学とよぶこともある．解剖学が正常な形態，構造，発生を研究するのに対して，その機能を理解するのが生理学である．一見，解剖学と生理学は無関係な学問にみえるかもしれない．しかし，ある機能を発揮するためには，それに適した形態，構造が必要であり，一方，形態，構造を知ることで，生体のさまざまな機能を理解することができる．

　一定の形態と機能を備えた構造物を**器官** organ とよび，人体は種々の器官から構成される．同じような機能をもつ器官の集まりを**器官系** organ system あるいは系統という．解剖学は記載する体系によって大きく2つに分けられる．すなわち，器官・系統に従って記述する系統解剖学 systematic anatomy と人体の部位に従ってその局所の構造を記述する局所解剖学 topographic anatomy である．系統解剖学では人体を骨格系，内臓系，神経系などの系統別に記述する．局所解剖学では人体の各部位の筋，神経，血管などがどのように配列されているかについて記述するので，臨床医学，特に手術術式に重要である．このことから，局所解剖学は外科解剖学 surgical anatomy あるいは応用解剖学 applied anatomy ともよばれる．

　また，研究方法の違いによって，解剖学を肉眼解剖学 gross or macroscopic anatomy と顕微解剖学 microscopic anatomy に分けることができる．肉眼解剖学は肉眼（ルーペ程度）によって目的とする構造を剖出し，観察する解剖学である．一方，顕微解剖学は光学（光線）顕微鏡や電子顕微鏡など各種の顕微鏡を用いて人体の微細な構造を明らかにする学問で，細胞学 cytology，組織学 histology，顕微器官学 microscopic organology がある．研究対象の違いによっても，解剖学の中には，生殖細胞の合一（受精）から始まり人体が完成される過程を追求する発生学 embryology，種々の動物の構造を比較して研究する比較解剖学 comparative anatomy，身体の表面から生きた人体を観察する体表解剖学 surface anatomy，人種による構造の異同を論じる人類学 anthropology，人体の構造を美術制作に応用する美術解剖学 plastic anatomy（anatomy for art）などがある．なお，歯学・歯科医療に重要な口腔を中心とした解剖学を口腔解剖学 oral anatomy とよび，そこで扱う学問には，狭義の口腔解剖学，歯の解剖学 dental anatomy，口腔組織学 oral histology，口腔発生学 oral embryology がある．

　生体に切開などを加えて，内部構造や組織を観察し，研究・学修する行為・手段を解剖とよぶが，解剖にはその目的により，正常（系統）解剖 dissection，病理解剖 autopsy，法医解剖 forensic autopsy がある．正常（系統）解剖は主に医学部・歯学部学生教育のため，大学医学部・歯学部の解剖学教育担当者の指導の下に行われる．日本では，解剖に用いられる遺体のほとんどは献体制度〔「医学及び歯学の教育のための献体に関する法律」（1983年）に基づいている〕により本人の意志および遺族の同意に基づいて提供されている．病理解剖は死亡原因の究明や治療効果の判定のために行われるもので，遺族の同意に基づいて行われる．法医解剖は司法解剖，行政解剖に分けられる．司法解剖は犯罪性のある，または疑いのある死体の死因などを究明するために行われる解剖で，刑事訴訟法に基づいて行われる．行政解剖は死

体解剖保存法に基づいて主に監察医が行う解剖のことで，死因の判明しない犯罪性のない異状死体に対して，死因の究明を目的として行われる．遺族の承諾は必要とされない．

いずれも遺体の取り扱いについては死体解剖保存法の規定を遵守する必要がある．

II 人体の構成

生物を構成する基本的単位は細胞 cell である．ヒトの細胞は直径 5 ～ 30 μm（1 μm＝1/1,000 mm）であるが，大きなものとして 200 μm 以上に達する卵子や小さなものとして 2 ～ 4 μm 以下の血小板がある．また細胞の中には 1 m を超える長い突起をもつ神経細胞もある．

細胞は分裂によってその数を増やし，その形態と機能が同一の集団をつくる．この集団を**組織** tissue という．組織は細胞と細胞の周囲にある細胞外マトリックス extracellular matrix（細胞間質 intercellular substance）からできており，細胞外マトリックスは線維 fiber と基質 ground substance からなる．組織は上皮組織 epithelial tissue，支持組織 supporting tissue（結合組織 connective tissue，軟骨組織 cartilaginous tissue，骨組織 bone tissue），筋組織 muscle tissue，神経組織 nervous tissue に分けられる．

III 器官系

多数の器官が集まって行うある種の生体機能はいくつかの機能群（器官系）にまとめられ，人体では以下の12 の器官系が区別される．
① 骨格系 skeletal system
② 筋系 muscular system
③ 外皮系 integumentary system
④ 神経系 nervous system
⑤ 感覚器系 sensory system
⑥ 消化器系 digestive system
⑦ 呼吸器系 respiratory system
⑧ 泌尿器系 urinary system
⑨ 循環器系 circulatory system（脈管系 vascular system）
⑩ 生殖器系 genital system
⑪ 内分泌系 endocrine system
⑫ 免疫系 immune system

器官系の分類はこの他に 10 系統に分けるもの，内分泌系をさらに細分するものや，消化器系と呼吸器系を合わせた消化呼吸系と，泌尿器系と生殖器系をまとめて泌尿生殖器系とすることもあり，区分の仕方ははっきりと定まっていない．

人体の機能は，筋運動，感覚や神経系の機能など動物にのみ存在する**動物性機能** animal function と，呼吸，消化，内分泌，生殖など生命を維持するのに必要な**植物性機能** vegetative function に分けることができる．動物性機能を担う器官系は，前述の①～⑤であり，植物性機能を営むものは，⑥～⑫である．動物性機能を営む器官は**体性神経** somatic nerve によって支配され，意識に関連した機能である．一方，植物性機能を担う器官系は**自律神経** autonomic nerve によって支配され，意識と無関係に営まれる．

IV 解剖学用語

解剖学用語とは，解剖学で人体の各部分と方向を表すために定められた用語で，特に肉眼解剖学についてはラテン語の解剖学用語（ノミナ・アナトミカ Nomina Anatomica）が定められ，万国共通の用語として用いられている．しかし，顕微解剖学，組織学，発生学などでは各国独自の用語が用いられている．

ラテン語は元来，イタリア半島のラティウム Latium 地方のラテン人が用いた言語であったが，ローマ帝国で公用語として用いられ，ローマ帝国の広い領土で使用されていた．ローマ帝国滅亡後も，ラテン語は宗教用語，文献言語や学術用語として用いられてきたが，現在では日常ではほとんど使われず，バチカンで公用語として使われているのみである．医学や自然科学などの分野では世界共通語として，現在では死語となったラテン語を学名として用いる伝統が残っている．しかし，近年では，世界的に解剖学用語は英語を主体とするようになってきており，わが国でも解剖学の書籍や医学事典などでも日本語の解剖学名に加え，ラテン語名より英語名で表記するようになっている．

解剖学用語は種々の変遷を経て改訂され，現在に至っている．日本語の名称も国際的な解剖学用語の改訂とともに変更され，現在では，国際解剖学会議の用語委員会が編纂した Terminologica Anatomica（1998）をもとにして，日本語対照版として，『解剖学用語改訂 13 版』（2007）が出版された．この『解剖学用語改訂 13 版』では，日本語名，ラテン語名，英語名が併記され，ここ

に収載されている用語が解剖学用語として用いられている．

杉田玄白と前野良沢がオランダ語で書かれた図譜ターヘル・アナトミア〔J.A.Kulmus：Tubulae anatomica（1722年）のオランダ語版（1734年）〕を翻訳した『解体新書』（1744年）を出版した際に，神経，軟骨，動脈など多くの解剖学用語を造語したことがわが国の解剖学用語の源である（翻訳時の苦労に『蘭学事始』に記されている）．その後，宇田川玄真『医範提綱』（1805年）や大槻玄沢『重訂解体新書』（1826年）によって，日本語の解剖学用語が整備され，明治時代になり西洋医学が導入されると，解剖学用語に対する日本名が次第につくられてきた．

世界共通の解剖学用語は1895年にスイス・バーゼルで開催されたドイツ解剖学会でBasler Nomina Anatomica（B.N.A.）で制定された解剖学用語が源である．B.N.A.が制定されるまで，各国独自の解剖学名を使っていた．日本の解剖学用語にB.N.Aが制定されたことを受けて，日本語訳がつくられ，1905年に『解剖学名彙』，1932年に『改訂解剖学名彙』が公開された．B.N.A.の不備を直すために，ドイツ・イエナで開催された国際解剖学会でI.N.A.（Ienaiensia［Jena］Nomina Anatomica）がつくられ，1947年に『解剖学用語』が出版された．I.N.A.に1955年にフランス・パリで開催された国際解剖学会で国際的な解剖学用語であるP.N.A.（Pariser Nomina Anatomica）に大幅に改変された．1958年にP.N.A.の日本語訳である『解剖学用語改訂第7版』が編纂されたが，1960年の再度のP.N.A.の改定に伴い，1963年に『解剖学用語改訂第9版』がつくられた．これが日本の解剖学用語の大元になっている．

位置・方向用語

1. 解剖学的正位

身体の構造物の位置関係を記述する際，基準となる姿勢を解剖学的正位 anatomical position という．これに，①顔は正面を向き，②爪先を前方に向けて直立し，③上肢は手指を伸ばし，掌（手のひら）を正面に向けて両腕を下垂し，まっすぐに立った姿勢をいう．解剖学的姿勢ということもある．この状態を基本にして以下の方向用語が定められている．

2. 身体の基準平面（図1-V-1）

身体の方向を示すために，3つの平面が基準として用いられ，これらの平面は互いに直行する．

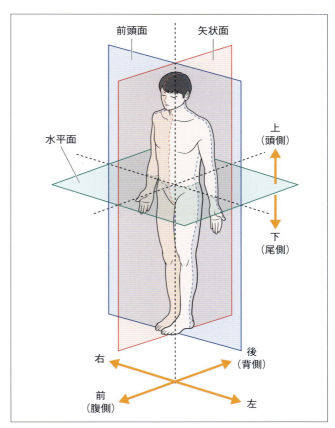

図1-V-1　身体の基準平面

1）矢状面

直立したとき前後方向の面で，身体を左右の部分に分ける．この線を含む垂直（鉛直）面を**矢状面** sagittal plane という．矢状面の中で身体の中心を通り，左右に折半するものを**正中（矢状）面** median (sagittal) plane といい，その面の位置を**正中** medianus という．矢状面は無数にあるが，正中面は1つしかない．

2）前頭面（冠状面）

矢状面に垂直な左右方向の面を前頭面 frontal plane（冠状面 coronal plane）といい，身体を前後に分ける．

3）水平面（横断面）

直立したとき，地面に平行な面（体軸を垂直に横切る面）を水平面 horizontal plane（横断面 transverse plane）といい，身体を上下に分ける．

3. 方向を示す用語
1）前と後

解剖学的正位の前面を前 anterior，後面を後 posterior という（図1-V-1，2）．前方に腹 abdomen，後方に背 back がある．前を**腹側** ventral，後を**背側** dorsal とも

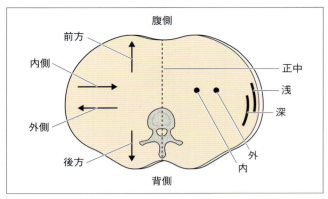

図 1-V-2　方向を示す用語

いう．この間は中間 medius という．

頭部では前頭面上に走る線の方向を冠状 coronal という．

2) 上と下

水平面から頭の側を上 superior または頭側 cranial，足の側を下 inferior または尾側 caudal という（図 1-V-1）．

ヒトと動物で共通の方向を示す際には頭側／尾側を用いるが，ヒトでは上／下を用いる．また，四足動物では前方を吻側 rostral というが，ヒトでも中枢神経の記載の際，他の動物との比較の際，頭側より吻側が用いられることがある．

3) 左と右

人体は矢状面により，左 left と右 right に分ける（図 1-V-1）．観察される人体での左右をいう．

左右対称である部位を図で示す場合，右側あるいは右から見た様子を示すことが通例となっている．

4) 内側と外側

正中面との位置関係で用いるもので，2 点のうち正中面に近いものを内側 medial，遠いものを外側 lateral という（図 1-V-2）．

5) 内と外

2 点のうち，身体あるいは器官の中心に近いものを内 internal，遠いものを外 external という（図 1-V-2）．同義語として深と浅がある．

6) 浅と深

身体の表面（体表）との位置関係を示し，体表に近い方を浅 superficial，遠い方を深 deep という（図 1-V-2）．

7) 中心側と末梢側

身体あるいは内臓のある 1 点からみて，身体あるいは臓器の中心に向かう方向を中心側 central，離れる方向を末梢側 peripheral または辺縁側という．

8) 近位と遠位

主として体肢に用いられ，2 点のうち体幹に近いものを近位 proximal，遠いものを遠位 distal という．表現すべき対象が 3 つの場合，近位と遠位の間を中間 intermediate という．

9) 橈側と尺側

前腕の母指側を橈側 radial といい，小指（第五指）側を尺側 ulnar という（図 1-V-3）．

10) 脛側と腓側

下腿の母趾（指）側を脛側 tibial といい，小趾（指）〔第五趾（指）〕側を腓側 fibular という（図 1-V-3）．

11) 掌側と足底側

手のひら側を掌側 palmar，足の裏側を足底側 plantar という（図 1-V-3）．手背と足背はともに背側 dorsal という．

この他，頭部では前後方向を前頭側 frontal，後頭側 occipital，左右の側を外側 lateral，上側を頭頂側 parietal と表記することもある．

12) 歯や口腔に特有な方向用語
(1) 唇側，頬側と舌側

切歯と犬歯の口唇に向いている側を唇側 labial，小臼歯と大臼歯の頬に向いている側を頬側 buccal という（図 1-V-4，5）．また唇側，頬側を前庭側 vestibular ということもある．これに対し，唇側，頬側の反対側には舌があるので，これを舌側 lingual という．なお，上顎歯の場合，口蓋側 palatal ということもある．

(2) 近心と遠心

歯列の正中線に近づく方向を近心側または近心 mesial，遠ざかる方向を遠心側または遠心 distal という（図 1-V-4，5）．

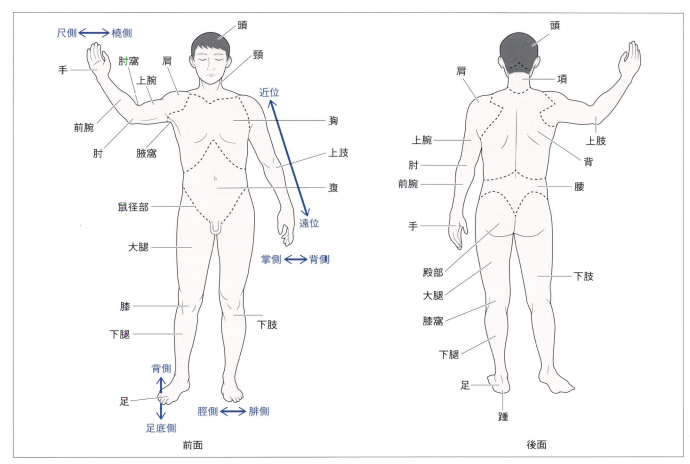

図1-Ⅴ-3　人体の区分

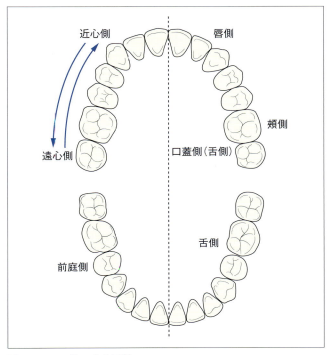

図1-Ⅴ-4　口腔の方向用語

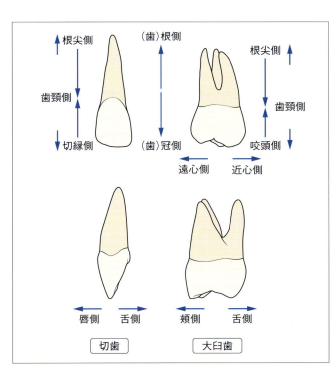

図1-Ⅴ-5　歯の方向用語

（3）（歯）冠側と（歯）根側

歯冠に近づく方向を（歯）冠側 coronal，歯根に近づく方向を（歯）根側 radical という（図1-V-5）.

（4）切縁側と咬頭側，歯頸側と根尖側

歯冠部で2点を比較する場合，切縁側（切歯，犬歯）incisal または咬頭側（小臼歯，大臼歯）occlusal と歯頸側 cervical を，歯根の場合，歯頸側と根尖側 apical を用いる.

VI 人体の区分 （図1-V-3）

人体の外形はほぼ左右対称で，身体の正中線によって左右半分に分けられる.

内部構造には消化器や心臓のように左右対称にならないものがあるが，これらは発生のはじめには左右対称的につくられるが，発生の途中で対称性を失ったものにすぎない.

人体は体幹 trunk と体肢 extremities に大別される.

1. 体 幹
1）頭と顔

頭 head と顔 face は，鼻根，眉，外耳孔を結ぶ線が境となる.

2）頸，項

頸 neck は，顔とは下顎骨下縁，乳様突起，外後頭隆起を結ぶ線が境となる. 後面を項 nucha という.

3）胸

胸 chest は，頸とは胸骨上縁，鎖骨，肩峰，第7頸椎（隆椎）棘突起を結ぶ線が境となる.

4）腹

腹 abdomen は，胸とは胸骨下端，肋骨弓，第12胸椎棘突起を結ぶ線が境となる.

5）背

背 back は胸・腹部の後面全域をいう. 腹の高さの背部を腰 loin という.

2. 体 肢
1）上肢

三角筋の起始から手指までを上肢 upper limb（extremity）という.

2）上腕，前腕，手

にのうでを上腕 upper arm，まえうでを前腕 forearm という. 上腕と体幹の移行部で肩関節を覆う部分を肩 shoulder といい，わきの下を腋窩 axilla という. 上腕と前腕の境の後面（肘関節に相当）を肘 elbow，その前面のへこみを肘窩 cubital fossa という. 手 hand は手根（てくび）wrist，中手 metacarpus と指 fingers に分けられる. 手のひら（手根と中手の前面）を手掌 palm，手のこうを手背 back of the hand という.

3）下肢

鼠径靱帯から足趾（指）までを下肢 lower limb（extremity）という.

4）大腿，下腿，足，会陰

ふとももを大腿 thigh，すねを下腿 leg という. 大腿と腰の間で後方に大きく膨らんだ部分を殿部 buttocks という. 大腿と下腿の前面の境を膝 knee，その後面のへこみを膝窩 posterior part of knee という. 足 foot はあしくびである足根 ankle，中足 metatarsus，指 toes の3部に分けられる. あしのうら（足根と中足の下面）を足底 sole，あしのこうを足背 dorsum of the foot という.

会陰 perineum は狭義では肛門と外陰部の間の部分をいうが，広義では骨盤下口をふさぐ軟部をいう. 恥骨結合，左右の坐骨結節と尾骨を結んでできる四角形で，前方の尿生殖三角と後方の肛門三角に分けられる.

臨床的な観点から，人体は骨，筋，または器官などをもとに，さらに細かく区分され名称がつけられている（頭頸部の区分の名称は☞ p.106 参照のこと）.

（前田健康）

●参考図書

1) 日本解剖学会監修：解剖学用語. 改訂13版（解剖学用語委員会編）. 医学書院，東京，2007.
2) 藤田恒太郎：人体解剖学. 改訂第42版. 南江堂，東京，2003.
3) Richard LD ほか：グレイ解剖学. 原著第4版（秋田恵一訳）. エルゼビア・ジャパン，東京 2019.
4) 脇田 稔ほか編：口腔解剖学. 第2版. 医歯薬出版，東京，2018.

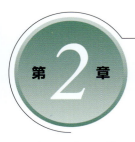

第2章 骨学総論

chapter 2

I 骨の種類，機能と表面形状の名称

成人のヒトの骨格は，およそ**200**個の骨から構成されており，それぞれ隣り合う骨はさまざまな様式で連結する．四足歩行から二足歩行に進化したヒトは，胴体の直下に下肢が位置するようになり，股関節が体幹の中心軸に近く，左右のふらつきがでにくい骨格となっている．骨は，組織学的には**支持組織**に分類される．**支持組織**とは，各組織間および細胞間を満たす組織で生体の中心をなし，力学的支持に働く組織を総称したものである．

骨が他の支持組織と異なるのは，細胞間を埋める細胞外基質（細胞外マトリックス）に無機質の沈着，すなわち**石灰化**がみられることである．また，骨は動的な組織で，成長が完了した後も吸収と形成（骨の改造：**リモデリング** remodeling）が繰り返され，常に新しい骨組織に入れ替わっている．

1．骨の種類

骨は便宜上，その形態から長骨（長管骨），短骨，扁平骨，不規則骨に分類される．また構造から，骨内部に空洞のある骨は含気骨とよばれる．

1）長骨

長骨 long bone は幅径に比べて長径が長い骨で，中央部の**骨幹**と両端の**骨端**（近位端と遠位端）に区別される．自由体肢の長骨の骨幹部は海綿骨がほとんどなく，周囲は厚い緻密骨でできている．その内部は空洞（骨髄腔）になっているため，長管骨ともよばれる．上腕骨，大腿骨，中手骨，指骨などが長骨にあたる．

2）短骨

短骨 short bone は小塊状を呈するさまざまな形状の骨で，内部には長骨のような骨髄腔は少なく，海綿骨からなり，表面を緻密骨が覆っている．手根骨，足根骨などが短骨にあたる．

3）扁平骨

2層の緻密骨とその間に挟まれた1層の海綿骨からなる，平らな形状の骨を扁平骨 flat bone という．頭蓋冠では，表面の緻密骨を外板，脳硬膜に接している緻密骨を内板，この間の海綿骨部分を**板間層** diploe という．頭頂骨 parietal bone，前頭骨 frontal bone，後頭骨 occipital bone，胸骨 sternum などが扁平骨にあたる．

4）不規則骨

1つの骨に長骨や短骨，扁平骨のような形状の部位が混在し，全体として上記の分類に適しない不規則な形態を呈する骨を不規則骨 irregular bone という．上顎骨 maxilla，下顎骨 mandible，椎骨 vertebla などが不規則骨にあたる．

5）含気骨

内部に空気を入れている空洞を有する骨を含気骨 pneumatic bone という．鼻周囲の骨の空洞は鼻腔と交通しており，副鼻腔とよばれる．前頭洞，上顎洞，蝶形骨洞，篩骨洞がある．

2．骨の基本構造

骨は外表より骨膜，緻密骨，海綿骨，骨髄腔からなる（図2-Ⅰ-1）．

1）骨膜

骨膜は緻密骨の外側を覆う線維性結合組織である．コラーゲン線維束が多い骨膜外層には腱や靱帯が付着し，細胞成分に富む骨膜内層には血管が多く入っており，骨の形成と維持に関与している．

2）緻密骨（皮質骨）

骨の強度を保ち，内部の海綿骨と骨のしなやかさを保つ．緻密骨内部には，オステオン osteon（骨単位）とよばれる筒状の組織が存在する．オステオンの中央では，

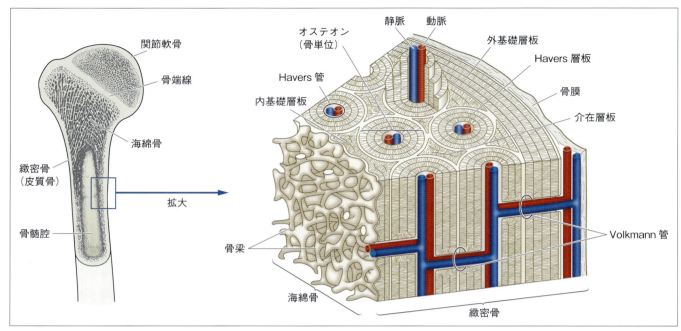

図 2-I-1 骨の構造

Havers 管 Haversian canal とよばれる血管の通路が長骨の長軸に沿って走行する．この Havers 管を中心として骨基質が骨芽細胞によって産生され，Havers 層板がつくられていく．また長骨の垂直方向には，Volkmann 管 Volkmann's canal が走り，骨膜からの栄養血管を緻密骨内部に通す役割をもつ．

3) 海綿骨（骨梁）

スポンジのような目の粗い組織で，緻密骨の内部にある．

4) 骨髄腔

骨髄が詰まっており，骨リモデリングを担う骨芽細胞や破骨細胞のみならず，造血幹細胞や間葉系細胞も存在する．骨髄でつくられる血球細胞は，骨に分布する血管から全身に送られる．

3. 骨の機能

骨には，以下のような役割がある．

1) 支持

骨格系を形成して，身体の支柱となる．また，筋に付着部を提供している．

2) 運動

骨格筋に付着部を提供し，筋の収縮により関節が働き，運動が起こる．したがって，骨と筋は合わせて運動器系ともいわれる．筋は自発的に動くことから**能動的運動器官**，骨は筋によって動かされることから**受動的運動器官**として分けることができる．

3) 内臓の保護

骨は体腔を形成し，内臓を保護する．生命を維持するうえで重要な脳は頭蓋腔，心臓や肺は胸郭，脊髄は脊柱管の中に存在し，外傷から守られている．また，ヒトという種を維持するために必要な子宮は，骨盤腔に位置している．

4) 造血

骨髄では，血球（赤血球，白血球，血小板）がつくられる．身体の正中に近い骨（椎骨，胸骨，腸骨稜など）の骨髄は，一生を通じて**造血機能をもち続ける**（**赤色骨髄**）．一方，体肢の骨髄は加齢とともに脂肪化し，造血機能を失う（**黄色骨髄**）．

赤色骨髄は網様結合組織からなり，その中に未分化幹細胞を含むさまざまな細胞が存在する．中でも造血幹細胞は白血球，赤血球，血小板などの血液細胞に分化することができ，かつ自己複製する「血液の工場」の中核を担っている．

5) 無機塩類の貯蔵

骨組織は体内のカルシウムのほとんどを**リン酸カルシ**

ウムの形で貯蔵し，必要に応じてこれを血中に放出している．その他の無機塩類としては，炭酸マグネシウム，リン酸マグネシウムなどが含まれている．

4. 骨の表面形状

骨の外表面には機能に応じた形状がみられる．そしてそれぞれの特徴ある形状には共通した用語が当てられている．

1) 陥凹，切れ込み，開口

①溝 sulcus, groove：細長い陥凹部（例：頸動脈溝，大口蓋溝）

②孔 foramen, hole：血管・神経などが通る小開口部（例：正円孔，下顎孔）

③口 aperture：通常，孔より大きい開口部（例：蝶形骨洞口，梨状口）

④窩 fossa, pit：表面から陥凹している場所（例：下顎窩，犬歯窩，顎下腺窩）

⑤裂 fissure：裂け目のような狭い間隙（例：上眼窩裂，錐体鼓室裂）

⑥管 canal：孔の長くなった中空状の円筒（例：舌下神経管，翼突管）

⑦切痕 incisure, notch：骨の切れ込み（例：頸静脈切痕，乳突切痕）

2) 突出部

①結節 tubercle：周囲から比較的はっきりと区別された肥厚部（例：オトガイ結節，上顎結節）

②隆起 protuberance, prominence：骨の小さい突起部（例：外後頭隆起，歯槽隆起）

③突起 process：表面から突き出している部（例：茎状突起，筋突起）

④棘 spine：バラのトゲのような小突出部（例：オトガイ棘）

⑤顆 condyle：先端の肥厚している突起（例：後頭顆）

⑥果 malleolus：くるぶしの膨らみ（例：外果，内果）

⑦稜 crest (ridge)：長く連なった隆起部（例：鼻稜）

⑧転子 trochanter：大腿骨近位端の膨らみ（例：大転子）

⑨粗面 tuberosity：筋付着部の周囲より隆起したざらざらした面（例：咬筋粗面，翼突筋粗面）

II 人体を構成する骨の数と名称 (図2-II-1)

人体は，体幹（頭蓋を含む）と体肢（四肢）に大きく分けられる．

1. 体幹の骨

1) 頭蓋骨

頭蓋を構成する骨については，☞第10章「頭頸部の骨」を参照のこと．

2) 椎骨

椎骨 vertebra は仙骨や尾骨とともに脊柱を構成する骨であり，**頸椎7個，胸椎12個，腰椎5個からなる**（図2-II-2）．一般的な椎骨は**椎体 vertebral body** と**椎弓 vertebral arch** からなり，椎弓には**横突起 transverse process 2個**，**上関節突起 superior articular process 2個**，**下関節突起 inferior articular process 2個**，**棘突起 spinous process 1個**の7個の突起がついている（図2-II-3）．椎体と椎弓の間には**椎孔 vertebral foramen** があり，各椎骨の椎孔が上下に連なって**脊柱管 vertebral canal** をなす（脊柱管の中を脊髄が通る）．また，椎骨を側方からみると，椎弓の基部上方に**上椎切痕 superior vertebral notch**，下方に**下椎切痕 inferior vertebral notch** といわれる切れ込みがあり，上位の椎骨の下椎切痕と下位の椎骨の上椎切痕で**椎間孔 intervertebral foramen** を形成する（脊髄神経の通り道となる）．

脊柱では上下の椎体間に**椎間円板 intervertebral disk** があり，**線維軟骨結合**という不動性の連結をなす（ただし，第1頸椎と第2頸椎の間には，椎間円板は存在しない）．一方，椎弓部分では上位の椎骨の下関節突起と下位の椎骨の上関節突起の間で，滑り運動をする**平面関節**を形成している（**椎間関節**）．

脊柱は，二足歩行をするヒトでは身体の支柱となる重要な構造物である．直立二足歩行は特に頭の重みを受けるため，椎骨は上方から下方にかけて徐々に大きくなっている．また脊柱の側方観では，頸部で前弯，胸部で後弯（頸部弯弓 cervical lordosis），腰部で前弯，仙尾部で後弯（腰部弯弓 lumbar lordosis）する，S字状の**生理的弯曲**を呈する．

(1) 頸椎

頸椎 cervical vertebra は頭蓋骨を支える脊柱の上位，首の部分に位置し，**7個の骨で構成される**（図2-II-2）．典型的な頸椎の横突起は，前結節 anterior tubercle と後結節 posterior tubercle，その間の**横突孔**からできて

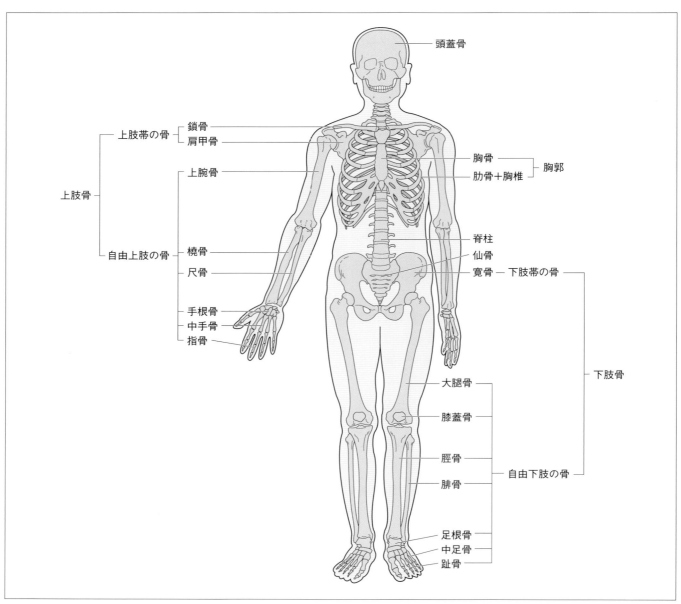

図 2-Ⅱ-1　全身の骨

おり（図 2-Ⅱ-4），第 1～6 頸椎の横突孔の中を，**椎骨動脈・椎骨静脈が通る**（椎骨動脈は内頸動脈とともに脳を栄養する）．

　第 1，2，7 頸椎は，他の典型的な頸椎とは異なった形状を呈している．**第 1 頸椎には椎体と棘突起がなく**，前弓と後弓で囲まれた環状の椎孔が存在する（図 2-Ⅱ-5）．このため，**環椎 atlas** ともよばれる．環椎上面には楕円形をした上関節窩があり，ここに後頭骨の後頭顆が関節する（**環椎後頭関節**）．機能的には**二軸性の関節（楕円関節）**であり，いわゆる「うなずく」と「かしげる」という運動を行う．第 2 頸椎は，椎体の上面から上方に出た突起（**歯突起 dent**）が，環椎前弓の正中部後面と関節をしている（**正中環軸関節**）（図 2-Ⅱ-6）．頭部の回旋運動は，この歯突起を軸にして行われているため，

第 2 頸椎は**軸椎 axis** ともいわれる．第 7 頸椎は，首を前屈した際に突出した棘突起を体表から触れることが可能で，**隆椎 vertebra prominens** ともよばれる．

(2) 胸椎

　胸椎 thoracic vertebrae は，脊柱のうち胸部後方に位置する **12 個の椎骨**である（図 2-Ⅱ-2）．胸椎はその左右にある 12 対の**肋骨**，前方の**胸骨**とともに**胸郭**を構成し，胸部内臓を保護する．胸椎は他の椎骨と異なり，椎体と横突起に肋骨との関節面を有する（**肋骨窩，上肋骨窩 superior costal facet・下肋骨窩 inferior costal facet，横突肋骨窩 transverse costal facet**，図 2-Ⅱ-7）．

　胸椎の椎体はハート形で，椎孔は円形を呈する．第 1，11，12 胸椎の椎体には，肋骨頭と関節する肋骨窩がある．他の胸椎には，椎体の後上方と下方に分かれて**上肋骨窩**

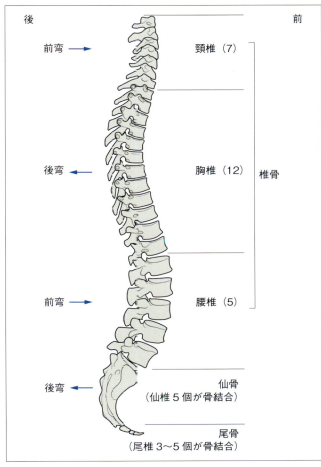

図2-Ⅱ-2 脊柱（側方観）
前後的に生理的弯曲があり、自重や機能圧を緩衝している．

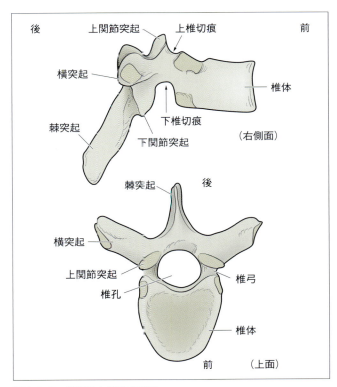

図2-Ⅱ-3 典型的な椎骨の構造

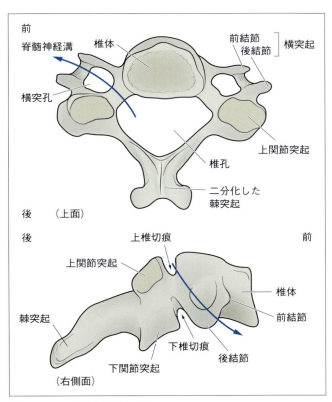

図2-Ⅱ-4 典型的な頸椎の構造
青矢印：脊髄神経の走行方向

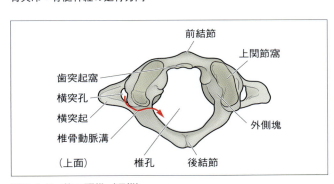

図2-Ⅱ-5 第1頸椎（環椎）

と**下肋骨窩**があり（第10胸椎は上肋骨窩のみ），肋骨頭（肋骨）は上位胸椎の下肋骨窩と同じ高さの胸椎の上肋骨窩に関節する（例：第5肋骨は第4胸椎の下肋骨窩と第5胸椎の上肋骨窩に関節する）．

胸椎の横突起は後側方に棒状に突出しており，その先端前面に肋骨結節（肋骨）と関節する横突肋骨窩がある．

胸椎の関節突起関節面は前額面上にあって垂直に近い傾斜を示し，脊柱の側屈に関与する．

（3）腰椎

腰椎 lumbar vertebra は腰部に位置する**5個**の椎骨であり，下方で仙骨に連続する（**図2-Ⅱ-2**）．椎骨の中では，下方に位置しており，最も大きな骨である．腰椎の特徴として，横突起がなく，他の椎骨にはない**肋骨突**

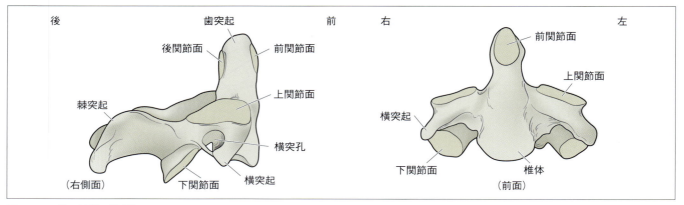

図2-Ⅱ-6　第2頸椎（軸椎）

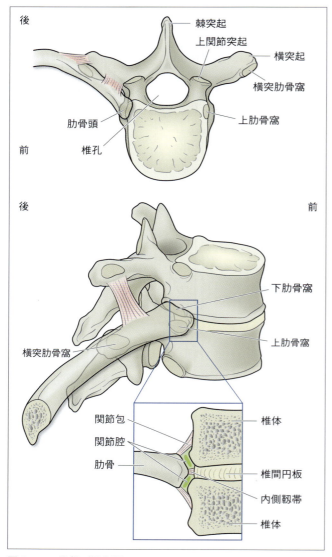

図2-Ⅱ-7　胸椎（側方観）

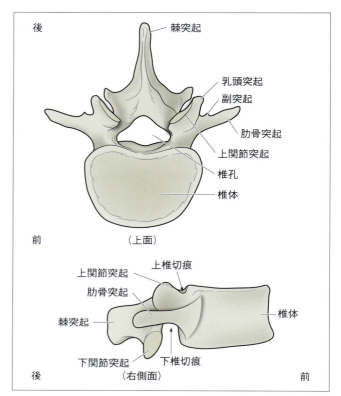

図2-Ⅱ-8　腰椎

起や**副突起** accessory process, **乳頭突起** papillary processがみられる（図2-Ⅱ-8）．

(4) 仙骨

仙骨 sacrum は，左右の寛骨，尾骨とともに骨盤を構成する骨の1つで，前後的にみて逆三角形状を呈し，上方を仙骨底 base of sacrum，下方を仙骨尖 apex という（図2-Ⅱ-9）．5個の仙椎が骨結合したものであるため，各仙椎が癒合した部分は横線 transverse ridge として残っている．前面および後面には脊髄神経の通路となる孔が，左右に丸い形状で観察される（**前仙骨孔** anterior sacral foramina と**後仙骨孔** posterior sacral foramina）．また，仙骨後面正中部に棘突起が連なってできた**正中仙骨稜** median sacral crest が，その外側には**中間仙骨稜** intermediate sacral crest，**外側仙骨稜** lateral sacral crest が観察される（☞図2-Ⅱ-19 参照）．

仙骨の側上方には，耳の形状をした面（**耳状面** auricular surface）があり，これと同じ形状をもつ寛骨（腸骨）の耳状面との間で関節をつくる（**仙腸関節** sacro-iliac joint）．

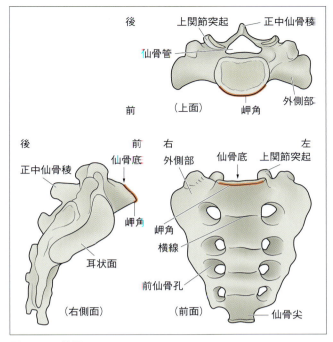

図2-Ⅱ-9　仙骨

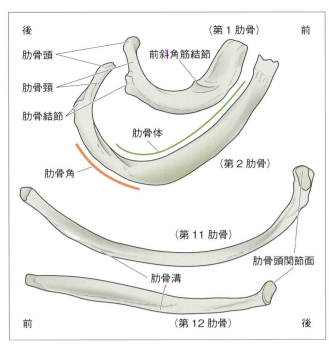

図2-Ⅱ-10　特徴的な肋骨の形状（右側）

(5) 尾骨

尾骨 coccyx は3～5個の尾椎が骨結合したもので，脊柱下端の仙骨に連結している（図2-Ⅱ-2）．ヒトでは退化傾向にある．

3) 肋骨（図2-Ⅱ-10）

肋骨 rib は胸部の側方にある**12対**の扁平長骨で，後方の12個の**胸椎**，前方の1個の**胸骨**とともに**胸郭**を形成し，心臓や肺などの重要な臓器を保護している（図2-Ⅱ-11B）．第1～7肋骨は自らの肋軟骨で胸骨に連結しており，**真肋** true ribs とよばれる．これに対し，第8～12肋骨は直接胸骨には連結しないため，**仮肋** false ribs とよばれる．第8～10肋骨は上位の肋軟骨に連結して，最後に第7肋骨の肋軟骨を介して胸骨に連結する．一方，第11，12肋骨は同じ番号の肋軟骨を介して胸骨と連結しないため，**浮遊肋骨** floating ribs とよばれる．

一般的な肋骨は，椎体と関節する側から**肋骨頭** head（胸椎の肋骨窩，上・下肋骨窩と関節），**肋骨頸** neck of rib，**肋骨結節** tubercle of rib（胸椎の横突肋骨窩と関節）と続き，**肋骨角** angle of rib，**肋骨体** body (shaft) に移行する．

第1，2，11，12肋骨は，他の肋骨と大きさや形態が著しく異なっている．

4) 胸骨（図2-Ⅱ-11）

胸骨 sternum は胸郭の前壁を構成する骨で，上方より**胸骨柄** manubrium of sternum，**胸骨体** body of sternum，**剣状突起** xiphoid process の3部分から構成される．胸骨柄の上縁には**頸切痕** jugular notch という切れ込みがあり，体表では頸窩の位置にあたる．その両側には，鎖骨の胸骨端と関節する**鎖骨切痕** clavicular notch があり，その下方から剣状突起までの間に第1～7肋骨の肋軟骨が付着する**肋骨切痕** costal notch がみられる．胸骨柄と胸骨体は側方からみて角度をもって結合している（**胸骨角，胸骨柄結合**）．この結合部分は，その外側に第2肋骨が関節することから，体表から容易に触知することができ，心電図をとる際の位置を決める目安となっている．

2. 上肢骨（図2-Ⅱ-12）

上肢 upper limb は，**上肢帯** pectoral girdle (shoulder girdle) と**自由上肢** free part of upper limb に分けられる．自由上肢は，肩関節から指先に至る自由に動く腕の部分であり，上肢帯はそれを体幹につける肩の部分に相当する．

1) 上肢帯の骨

上肢帯は，**鎖骨**と**肩甲骨**の2つの骨からなる．鎖骨は上肢の骨で唯一，体幹の骨（胸骨）と連結して**胸鎖関節**をつくる．

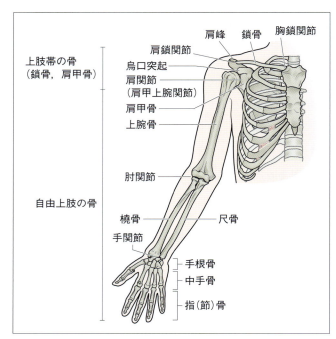

図2-Ⅱ-12 上肢を構成する骨（右側）

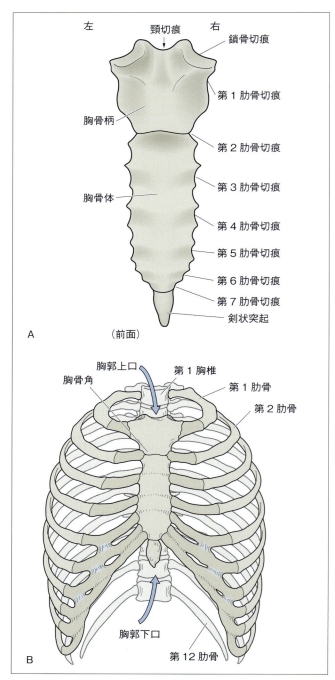

図2-Ⅱ-11 胸骨（A）と胸郭の構造（B）

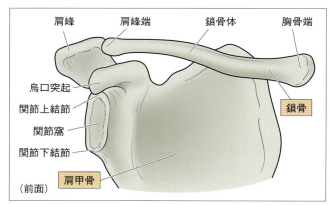

図2-Ⅱ-13 鎖骨と肩甲骨（右側）

り，**肩甲下窩** subscapular fossa と称する．後面には横走する**肩甲棘** spine of scapula がみられ，この上方を**棘上窩** supraspinous fossa，下方を**棘下窩** infraspinous fossa という．肩甲棘の外側端を**肩峰** acromion といい，鎖骨と関節する（肩鎖関節 acromioclavicular joint）．その関節部のわずかに内側で，前方に**烏口突起** coracoid process が突出する．烏口突起の基部上縁には**肩甲切痕** suprascapular notch があり，上肢帯の筋を支配する神経が通る．外側角には浅い滴型の**関節窩** glenoid cavity があり，上腕骨との間に**肩関節**（**肩甲上腕関節** shoulder joint）をつくる．関節窩の上方の高まりを**関節上結節** supraglenoid tubercle，下方の高まりを**関節下結節** infraglenoid tubercle とよび，それぞれ上腕二頭筋，上腕三頭筋が起始する．

(1) 鎖骨（図2-Ⅱ-13）

鎖骨 clavicle は三次元的に弯曲している長骨であり，胸骨および肩甲骨と関節して体幹と上肢をつなぐ骨である．胸骨側を**胸骨端** sternal end，肩甲骨側を**肩峰端** acromial end，中央部を**鎖骨体** body of clavicle という．

(2) 肩甲骨（図2-Ⅱ-13，14）

肩甲骨 scapula は，上縁，内側縁，外側縁で囲まれた逆三角形の扁平な骨で，胸郭の背面に位置する．上方内側の角を上角，外側を外側角，下方を下角という．肩甲骨前面は平坦で，肋骨面に沿ってわずかにくぼんでお

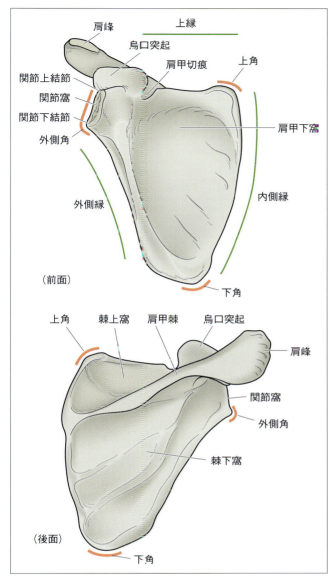

図2-Ⅱ-14　肩甲骨（右側）

2）自由上肢の骨
(1) 上腕骨（図2-Ⅱ-15）

上腕骨 humerus は上腕部にある長骨で，近位端は肩甲骨の関節窩，遠位端に橈骨および尺骨と関節し，それぞれ肩関節と肘関節を構成する．

上腕骨の近位端には，肩甲骨の関節窩と関節を構成する**上腕骨頭** head of humerus がある．上腕骨頭のすぐ下方は太く，最も細いのは上腕骨体の上端であり，前者を**解剖頸** anatomical neck，後者を**外科頸** surgical neck とよぶ．**大結節** greater tubercle や**大結節稜** crest of greater tubercle，**小結節** lesser tubercle や**小結節稜** crest of lesser tubercle，**三角筋粗面** deltoid tuberosity は，主として上肢帯の筋の停止部である．**結節間溝** intertubercular sulcus は，上腕二頭筋長頭の腱が通り，その底には広背筋が停止する．

上腕骨骨体部の後面には，橈骨神経が通る**橈骨神経溝** radial groove がみられる．

上腕骨の遠位端は左右に広く前後に圧扁された形状をしており，近位端と同様に筋の付着部や関節部などが集まっている．**上腕骨小頭** capitulum of humerus は橈骨と**腕橈関節**を，**上腕骨滑車** trochlea of humerus は尺骨と**腕尺関節** humero-ulnar joint をつくる．肘関節の前面には，屈曲時に橈骨頭が接する**橈骨窩** radial fossa，尺骨の鉤状突起が接する**鉤突窩** coronoid fossa がみられる．後面には尺骨の肘頭が入る**肘頭窩** olecranon fossa があり，**内側上顆** medial epicondyle の下方には**尺骨神経溝** groove for ulnar nerve があり，尺骨神経が通る．

(2) 橈骨（図2-Ⅱ-16）

橈骨 radius は前腕にある2本の長骨のうち，外側（母指側）に位置する．

橈骨近位端にある橈骨頭上面は，円盤状を呈して**上腕骨小頭**と腕橈関節 humeroradial joint を形成する．一方，橈骨頭側面の**関節環状面** articular circumference は，尺骨の橈骨切痕と**上橈尺関節** proximal radio-ulnar joint を形成する．橈骨頭の内側下方には**橈骨粗面** radial tuberosity があり，上腕二頭筋の停止部となる．

橈骨遠位端は左右幅が広くなり，外側部が下方に突き出た形状をしている（**茎状突起** radial styloid process）．遠位端内側部には**尺骨切痕** ulnar notch があり，尺骨の尺骨頭と**下橈尺関節** distal radio-ulnar joint を形成する．

(3) 尺骨（図2-Ⅱ-16）

尺骨 ulna は前腕にある2本の長骨のうち，内側（小指側）に位置する．

尺骨近位端は，**肘頭** olecranon と**鉤状突起** coronoid process，そしてその間の切れ込みである**滑車切痕** trochlear notch からなる．滑車切痕は，上腕骨滑車と腕尺関節を形成する．鉤状突起の基部外側には，橈骨頭の関節環状面が入る**橈骨切痕** radial notch がある．

尺骨遠位端には，**尺骨頭** head of ulna という小さな丸い膨らみがあり，橈骨の尺骨切痕と**下橈尺関節**を形成している．尺骨頭の下方には**茎状突起**という小さな突起が突き出ている．

(4) 手の骨
(a) 手根骨（図2-Ⅱ-17）

手根骨 carpal bone は前腕の骨と中手骨の間にある小骨群で，近位列に4つ，遠位列に4つの計8個の短骨からなる．近位手根骨は，母指側から**舟状骨** scaphoid，**月状骨** lunate，**三角骨** triquetrum がならび，三角骨の上に**豆状骨** pisiform が載る．遠位手根骨は，母指側か

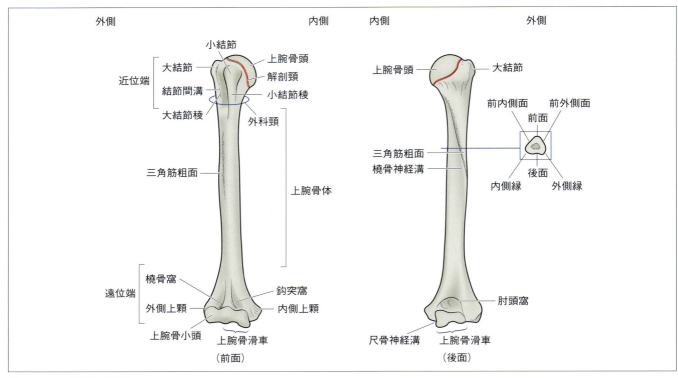

図2-Ⅱ-15　上腕骨（右側）

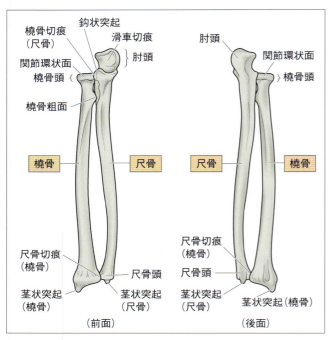

図2-Ⅱ-16　橈骨と尺骨（右側）

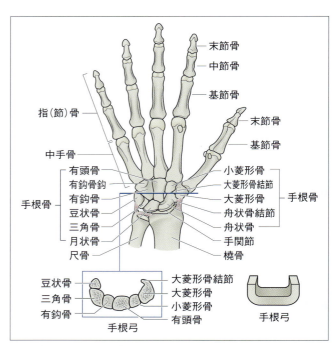

図2-Ⅱ-17　手の骨（右側）（掌側より観察）

ら**大菱形骨** trapezium，**小菱形骨** trapezoid，**有頭骨** capitate，**有鈎骨** hamate の順に並ぶ．一般に歴年齢3歳までは，年齢から1を引いた数の骨が出現し，3歳以降は骨の数とほぼ一致するとされる．手根骨の骨化順序は，有頭骨が生後2〜3か月で最初に骨化した後，有鈎骨，三角骨，月状骨，舟状骨，大菱形骨，小菱形骨の順で骨化し，最後に豆状骨が12歳前後で骨化するとされる．

(b) 中手骨（図2-Ⅱ-17）

中手骨 metacarpals は手掌部にある長骨で，骨頭部，骨体部，骨底部からなる．骨頭部は指の基節骨と，骨底部は遠位列の手根骨と関節する．母指側（橈側）より第1中手骨，第2中手骨，第3中手骨，第4中手骨，第5中手骨とよぶ．

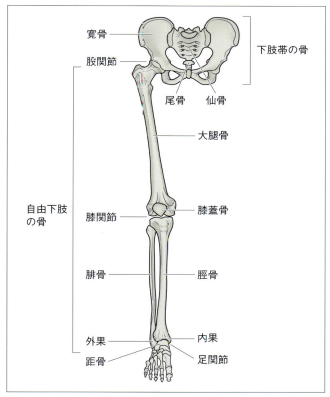

図2-Ⅱ-18 下肢を構成する骨（右側）

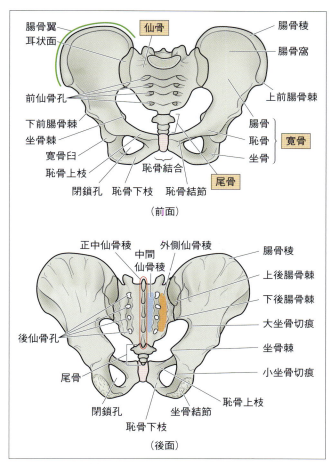

図2-Ⅱ-19 骨盤を構成する骨（寛骨＋仙骨＋尾骨）

（c）指骨（指節骨）（図2-Ⅱ-17）

指骨 phalanges は指の中にある骨で，第2〜5指ではそれぞれ**基節骨** proximal phalanx，**中節骨** middle phalanx，**末節骨** distal phalanx の3個からなっている．第1指には中節骨がなく，基節骨と末節骨よりなる．

3. 下肢骨（図2-Ⅱ-18）

下肢 lower limb は，**下肢帯** pelvic girdle と**自由下肢** free part of lower limb に分けられる．自由下肢は，股関節から下方の自由に動く脚の部分であり，下肢帯はそれを体幹につける臀の部分に相当する．

1）下肢帯の骨
（1）寛骨（図2-Ⅱ-19）

寛骨 coxa は仙骨，尾骨とともに**骨盤**を構成する骨で，成人では中央部外側面にある**寛骨臼** acetabulum で**腸骨** ilium，**坐骨** ischium，**恥骨** pubis が骨結合したものである．寛骨臼の上部の板状部分の骨が腸骨，下部および後方部が坐骨，前部および前下方部が恥骨である．

寛骨臼の上方で扇状に広くなっている部分が**腸骨翼** ala of ilium であり，その上縁が**腸骨稜** iliac crest である．左右の腸骨稜の最高位の点を結ぶ線を Jacoby 線 Jacoby line といい，後正中部で第4腰椎の**棘突起**を横切る．腸骨翼の前後上下には**腸骨棘**があり，それぞれを**上前腸骨棘** anterior superior iliac spine，**下前腸骨棘** anterior inferior iliac spine，**上後腸骨棘** posterior superior iliac spine，**下後腸骨棘** posterior inferior iliac spine という（上前腸骨棘には鼠径靱帯や縫工筋，大腿筋膜張筋，下前腸骨棘には大腿四頭筋の1つである大腿直筋が付着する）．下後腸骨棘から坐骨棘への移行部，および坐骨棘の下方にはそれぞれ切れ込みがあり，**大坐骨切痕** greater sciatic notch，**小坐骨切痕** lesser sciatic notch という．大坐骨切痕の角度には男女差が認められ，女性のほうが大きい．小坐骨切痕の下方が**坐骨結節** ischial tuberosity であり，大腿後面の筋などが付着する．

寛骨臼の前下方には，**閉鎖孔** obturator foramen という空間がある．閉鎖孔の前方には**恥骨結合面** symphysial surface があり，ここで左右の寛骨が**線維軟骨**を介して結合している．すなわち左右の恥骨結合面が線維軟骨を介し，恥骨結合を形成する．恥骨には**恥骨上枝** superior pubic ramus と**恥骨下枝** inferior pubic ramus があり，恥骨上枝は男性のほうが短く，女性のほうが長い．左右の恥骨下枝の下縁がつくる角度を恥骨下角といい，女性は鈍角で男性は鋭角である．

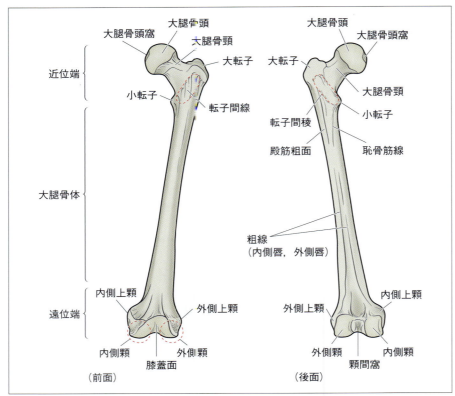

図2-Ⅱ-20 大腿骨の構造（右側）

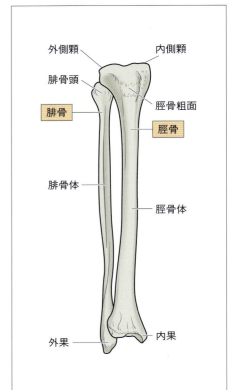

図2-Ⅱ-21 脛骨と腓骨（右側）

寛骨は，寛骨臼で大腿骨の大腿骨頭と股関節 hip joint（球関節，臼状関節）を形成する．

2）自由下肢の骨

(1) 大腿骨（図2-Ⅱ-20）

大腿骨 femur は大腿部にある**人体最大の長骨**で，両端に膨らみがあり，近位端で**股関節**を，遠位端で**膝関節**を構成している．

大腿骨近位端には寛骨臼と関節する**大腿骨頭** head of femur があり，その表面には寛骨臼からつながる大腿骨頭靱帯の付着部位である**大腿骨頭窩** fovea for ligament of head が認められる．大腿骨頭から外側方向に**大腿骨頸** neck of femur が続き，その下方で内側に向かって**大腿骨体** body of femur へと移行する．大腿骨体部の外側上方には中殿筋や小殿筋，梨状筋が付着する**大転子** greater trochanter と，内側上方には腸腰筋が付着する**小転子** lesser trochanter とよばれる膨らみがある．大転子と小転子の間の前面には**転子間線** intertrochanteric line，後面には**転子間稜** intertrochanteric crest がみられる．

大腿骨体の後面には**粗線** linea aspera があり，筋の付着部位になっている．

大腿骨遠位端には**内側顆** medial condyle と**外側顆** lateral condyle とよばれる膨らみがあり，脛骨の同名部位との間に**膝関節** knee joint を形成する．この2つの膨らみの間が，後方では**顆間窩** intercondylar fossa というくぼみになっている．内側顆と外側顆の上方には，それぞれ**内側上顆**と**外側上顆** lateral epicondyle がある．また，膝蓋骨が関節する遠位部の前面を膝蓋面 patellar surface，後面を膝窩面 popliteal surface という．

(2) 膝蓋骨

膝蓋骨 patella は膝の前面にある下方にとがった栗の実状の扁平な骨で，上縁を**膝蓋骨底** base of patella，下方を**膝蓋骨尖** apex of patella という．大腿四頭筋の腱の中に形成された，**人体で最大の種子骨**である．骨底部には大腿四頭筋の腱が，また骨尖部から脛骨粗面には**膝蓋靱帯**が付着する．後面には大腿骨との関節面がある（関節面は2面あり，外側面が広く内側面が狭い）．

(3) 脛骨（図2-Ⅱ-21）

脛骨 tibia は下腿骨を構成する2つの骨の1つで，前内側に位置する長骨である．

近位端の内側に**内側顆**，外側に**外側顆**が張り出し，上面には比較的平坦な2つの**上関節面** superior articular surface があり，大腿骨と関節する．前面下方には膝蓋靱帯がつく**脛骨粗面** tibial tuberosity がある．

骨体部は，前縁，外側縁（骨間縁），内側縁とそれぞ

18　第Ⅰ編　総論

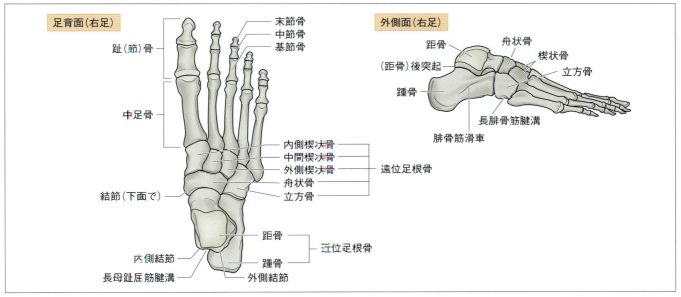

図2-Ⅱ-22 足の骨（右側）

れの間にある外側面と後面，内側面からなり，断面は三角形状を呈している．前縁は，脛骨の前方の皮膚上から直接触れることができる．脛骨後面上方には**ヒラメ筋線** soleal line があり，下腿三頭筋の1つであるヒラメ筋の付着部である．

脛骨遠位端では，腓骨との間に不動性の連結（脛腓靱帯結合）を，また脛骨・腓骨の遠位端と距骨との間に距腿関節 ankle joint を形成する．脛骨下端の内側は大きく張り出しており，**内果**(ないか) medial malleolus（うちくるぶし）とよばれる．この部位は皮膚上からも触知できる．

（4）腓骨（図2-Ⅱ-21）

腓骨 fibula は脛骨とともに下腿骨を構成する骨で，脛骨の外側後方に位置している．

近位端は膨らみがあり，**腓骨頭** head of fibula とよばれる．腓骨頭にある**腓骨頭尖** apex of fibula は，脛骨外側顆の後方にある関節面と**脛腓関節**を形成している．腓骨頭は外側から触知でき，大腿二頭筋の停止部である．

骨体部には，前縁，骨間縁，後縁の3つの稜線があり，断面は三角柱に近い形状を呈している．

腓骨遠位端は，脛骨と**脛腓靱帯結合**で接合しており，距骨の間で**距腿関節**を構成する．下端には外側に張り出した**外果**(がいか) lateral malleolus（そとくるぶし）があり，これも皮膚上から触知可能である．

（5）足の骨

（a）足根骨（図2-Ⅱ-22）

足根骨 tarsal bones は，**距骨** talus と距骨の下方にある**踵骨** calcaneum からなる近位足根骨と，距骨の前方にある**舟状骨** navicular，**内側楔状骨** medial cuneiform，**中間楔状骨** middle cuneiform，**外側楔状骨** lateral cuneiform，**立方骨** cuboid の5個の遠位足根骨からなる．踵骨の後方には下腿三頭筋の腱であるアキレス腱が付着している．近位足根骨と遠位足根骨の間で，Chopart関節（横足根関節）（ショパール）を形成している．

（b）中足骨（図2-Ⅱ-22）

中足骨 metatarsal は足根骨の遠位側にある5個の長骨で，内側より第1中足骨，第2中足骨，第3中足骨，第4中足骨，第5中足骨とよぶ．中足骨は足根骨との間で Lisfranc 関節（リスフラン）を構成する．中手骨と同様に，中足骨頭，中足骨体，中足骨底に区別される．

（c）趾骨（趾節骨）（図2-Ⅱ-22）

趾骨 phalanges は足指の中にある比較的小さな骨で，**基節骨，中節骨，末節骨**に分けられる．第2〜5指は，それぞれ基節骨，中節骨，末節骨の3個からなっているが，第1指では中節骨がなく，基節骨と末節骨よりなる．

（松永　智，阿部伸一）

第3章 筋学総論

chapter 3

I 筋の種類，機能と名称

　筋は，組織学的・生理学的には，横紋構造を示す骨格筋・心筋と，紡錘形の細胞からなる平滑筋に分類される．筋は多くの筋細胞から構成され，筋細胞間には結合組織が介在している．筋細胞はその細長い形態から筋線維ともよばれ，刺激を受けると長軸方向に収縮する性質を有する．

　意識的に動かすことができる筋は**随意筋** voluntary muscle とよばれる．一方，自分の意志によって動かすことのできない筋は**不随意筋** involuntary muscle とよばれ，心筋・平滑筋など，内臓を構成する筋がこれにあたる．

II 筋の組織学的分類 （図3-II-1）

1. 骨格筋

　骨格筋 skeletal muscle は，多核で細かい横紋がみられる**筋線維** muscle fiber（**横紋筋** striated muscle）で構成される．通常，**腱**を介して**骨**に付着し，骨格の運動に関与する．骨格筋は，**体性神経**（脳・脊髄神経）に支配される**随意筋**であり，刺激閾値は低く，運動によって疲労する．一般に骨格筋の再生能は低く，破壊された筋組織は結合組織で置き換えられる．

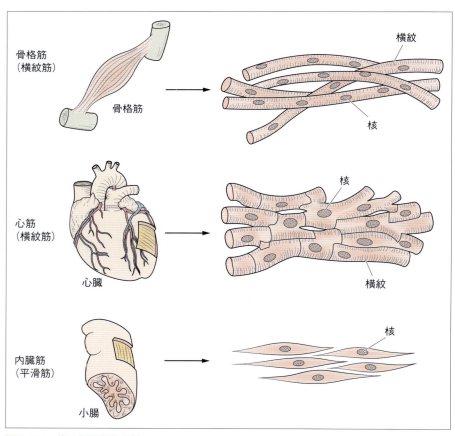

図3-II-1　筋の組織学的分類

2. 心筋

心筋 cardiac muscle は心臓の壁を構成する**横紋筋**であり，自律神経の支配を受ける**不随意筋**である（骨格筋と同じ横紋筋であるが，体性神経支配の骨格筋とは神経支配が異なる）．心筋細胞は，単核で細胞中央に大きな核を有する．

3. 平滑筋

平滑筋 smooth muscle は紡錘形の筋線維で構成され，消化管，血管，膀胱，子宮などの内臓壁をつくる（**内臓筋**）．平滑筋は一般に刺激閾値が高く，自律神経に支配される**不随意筋**である．平滑筋細胞は紡錘形を呈し，細胞の中心に1つの核を有する．

III 骨格筋の機能

1. 運動作用

収縮により，その筋が付着する骨と骨との間に存在する関節が動く．したがって，筋の両端が同じ1つの骨に付着することはない．

2. 体熱の発生

収縮のエネルギーが熱として放出し，体温を上昇させる．

3. 身体の保護作用

打撃などの外力を吸収し，骨・内臓などを保護する．

IV 骨格筋の基本構造

解剖学で主として扱う筋は**骨格筋**である．

骨格筋の筋線維は，結合組織からなる**筋内膜** endomysium に包まれる．この筋線維は筋束をなし，周囲を**筋周膜** perimysium で包まれる．さらに，筋束が集合し全体を筋膜で包まれたものが骨格筋となる．

骨格筋の筋線維は円柱状の多核細胞で，多数の核は細胞辺縁にある．筋細胞内部は，多量の**筋原線維**で占められる．筋原線維は，筋収縮タンパクからなる細いフィラメント（**アクチン** actin）と太いフィラメント（**ミオシン** myosin）で構成される．筋原線維を構成し細長い線維状を呈するアクチンとミオシンは交互に配列する．アクチンフィラメントはZ帯とよばれる位置に固定されており，2つのZ帯の間を筋節という．一方，ミオシンフィラメントはM帯に固定されており，ミオシンフィラメントがアクチンフィラメントの間に滑り込むことで筋線

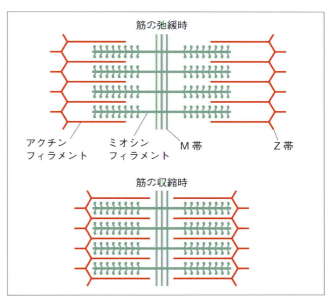

図3-IV-1 骨格筋の収縮の機序
筋の弛緩時には，筋フィラメントは一部のみ重なりあっている．収縮時にはミオシンフィラメントがアクチンフィラメントの間に滑り込むことで筋線維が収縮し，短くなる．

維が短くなる（図3-IV-1）．顕微鏡下にみられる横紋は，これら2種類の線維の配列が反映されている．

V 骨格筋の形状と分類

1. 筋の起始・停止

筋は通常，関節をまたいで2つまたはそれ以上の骨につく．筋収縮時に動きが少ない側を**起始** origin，大きく動く側を**停止** insertion という．しかし，身体の部分によってはその動きが相対的であるため，体肢の筋では近位側の付着部を起始とすることが一般的である．体幹の筋においては，内外側の方向にある筋では脊柱に近いほうを起始とし，頭尾方向では骨盤に近いほうを起始とする．また，顔の表情をつくる顔面筋（表情筋）は別名を皮筋といい，頭蓋骨から起始し，皮膚に停止する．

起始側の筋の部位を**筋頭** head，停止側を**筋尾** tail，筋頭と筋尾の間を**筋腹** belly という．多くの筋は，腱（密性結合組織からなる）を介して骨と付着する．

2. 運動の方向

1）屈曲と伸展

四肢を関節で曲げることを屈曲 flexion，伸ばすことを伸展 extension という．これによって体肢の屈側 flexor と伸側 extensor を区別する．

2）外転と内転

前頭面上で体肢を体幹，体軸に近づけることを内転 adduction，遠ざけることを外転 abduction という．たとえば，上肢を体幹から離す（腕を広げる）のが外転であり，気をつけの姿勢に戻るのが内転である．手の指を広げるのが外転であり，指をそろえるのは内転である．

3）回外と回内，外旋と内旋

手掌を上に向けるように前腕を動かすことを回外 supination，逆の運動を回内 pronation という．このとき，上肢全体または下肢全体をその場で外向きに回す（回旋する）ことを，外旋 lateral rotation（external rotation），内向きに回すことを内旋 medial rotation（internal rotation）という．

3. 各部位の筋の名称と機能

1）頭部の筋

浅頭筋である**顔面筋** facial muscles（表情筋）と**深頭筋**である**咀嚼筋** masticatory muscles とに大別される（☞第11章参照）．

2）頸部の筋

頭部と頸部および体幹を結び，主として頭部と頸部の運動に関与する筋群であり，**前頸筋，側頸筋，後頸筋**と，頸の最浅層の筋である**広頸筋**からなる．

（1）前頸筋

前頸筋は，**舌骨上筋（群）**（**顎二腹筋** digastric，**顎舌骨筋** mylohyoid，**茎突舌骨筋** stylohyoid，**オトガイ舌骨筋** geniohyoid）と**舌骨下筋（群）**（**胸骨舌骨筋** sternohyoid，**肩甲舌骨筋** omohyoid，**胸骨甲状筋** sternothyroid，**甲状舌骨筋** thyrohyoid）からなる．

（2）側頸筋（図3-V-1）

側頸筋は**胸鎖乳突筋** sternocleidomastoid だけであり，**胸骨と鎖骨から起始して後上方に向かい，側頭骨の乳様突起**（一部は後頭骨の上項線外側）に停止する．両側の胸鎖乳突筋が同時に作用すると，後頭部を前下方へ引く動き，すなわち下顎を上に突き出すような動きを行う．一方，片側のみが働いた場合は，頭部を対側に回旋させ，そのときオトガイは後上方を向く．支配神経は**副神経** accessory nerve（第XI脳神経）と**頸神経** cervical nerve（C2, 3）の枝である．

（3）後頸筋（図3-V-2）

（a）斜角筋

斜角筋 scalene muscles は**前斜角筋** scalenus anterior，

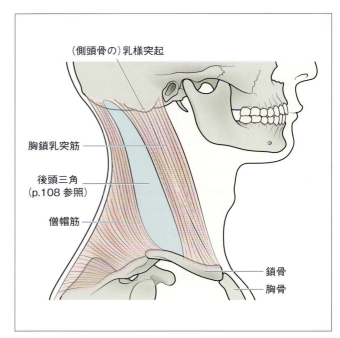

図3-V-1　側頸筋

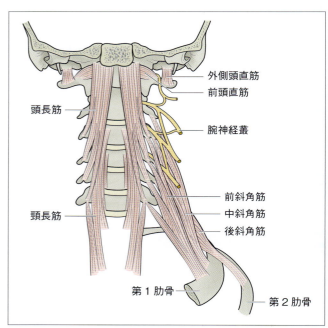

図3-V-2　後頸筋

中斜角筋 scalenus medius，**後斜角筋** scalenus posterior に分けられ，第2～7頸椎の横突起から起始し，前斜角筋と中斜角筋は第1肋骨に，後斜角筋は第2肋骨に停止する．前斜角筋と中斜角筋の間の間隙を**斜角筋隙**とよび，**鎖骨下動脈**と**腕神経叢**が通過する．

（b）椎前筋

頸長筋，頭長筋，前頭直筋，外側頭直筋からなり，頭部の前屈と頸椎を前方に曲げる役割を担う．

（4）広頸筋

広頸筋 platysma は下顎骨下縁から起始し，頸部を下っ

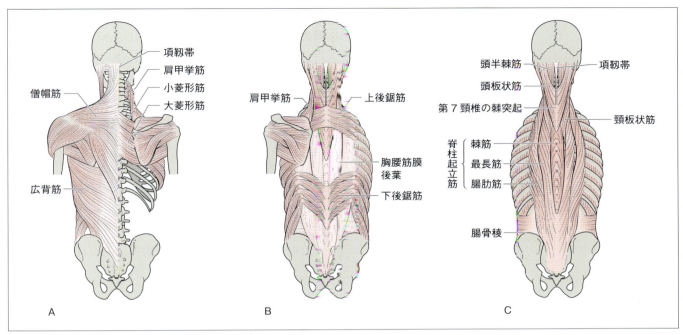

図3-V-3　背部の筋
A：浅背筋（左：第1層，右：第2層）．B：深背筋第1層．C：深背筋第2層．

て，鎖骨を越えたところの皮膚に停止する（☞p.141 図11-Ⅰ-1，p.143 図11-Ⅰ-2 参照）．頸部の皮膚を引き上げ緊張させる作用があり，顔面神経の頸枝に支配される．

3）背部の筋（図3-V-3）

背部にある筋は，起始・停止や支配神経などにより浅背筋と深背筋の2つに分類される．これらの各筋群はさらにそれぞれ2層に分類される．

(1) 浅背筋

主に脊柱に起始があり，上肢の骨に停止する筋群で第1層の僧帽筋，広背筋と，第2層の菱形筋，肩甲挙筋がある．

（a）僧帽筋

僧帽筋 trapezius は，後頭骨（上項線，外後頭隆起），項靱帯，第7頸椎～第12胸椎の棘突起（棘上靱帯）から起始し，鎖骨外側1/3，肩甲骨の肩甲棘，肩峰に停止する大きな筋である．僧帽筋の上部は肩甲骨・鎖骨を内上方に，中部は肩甲骨を内側に，下部は肩甲骨を内下方に牽引することで，頭部および上肢をコントロールする重要な筋である．支配神経は副神経（第XI脳神経）と頸神経叢（C2〜4）である．

（b）広背筋

広背筋 latissimus dorsi は脊柱や骨盤から起始し，上腕骨の結節間溝の底に停止する大きな筋で，上腕骨の内旋，内転，伸展を行う．

（c）菱形筋（小菱形筋，大菱形筋に分けることもある）

菱形筋 rhomboideus muscle は僧帽筋に覆われる薄い菱形の筋で，肩甲骨の内転，挙上，下方回旋などの運動に関与する．

（d）肩甲挙筋

肩甲挙筋 levator scapulae は頸椎と肩甲骨を結ぶ筋で，肩甲骨の運動に関与する．

(2) 深背筋

第1層（上後鋸筋，下後鋸筋）と第2層（板状筋，脊柱起立筋，横突棘筋，棘間筋，横突間筋，後頭下筋）に区分される．第1層の筋は，呼吸の補助筋として働く．一方，第2層の筋は固有背筋であり，脊柱，頭部の後屈に働く．

（a）上後鋸筋

上後鋸筋 serratus posterior superior は頸椎・胸椎と肋骨を結ぶ筋で，肋骨を引き上げ，吸息の補助筋として働く．

（b）下後鋸筋

下後鋸筋 serratus posterior inferior は胸椎・腰椎と肋骨を結ぶ筋で，肋骨を引き下げ，呼息の補助筋として働く．

（c）板状筋

板状筋 splenius は，停止部位により頭板状筋と頸板状筋とに分かれる．片側の板状筋が働くことで頭頸部を同側に伸展・回旋させ，両側が働くと頭頸部を後方に反らせる（頭部の伸展）．

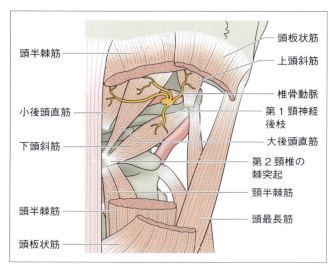

図3-V-4　後頭下筋

(d) 脊柱起立筋

脊柱起立筋 erector spinae は**固有背筋**最大の筋群であり，脊柱と頭部の主要な伸筋である．下部胸椎の棘突起，腰椎と仙骨，腸骨稜に付着する長大な腱から起始し，腰部，胸部，頸部，頭部にそれぞれ停止するため，片側の筋が作用すると側屈し，両側の筋が働くと頭部あるいは脊柱の伸展が起こる．外側から**腸肋筋**，中間にある**最長筋**，内側の**棘筋**からなり，**体幹の姿勢保持**にきわめて重要な役割を果たしている．

(e) 横突棘筋

横突棘筋 transversospinales は上部の半棘筋，中間にある多裂筋，下部の回旋筋からなり，両側の筋が作用すると脊柱起立筋と同様に脊柱を伸展するが，片側の筋のみが作用すると体幹を反対側に回転させる．

(f) 棘間筋

棘間筋 interspinales は隣接する上下の棘突起間を結ぶ小さな筋群で，上下の椎骨を固定して，より大きな筋群が脊柱を動かすのを補助する．

(g) 横突間筋

横突間筋 intertransversarii は隣接する上下の横突起間を結ぶ筋群で，棘間筋と同様に上下の椎骨を固定して，より大きな筋群が脊柱を動かすのを助ける．

(h) 後頭下筋

上位の頸椎（第1，2頸椎）と後頭骨の頭蓋底に付着する深筋群を後頭下筋 suboccipital muscles という（図3-V-4）．**大後頭直筋** rectus capitis posterior major，**小後頭直筋** rectus capitis posterior minor，**上頭斜筋** obliquus capitis superior，**下頭斜筋** obliquus capitis inferior の4つの小筋からなり，片側の筋が作用すると同側へ顔面の回転が起こり，両側の筋が作用すると**環軸関節**で頭部が伸展する．後頭下筋は，椎骨動脈と環椎後弓の間から出る第1頸神経後枝の支配を受ける．

4）胸部の筋（図3-V-5）

胸部の筋は，胸郭の浅層にある**浅胸筋**とその深部にある**深胸筋**，横隔膜に大別される．

(1) 浅胸筋

浅胸筋は，すべて胸郭から起始して上肢帯と上腕の骨に停止し，上肢の運動に関与する．

(a) 大胸筋

大胸筋 pectoralis major は胸郭前面のほとんどを覆う大きな筋で，**鎖骨内側1/3（鎖骨部），胸骨および第5～7肋軟骨（胸肋部），腹直筋鞘前葉（腹部）**から起始し，扇状に筋束が集まって上腕骨の**大結節稜**に停止する．主な作用は**上腕の内転・内旋**であるが，鎖骨部のみが作用すると上腕を屈曲させる．

(b) 小胸筋

小胸筋 pectoralis minor は大胸筋の深層に位置する扁平な筋である．第2～5肋骨の前面から起始し，肩甲骨の烏口突起に停止する．肩甲骨を前下方に引き，肩甲骨を前傾，外転，下方回旋する．

(c) 鎖骨下筋

鎖骨下筋 subclavius は第1肋骨上縁と鎖骨下面を結ぶ筋で，鎖骨を下方に引く筋である．

(d) 前鋸筋

前鋸筋 serratus anterior は胸郭の側面で，第1～8肋骨の外側面から鋸歯状に起始し，肩甲骨内側縁と上角および下角に停止する．すべての筋束が収縮すると肩甲骨を前方に引く．

(2) 深胸筋

深胸筋は胸郭内に起始と停止があり，主として胸壁の構成に関与すると同時に**呼吸**運動を担う．いずれの筋も肋間神経に支配される．

(a) 外肋間筋

外肋間筋 external intercostal muscle は上位肋骨の後方の下縁から起始し，筋束は斜走し，下位肋骨の前方の上縁に停止する．肋骨を引き上げて，胸郭を広げることで**吸気**に作用する．

(b) 内肋間筋

内肋間筋 internal intercostal muscle は外肋間筋の筋束と直交するように走行する．肋骨を引き下げ，**呼気**に作用する．

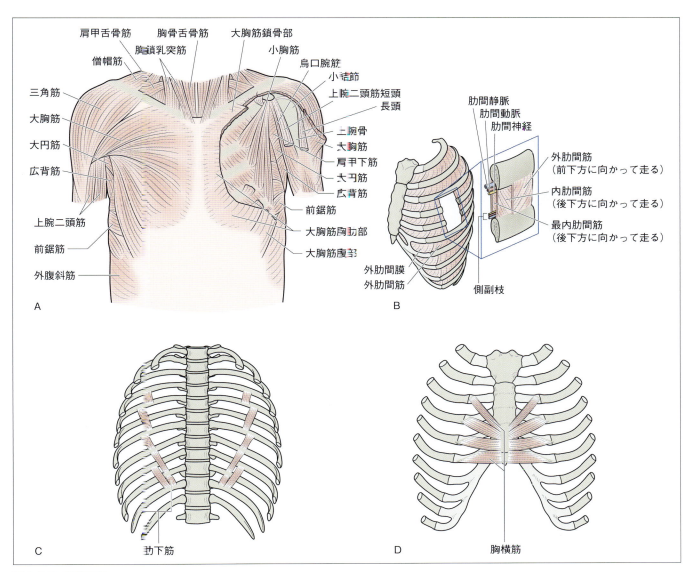

図3-V-5 胸部の筋
A：浅胸筋．B：深胸筋（肋間筋）．C：深胸筋（肋下筋）．D：深胸筋（胸横筋）．

(c) 最内肋間筋

最内肋間筋 inner most intercostal muscle は内肋間筋の深層にあり，筋束の走行は内肋間筋と同じである．内肋間筋と同様に**呼気**に作用する．

(d) 肋下筋

肋下筋 subcostales は最内肋間筋の後部の筋束が1つとばした下の肋骨から起こるもので，最内肋間筋と区別する場合にこの呼称を用いる．内肋間筋，最内肋間筋と同様に**呼気**に作用する．

(e) 胸横筋

胸横筋 transversus thoracis は胸骨体内面の下部および剣状突起の内面から起始し，外上方に放散し，肋軟骨内面に停止する．肋骨を引き下げ，**呼気**に働く．

(f) 肋骨挙筋

肋骨挙筋 levatores costarum は第7頸椎〜第11胸椎の横突起から起始して，外下方に向かって広がり，1つ下の肋骨またはすぐ下の肋骨に停止する．肋骨を引き上げ，**吸気**に働く．

(3) 横隔膜（図3-V-6）

横隔膜 diaphragm は胸腔と腹腔を隔てる膜状の筋である．起始部は大きく3部に分けられ，それぞれ腰椎部，肋骨部，胸骨部とよぶ．各部からの筋束はドーム状に胸腔側に盛りあがって集まり，中心部にある腱膜（**腱中心** central tendon）に停止する．

横隔膜は胸腔と腹腔を隔するため，腹部へ血液を供給する血管や消化管が横隔膜を通過する．食道と大動脈は腰椎部より起こる筋束の間を通過するため，食道裂孔 oesophageal hiatus（食道および迷走神経），大動脈裂孔 aortic hiatus（下行大動脈，交感神経，胸管，奇静脈）を通過する．一方，下大静脈は正中のやや右側を通過す

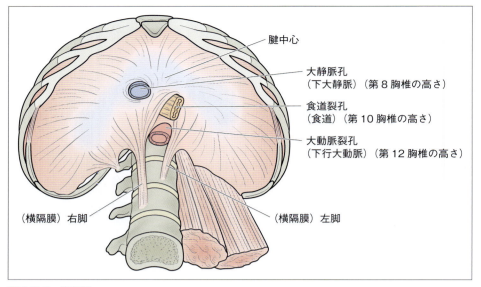

図3-V-6　横隔膜

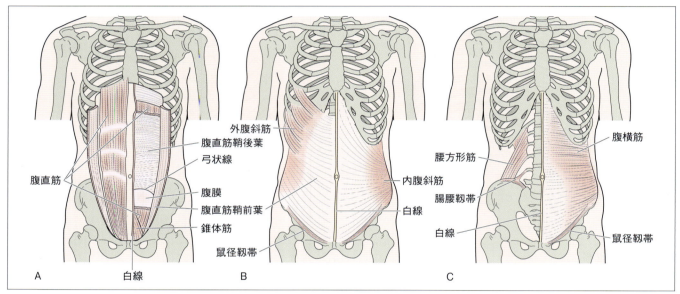

図3-V-7　腹部の筋
A：前腹筋群．B：側腹筋群の浅層（右）と深層（左）．C：側腹筋群の最深層（左）と腹横筋（右）．

るため腱中心の中を通り，これを大静脈孔 caval opening という．

横隔膜は，その筋束が収縮すると円蓋部分が下がり，それにより胸腔が広がる（吸息筋）．頸神経の前枝で構成される横隔神経（C3〜C5）によって支配される．

5）腹部の筋（図3-V-7）

腹部の筋は，肋骨，胸骨や骨盤の間に張って腹腔の壁を構成する．支配神経や起始・停止によって**前腹筋，側腹筋，後腹筋**の3群に大別される．

(1) 前腹筋

腹部の前面にある筋で，腹直筋と錐体筋よりなる．

(a) 腹直筋

腹直筋 rectus abdominis は恥骨結合の前面および恥骨結節から起始し，第5〜7肋軟骨および剣状突起に停止する．筋腹は腱画によって4〜5つに分けられている．脊柱を前方に曲げる（体幹を屈曲する）作用がある．腹直筋はそのほとんどが腹直筋鞘という腱膜に覆われている．

(b) 錐体筋

錐体筋 pyramidalis は恥骨から起始し，白線に停止し，白線を張ることで腹直筋の働きを補助する．

(2) 側腹筋

(a) 外腹斜筋

外腹斜筋 external oblique は**第5〜12肋骨**の外面か

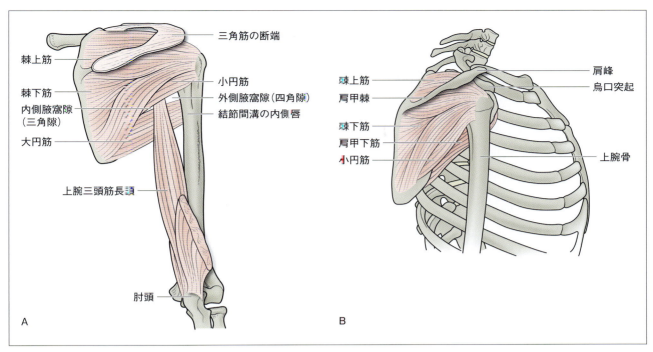

図3-V-8 上肢帯の筋
A：後面観．B：右側面観．

ら起始し，前下方に走行し，**腸骨稜**，**鼠径靱帯**，**恥骨稜**，**腹直筋鞘前葉**（**白線**）に停止する．両側の筋が働くと，脊柱を前方に曲げる．

(b) 内腹斜筋

内腹斜筋 internal oblique は**腸骨稜**および**鼠径靱帯**から起始し，一部は第10肋骨以下に停止するが大部分は**腹直筋鞘**の前葉・後葉となり**白線**に停止する．両側の筋が働くと，脊柱を前方に曲げる．

(c) 腹横筋

腹横筋 transverse abdominal は**第7～12肋骨の内面**，**腸骨稜**，**鼠径靱帯**から起始し，腹直筋鞘を経て**白線**に停止する．

内・外腹斜筋とともに腹圧を高める作用がある．また，肋骨を引き下げると同時に腹圧により横隔膜を押し上げ，呼気に働く．

(3) 後腹筋

後腹筋は**腰方形筋** quadratus lumborum のみであり，後腹壁を構成する筋で，腰椎の両側に位置する．腸骨稜から起始し，**第12肋骨**に停止する．

6) 上肢の筋

起始と停止が上肢骨にある筋で，上肢帯の筋，上腕の筋，前腕の筋，手の筋に分けられる．

(1) 上肢帯の筋（図3-V-8）

上肢帯（鎖骨，肩甲骨）から起始し，上腕骨に停止する筋で，すべて**腕神経叢**の枝によって支配され，上腕（肩関節）の運動に働く．

(a) 三角筋

三角筋 deltoid は肩関節の大部分を覆う広く厚い筋で，肩の丸みとして体表から観察される（図3-V-5）．**鎖骨**および**肩甲骨**と上腕骨の**三角筋粗面**を結び，鎖骨外側から起始する前方の筋束は肩関節の屈曲に，肩峰から起始する中央の筋束は外転に，肩甲棘から起こる後方の筋束は伸展に働く．特に腕の外転に三角筋は必須である．

(b) 棘上筋

棘上筋 supraspinatus は肩甲骨の**棘上窩**から起始し，上腕骨の**大結節**上部に停止する筋で，**上腕の外転**に作用する．**回旋筋腱板**（ローテーター・カフ）を構成する4つの筋（**棘上筋**，**棘下筋**，**肩甲下筋**，**小円筋**）の1つで，腕を上方に吊り上げる重要な役割を有する．

(c) 棘下筋

棘下筋 infraspinatus は肩甲骨の**棘下窩**から起始し，上腕骨の**大結節**中央部に停止する筋で，**上腕の外旋**に働く．回旋筋腱板を構成する筋の1つである．

(d) 小円筋

小円筋 teres minor は肩甲骨背側の**外側縁部**から起始し，上腕骨の**大結節**下部に停止する筋で，**上腕の外旋**に働く．

(e) 大円筋

大円筋 teres major は**肩甲骨下角**の**後縁**から起始し，

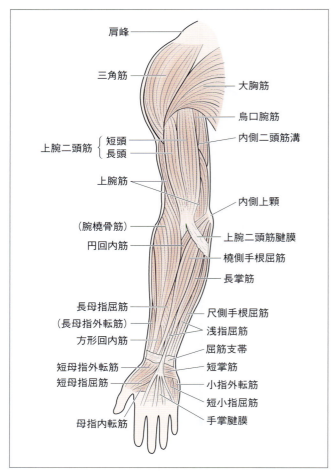

図3-V-9　上腕・前腕・手の屈筋（右手，前面）

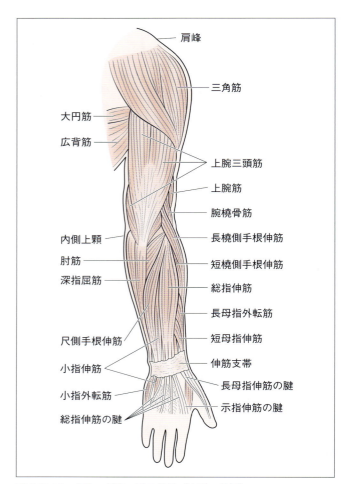

図3-V-10　上腕・前腕・手の伸筋（右手，後面）

上腕骨の小結節稜に停止する筋で，**上腕の内転と内旋，伸展**に働く．

(f) 肩甲下筋

肩甲下筋 subscapularis は腋窩の後壁をつくる大きな筋であり，肩甲骨の**肩甲下窩**から起始し，上腕骨の**小結節**に停止して**上腕の内旋**に働く．

(2) 上腕の筋（図3-V-9, 10）

上腕の筋は上肢帯あるいは上腕骨から起始し，上腕に筋腹を有する．上腕の屈筋は**筋皮神経**支配，上腕の伸筋は橈骨神経支配である．

(a) 上腕の屈筋（図3-V-9）

①上腕二頭筋

上腕二頭筋 biceps brachii はいわゆる「力こぶ」の筋で，肩甲骨の**関節上結節**（上腕二頭筋長頭）および**烏口突起**（上腕二頭筋短頭）から起始し，停止腱は**橈骨粗面**につくが，一部は上腕二頭筋腱膜として前腕筋膜（尺側まで広がる）に移行する．そのため，上腕二頭筋は**肘関節の屈曲**に加えて回外運動に関与する．また，上腕二頭筋長頭は上腕骨の結節間溝を通り外側に位置するために**肩関節の外転**を，短頭は内側に位置して内転を補助する．

②烏口腕筋

烏口腕筋 coracobrachialis は肩甲骨の**烏口突起**から起始し，上腕骨内側前面中部に停止する筋で，**肩関節の屈曲**と内転に働く．

③上腕筋

上腕筋 brachialis は上腕骨の前面中部から起始し，尺骨粗面および鈎状突起に停止する筋で，**肘関節の屈曲**を行う．

(b) 上腕の伸筋（図3-V-10）

①上腕三頭筋

上腕三頭筋 triceps brachii は，長頭が肩甲骨の**関節下結節**，内側頭および外側頭が上腕骨から起始し，尺骨の**肘頭**に停止する．上腕三頭筋は，**肘関節の伸展**および**肩関節の伸展**に働く．

②肘筋

肘筋 anconeus は上腕骨の外側上顆後面から起始し，尺骨上部後面に停止する筋で，肘関節の伸展を助ける．

(3) 前腕の筋（図3-V-9, 10）

前腕の筋は上腕骨または前腕の骨から起始し，その多

くは手関節を越えて手の骨に停止する．主として前腕の回旋と，手首や指の運動を行う．前腕前面の屈筋群と後面の伸筋群に分けられる．

(a) 前腕の屈筋（図 3-V-9）

前腕の屈筋は主として肘関節，手関節と指の屈曲に関与し，尺側手根屈筋（尺骨神経支配）と深指屈筋（正中神経と尺骨神経の二重支配）以外は，正中神経の支配を受ける．

①円回内筋

円回内筋 pronator teres は上腕骨の内側上顆と尺骨の鈎状突起内側から起こり，橈骨回内筋粗面に停止する浅層の筋で，前腕の回内と肘関節の屈曲に働く．

②橈側手根屈筋

橈側手根屈筋 flexor carpi radialis は上腕骨の内側上顆から起始し，掌側の第2，3中手骨底に停止する浅層の筋で，主として手関節の屈曲（掌屈）に働く．

③尺側手根屈筋

尺側手根屈筋 flexor carpi ulnaris は上腕骨の内側上顆と尺骨の肘頭から起始し，第5中手骨底とその周囲（豆状骨，有鈎骨など）に停止する浅層の筋で，主として手関節の屈曲（掌屈）に働く．

④長掌筋

長掌筋 palmaris longus は上腕骨の内側上顆から起始し，手掌腱膜に停止する浅層の筋で，手関節の屈曲（掌屈）と手掌腱膜を張る働きを有する．

⑤浅指屈筋

浅指屈筋 flexor digitorum superficialis は①～④の筋の深層にあり，上腕骨の内側上顆と尺骨の尺骨粗面から起始し，第2～5中節骨底の掌側に停止する．第2～5指の中手指節関節と近位指節間関節の屈曲，手関節の屈曲に働く．

⑥深指屈筋

深指屈筋 flexor digitorum profundus は浅指屈筋の深層にある筋で，尺骨の内側面と前面および骨間膜から起始し，第2～5指の末節骨底に停止する．第2～5指の近・遠位指節間関節の屈曲と手関節の屈曲に働く．

⑦長母指屈筋

長母指屈筋 flexor pollicis longus は浅指屈筋の深層にある筋で，橈骨前面から起始し，母指末節骨底に停止する．母指の中手指節関節と指節間関節の屈曲を行う．

⑧方形回内筋

方形回内筋 pronator quadratus は深指屈筋の深層にある筋で尺骨遠位部前面から起始し，橈骨遠位部前面に停止する．円回内筋とともに前腕の回内を行う．

(b) 前腕の伸筋（図 3-V-10）

前腕の伸筋は肘関節，手関節と指の伸展に関与し，すべて橈骨神経の支配を受ける．

①腕橈骨筋

腕橈骨筋 brachioradialis は上腕骨外側縁と筋間中隔から起始し，橈骨茎状突起の前面に停止する筋で，橈骨神経の支配を受ける．腕橈骨筋は前腕の伸筋に分類されるにもかかわらず，肘関節の前面にあるために肘関節の屈曲を補助する．

②長橈側手根伸筋

長橈側手根伸筋 extensor carpi radialis longus は上腕骨外側縁（腕橈骨筋起始の下部）から起始し，第2中手骨底の背側面に停止する．短橈側手根伸筋とともに手関節の背屈と外転を行う．

③短橈側手根伸筋

短橈側手根伸筋 extensor carpi radialis brevis は上腕骨外側上顆と周囲の筋間中隔から起始し，第2，3中手骨底の背側面に停止する．

④総指伸筋

総指伸筋 extensor digitorum は上腕骨の外側上顆から起始し，4本の腱を形成して第2～5指の指背腱膜に付着後，それぞれの中手骨底と末節骨底の背側面に停止する．第2～5指の伸展と手根の背屈を行う．

⑤小指伸筋

小指伸筋 extensor digiti minimi は上腕骨の外側上顆から起始し，第5指の指背腱膜を介して末節骨底に停止する筋であり，総指伸筋（第5指）の機能を補助する．

⑥尺側手根伸筋

尺側手根伸筋 extensor carpi ulnaris は外側上顆から起始し，第5中手骨底の内側面に停止する筋で，手関節の背屈と内転を行う．

⑦回外筋

回外筋 supinator は上腕骨の外側上顆と尺骨の回外筋稜から起始し，橈骨の近位部に停止する二頭筋である．前腕の回外を行う筋で，橈骨神経の支配を受ける．

⑧長母指外転筋

長母指外転筋 abductor pollicis longus は尺骨および橈骨の後面とその間の骨間膜から起始し，第1中手骨底の外側面に停止する筋で，母指の外転を行う．

⑨短母指伸筋

短母指伸筋 extensor pollicis brevis は橈骨後面と周囲の骨間膜から起始し，母指基節骨底の背側面に停止する筋で，母指の中手指節関節の伸展を行う．

⑩長母指伸筋

長母指伸筋 extensor pollicis longus は尺骨後面と周囲の骨間膜から起始し，母指末節骨底の背側面に停止する筋で，母指の指節間関節の伸展を行う．

⑪示指伸筋

示指伸筋 extensor indicis は尺骨後面（長母指伸筋の下方）と周囲の骨間膜から起始し，第2指の指背腱膜を介して末節骨底に停止する筋で，示指の伸展を行う．

(4) 手の筋（図3-V-9, 10）

手の骨（☞ p.15参照）を結び，指の運動に働く．母指球筋，小指球筋，中手筋に分けられる．

(a) 母指球筋

母指内転筋，短母指外転筋，母指対立筋，短母指屈筋よりなる．母指内転筋は尺骨神経，短母指外転筋・母指対立筋は正中神経，短母指屈筋は尺骨神経と正中神経の二重支配を受けている．

(b) 小指球筋

短掌筋，短小指屈筋，小指対立筋，小指外転筋よりなる．すべて尺骨神経支配である．

(c) 中手筋

虫様筋，掌側骨間筋，背側骨間筋よりなる．

7）下肢の筋

下肢の筋は筋腹の存在部位によって，下肢帯の筋，大腿の筋，下腿の筋，足の筋に分けられる．

(1) 下肢帯の筋（図3-V-11, 12）

下肢帯の筋は，骨盤あるいは脊柱から起始して大腿骨

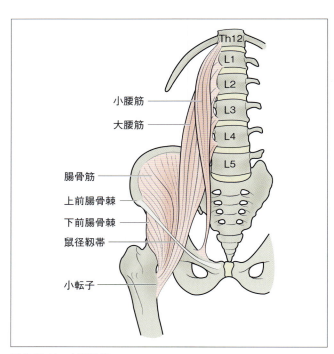

図3-V-11　内寛骨筋

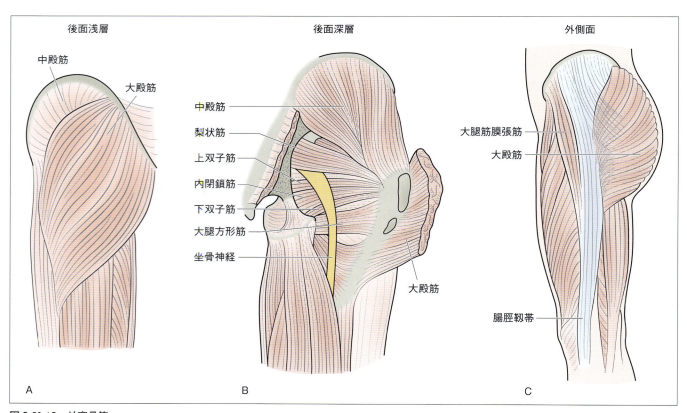

図3-V-12　外寛骨筋
A：大殿筋（後面浅層）（左側）．B：中殿筋と外旋筋（後面深層）（右側）．C：大腿筋膜張筋（外側面）（左側）．

に停止し，主として大腿の運動に働く．骨盤腔の内壁を
つくる内寛骨筋と，殿部にある外寛骨筋とに大別する．

(a) 内寛骨筋（図3-Ⅴ-11）

内寛骨筋は腸骨筋，大腰筋，小腰筋からなり，すべて
大腿神経の支配を受ける．

①腸骨筋

腸骨筋 iliacus は寛骨の**腸骨窩**から起始し，大腿骨の
小転子に停止する筋で，**股関節の屈曲**に働く．また自由
下肢を固定したときには，体幹を下肢に近づけ，腹筋の
運動を補助する．同じ筋走行で停止部も同じ大腰筋
psoas major と合わせて，**腸腰筋 iliopsoas** とよぶ．

②大腰筋

大腰筋は**第12胸椎～第4腰椎の横突起，肋骨突起，
椎体，椎間円板**から起始し，大腿骨の**小転子**に停止する
筋で，腸骨筋と同じく**股関節の屈曲**に働く．

③小腰筋

小腰筋 psoas minor は第12胸椎と第1腰椎の椎体
から起始し，寛骨の腸恥隆起に停止する筋で，腰椎の側
屈に関与する．

(b) 外寛骨筋（殿筋と外旋筋）（図3-Ⅴ-12）

外寛骨筋は大殿筋をはじめとする殿筋と，深層の小さ
な筋からなる外旋筋に分けられる．**殿筋**は主として**股関
節の伸展**と**外転**に働き，**外旋筋**（上方から**梨状筋，上双
子筋，内閉鎖筋，下双子筋，大腿方形筋**）は**大腿骨を外
旋**させる．

①大殿筋

大殿筋 gluteus maximus は最表層にある殿部最大の
筋で，下殿神経によって支配される．後殿筋線より後方
の腸骨翼の**外面**，仙骨と尾骨の外側縁，**仙結節靱帯と腰
背腱膜**という広い領域から起始し，大腿骨の**殿筋粗面**に
停止した後，**腸脛靱帯**に連続する．そのため，**股関節の
伸展，外旋，外転**（上部筋束），**内転**（下部筋束）に働
くと同時に，腸脛靱帯を緊張させることで膝関節と股関
節の安定に作用する．

②中殿筋

中殿筋 gluteus medius は**腸骨外面**の**前殿筋線と後殿
筋線の間**から起始し，大腿骨の**大転子**に停止し，上殿神
経によって支配される筋である．大殿筋の深部にあり，
主として**股関節の外転**を行う．

③小殿筋

小殿筋 gluteus minimus は**腸骨翼**の**下殿筋線と前殿
筋線の間**から起始し，大腿骨の**大転子**に停止し，上殿神
経によって支配される筋である．中殿筋とともに**股関
節の外転**を行う．

④大腿筋膜張筋

大腿筋膜張筋 tensor fasciae latae は殿部浅層の筋で
最も前方に位置し，寛骨の**上前腸骨棘**から起始し，**腸脛
靱帯**に停止し連続する．そのため，大殿筋とともに腸脛
靱帯を緊張させることで，膝関節と股関節の安定に作用
する．

⑤梨状筋

梨状筋 piriformis は5つある外旋筋の1つで，仙骨
の前面から起始し，大腿骨の大転子上縁に停止して，股
関節の外旋と外転に働く．梨状筋と上双子筋の間から**坐
骨神経**が出て，大腿後部を下走する．

⑥上双子筋

上双子筋 gemellus superior は寛骨の坐骨棘から起始
し，転子窩上部に停止する筋で，股関節の外旋に働く．

⑦内閉鎖筋

内閉鎖筋 obturator internus は閉鎖膜周囲から起始
し，転子窩上部に停止する筋で，股関節の外旋に働く．

⑧下双子筋

下双子筋 gemellus inferior は寛骨の坐骨結節から起
始し，転子窩に停止する筋で，股関節の外旋に働く．

⑨大腿方形筋

大腿方形筋 quadratus femoris は寛骨の坐骨結節か
ら起始し，大転子下部（転子間稜）に停止する筋で，股
関節の外旋と内転に関与する．

(2) 大腿の筋（図3-Ⅴ-13）

寛骨あるいは大腿骨から起始し，大腿骨もしくは下腿
の骨に停止する筋で，伸筋，屈筋，内転筋に分けられる．

(a) 大腿の伸筋（図3-Ⅴ-13A）

大腿の伸筋は，**縫工筋と大腿四頭筋（大腿直筋，外側
広筋，内側広筋，中間広筋）**からなり，**大腿神経**の支配
を受ける．

①縫工筋

縫工筋 sartorius は上前腸骨棘から起始し，大腿部を
外側上部から内側下部に斜めに走り，脛骨内側上面に停
止する筋で，膝関節の屈曲を補助する二関節筋である．

②大腿四頭筋

大腿四頭筋 quadriceps femoris を構成する4つの筋
頭のうち，**大腿直筋 rectus femoris** のみ寛骨の下前腸
骨棘から起始し，**外側広筋 vastus lateralis，内側広筋
vastus medialis，中間広筋 vastus intermedius** は大腿
骨骨幹部の広い領域から起始して，**膝蓋骨を介し脛骨粗
面**に停止する．大腿直筋のみ寛骨と脛骨を結ぶ**二関節筋**
であり，**膝関節の伸展**と**股関節の屈曲**に働き，**外側広筋，
内側広筋，中間広筋は膝関節の伸展**にのみ働く．

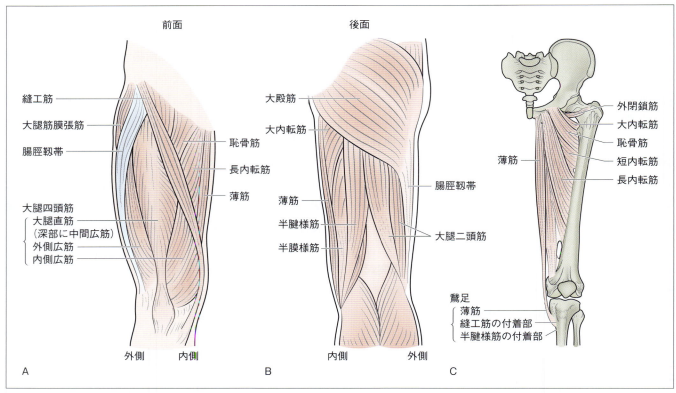

図 3-V-13　大腿の筋（右脚）
A：前面．B：後面．C：内側区画（前面）．

（b）大腿の屈筋（図 3-V-13B）

大腿の屈筋は**大腿二頭筋，半腱様筋，半膜様筋**からなり，ハムストリングス（腿肉の紐）とよばれ，坐骨神経の支配を受ける．いずれの筋も寛骨と脛骨あるいは腓骨を結ぶ**二関節筋**であり，**股関節の伸展と膝関節の屈曲**に働く．

①大腿二頭筋

大腿二頭筋 biceps femoris は長頭が寛骨の坐骨結節から，短頭が大腿骨の粗線から起始し，腓骨頭に停止する筋である．

②半腱様筋

半腱様筋 semitendinosus は坐骨結節から起始し，下半部は長い腱となり脛骨粗面の内側に停止する筋である．

③半膜様筋

半膜様筋 semimembranosus は坐骨結節から起始し，厚い扁平な筋腹を経て脛骨内側顆の内側面に停止する筋である．

（c）内転筋（図 3-V-13C）

大腿の内転筋は**恥骨筋** pectineus，**大内転筋** adductor magnus，**長内転筋** adductor longus，**短内転筋** adductor brevis，**外閉鎖筋** obturator externus，**薄筋**からなり，寛骨から起始し，大腿骨の内側面に停止する．内転筋は**股関節の内転**に働き，閉鎖神経の支配を受ける．**長内転**筋は，鼠径靱帯，縫工筋とともに，**大腿三角**（スカルパ三角）femoral triangle を構成している．

（3）下腿の筋（図 3-V-14）

下腿の筋は，前方に位置する伸筋，後方に位置する屈筋，外側に位置する腓骨筋に分けられる．

（a）下腿の伸筋

下腿の伸筋には**前脛骨筋** tibialis anterior，**長母趾伸筋** extensor hallucis longus，**長趾伸筋** extensor digitorum longus，**第三腓骨筋** fibularis tertius があり，深腓骨神経の支配を受ける．前脛骨筋は下腿前面から起始し，足関節を越えて足根骨・中足骨に停止する筋で，足関節を背屈させる．長趾伸筋と長母趾伸筋，第三腓骨筋は足関節の前面を通り，主として趾骨に停止して足指の伸展と足の背屈に働く．

（b）下腿の屈筋

下腿の屈筋には，**腓腹筋** gastrocnemius，**ヒラメ筋** soleus，足底筋，膝窩筋，後脛骨筋，長母趾屈筋，長趾屈筋があり，脛骨神経の支配を受ける．**腓腹筋の外側頭**（大腿骨の外側上顆から起始），**内側頭**（大腿骨の内側上顆から起始）とヒラメ筋（脛骨・腓骨の近位端から起始）を合わせて**下腿三頭筋**といい，これらの筋の腱は合流して**アキレス腱**（踵骨腱）に停止して，**膝関節の屈曲と足の底屈**に働く．ヒラメ筋の上部（膝窩）には小さい筋で

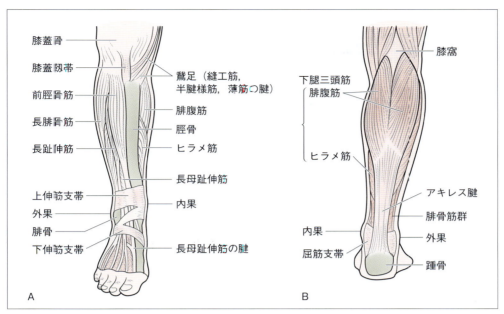

図 3-V-14　下腿の筋（右脚）
A：前面．B：後面．

ある**足底筋**があり，足底筋の腱は長く下行し踵骨に付着する．ヒラメ筋の深側には外側から，長母趾屈筋，後脛骨筋，長趾屈筋が並列しており，内果の後方を回り込んで足根管を通り，足底に付着する．

(c) 腓骨筋

腓骨の外側には腓骨上部から起始する**長腓骨筋** fibularis longus と，その下方から起始する**短腓骨筋** fibularis brevis があり，両筋の腱は外果の後ろを回り込んで足底に達して足根骨，中足骨底（長腓骨筋は第 1, 2 中足骨と内側楔状骨，短腓骨筋は第 5 中足骨に停止）に停止する．腓骨筋は浅腓骨神経の支配を受け，**足の底屈と外返し**に働く．

(4) 足の筋

母趾球筋（**母趾外転筋，短母趾屈筋，母趾内転筋**），小趾球筋（**小趾外転筋，短小趾屈筋，小趾対立筋**），中足筋（**短趾屈筋，足底方形筋，虫様筋，背側骨間筋，底側骨間筋**）がある．また，足背筋として**短趾伸筋**と**短母趾伸筋**の 2 筋があげられる．

（松永　智，阿部伸一）

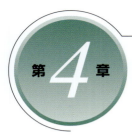

第4章 関節学総論

chapter 4

　隣接する2つ以上の骨の連結を**関節** articulation とよぶ．関節には骨と骨が緊密に接しているものもあれば，線維性結合組織で覆われており，その内部に滑液という液体を満たしているものもある．また，関節周囲には腱や靱帯といった強固な線維性結合組織が存在し，関節を補強するとともに関節を中心とした骨の運動を制限している．

骨の連結による分類

　関節は可動性の有無によって，まったく動かない**不動関節** synarthrosis，少しだけ動く**半関節** amphiarthrosis，そして自由に動く**可動関節** diarthrosis に分類されており，それぞれ異なる種類の結合組織を介して骨と骨が連結している．不動関節と半関節は線維，軟骨，あるいは骨組織によって骨同士が密に連結していることから，**線維性の連結** tibrous joint，**軟骨性の連結** cartilaginous joint，さらに**骨の連結（骨結合）** body union/synostosis に分類できる．一方，可動関節は関節包という線維性結合組織を介して骨同士が連結しており，また関節包の内面は滑膜によって覆われていることから**滑膜性の連結**ともよばれている（表4-Ⅰ-1）．一般的に不動関節は2つ以上の骨が密に接しているのに対して，半関節と可動関節はある程度の間隙をもって骨と骨が連結している．不動関節と半関節は頭部や体幹に多く，可動関節は上肢と下肢にみられる．

1. 不動関節
1）線維性の連結
　骨と骨が密に接しており，線維性結合組織によって線状あるいは鋸状に連結した不動関節のことで，頭蓋にみられる**縫合**や歯根と歯槽骨を強固に連結している**釘植**がある．
(1) 縫合
　縫合 suture とは骨と骨の間のわずかな間隙が少量の線維性結合組織によって埋められたもので，頭蓋を形成

表4-Ⅰ-1　関節の種類と連結様式

種類	連結組織	例
不動関節	線維	縫合：頭蓋の骨 釘植：歯根と歯槽骨
	軟骨*1	骨端軟骨，蝶後頭軟骨結合，蝶形骨間軟骨結合
	骨	寛骨，仙骨，尾骨
半関節	線維	脛腓靱帯結合，前腕骨間膜，下腿骨間膜，棘間靱帯，項靱帯
	軟骨*2	椎間板，恥骨結合
可動関節	関節包と滑膜	肩関節，肘関節，橈骨手根関節，顎関節，股関節，膝関節，中手指節関節，距腿関節，中足趾節関節

*1：硝子軟骨がみられ，成長後は骨化する．
*2：線維軟骨がみられ，骨化はしない．

するほとんどの骨は縫合によって強固に連結している．縫合による連結部は縫合線として観察できる（図4-Ⅰ-1）．なお，縫合は解剖学的に次の4種類に分類されている（図4-Ⅰ-2）．

(a) **鋸状縫合**
　鋸状縫合 serrate suture は隣接する2つの骨の骨縁が互いに凹凸をつくりながらかみ合い，複雑な縫合線を形成することによって連結したものである．**冠状縫合，矢状縫合，ラムダ縫合**などがその例である．

(b) **鱗状縫合**
　鱗状縫合 squamous suture は隣接する2つの骨の骨縁が鋭利な刃物でまっすぐ斜めに切り取られたような形をしており，それらが重なり合うように連結したものである．側頭骨の鱗部と頭頂骨がこの縫合をつくる．

(c) **直線縫合**
　直線縫合 plane suture は鋸状縫合と比較して骨の連結部には凹凸がほとんどなく，直線上の縫合線をみるものである．**正中口蓋縫合や横口蓋縫合**がその例である．

(d) **挟合**
　挟合 schindylesis は一方の骨の溝に他方の骨の細長い稜状の凸部がはまり込む縫合のことである．鋤骨翼が

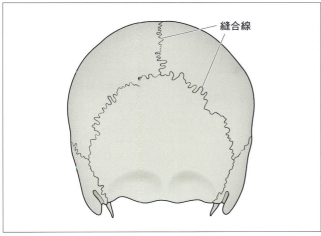

図4-I-1　縫合
頭蓋をつくる骨のほとんどは縫合によって連結している．

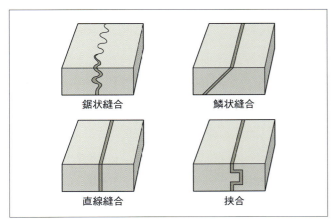

図4-I-2　縫合の種類

蝶形骨吻を挟みこむような連結の蝶鋤骨縫合がこれに相当する．

(2) 釘植
　釘植 gomphosis は歯槽骨の内部に埋まっている歯根が線維性結合組織の歯根膜によって歯槽骨と強固に結合した連結をいう．

2）軟骨性の連結
　骨と骨が硝子軟骨によって連結した不動関節のことである．たとえば成長期における長骨の骨端と骨幹を連結している骨端軟骨（骨端板），そして頭蓋底にみられる蝶後頭軟骨結合や蝶形骨間軟骨結合が相当するが，そのほとんどは成人までに骨化して骨に置き換わる．このうち長骨の骨端軟骨は成長後に骨端線として観察できる．エックス線では成長期に透過像としてみられ，個体の成長状態を知ることができる．

3）骨の連結（骨結合）
　最も強固な不動関節で，骨同士が骨によって連結したものである．たとえば，寛骨は1個の骨にみえるが，元々幼児期に腸骨，恥骨，坐骨という3つの別々の骨が**軟骨結合**によって連結したもので，成長過程に軟骨が骨化して1つの骨になっている．骨の連結のほとんどは硝子軟骨が骨化したもので，軟骨性の連結の一例とも考えられる．その他に仙椎や尾椎が骨の連結によって仙骨と尾骨になる．

2. 半関節
1）線維性の連結
　隣接する骨と骨が強靭な線維性結合組織である靭帯によって連結した関節で，不動関節と比べると少しではあるが動くことができる．**靭帯結合** syndesmosis ともよんでおり，この太くて密な線維束である靭帯は骨の連結部分の表層に多くみられるが，向かい合う骨同士の間にも骨間膜として薄い靭帯が存在する．たとえば，隣接する骨と骨を連結する靭帯結合には，脛骨と腓骨の遠位骨端間にみられる脛腓靭帯結合がある．一方，骨と骨の間隙が比較的広い場合は，靭帯は帯状に広がって半関節をつくる．この例として椎骨の棘突起間にみられる棘間靭帯，頸椎の棘突起と後頭骨を連結する項靭帯などがあげられる．また，骨間膜には橈骨と尺骨の内側縁にみられる前腕骨間膜や脛骨と腓骨の内側縁を連結する下腿骨間膜がある．

2）軟骨性の連結
　体幹の骨に多くみられる連結様式で，2つ以上の骨が線維軟骨によって連結しているため，少しではあるが動くことができる．この連結の例として，隣接する椎体間の関節である**椎間板**や左右の恥骨間にみられる**恥骨結合**があげられる．なお，線維軟骨は硝子軟骨とは異なり成長後も骨によって置き換わらないのが特徴である．

3. 可動関節
　可動関節は上肢や下肢の骨端部に多くみられる関節で，滑液をつくる滑膜がみられることから滑膜性の連結に分類できる．一般的に，関節とよぶものはこの可動関節のことを指している（狭義の関節）．可動関節は，不動関節や半関節とは大きく異なり連結部を中心に自由に運動することができるのが特徴である．

1）可動関節の基本構造（図4-I-3）
　可動関節（以下，関節とよぶ）の関節面 articular surface をつくる2つの骨の連結部は，一方が**関節頭**

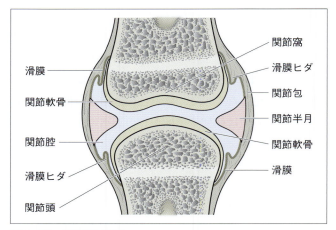

図4-Ⅰ-3 滑膜性の関節
関節腔は滑膜から分泌される滑液を容れている．関節半月は不完全に関節腔を2つに分ける．

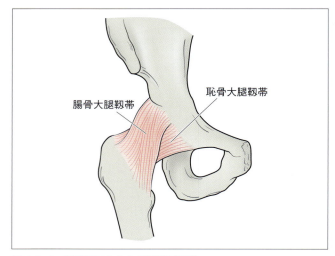

図4-Ⅰ-4 股関節にみられる関節外靱帯
関節包の外側には関節外靱帯である腸骨大腿靱帯や恥骨大腿靱帯などがあり，股関節を補強している．

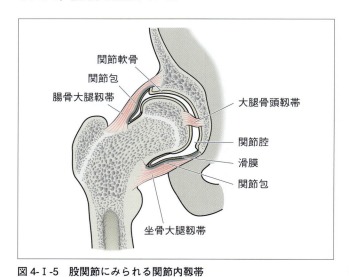

図4-Ⅰ-5 股関節にみられる関節内靱帯
関節腔内には関節内靱帯である大腿骨頭靱帯があり，大腿骨と寛骨を連結している．

articular headという凸部をもち，他方は**関節窩** articular fossaという凹部をつくる．関節頭と関節窩の表層には一層の**関節軟骨** articular cartilageがみられ，なめらかな面を形成している．一般的に関節頭が関節窩に収まる形態をとるが，正常な状態では隣接する骨同士が密に接することはなく，狭い間隙が存在している．この間隙は，それぞれの骨の骨膜から派生した**関節包** articular capsuleとよばれる比較的厚い線維性結合組織によって覆われて，**関節腔** articular cavityとなる．

関節包の関節腔側の表層には軟らかい結合組織の**滑膜** synovial membraneがみられる．滑膜には**滑膜細胞** synovial cellsが存在し，無色透明な**滑液** synovial fluidを産生し，常に関節腔を満たしている．滑液は，運動時の関節に加わる摩擦力や圧力の軽減の他に関節包と関節軟骨に栄養を与える役割をもつ．また，滑膜から関節腔の内腔に向かい小さな多数のヒダを伸ばすことがある．これを**滑膜ヒダ** synovial foldとよんでおり，大きなものはその内面に脂肪を含むこともめずらしくはない．滑膜ヒダは関節頭と関節窩が適合しない部分を補うことで，余分な空間を少なくし，関節の動きを円滑にしている．

しばしば，関節腔は**関節半月** meniscusによって不完全ではあるが2つに分けられる．一般的に体幹と体肢の関節にみられる関節半月は，膠原線維が豊富な線維軟骨からできた板状の構造物のことで，特に関節半月の小さいものを**関節唇** labrumとよぶこともある．また，半月がよく発達して円板状になったものを**関節円板** articular diskといい，顎関節，胸鎖関節などにみられる．関節円板は関節半月とは異なり関節腔を完全に2分する．関節半月や関節円板は関節頭と関節窩の適合性を増し，関節の動きをよくするが，逆に関節の動きを制限す

ることもある．

2) 関節の補助装置

関節には靱帯，腱，脂肪体，滑液包などの補助装置がみられる．これらは関節の構造を補強するとともに，関節の動きをよくする働きがある一方で，過度な関節の運動を制限している．

(1) 靱帯

ほとんどの関節の周囲には骨と骨の連結を強固なものにするため，靱帯 ligamentとよばれる密な線維性結合組織からできた帯状の束がみられる．このうち関節包の外側を覆っているものを**関節外靱帯** extracapsular ligament（図4-Ⅰ-4），関節包の内側にみられ，骨と骨を帯状に連結しているものを**関節内靱帯** intracapsular ligamentとよんでいる（図4-Ⅰ-5）．両者ともに関節を

補強することで，関節を中心とした骨の運動時の動揺を抑え，一定方向への動きをよくしているが，反対に過剰な骨の運動を防ぐために関節の動きを制限している．

(2) 腱
多くの筋の骨への付着部（起始部と停止部）には光沢に富んだ密な線維性結合組織からなる腱 tendon がみられる．腱には関節包の周囲に付着しているものや，関節をまたいで走行するものがあり，関節を補強する他に，靱帯と同じく関節の動きを制限する役割をもつ．

(3) 脂肪体
脂肪体 fat body は関節包の内部にしばしばみられる脂肪組織の小塊で，滑膜の層によって覆われている．関節腔でのクッションの役割をしており，関節軟骨を保護し，関節腔の余分な空間を埋める補填材として機能することで，関節面の適合性を高めている．

(4) 滑液包
関節に近接した靱帯や腱などの結合組織と骨の間には滑液包 synovial bursa という薄い膜でできた小嚢がみられる．滑液包の内面は滑膜によって覆われており，その内腔には関節腔と同じように滑液がみられる．普通，滑液包は筋の付着部，特に腱と骨の間に多くみられるが，近接する関節腔と直接連絡しているものもある．滑液包は肩関節や膝関節の周囲に多くみられ，腱と関節の摩擦を軽減することで，関節の動きを補助している．

(5) 滑液鞘
滑液鞘 synovial sheath は手や足の関節の周辺を走行する長い腱の周囲にみられ，滑液包が長い腱を棒状に取り巻いたものをいう．腱と滑液包の間隙は，滑液によって満たされており，腱と関節の直接的な接触を防ぎ，摩擦を軽減し，関節を動きやすくしている．

II 関節に関与する骨の数による分類

1. 単関節
単関節 simple joint は2個の異なる骨同士がつくる関節で，肩関節，股関節，仙腸関節，橈尺関節などがある．

2. 複関節
複関節 complex joint は3個以上の異なる骨が1つの関節をつくるもので，肘関節，距腿関節，橈骨手根関節などがある．

III 関節の機能（運動軸の数）による分類

生体内にみられるすべての関節は運動する方向と運動の支点となる軸によって一軸性，二軸性そして多軸性の関節に分類できる（表4-III-1）．

1. 一軸性の関節
1つの回転軸を中心にして，前後あるいは左右のどちらか一方向性の運動しかできない関節である（図4-III-1A）．

表 4-III-1　関節の運動軸と関節面の形態

運動軸の数	関節面の形態	例
一軸性	蝶番関節	膝関節，腕尺関節，距腿関節，指節間関節
	車軸関節	上・下橈尺関節，正中環軸関節
二軸性	楕円関節	橈骨手根関節，環椎後頭関節，中手指節関節
	平面関節	手根間関節，肩鎖関節，仙腸関節
	鞍関節	母指の手根中手関節，胸鎖関節
多軸性	球関節	肩関節，股関節，腕橈関節

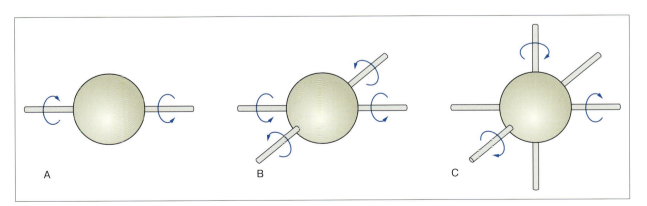

図 4-III-1　運動軸の数による分類
A：一軸性の関節．1つの回転軸を中心とした一方向性の運動しかできない．
B：二軸性の関節．2つの回転軸を中心とした二方向性の運動ができる．
C：多軸性の関節．3つ以上の回転軸があり，前後，側方いずれの方向にも運動ができる．

2. 二軸性の関節

一軸性とは異なり，互いに直行する2つの軸を中心とした回転運動ができる関節で，前後運動と左右側方運動を同時に行うことができる（図4-Ⅲ-1B）．

3. 多軸性の関節

3つ以上の軸を中心として前後，側方といったすべての方向への回転運動を行うことができる関節で，肩関節や股関節がこれに属する（図4-Ⅲ-1C）．

Ⅳ 関節面の形態による分類

生体にみられる関節の多くは関節頭と関節窩の形状によっていくつかの種類に分けられる（表4-Ⅲ-1）．

1. 蝶番関節

蝶番関節 hinge joint の関節頭は骨の長軸に垂直な円柱状の形で，関節窩はこの円柱面に合うような円形のくぼみをつくる．蝶番状に関節頭の長軸を中心とした一方向性のみの運動しかできないことから，一軸性の関節に分類できる（図4-Ⅳ-1）．

膝関節，腕尺関節（肘関節），距腿関節，指節間関節などが例にあげられるが，膝関節，腕尺関節，距腿関節については円柱状の関節頭の回転軸と関節窩をつくる骨の長軸とは必ずしも垂直ではなく少しだけずれており，運動時に運動軸がねじれてらせん状に回転することから，らせん関節ともよばれる．

2. 車軸関節

車軸関節 pivot joint の関節頭は骨の長軸に合った円柱状ないし円盤状で，関節窩はその側面に位置し，関節頭の形に合った円形のくぼみをつくる．関節頭の長軸を中心として車輪をくるくる回転させたような回転運動のみを行うため，一軸性の関節に分類できる（図4-Ⅳ-2）．

例として上・下橈尺関節や正中環軸関節があげられる．

3. 楕円関節

楕円関節 ellipsoid joint の関節頭は楕円状で，関節窩はそれに対応した楕円形のくぼみになっている．関節頭をつくる楕円の長軸と短軸の2つの運動軸を中心とする二方向性の運動を行うことができる二軸性の関節である．この2つの軸の運動が組み合わさると斜め側方への運動も可能となるが，多軸性のような回転運動はできない（図4-Ⅳ-3）．例として橈骨手根関節や環椎後頭関節などがあげられる．

4. 平面関節

平面関節 plane joint は向かい合う関節面がほぼ平行で平面に近く，前後あるいは上下側方への2方向（二軸性）の滑走運動だけを行う．ただし，この関節では骨と骨が互いに平面的にずれるだけで，動く距離は短い（図4-Ⅳ-4）．例として手根間関節や肩鎖関節などがあげられる．

5. 鞍関節

鞍関節 saddle joint は関節頭と関節窩がともに馬の鞍の背面に相当するような弯曲した半円形のくぼみをつくり，それぞれ直行した状態で向かい合っている．つまり，関節頭は馬の背中にあたり，関節窩は背中にかぶせる鞍に相当する．鞍関節の運動は関節頭と関節窩のそれぞれの長軸を運動軸とした2方向性の運動を行うことができるため二軸性の関節に分類できる（図4-Ⅳ-5）．母指の手根中手関節や胸鎖関節などがこの関節に相当する．

6. 球関節

球関節 spheroidal joint は関節頭の形態が球状で，それに対応する関節窩も丸いくぼみになっている．一軸性と二軸性の関節とは大きく異なり，球状の関節頭の中心を通るさまざまな方向の回転軸をもっていることから，

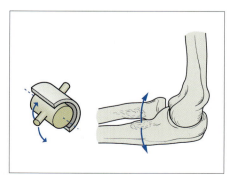

図4-Ⅳ-1　蝶番関節（腕尺関節）

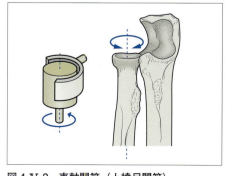

図4-Ⅳ-2　車軸関節（上橈尺関節）

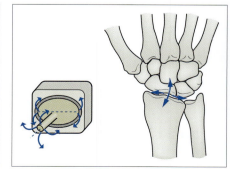

図4-Ⅳ-3　楕円関節（橈骨手根関節）

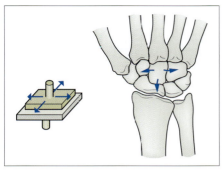
図4-Ⅳ-4 平面関節（手根間関節）

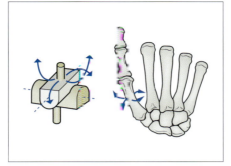
図4-Ⅳ-5 鞍関節（母指の手根中手関節）

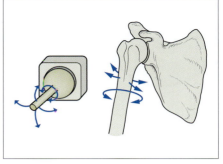
図4-Ⅳ-6 球関節（肩関節）

いずれの方向へも運動が可能な多軸性の関節に分類できる（図4-Ⅳ-6）．

球関節に相当するのは肩関節，股関節，腕橈関節などがあり，このうち股関節のように関節頭の半分以上が関節窩で覆われているものを臼状関節とよぶ．

このように関節は運動軸の数や関節頭と関節窩の形態によってその動きが決定される（表4-Ⅲ-1）．しかし，実際の生体においては，関節の構造はこのような立体的にはっきりとした形態をとるものは少なく，ここに示したどの関節にも分類できないものも多い．また，一軸性のものであってもいくぶんは二軸性の動きや，二軸性であっても多軸性の動きをするものもある．また，関節包の形態，筋の付着部，腱や靱帯の走行，補助装置である関節円板などの有無によっても関節の動きは大きく左右される．

滑膜性連結の神経と血管の分布

1. 関節の血管

関節頭と関節窩の表層の関節軟骨には軟骨細胞が存在し，また関節腔を形成する関節包の内面には滑膜が，そして関節周辺には靱帯や腱などの補助装置がみられる．これらの組織で明らかに血管の分布がないのは関節軟骨だけで，関節腔を満たしている滑液から栄養を受けている．また，関節の補助装置である関節半月や関節円板についても血管分布が非常に乏しく滑液から栄養が供給されている．

関節頭と関節窩には骨に分布する動脈が，また関節包，靱帯，腱については骨膜に分布している動脈がそれぞれを栄養している．特に，上肢と下肢の関節には骨膜からの動脈が互いに連絡し合い，関節周囲吻合が発達している（図4-Ⅴ-1）．この吻合によって一部の動脈に血行障

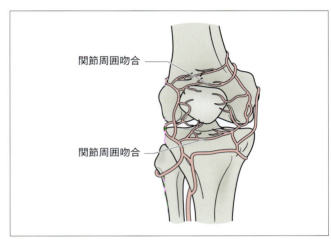
図4-Ⅴ-1 関節の血管（膝関節にみられる動脈の吻合）
関節周囲の動脈は多くの吻合をみる．

害があっても吻合枝がつくる側副路によって血液が供給される．

2. 関節の神経

関節軟骨を除いて，関節窩や関節頭をつくる骨，関節包や靱帯などの補助装置には神経が分布している．関節に分布しているのは主に感覚線維であるが，関節周囲の血管には自律神経線維もみられる．感覚線維には主に痛覚を伝えるものと深部感覚（固有感覚）を伝えるものがある．特に，後者は筋や腱の感覚受容器（筋紡錘や腱紡錘）に感覚線維を送り，関節包の伸展や緊張によって生じる関節の位置情報や運動状態を中枢神経系へ伝え，姿勢の保持や安定のために機能している．

（髙橋富久）

●参考図書

1) 伊藤　隆：解剖学講義．第1版．南山堂，東京，1984，10～14．
2) 小川鼎三ほか：分担解剖学1　総説・骨学・靱帯学・筋学．第11版．金原出版，東京，1982，173～180．
3) 藤田恒太郎：人体解剖学．改訂第42版．南江堂，東京，2003，37～42．

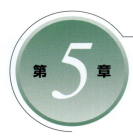

第5章 循環器学総論（脈管学総論）

chapter 5

I 循環器系の概説

1. 循環器系の構成

　循環器系 circulation system は生命の維持を担い，内部環境の恒常性の維持にあたる重要な器官系の1つである．また，解剖学では循環器系に対し，しばしば脈管系の名称を用いる．脈管とは，肺で交換する酸素・二酸化炭素，消化管で吸収した栄養素，組織・器官の排出した代謝産物を輸送する管状の器官を意味する．

　循環器系は，成人で体重の8％（約5L）の血液 blood が流れる心血管系とリンパ管内腔をリンパが流れるリンパ系から構成される．心血管系は心臓 heart と血管からなり，血管は動脈 artery，静脈 vein，毛細血管 capillary から構成される．リンパ系はリンパ管，リンパ節，リンパ性器官から構成される．血液の流れから血管系をみると，血液は心臓から，動脈，毛細血管，静脈と流れ，心臓に戻る（図5-I-1）．

　心臓は全身を還流した血液を引き入れ，全身に駆出するポンプの役割を担っている．心臓内部は，右心房 right atrium，右心室 right ventricle，左心房 left atrium，ならびに左心室 left ventricle に分かれる．心房は発生学的に静脈性の部分で，心室は動脈性の部分に由来する．したがって，心室の壁のほうが心房のものより厚い．

　動脈は心臓から送り出された血液を末梢に向かって分岐した枝で運ぶ血管，また静脈は末梢から心臓に向かう血液を分岐した根から集める血管と定義する．毛細血管は細動脈 arteriole と細静脈 venule の間に介在する血管で，動・静脈とは区別される．動脈は太さと構造により，**大動脈** large artery（弾性型動脈 elastic artery；＞10 mm），**中動脈** medium-sized artery（筋型動脈 muscular artery；0.1〜1 mm），**小動脈** small artery（0.1〜1 mm），**細動脈** arteriole（10〜100 μm）に分けられる．細動脈は末梢に向かうにつれて平滑筋線維は疎となり，ついには消失し，毛細血管に移行する．この終末部を毛細血管前細動脈 precapillary arterioles（metarterioles）とよぶ．毛細血管（4〜10 μm）は互いに吻合して毛細血管網 capillary network をつくる．毛細血管から移行する細静脈は毛細血管後細静脈 post-capillary とよばれ，小静脈に連なる．毛細血管は壁が薄く，そのため低分子物質は毛細血管を透過することができる．静脈は毛細血管から心臓に近づくとともに太くなり，**細静脈** venule（10〜100 μm），**小静脈** small

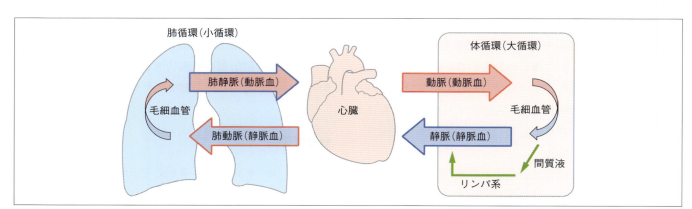

図5-I-1　心血管系の構成
循環器系は心臓，動脈，静脈，および毛細血管で構成する心血管系と，リンパ系で構成される．心血管系は心臓に始まり，動脈，毛細血管，静脈と流れて心臓に終わる．動脈は心臓から送り出される血液を末梢に向かって運び，静脈は末梢から心臓に向かう血液を運ぶ．毛細血管は細動脈から細静脈への移行部に介在する最も細い血管で，動・静脈の区別はない．

vein（0.1〜1 mm），**中静脈** medium-sized vein（1〜10 mm），**大静脈** large vein（＞10 mm）に分けられる．

毛細血管系を中心として細動脈と細静脈を合わせて**微小血管系**といい，その循環を**微小循環** microcirculation とよび，循環系の基本的な単位と考えられている．

リンパ管は身体のさまざまな場所で毛細リンパ管 lymphatic capillary として起こり，次第に合流して集合リンパ管 collecting lymphatic vessel となり，最後にリンパ本幹とよばれる集合リンパ管が内頸静脈 internal jugular vein と鎖骨下静脈 subclavian veins が合してできる左右の**静脈角** venous angle に終わる．毛細血管で血管外に漏出した血漿 plasma が主体である間質液（組織液）interstitial fluid はリンパ管内に入り，**リンパ** lymphatic fluid とよばれる．リンパは，組織内の代謝産物，老廃物などを含み，毛細リンパ管に入り，集合リンパ管を経由してリンパ節で老廃物や微生物が濾過され，静脈角で静脈に入る．またリンパ管には腸から脂肪も運搬される．腹部内臓のリンパは**乳ビ槽** cisterna chyli，chyle cistern で**胸管** thoracic duct に注ぎ，胸管は左の静脈角から静脈に入る．すなわち，リンパ系は静脈のバイパス経路として働くとともに，脂肪が分解・再合成されてつくられる脂肪微粒などの比較的大きな物質の運搬にあたる．

2. 循環器系の機能

以下のようなものがあげられる．
① 肺から取り入れた酸素を心臓に運び，心臓から全身に運搬し，全身の組織・細胞で生じた二酸化炭素を肺に運び，ガス交換を行う．
② 全身の組織・細胞で生じた老廃物を，静脈系を介し心臓に運搬し，動脈系 arterial system を経由して腎臓に運び，体外に排出する．
③ 各種栄養素，水，電解質を毛細血管，毛細リンパ管から静脈系を介して心臓に運び，動脈系を介して全身に運ぶ．なお，消化管で吸収された水溶性で小分子の糖質，タンパク質の分解産物などは毛細血管に，脂溶性で大分子の脂肪の分解産物などは毛細リンパ管に入る．
④ 筋の収縮により生じた熱を全身に運び，体温を一定に保つ．
⑤ 内分泌器官で産生されたホルモンを目的とする器官（標的器官 target organ）に運搬する．

II 心血管系

1. 体循環と肺循環（図5-II-1）

1）体循環

左心室→大動脈→毛細血管→上・下大静脈→右心房

体循環 systemic circulation は大循環ともよばれ，心臓と全身の末梢組織の間の循環系で，動脈血（酸素化血）を末梢組織に運搬し，末梢の組織・細胞の内呼吸で産生した静脈血（脱酸素化血）を心臓に還流させる．体循環から上大静脈 superior vena cava と下大静脈 inferior vena cava を介して心臓に戻った静脈血は右心房に入り右心室に流れ込み，右心室から肺動脈 pulmonary artery で肺循環に駆出される．

2）肺循環

右心室→肺動脈→肺→肺静脈→左心房

肺循環 pulmonary circulation は小循環ともよばれる心臓と肺の間の循環系である．末梢組織から回収した静脈血を肺へ輸送し，肺胞でガス交換（外呼吸）を行った動脈血を心臓に戻す．肺循環に入った静脈血は，肺でガス交換によって動脈血となる．肺循環から肺静脈 pulmonary vein で心臓に戻った動脈血は，左心房に入り左心室に流れ，左心室から上行大動脈で体循環に駆出される．

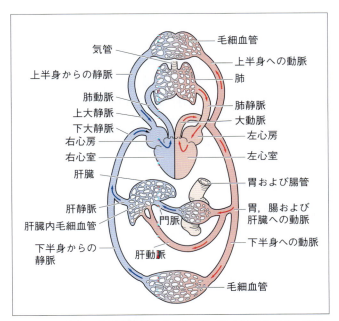

図5-II-1 全身の循環系模型図（一條　尚：臨床検査講座9 解剖・組織学．第3版．医歯薬出版，東京，1984．を参考に作成）

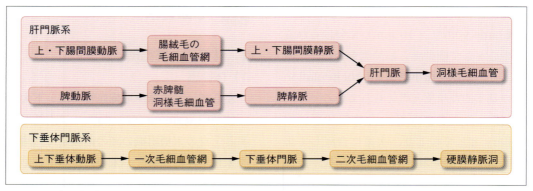

図5-Ⅱ-2 主な門脈

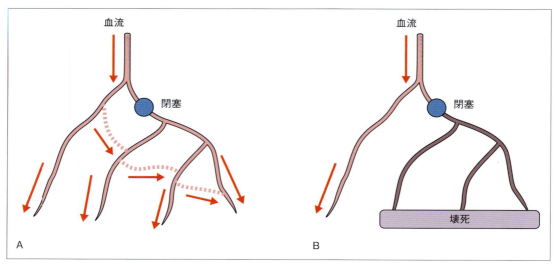

図5-Ⅱ-3 動脈吻合と終動脈
A：動脈吻合（図中点線）．酸素供給を補償する側副循環である．
B：終動脈．細動脈が吻合することなく毛細血管に移行するとき，最後の動脈吻合より先を終動脈とよぶ．終動脈に血行障害が起こると，その末梢に位置する組織は壊死する．

3）門脈

特殊な循環系として門脈 portal vein がある．門脈は毛細血管の間に介在する静脈のことで，動脈→毛細血管（動脈性→静脈性）→静脈（門脈）→毛細血管（静脈性）の経路で定義される．腹部内臓から回収された静脈血は門脈を経て肝臓の中に入り，肝臓の毛細血管（類洞）に入り，肝静脈となり下大静脈に注ぐ．内分泌器官である下垂体にも門脈系（下垂体門脈系）がある（図5-Ⅱ-2）．

2．血管の吻合

複数の血管の枝の間で内腔がつながる連絡を吻合 anastomosis といい，以下のようなものがある．

1）動脈間の吻合

複数の動脈が末梢で吻合することがあり，この連絡を動脈吻合という．この吻合には**動脈弓** arterial arch と**動脈網** arterial rete がある．

動脈弓は動脈の比較的太い枝が弓状に連絡するもので，浅掌動脈弓 superficial palmar arch，深掌動脈弓 deep palmar arch，足底動脈弓 plantar arterial arch などがある．

動脈網は比較的細い動脈が末梢で網目状に連絡・吻合するもので，肩関節，肘関節，膝関節などの関節周囲に存在する．

2）細動脈の吻合と終動脈

毛細血管に移行する部位の動脈は細動脈とよばれ，これは小動脈に連なる．小動脈の平滑筋層は細動脈のものより厚いので径が大きい．細動脈は毛細血管に移行する前に分枝を繰り返し互いに吻合するが，特定の場所では毛細血管に移行する前の細動脈間に吻合が存在しないことがある．このような細動脈が分岐を繰り返すのみで吻合することなく毛細血管に移行するものを**終動脈** end artery とよぶ（図5-Ⅱ-3）．

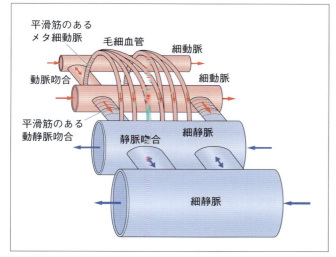

図 5-Ⅱ-4　微小循環の形態
細動脈は毛細血管を経由して細静脈に移行する．また，不連続な平滑筋をもつメタ細動脈で毛細血管に連絡する．メタ細動脈は需要がないときには収縮し，血液は毛細血管床に流れない．動静脈吻合は毛細血管を介さず細動脈と細静脈をつなぐ連絡管で，平滑筋で血流量を調節する．動静脈吻合が閉じれば血液は毛細血管を流れる．

　切断や閉塞によって血流が途絶えると，その末梢部分は壊死 necrosis に陥る．終動脈は心臓（心筋梗塞との関連），脳（脳梗塞との関連），肺（肺梗塞との関連），腎臓（腎梗塞との関連），腸（イレウスとの関連）などの臓器にみられる．

　細動脈や小動脈間の動脈吻合は，口腔粘膜や顔面皮膚でよく発達するので，粘膜は赤く，皮膚は刺激により容易に赤くなる．

3）動静脈吻合

　通常，動脈は毛細血管を介して静脈に移行するが，毛細血管を介さずに，細動脈と細静脈が直接吻合するものを**動静脈吻合** arteriovenous anastomoses（AV shunt）という（図5-Ⅱ-4）．動静脈吻合は，コイル型あるいは直線型の連絡脈管で，動静脈吻合部の細動脈の平滑筋が収縮し，内腔を閉鎖することで，特定の場所の血流量を調節する．動静脈吻合が閉じれば血液は毛細血管を流れ，筋が弛緩して動静脈吻合が開けば，細動脈から直接細静脈に流れる血液が増える．

4）静脈叢

　静脈は動脈と異なり血管壁が薄いので，周囲からの圧迫により，血流が滞りやすい．そのため，しばしば比較的太い根の間に吻合がみられる．特に吻合が豊富な場合，これを**静脈叢** venous plexus といい，これは特に圧迫を受けやすい部位にみられる．その例として，翼突筋静脈叢 pterygoid plexus，椎骨静脈叢 vertebral venous plexus，直腸静脈叢 rectal venous plexus などがある．

5）側副循環

　ある血管が閉塞しても他の血管から血液を送ることで循環を維持する吻合，すなわち**側副循環** collateral circulation がある．主たる循環経路に閉塞や切断などによる血流の障害が起こると，障害を回避するルートを通って目的とする場所に血液が供給される．このような血流のバイパス経路を側副循環（路）という．側副循環（路）となる血管は，通常は細いが，何らかの障害でバイパスとなった場合，代償的に血流が増して，目的とする場に血液が供給される．なお，終動脈は側副循環（路）を欠く．

　側副循環（路）には，門脈‒体循環の吻合，四肢の皮静脈，硬膜静脈洞 dural sinus と頭蓋の皮静脈をつなぐ導出静脈 emissary vein（板間静脈 diploic vein）などがある．

3．機能血管と栄養血管

　臓器としてその機能を発揮するために必要な血管を**機能血管** functional vessel，特定の器官・組織に酸素と栄養素を送る血管，すなわち臓器を栄養する血管を**栄養血管** feeding vessel という．

　たとえば，消化管粘膜で毛細血管を経由して静脈に入った栄養を含む血液は肝門脈 hepatic portal vein に集められ，肝臓に運ばれる．また肺動・静脈は肺での酸素や二酸化炭素の交換を行うために血液を運搬する．このように肝門脈や肺動・静脈は特定の臓器の栄養と代謝の維持として機能するより，肝臓や肺の機能を行わせることにある．すなわち，肝臓の栄養血管は固有肝動脈 proper hepatic artery，また肺の栄養血管は気管支動脈 bronchial artery であり，肝臓の機能血管は門脈，肺の機能血管は肺動・静脈である．脾動脈 splenic artery と腎動脈 renal artery は，酸素供給の栄養血管と，赤血球あるいは血漿供給の機能血管を兼ねる．

　太い動脈や静脈の外膜には血管壁を栄養する**脈管の脈管** vasa vasorum がある．一般に動脈より血液の酸素濃度が低い静脈で発達するという．

4．血管の神経

　血管壁に分布する神経は，延髄 medulla oblongata の心臓血管中枢 cardiovascular center に由来する血管運動神経 vasomotor nerve（主として無髄神経）である．太い動脈では神経線維が密に錯綜し，表面に複雑な神経叢をつくる．毛細血管は神経支配を欠く．交感神経の末

端からノルアドレナリンが放出され，中膜の血管平滑筋のアドレナリン受容体に結合して血管を収縮させる．

5. 血管の構造
1) 血管壁の構成要素

血管壁は3層構造でできている．すなわち，内皮細胞 endothelial cell である血管内皮 vascular endothelium と少量の結合組織からなる**内膜** tunica intima，輪走する平滑筋と結合組織からなる**中膜** tunica media，および結合組織からなる**外膜** tunica adventitia の3層である．静脈は動脈と比較して中膜が薄く，平滑筋がまばらで弾性線維もはるかに少ない（図5-Ⅱ-5）．

毛細血管と毛細血管後細静脈 postcapillary venule の内皮細胞の外表面には周皮細胞 pericyte とよばれる間葉系細胞がまとわりついている．この細胞は，自身の基底膜を有し，細胞質はアクチンとミオシンを含み，収縮性であり，また間葉系幹細胞としての能力を有し，新生血管の発生に貢献すると考えられている．

2) 動脈

心臓から出ていく血管を動脈とよび，その中を流れる血液の性状で動脈と静脈を区別するのではない．動脈は心臓から末梢に向かって血液を送り出すので，心拍動と一致する拍動（脈拍）を感じることができる．

動脈は機能に応じた形態を示し，中膜の構造によって**弾性型動脈** elastic artery と**筋型動脈** muscular artery，細動脈に分けられる（図5-Ⅱ-6）．

心臓に近く，強い血圧に耐えることを要求される血管は管腔径の大きな弾性型動脈である．この型の動脈には弾性線維 elastic fiber が豊富で，何層もの弾性線維の板（弾性板）と平滑筋が互い違いの層をつくっている．外膜には脈管の脈管がみられる．豊富な弾性線維によって心臓の拍出圧に耐え，血圧を調整し，持続的な血流をつくる．心室収縮期には血管壁が押し広げられて血液を蓄え，拡張期には収縮して血液を末梢に送り出す．このため伝導動脈 conducting artery ともいう．肺動脈幹，上行および下行大動脈，肺動脈，腕頭動脈，総頸動脈，鎖骨下動脈，および総腸骨動脈の下行大動脈に近い部分が弾性型動脈に属する．

3) 毛細血管

動脈と静脈を連絡し，平滑筋を欠く血管を毛細血管といい，その太さは5〜20 μmほどで（通常，7 μm），

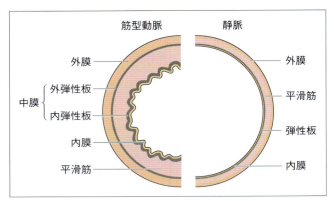

図5-Ⅱ-5　血管壁の構成要素
血管壁は，単層扁平上皮の内膜，平滑筋と結合組織からなる中膜，および結合組織からなる外膜の3層で構成される．動脈と静脈では大きく異なり，壁の厚さの差は主に筋層の量の差である．筋型動脈には内弾性板と外弾性板がある．

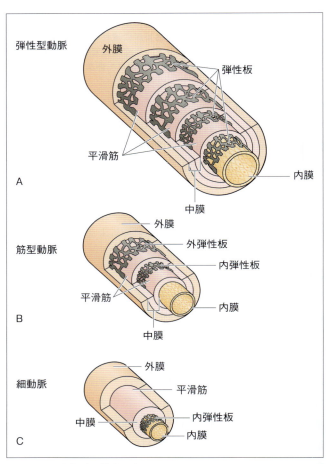

図5-Ⅱ-6　血管壁の構成要素
A：弾性線維が何層もの弾性板として平滑筋よりも多く含まれる．
B：中膜に含まれる平滑筋の割合が高く，また内膜と中膜の間に内弾性板，中膜と外膜の間に外弾性板が明瞭に区別される．
C：内皮と数層の平滑筋で構成する動脈で，外弾性板はみられなくなり，平滑筋も薄くなる．

赤血球がようやく通過できるほどである．

毛細血管は，内皮細胞からなる．内皮細胞は1個で全周をつくることもあるが，複数の内皮細胞がつながって全周を囲むこともある．内皮細胞は小孔が多数みられ

る窓あき型 fenestrated type と小孔のない連続型 continuous type があり，窓あき型の内皮細胞からなる毛細血管は物質輸送（透過）の活発な臓器にみられる．また，通常の毛細血管では内皮細胞の外を周皮細胞が取り巻いている．

内皮の構造によって毛細血管を以下のように分けられる．

(1) 連続性毛細血管

連続性毛細血管 continuous capillary は骨格筋や中枢神経系など多くの組織にみられる一般的な毛細血管で，内皮細胞に窓（孔）は開いていない．

(2) 有窓性毛細血管

有窓性毛細血管 fenestrated (pored) capillary は内皮細胞の核周囲部以外が非常に薄く（厚さ 20 〜 60 nm），直径 50 〜 80 nm の窓（孔）が開いている．物質交換が活発な部位（腎臓の糸球体，内分泌腺，腸，脈絡叢など）にみられる．

(3) 非連続性毛細血管

非連続性毛細血管 discontinuous capillary は**洞様毛細血管** sinusoidal capillary（または類洞 sinusoid）ともよばれ，内皮細胞は巨大な窓（孔）と不規則な間隙をもち，直径は 30 〜 40 μm にも達する．他の毛細血管とは異なり周囲の基底膜は不連続である．典型的なものは肝臓にみられ，脾臓にみられるものを脾洞という．

4）静脈

心臓に戻る方向に血液が流れる血管を静脈と定義する．静脈の壁も，内膜，中膜，外膜に分けられるが，平滑筋がまばらで，弾性線維に動脈よりはるかに少ないため，中膜が薄く，また拍動も認められない．静脈はしばしば吻合して静脈叢をつくり，血液を大量に貯留することができ，全血液量の 2/3 以上が静脈に貯留している．静脈には内皮細胞が特殊化した半月状の**静脈弁** venous valve があり，心臓に向かう血液の末梢側への逆流を防止している．この静脈弁は特に下肢で発達し，心臓より上方にある頭頸部の静脈には存在しない．

静脈に血流を発生させる最も重要な原動力は骨格筋による**筋ポンプ** muscle pump で，静脈弁の開閉と筋運動によるポンプ作用で血液が心臓に戻る（図 5-Ⅱ-7）．

四肢の筋層では動脈の伴行静脈 accompanying vein である深静脈 deep vein が血管鞘 vascular sheath に動脈とともに包まれている．伴行静脈は結合組織で動脈に密着するため，静脈弁の開閉と動脈の拍動によるポンプ作用で血液が心臓に戻る

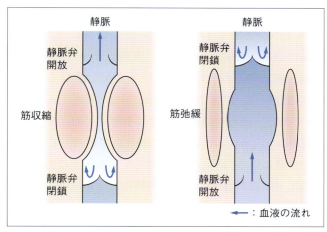

図 5-Ⅱ-7　筋ポンプ
静脈の血流は静脈弁と隣接する骨格筋によって心臓に戻る．骨格筋が収縮すると心臓側の弁が開いて血液が押し出され，弛緩すると末梢側の弁が開いて血液が吸い上げられる．これを筋ポンプとよぶ．

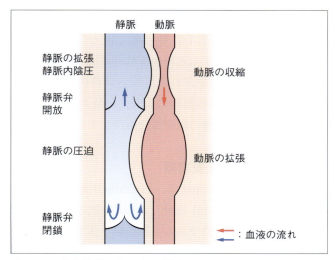

図 5-Ⅱ-8　伴行静脈によるポンプ作用
血管鞘の中で動脈に密着する伴行静脈は拍動の影響を受ける．動脈の拡張は静脈を圧迫し，心臓側の静脈弁が開いて血液は押し出される．動脈の収縮は静脈の壁を外側へ牽引し拡張させるので静脈の陰圧が増大し，末梢側の静脈弁が開いて血液が吸い上げられる．

（図 5-Ⅱ-8）．さらに以下の呼吸ポンプが静脈の血流の発生に貢献する．吸気時，胸郭の拡大は胸膜腔の陰圧を増大させるので，壁の薄い胸部の下大静脈は拡張し，血液が吸引される．同時に，横隔膜が下がると腹腔内圧が上昇し，腹部の下大静脈を圧迫する．静脈弁は末梢側が閉鎖し，心臓側が開くので，血液が心臓側に押し出される．

ほとんどの静脈は動脈に伴行し，動脈の同名静脈として分布するが，脳の静脈は動脈に伴行しない．また，四肢の皮下組織には動脈に伴行せず，皮下組織を走る**皮静脈** cutaneous vein がある．

6. 循環動態

成人の体内を循環している血液は体重の約 8％で，心

臓は安静時に1分間に4〜5Lの血液を拍出し，脳に13〜15%，心臓に4〜5%，消化管と肝臓に20〜25%，腎臓に20%，筋に15〜20%，皮膚に3〜6%，骨，生殖器，脂肪やその他に10〜15%が配分される．血液の体内分布は，静脈75%，動脈20%，また毛細血管が5%である．循環は血液が血管壁を押す圧力，すなわち**血圧** blood pressure によって保たれている．心臓で血液を全身に送り出す心室が収縮しているときの血圧を最大血圧（収縮期血圧），心室拡張時の血圧を最小血圧（拡張期血圧）とよぶ．

　肘窩で上腕動脈の血圧を測定すると，成人の安静時には最大/最小血圧はおよそ120 mmHg/80 mmHg，また肺動脈の最大/最小血圧は25 mmHg/8 mmHgで，体循環に比べて著しく低い．

　血圧は1回拍出量と心拍数の積である心拍出量，細動脈の血管径に依存する末梢血管抵抗および循環血流量の3要素によって規定される．ヒトは自律神経による心臓血管系の筋収縮の制御により，血圧の3要素を調節することで循環動態の恒常性を維持している．

7. 化学受容器と圧受容器

　頸動脈洞 carotid sinus は，内頸動脈下端にある膨隆で，**頸動脈小体** carotid body は総頸動脈の分岐部に位置する米粒大の構造物である．頸動脈小体と大動脈小体 aortic body は血液酸素濃度低下，二酸化炭素濃度上昇およびpH低下を感知し，脳に情報を送る**化学受容器** chemoreceptor である．

　頸動脈小体は舌咽神経 glossopharyngeal nerve で，大動脈小体は迷走神経 vagus nerve で延髄 medulla oblongata の孤束核 nucleus of the solitary tract に入力し，網様体 reticular formation の呼吸中枢・心臓血管中枢から疑核 nucleus ambiguus（横紋筋性）・迷走神経背側運動核 dorsal motor nucleus of vagus nerve（平滑筋性）に出力して，呼吸の促進，また血管収縮と徐脈を起こす．

　頸動脈洞，大動脈弓および右心房にある**圧受容器** baroceptor は血圧を感知する．高い血圧を感知すると，頸動脈洞は舌咽神経を，大動脈弓と右心房は迷走神経を介して，心臓血管中枢に入力し，副交感神経 parasympathetic nervous を興奮させるとともに，交感神経を抑制して血圧を低下させ，心拍数を減少させる．

　迷走神経の遠心性神経は，洞房結節に入って心拍数を抑制し，

また副交感神経の末端から放出されたアセチルコリンは，血管内皮細胞のムスカリン受容体に結合すると，細胞内カルシウム濃度が上昇し，一酸化窒素（NO）合成酵素が活性化され，アルギニンから一酸化窒素がつくられる．一酸化窒素は血管内皮細胞から平滑筋に入り，これを弛緩させる．

（沢　禎彦）

8. 全身の血管系の概略（図5-Ⅱ-9）

1）動脈系

(1) 動脈系の本幹（図5-Ⅱ-10）

　心臓から出た大動脈 aorta は上行大動脈，大動脈弓，下行大動脈と名前を変える．体壁に分布するものを**壁側枝** parietal branch，内臓に分布するものを**臓側枝** visceral branch という．

(a) 上行大動脈（大動脈上行部）

　上行大動脈 ascending aorta は大動脈の基部で，長さ5 cm ほどの部分で心膜に覆われている．左右一対の冠状動脈が出る．

(b) 大動脈弓

　大動脈弓 aortic arch，arch of aorta は上行大動脈に続き，上方に凸の弓状を示している．左後方に走り，第4胸椎の高さに至る．大動脈の凸部の右側から，**腕頭動脈** brachiocephalic artery，**左総頸動脈** left common carotid artery，**左鎖骨下動脈** left subclavian artery の3本の動脈が出る．腕頭動脈は**右総頸動脈** right common carotid artery と**右鎖骨下動脈** right subclavian artery に分かれる．

　左右の総頸動脈は頭頸部に行く動脈の本幹で，甲状軟骨上縁の高さで，それぞれ頭蓋の外に血液供給する外頸動脈と頭蓋内に血液供給する内頸動脈に分かれる（図5-Ⅱ-10）．

(c) 下行大動脈（大動脈下行部）

　下行大動脈 descending aorta は大動脈弓に続き，脊柱の左側を走り，胸部では**胸大動脈** thoracic artery とよばれる．その後，胸腔から横隔膜（**大動脈裂孔** aortic hiatus）を貫いて腹腔内に入り，腹部では脊柱の前方を走り，**腹大動脈** abdominal artery とよばれる．腹大動脈は第4腰椎下端の高さで左右の**総腸骨動脈** common iliac artery に分かれる．左右の総腸骨動脈は，それぞれ，さらに骨盤内に分布する**内腸骨動脈** internal iliac artery と骨盤の外すなわち自由下肢に行く**外腸骨動脈** external iliac artery に分かれる（図5-Ⅱ-10）．

(2) 頭頸部の動脈

　頭頸部に血液供給する動脈の本幹は**総頸動脈** common

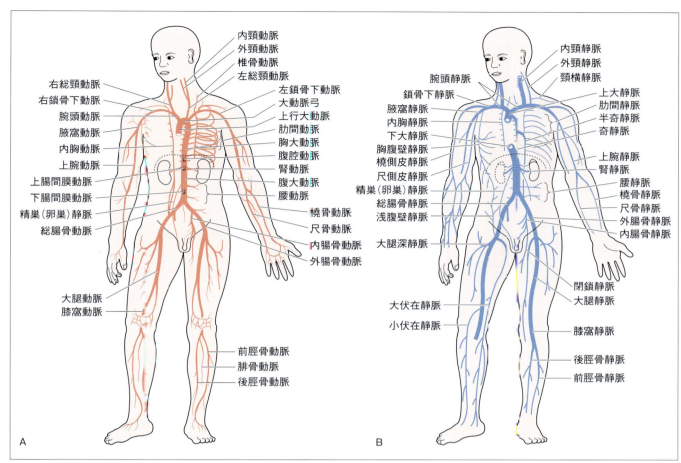

図5-Ⅱ-9　動脈系と静脈系（全身）（山下靖雄：口腔解剖学．医歯薬出版，東京，2009．）
A：動脈系．B：静脈系．

carotid artery である．

　（a）頸部の動脈

　総頸動脈から分かれた**外頸動脈** external carotid artery の枝が主に頸部の骨，筋，内臓を養うが，一部は鎖骨下動脈の枝も分布する．

　（b）頭蓋外面を栄養する動脈

　顔面など頭蓋外面には外頸動脈の枝が分布する．顔面表層に分布する**顔面動脈** facial artery，**浅側頭動脈** superficial artery，顔面深部に行く**顎動脈** maxillary artery，**舌動脈** lingual artery，後頭部に行く**後頭動脈** occipital artery などがある（☞ p.156 図 13-Ⅰ-4 参照）．

　（c）脳を栄養する動脈

　内頸動脈 internal carotid artery と鎖骨下動脈の枝である**椎骨動脈** vertebral artery がある．内頸動脈は総頸動脈から分岐後，1本の枝も出すことなく頭蓋内に入る．椎骨動脈は頸椎の横突孔内 foramen transversarium を上行し，脳底部で左右のものが合流し，無対性の**脳底動脈** basilar artery となる．内頸動脈の枝と脳底動脈の枝は脳底部でリング状に吻合し，大脳動脈輪（**Willis の動脈輪** arterial circle of Willis）をつくる（☞ p.155 図

13-Ⅰ-2，p.161 図 13-Ⅰ-11 参照）．

　（3）上肢の動脈（図 5-Ⅱ-11）

　上肢を養う動脈の本幹は**鎖骨下動脈** subclavian artery である．鎖骨下動脈は通過する場所で，鎖骨下動脈→**腋窩動脈** axillary artery →**上腕動脈** branchial artery と名前を変える．特に自由上肢はすべて鎖骨下動脈の枝で血液供給されている．

　（a）鎖骨下動脈

　右では腕頭動脈から，左では大動脈弓から分かれ，鎖骨の下を通る動脈で，腋窩を通る際，**腋窩動脈**と名前を変え，大円筋下縁で**上腕動脈**となる．肘関節の遠位で**橈骨動脈** radial artery と**尺骨動脈** ulnar artery とに分かれる．鎖骨下動脈からは椎骨動脈，内胸動脈などが分枝し，頸部の内臓へ行く枝を出す．上肢帯に関連するものとして頸横動脈 transverse cervical artery と肩甲上動脈 suprascapular artery がある．

　（b）腋窩動脈

　腋窩動脈からの枝は上腕骨を動かす筋に行くもの，肩甲骨を動かす筋に行くもの，肩関節を栄養するものなどがある．

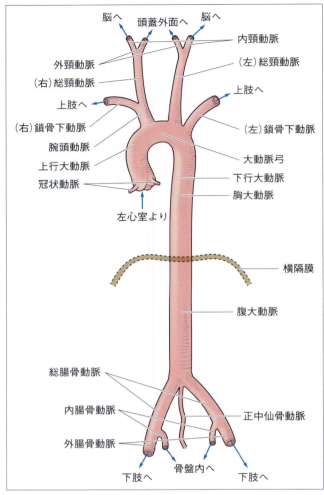

図5-Ⅱ-10 大動脈の本幹と大きな枝

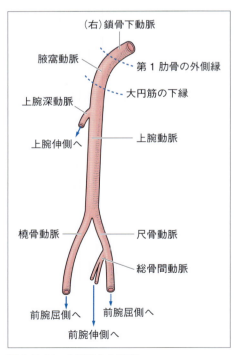

図5-Ⅱ-11 上肢の主な動脈

(c) 上腕動脈

上腕の屈側を通り，上腕動脈から直接出る枝は肘関節を屈曲する筋に分布する．伸側（後面）には上腕動脈から分かれる**上腕深動脈** profunda brachii artery (deep artery of arm) が分布する．

(d) 橈骨動脈と尺骨動脈

ともに前腕屈側を走り，直接出る枝は手首を曲げる筋に分布する．手首を伸ばす筋を養うのは尺骨動脈の枝の**総骨間動脈** common interosseous artery である．**橈骨動脈**と**尺骨動脈**は手背，手掌，指に分布する．手掌で**浅掌動脈弓** superficial palmar arch と**深掌動脈弓** deep palmar arch をつくる．

(4) 胸部の動脈（図5-Ⅱ-12）

胸大動脈からは胸壁を養う肋間動脈（壁側枝）と胸部内臓への枝（臓側枝）を出す．

(a) 胸壁を栄養するもの

胸壁に分布する**肋間動脈** intercostal arteries は第3〜11肋間隙を走り，前方で内胸動脈 internal thoracic artery（鎖骨下動脈の枝）の前肋間枝 anterior intercostal branches と吻合する．第1肋間動脈と第2肋間動脈は鎖骨下動脈の枝である最上肋間動脈 supreme intercostal artery（肋頸動脈 costocervical trunk の枝）として出る．第12肋骨下に分布するものは肋下動脈 subcostal artery とよぶ．

(b) 胸部内臓を栄養するもの

心臓は冠状動脈で栄養される．肺には肺動・静脈が出入りするが，これらは機能血管であり，栄養血管は胸大動脈から出る**気管支動脈** bronchial arteries で，食道には**食道動脈** esophageal arteries が分布している．

(5) 腹部の動脈（図5-Ⅱ-12）

腹大動脈から腹壁を養うもの（壁側枝）と腹部内臓に分布する枝（臓側枝）が出る．

(a) 体壁を栄養するもの

下横隔膜動脈 inferior phrenic arteries，腰動脈 lumbar arteries，上腹壁動脈 superior epigastric artery，下腹壁動脈 inferior epigastric artery がある．これらはすべて有対枝である．

(b) 腹部内臓を栄養するもの

腹部内臓に分布する動脈は無対性のものと有対性のものがある．

無対性の動脈として，**腹腔動脈** celiac trunk，**上腸間膜動脈** superior mesenteric artery，**下腸間膜動脈** inferior mesenteric artery がある．

有対性の動脈として，中副腎動脈 middle suprarenal

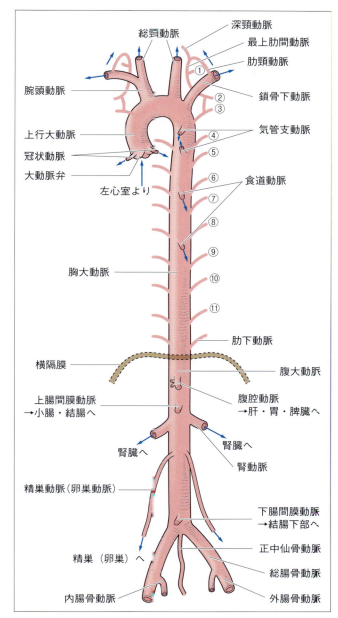

図 5-Ⅱ-12 胸・腹部の動脈
丸数字は肋間動脈の番号を示す（例：①＝第1肋間動脈）．

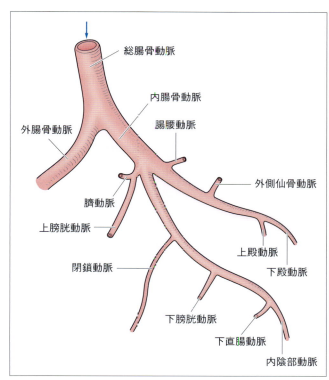

図 5-Ⅱ-13 骨盤の動脈

artery，腎動脈 renal artery，精巣動脈 testicular artery（卵巣動脈 ovarian artery）がある．

消化管の原基（原始腸管）は前腸，中腸，後腸に分けられる．前腸から発生する腹部食道から十二指腸下行部は腹腔動脈で，中腸から発生する十二指腸下行部の中間部から左結腸曲は上腸間膜動脈で，後腸から発生する左結腸曲から肛門管の中間部は下腸間膜動脈で栄養される．また，肝臓，胆嚢，膵臓および前腸と関連して発生する脾臓は腹腔動脈で栄養される．

副腎は下横隔動脈の枝の上副腎動脈，腎動脈の枝の下副腎動脈が分布する．

(6) 骨盤の動脈（図 5-Ⅱ-13）

骨盤内に分布する動脈の本幹は**内腸骨動脈**である．

(a) 骨盤腔の壁を栄養するもの

腸腰動脈 iliolumbar artery，外側仙骨動脈 lateral sacral artery，閉鎖動脈 obturator artery，上殿動脈 superior gluteal artery，下殿動脈 inferior gluteal artery がある．

(b) 骨盤内臓を栄養するもの

上・下膀胱動脈 superior/inferior vesical arteries，子宮動脈 uterine artery，膣動脈 vaginal artery，内陰部動脈 internal pudendal artery，下直腸動脈 inferior rectal artery などがある．

また臍動脈 umbilical artery が内腸骨動脈から出るが，臍動脈は生後には結合組織の索（臍動脈索）となる．

(7) 下肢の動脈（図 5-Ⅱ-14）

下肢を養う動脈の本幹は総腸骨動脈から分かれた**外腸骨動脈**である．外腸骨動脈は鼠径靱帯の裏をくぐって大腿に出ると，**大腿動脈** femoral artery と名前を変え，次いで**膝窩動脈** popliteal artery となる．

(a) 大腿動脈

大腿の上 1/3 では大腿前面の比較的浅いところを走り，内転筋管 adductor canal に入り，後方に走り，内転筋腱裂孔を通って膝部に達して膝窩動脈となる．この動脈は大腿の前面にある筋群（伸筋群）に分布するが，

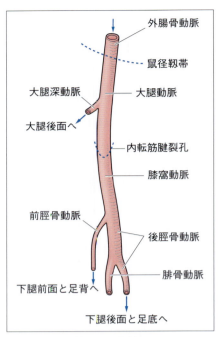

図5-Ⅱ-14　下肢の主な動脈

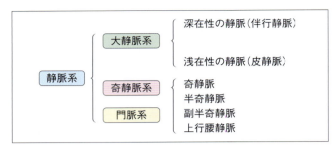

図5-Ⅱ-15　体循環の静脈系

大腿の後面は大腿動脈の枝である大腿深動脈 deep artery of thigh が栄養する．

(b) 膝窩動脈

前脛骨動脈 anterior tibial artery と後脛骨動脈 posterior tibial artery に分かれる．前者は下腿の前面と足背を，後者は下腿後面と足底を栄養する．後脛骨動脈からは腓骨動脈 fibular (peroneal) artery が出る．前脛骨動脈と後脛骨動脈は足底動脈弓 plantar arterial arch をつくる．

(8) 体表から拍動を触れる部位

体表近くを走る動脈では，拍動（脈拍）を触れることができる．これには総頸動脈，顔面動脈，橈骨動脈などがある（☞第25章参照）．

2) 静脈系

静脈と動脈は以下のような相違がある．
① 血流方向が異なり，静脈血は必ず心臓の方向に向かう．静脈血が流れる動脈もある（肺動脈，臍動脈）．
② 静脈は中膜の平滑筋層と弾性線維が少ないため，壁が薄い．
③ 静脈には弁 valve がある．ただし，頭の静脈や門脈，上・下大静脈にはほとんど弁がない．
④ 静脈の分布は変異に富む．
⑤ 静脈は必ずしも動脈に伴行しない．したがって，静脈系は図5-Ⅱ-15のような系統に分けられる．

(1) 大静脈系（図5-Ⅱ-9）

大静脈系 caval system は**上大静脈**と**下大静脈**ならびにこれらの枝で構成される．前者は上半身の血液を，後者は下半身の血液を回収する．大静脈系はさらに深在性の静脈と浅在性の静脈に分けられる．

(a) 深在性の静脈

深在性の静脈は動脈に伴行して走る**伴行静脈**である．上・下大静脈は上と下から別々に右心房に入る．

上大静脈は主に上半身からの血液を回収する．これには脳からの血液を運ぶ**内頸静脈**と上肢から血液を運ぶ**鎖骨下静脈**がある．この2つの静脈は**腕頭静脈** brachiocephalic vein に合流し，内頸静脈と鎖骨下静脈が合流する部位を**静脈角**といい，左の静脈角に胸管が注ぎ込む．

主に下半身からの血液を回収する下大静脈に注ぐものとして，肝静脈 hepatic vein，腎静脈 renal vein，精巣静脈 testicular vein，卵巣静脈 ovarian vein，**総腸骨静脈** common iliac vein などがある．総腸骨静脈には骨盤内から血液を運ぶ**内腸骨静脈** internal iliac vein，下肢からの血液を運ぶ**外腸骨静脈** common iliac vein が注ぐ．

伴行する動脈と静脈は必ずしも1:1の関係とは限らず，上肢や下肢では伴行する静脈が2〜3本に分かれていることが多い．また上肢や下肢の静脈は伴行する同名の動脈よりはるかに細い．

(b) 浅在性の静脈

浅在性の静脈は皮下を走るので，別名，**皮静脈**という．これは皮膚のみならず，全身の浅在性の筋からの静脈血も回収する．また皮静脈は静脈系の側副循環（路）となっている．主な皮静脈を**表5-Ⅱ-1**に示す．

頭部の動脈系では，表層は外頸動脈が，脳などの深部には内頸動脈が動脈血を供給するが，静脈系では頭部の静脈血は主に内頸静脈に回収され，外頸静脈は内頸静脈のバイパス的な役割を果たしている．また外頸静脈は同名の外頸動脈と伴行しない．

表5-Ⅱ-1　主な皮静脈

部位	主な皮静脈
頭頸部	外頸静脈（鎖骨下静脈または内頸静脈に注ぐ）
上肢	橈側皮静脈（鎖骨下静脈に注ぐ） 尺側皮静脈（上腕静脈に注ぐ）
胸・腹部	胸腹壁静脈（腋窩静脈に注ぐ） 浅腹壁静脈（大腿静脈に注ぐ）
下肢	大伏在静脈（大腿静脈に注ぐ） 小伏在静脈（膝窩静脈に注ぐ）

(2) 奇静脈系（図5-Ⅱ-16）

奇静脈系 azygos system は胸大動脈の枝が分布する領域の静脈血を回収し，最終的に上大静脈に回収される．

奇静脈系は**奇静脈** azygos vein，**半奇静脈** hemiazygos vein，**副半奇静脈** accessary hemiazygos vein，**上行腰静脈** ascending lumbar vein から構成される．

(a) 奇静脈

奇静脈は脊柱の右側を上行する静脈で，右側の肋間静脈 intercostal veins（第3～11肋間静脈）などが注いでいる．第1・第2肋間静脈は右上肋間静脈を介し，奇静脈または右腕頭静脈に注ぐ．

(b) 半奇静脈

半奇静脈は脊柱の左側を上行する静脈で，左側の第7～11肋間静脈などが注いでいる．半奇静脈は第7～10胸椎体の前で右に曲がり，奇静脈に注いでいる．

(c) 副半奇静脈

副半奇静脈は左の後胸壁の上半部で肋骨頸の前を下方に走り，半奇静脈に注ぐ．左側の第3～6肋間静脈などが注ぐ．

(d) 上行腰静脈

上行腰静脈は有対性で，第1～3腰静脈をつないで後腹壁を上行し，横隔膜を貫いた後，右側で奇静脈，左側で半奇静脈に注いでいる．

(3) 門脈系（図5-Ⅱ-17）

門脈系 portal vein は腹大動脈の臓側枝である腹腔動脈，上腸間膜動脈，下腸間膜動脈の分布域の静脈血を回収する．ただし，肝臓の静脈血は門脈系には回収されない．門脈系は内臓の毛細血管で始まり，門脈となり，その後，肝臓の毛細血管となる．すなわち「始まりと終わりが毛細血管である静脈」が門脈の特徴である．

門脈の枝として，**左胃静脈** left gastric vein，**右胃静脈** right gastric vein，**上・下腸間膜静脈** superior, inferior mesenteric vein，**脾静脈** splenic vein などがある．

また門脈には弁がほとんど存在しないので，門脈圧が

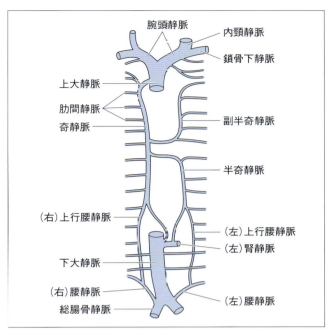

図5-Ⅱ-16　奇静脈系（伊藤　隆著，高野廣子改訂：解剖学講義．第2版．南山堂，東京，2001．を参考に作成）

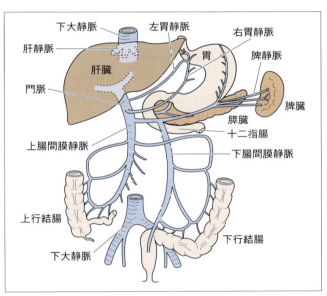

図5-Ⅱ-17　門脈系（藤田恒太郎：人体解剖学．改訂第42版．南江堂，東京，2003．を参考に作成）

亢進（**門脈圧亢進** portal hypertension）すると，迂回路を通って静脈血が回収される．この門脈系の迂回路を**側副循環（路）** collateral circulation of portal vein, accessory portal system といい，肝硬変や肝臓がんなどの消化器疾患で臨床的に重要である．門脈の側副（循環）路として働くものに，次のものがある．

(a) 食道の下端部：左胃静脈（門脈系）⇔食道静脈 esophageal vein →奇静脈系

食道の粘膜下組織にあり，側副路として働くと静脈が怒張し（食道静脈瘤），静脈が破れると食道の内腔に出血し，吐血することになる．

(b) 臍の周り：**臍傍静脈** paraumbilical vein（門脈系）
⇔浅腹壁静脈 superficial epigastric vein →大腿静脈（大静脈系）

　腹部の皮下にあり，側副路として働くと，太く怒張した静脈が皮膚の上からみることができるようになり，これを臨床的にMedusaの頭 caput Medusae とよぶ．またしばしば，血管の液性成分が腹腔内に漏出し，腹水が貯留する症状が出る．

　(c) 直腸：上直腸静脈 superior rectal vein ⇔ 中・下直腸静脈 middle/inferior rectal vein →内腸骨静脈（大静脈系）

　直腸下部の粘膜下組織にあり，側副路として働くと，吻合部が怒張して痔核の状態になり，血管が破れると出血する（下血）．

3）胎児循環（図5-Ⅱ-18）

　胎生期における物質交換，すなわち肺でのガス交換，腸管における栄養の摂取，腎臓における老廃物の排泄などは，すべて胎盤を通して行われる．また，胎児を養うすべての血液は動脈血と静脈血の混合である．したがって，胎児の血液循環は出生後とはかなり異なった経路をとっており，これを**胎児循環** fetal circulation という．胎児では以下のような成人とは異なる経路をもっている．

① 胎児の内腸骨動脈から起こる1対の**臍動脈**は前腹壁の腹膜下を臍輪に向かって上行し，臍帯を通り胎盤に向かう．機能のうえからは，肺動脈と腎動脈の役割を果たす．

② 胎盤から出る1本の**臍静脈** umbilical vein は臍輪から胎児に入り，酸素と栄養に富む血液を運び，肝臓の下面に達し，門脈の枝と合流する．合流後は**静脈管** ductus venosus duct（**Arantius管** Arantius' duct）となって，下大静脈に注ぐ．機能のうえからは，肺静脈と門脈の役割を果たす．

③ 下大静脈からの大部分の血液は，左右の心房の間にある**卵円孔** foramen ovale を通り，右心室を経ることなく，左心房，左心室を経由して，体循環に流れる．

④ 上大静脈からの大部分の血液は，右心房から右心室を経由して肺動脈幹に入る．しかし，肺呼吸を行っていないので，機能血管である肺動脈に血液を送る必要がないため，肺動脈と大動脈弓の間に**動脈管** arterial duct（**Botallo管** Botallo's duct）を通って，下行大動脈の起始部に注ぐ．

　この胎児循環の特徴として，以下の2つをあげることができる．

① 胎児は肺呼吸を行わないので，右心房に戻った血液は，肺を通さずに2つの迂回路，すなわち，卵円孔（右

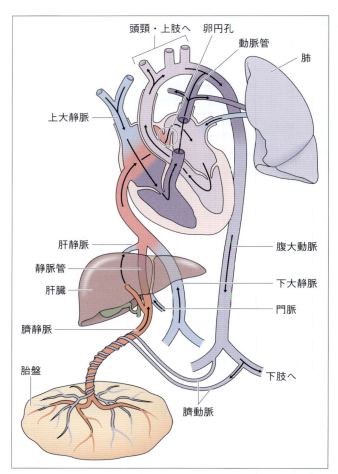

図5-Ⅱ-18 胎児の血液循環（藤田恒太郎：人体解剖学．改訂第42版．南江堂，東京，2003．を参考に作成）

心房→左心房）と動脈管（肺動脈幹→下行大動脈起始部）を通って大動脈に送られる．

② 臍静脈に由来する酸素と栄養に富む血液は下大静脈，右心房を経て上行大動脈に入り，上半身に送られるので，胎児の脳を含む上半身に酸素と栄養に富む血液がより多く送られる．一方，上大静脈からの血液は下行大動脈の起始部に送られ，下半身のみに送られる．

　生後，動脈管は動脈管索 arterial ligament，卵円孔は卵円窩，臍静脈は肝円索 round ligament of liver（前腹壁上部の肝鎌状間膜に含まれる），臍動脈は臍動脈索 cord of umbilical artery（前腹壁下部の正中臍ヒダに含まれる），静脈管は静脈管索 ligamentum venosum（肝臓の下面にある）となる．卵円孔，動脈管は出生後に閉鎖しないことがある．これをそれぞれ卵円孔開存 patent foramen ovale，動脈管開存 patent ductus arteriosus という．

9. 心　臓

　心臓は心筋 cardiac muscle でできた厚い壁をもつ中空器官で，血液を循環させる原動力を与える．心臓の大

きさはほぼ握り拳大で，日本人の成人男性で330 g，女性で270 gである．

心臓は動脈性の部分と静脈性の部分からなり，前者が**心室** ventricle で，後者が**心房** atrium である．血液を肺に送る肺循環（小循環）にかかわるポンプ（右系）と全身に送る体循環（大循環）にかかわるポンプ（左系）からなる2連式ポンプである．

胎生期に血管の一部が膨らみ，心臓が発生することからもわかるように，心臓は血管と一続きのものであることから，心臓の構造は血管と心臓を対比させると理解するのがよい（表5-Ⅱ-2）．

表5-Ⅱ-2 血管と心臓の対比

血管	心臓
内膜の内皮	心内膜
中膜の平滑筋層	心筋層
（対応なし）	漿膜性心膜 { 臓側板（心外膜） / 壁側板
外膜	線維性心膜
脈管の脈管	冠状動脈 / 冠状静脈洞

1）心臓の形状と位置

心臓は心膜 pericardium で包まれ，左右の肺の間，すなわち縦隔の前下部（前縦隔の下部）で横隔膜の上に位置する．心臓はやや左側に偏在している（図5-Ⅱ-19）．

心臓を模式化してみると，心臓は逆円錐形とみなすことができ，その底面を**心底** base of heart，頂点を**心尖** apex of heart という（図5-Ⅱ-20）．底面の中心と頂点を結ぶ線を**心軸** cardiac axis といい，生体では心軸は正中線に対し，約50°傾いている．心房と心室は**冠状溝** coronary sulcus により，また右心室と左心室は縦走する溝で分けられ，前方のものを**前室間溝** anterior interventricular sulcus，後方のものを**後室間溝** posterior interventricular sulcus とよぶ（図5-Ⅱ-20, 21）．

心臓の外面を以下のようによぶ．
- 前面：胸肋面 sternocostal surface
- 下面：横隔面 diaphragmatic surface
- 左側面：肺面 pulmonary surface
- 後面：心底 base of heart

心臓は上縁 superior border，右縁 right border，左縁 left border，下縁 inferior border の4縁が区別できる．心臓は体表（前胸壁）に以下のように投影される（図5-Ⅱ-19）．しかし，心臓の収縮期と拡張期により，また姿勢，呼吸の相（呼気時と吸気時）によって変化する．
- 上縁：右第3肋軟骨と左第2肋軟骨を結ぶ線
- 右縁：胸骨の右側縁の約2 cm右方をほぼ平行に下行する線
- 下縁：右第6軟骨の胸骨端と左第5肋間隙〔心尖拍動 apex beat（心臓の拍動時に心尖が前胸壁をたたく）の部位〕を結ぶ線
- 左縁：左第2肋骨の下縁で，胸骨縁から約1横指離れた点から，下方に心尖拍動の部位に向かう緩やかなカーブに一致

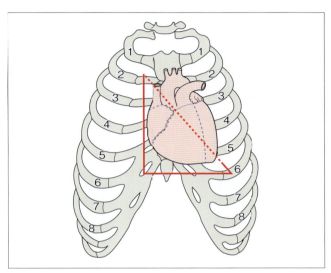

図5-Ⅱ-19 心臓の位置と心軸（点線）

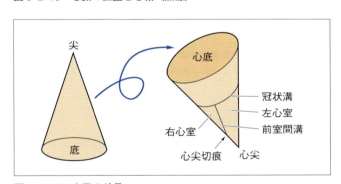

図5-Ⅱ-20 心臓の外景

2）心臓の発生
（1）心臓管の形成と変化

心臓は左右両側に対称的に生じる管状の原基〔心内膜筒（管） endocardial heart tube〕として発生する．この血管系は頭側が動脈端，尾側が静脈端で，胚子内の血管系につながる．次いで，この左右両側の心内膜管は正中で癒合して1本の心臓管（心筒） heart tube となり，心臓管は頭側から尾側に向かって，**心球** bulb of heart（頭側で動脈幹 atrial trunk につながる），原始心室 primitive ventricle，原始心房 primitive atrium，静脈洞 venous sinus が区別できるようになる（図5-Ⅱ-22A）．原始心室は将来左心室になり，心球から右心室の大部分

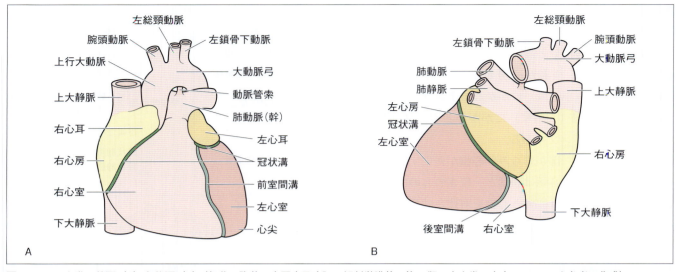

図5-Ⅱ-21 心臓の前面（A）と後面（B）（伊藤 隆著，高野廣子改訂：解剖学講義．第2版．南山堂，東京，2001．を参考に作成）

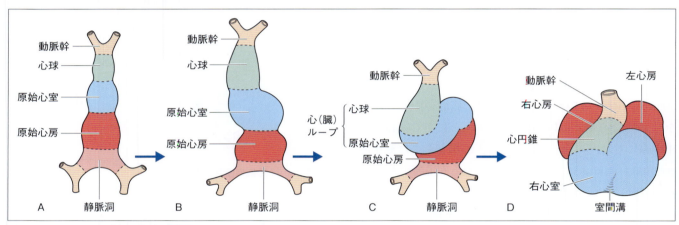

図5-Ⅱ-22 心臓管の発達（伊藤 隆著，高野廣子改訂：解剖学講義．第2版．南山堂，東京，2001．を参考に作成）
A：心臓管．B：心室と心房の発達と弯曲．C：心ループの形成．D：完成された心臓．

と動脈円錐が発生する．

心球と原始心室は急速に著しく発達し（図5-Ⅱ-22B），腹側からみて反時計回りに弯曲を始める〔心（臓）ループ cardiac loop の形成，図5-Ⅱ-22B，C〕．心球と原始心室はさらに成長し，原始心房の腹側に位置するようになり，また心球は右側に，原始心室は左側に並ぶ（図5-Ⅱ-22C）．

心臓管が屈曲するのに伴い，心球と原始心室の移行部にくびれ（球室溝：後の室間溝）ができ，原始心室の大部分は左心室となり，心球の近位部が右心室の原基となる．さらに発生が進むと，心房が心室の背側かつ頭側方向に発育し，心室の背側上方で心房が動脈幹を背側から包み込むような形となる．その結果，完成された心臓では頭側に心房が，尾側に心室が位置する（図5-Ⅱ-22D）．また，この経過中，心臓の原基は頭側からみて反時計回りに回転するので，生体では心臓の右側の部分が前方に，左側の部分が後方に位置することとなる．したがって生体で心臓を正面からみると，そのほとんどが右心室となる（図5-Ⅱ-21A）．

（2）静脈洞の発達

静脈洞は左側の部分（左角）と右側の部分（右角）に分かれ，両者に3本の静脈が注ぎ込むが，右側のものだけが発達し，左側の静脈は退化する．右角の血流が増加することで，右角は大きくなり右心房内に取り込まれる．一方，左角は退化し，冠状静脈洞となる．静脈洞は正中部にある洞房口 sinu-atrial orifice で心房と交通する．

（3）心房の形成

心房は房室管 atrioventricular canal で心室と連続しているが，中隔が形成されることにより，左右の心房に分けられる．

房室管の心内膜が突出して心内膜床 endocardial cushion をつくる．また，心房上壁の正中部からヒダ状の構造〔一次（心房）中隔 septum prinum〕が下方に向かって成長するが，心内膜床とは連続しておらず，当

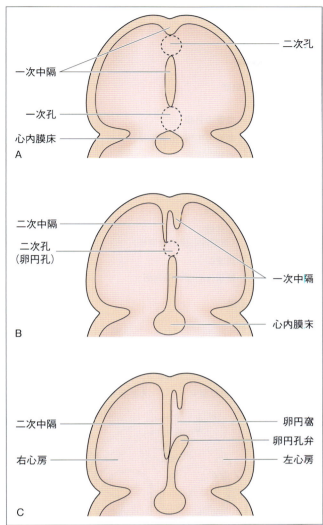

図5-Ⅱ-23　心房中隔の発達（伊藤　隆著，高野廣子改訂：解剖学講義．第2版．南山堂，東京，2001．を参考に作成）
A：一次孔と二次孔の出現．B：一次孔の閉鎖と二次中隔の出現．一次中隔の退化．C：卵円孔の閉鎖．

初，この間には穴（一次孔）が開いている（図5-Ⅱ-23A）．その後，一次中隔と心内膜床は癒合し，一次孔は閉鎖されるが，その癒合前に，中隔の上部に裂孔（二次孔）が出現する．二次孔が生じると，一次中隔の右側に二次（心房）中隔が出現し，下方に伸び出し，二次孔を覆うようになる．一方，一次中隔の上部は退化する（図5-Ⅱ-23B）．二次孔は**卵円孔**となり，残存した一次中隔は**卵円孔弁** valve of the oval foramen となる．生後，二次中隔は一次中隔と癒合して卵円孔は閉鎖され（図5-Ⅱ-23C），その名残を**卵円窩** oval fossa という．

なお，房室管は当初，左心室にのみ連なっているが，心内膜が隆起することにより，房室管は左右に分けられ，右心室ともつながるようになる．

(4) 心室の形成

心尖部の筋の一部が隆起し（心室中隔の筋性部），左右の心室に分けるが，当初，この中隔は完全ではなく，室間孔 interventricular foramen によって左右の心室は連絡している．その後，心室中隔の膜性部で室間孔は閉鎖され，左右の心室に完全に分けられる．

また，心球とこれに続く動脈幹の内面に隆起（大動脈肺動脈中隔）がつくられ，大動脈と肺動脈幹に分けられ，右心室は肺動脈に，左心室は大動脈に連なるようになる．

3) 心臓の内部構造（図5-Ⅱ-24）

(1) 区分

心臓は**心房中隔** atrioventricular septum と**心室中隔** interventricular septum により右心房と左心房，右心室と左心室に分けられる．心房中隔には**卵円孔**の名残である**卵円窩**がある．心房と心室の間を**房室口** atrioventricular orifice といい，ここには**房室弁** atrioventricular valve がある．

(a) 右心房

右心房は心臓の右上部を占め，後上部に上大静脈が，後下部に下大静脈が注いでいる．上大静脈の基部から左前方に向かって**右心耳** right auricle が出る（図5-Ⅱ-21A）．内面には上・下大静脈から流入する血液を受けるところは大静脈洞 sinus of venae cavae とよばれ，上・下大静脈の開口部位はそれぞれ上・下大静脈口 opening of superior/inferior vena cava という．

(b) 右心室

右心室は心臓の最下部にあり，右房室口 right atrioventricular orifice で右心房と交通する．前上方にある肺動脈口 opening of pulmonary trunk には肺動脈弁 pulmonary valve があり，肺動脈に連なって，肺に静脈血を送る．この部位に連なる部分は漏斗状になっており，ここを動脈円錐 conus arteriosus という．左右の心室を隔てる心室中隔は右心室に向かって膨らみ，筋性部 muscular part とよばれるが，中隔の上部は薄い（膜性部 membranous part）．また右心室の内面には筋性の隆起（肉柱 trabeculae carneae）により凹凸を示し，乳頭状に突出する筋（**乳頭筋** papillary muscles）がある．右房室口はリング上の線維性結合組織である線維輪 fibrous ring で囲まれ，右房室弁 right atrioventricular valve（三尖弁 tricuspid valve）がある．

(c) 左心房

左心房は心臓の後上部にある．左心房の壁は右心房より，やや厚い．後壁上部には左右肺から各2本，計4本の肺静脈が注ぎ，前下方で房室口により左心室と交通している．前左側に**左心耳** left auricle がある．

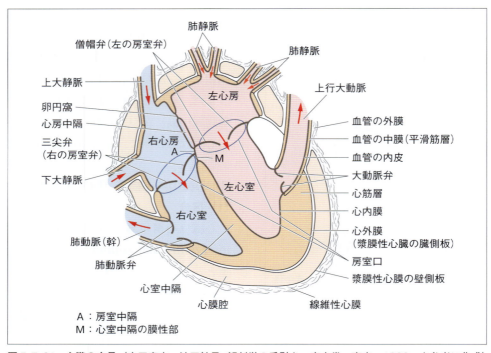

図5-Ⅱ-24　心臓の内景（寺田春水，池田敏子：解剖学の手引き．南山堂，東京，1986．を参考に作成）

（d）左心室

左心室は心臓の左下部を占め，左房室口 left atrioventricular orifice で左心房と交通し，大動脈口 aortic orifice で大動脈に連なる．体循環に血液を送り出すため，心筋層は最も厚く，また外形も大きい．左心室の内面にも肉柱が発達し，強大な乳頭筋が突出している．左房室口には**左房室弁** left atrioventricular valve（**二尖弁** bicuspid valve）が，大動脈口には**大動脈弁** aortic valve がある．

(2) 心臓の弁装置（図5-Ⅱ-25）

房室口には房室弁，動脈口には動脈弁がある．

（a）房室弁

房室弁は心室から心房への血液の逆流防止にあたっている．この弁は心内膜のヒダ，すなわち弁尖 cusp からできている．この弁尖には乳頭筋から起こる線維索（**腱索** tendinous cords）がついており，心室が収縮すると，乳頭筋も収縮し，その結果，腱索が引っ張られ，房室口が閉じられる（図5-Ⅱ-26A）．

右房室弁は3枚の弁尖からできているので**三尖弁**，左房室弁は2枚の弁尖からできているので**二尖弁**または**僧帽弁** mitral valve という．

（b）動脈弁

動脈弁 aortic valve は動脈から心室への血液逆流防止にあたる．この弁は動脈口の周囲から起こる内膜のヒダでできている．このヒダは半月状を示すことから，**半月弁** semilunar valve ともいわれ，右心室には**肺動脈弁**が，左心室には**大動脈弁**がある．心房が収縮し，心室が弛緩

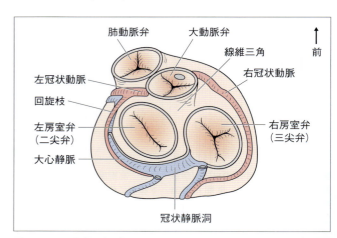

図5-Ⅱ-25　心臓の弁（中山種秋：人体解剖学．第2版．医歯薬出版，東京，1978．を参考に作成）

している状態では動脈弁は心室に逆流しようとする血液の圧で心室のほうに押され，各弁の自由縁が互いに接触し，動脈口を完全に閉鎖する（図5-Ⅱ-26B）．

（c）心音と弁

心臓の音（**心音** heart sound）は弁が閉じるときに生じる音である．第1音は房室弁が閉じる時（心室が収縮し始める：心室の収縮期 systole）の音で，第2音は動脈弁が閉じる時（心室が拡張し始めるとき：心室の拡張期 diastole）の音である．内科診断学分野では次のように聴診部位が定められている（図5-Ⅱ-27）．

・僧帽弁：心尖拍動の部位
・三尖弁：胸骨右縁で第5・6軟骨
・大動脈弁：胸骨右縁で第2肋間

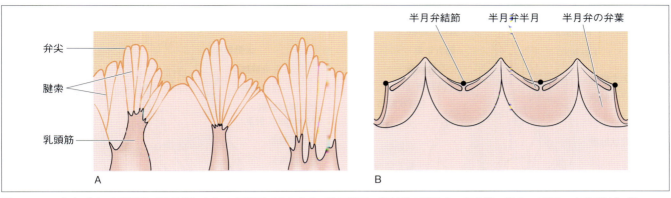

図 5-Ⅱ-26　弁尖（A）と動脈弁（半月弁）（B）の展開図（寺田春水，池田敏子：解剖学の手引き．南山堂，東京，1986．を参考に作成）

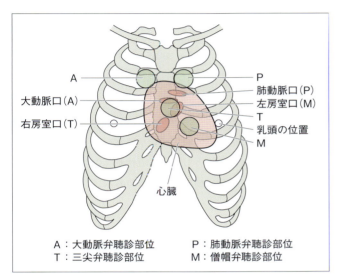

図 5-Ⅱ-27　心臓の聴診部位（伊藤　隆著，高野廣子改訂：解剖学講義．第 2 版．南山堂，東京，2001．を参考に作成）
緑丸：聴心器を当てる部位．赤丸：弁が存在する部位．

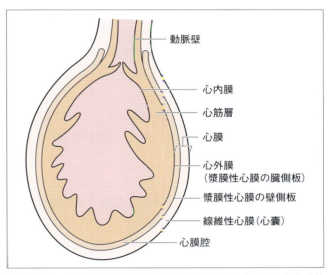

図 5-Ⅱ-28　心臓壁と心膜（伊藤　隆著，高野廣子改訂：解剖学講義．第 2 版．南山堂，東京，2001．を参考に作成）

・肺動脈弁：胸骨左縁で第 2 肋間

4）心臓壁の構造

心臓壁は心内膜 endocardium，心筋層 myocardium，心外膜 epicardium の 3 層からなる（図 5-Ⅱ-28）．

（1）心内膜

心内膜は心臓の内面を覆うもので，血管の内膜と連続する層である．単層の内皮細胞と薄い結合組織層とからなる．したがって弁は内膜のヒダである．

房室口は強いリング上の接合組織線維，すなわち線維輪 fibrous ring で取り囲まれている．左右の房室口を取り囲む線維輪は連続し，心臓の線維性骨格をつくっている．また動脈口もリング状の線維で囲まれ，この線維輪も房室口の線維輪と連続している．特に左右の房室口と大動脈口の線維輪の間は**線維三角** fibrous trigone とよばれる．

（2）心筋層

心筋層は心筋線維からなる厚い層で，心房は 2 層，心室は 3 層からなる．心房の筋と心室の筋は連続しておらず，独立している．

（3）心外膜

心外膜は心臓の表面を覆う漿膜で，漿膜性心膜 serous pericardium の臓側板である（図 5-Ⅱ-28）．

（4）心膜

心膜 pericardium は心臓と出入りする血管の基部を包む漿膜の嚢である．これは外層の線維性心膜 fibrous pericardium と内層の漿膜性心膜でできている．線維性心膜は強靭な線維性結合組織の膜で，**心嚢**ともよばれ，心臓の固定・保持にあたっている．漿膜性心膜は単層扁平上皮で，壁側板 parietal lamina と臓側板 visceral lamina（心外膜）からなる．壁側板と臓側板は大血管の基部で連続し，この 2 層の間には**心膜腔** pericardial cavity があり，少量の心膜液が入っている．

5）心臓の脈管

心臓の壁は厚く内腔からの血液だけでは栄養できない

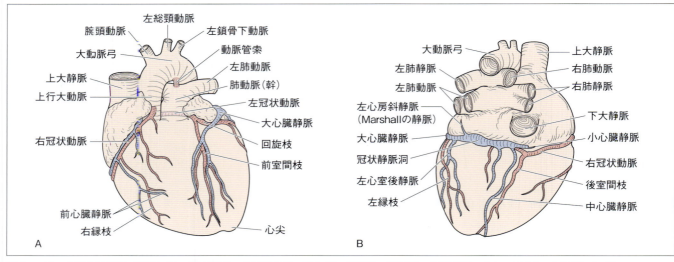

図5-Ⅱ-29 心臓の動静脈（平沢 興, 岡本道雄：分担解剖学. 第2巻 脈管学・神経系. 金原出版, 東京, 1982. を参考に作成）
A：前面. B：後面

ので，心臓を栄養する血管が分布している．この動脈，静脈を冠状動脈，冠状静脈という（図5-Ⅱ-29）．これらは脈管の脈管に相当する．

(1) 動脈

上行大動脈の起始部から最初に分枝する左右1対の動脈で，**冠状動脈** coronary artery という．左右の冠状動脈は心臓を取巻くように分布するので，その名がある（図5-Ⅱ-24）．冠状動脈は典型的な**終動脈**である．

(a) 右冠状動脈

右冠状動脈 right coronary artery は主として心臓の後壁に分布する．上行大動脈から起こり，肺動脈と右心耳の間を走り冠状溝に達し，この溝を右に向かって心臓後面に達する．後面で**後室間枝** posterior interventricular branch（後下行枝 posterior descending branch）となり，後室間溝を心尖に向かって下行する．また心臓の下縁付近で**右縁枝** right marginal branch が分かれる．

(b) 左冠状動脈

左冠状動脈 left coronary artery は主として心臓の前壁に分布する．上行大動脈から起こり，肺動脈と左心耳の間を前走し，冠状溝を左に走り，前室間溝を下行する**前室間枝** anterior interventricular branch と**回旋枝** circumflex branch に分かれる．前室間枝は前室間溝を心尖に向かって下行するので**前下行枝** anterior descending branch ともいう．心尖近くで後室間枝と吻合する．回旋枝は冠状溝を左に回って後面に至り，右冠状動脈と吻合する．また左縁枝 left marginal branch が出る．

冠状動脈の一部が狭窄して，心筋の虚血が生じたものを狭心症 angina pectoris という．また閉塞してその血管の栄養領域の心筋が壊死したものを心筋梗塞 myocardial infraction という．心筋梗塞は冠状動脈の硬化により血栓がつまることで起こることが多い．好発部位として，左冠状動脈の前室間枝，右冠状動脈の起始部，左冠状動脈の回旋枝がある．

(2) 静脈

心臓壁からの約2/3の静脈血は**冠状静脈洞** coronary sinus に集まり，右心房に注ぐ．残りの静脈血は心臓壁の小さな静脈から直接，心臓内に注ぎ込む．

冠状静脈洞は心臓後面で左心房と左心室の間の冠状溝に位置する無対性の静脈の本幹である．冠状静脈洞に注ぎ込むほとんどの静脈は冠状動脈の枝と伴行しているが，動脈とは異なる名称が付されている．冠状静脈洞に流入するものとして，大心臓静脈 great cardiac vein, 中心臓静脈 meddle cardiac vein, 小心臓静脈 small cardiac vein, 左心室後静脈 posterior vein of left ventricle, 左心房斜静脈 oblique vein of left atrium（マーシャルの静脈 Marshall's vein）がある．

直接，心房または心室に注ぐものとして，前心臓静脈 anterior cardiac vein, 細小心臓静脈 small cardiac veins がある．

(3) リンパ系

心臓壁はリンパ管に富んでいる．心臓壁の各層でリンパ網を形成した後，主として気管分岐部の上気管気管支リンパ節 superior tracheobronchial nodes に注ぐ．

6）心臓の神経

心臓は交感神経と迷走神経により，支配されている．交感神経は上・中・下頸神経節 superior/middle/

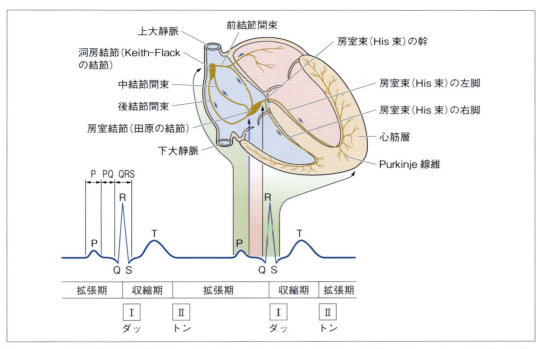

図5-Ⅱ-30 刺激伝導系と心電図（寺田春水，池田敏子：解剖学の手引き．南山堂，東京，1986．を参考に作成）

inferior cervical ganglionから起こり，**上・中・下（頸）心臓神経** superior/middle/inferior cardiac nerveとして心臓に分布する．上位の胸神経節から胸心臓神経 thoracic cardia nerveも加わる．

迷走神経からは**上・中・下頸心臓枝** superior/middle/inferior cervical cardiac branchesおよび**胸心臓枝** thoracic cardia branchesが出る．頸部から分かれた神経は大血管沿いに進んで，胸部から出た神経は直接，**心臓神経叢** cardiac plexusに加わる．

心臓神経叢は主に上行大動脈の後面にあり，この神経叢から出る枝は交感性成分と副交感性成分を含み，刺激伝導系，冠状動脈，心房筋，心室筋を支配する．

交感神経の刺激により，心拍数の増加，心筋の収縮能力の増加，心拍出量の増加が起こる．また冠状動脈の拡張により心臓の血流が増加する．一方，副交感神経の刺激により，心拍数の減少，心筋の収縮力の低下，心拍出量の減少が起こる．

7）心臓の拍動のコントロール

一定時間内（通常は1分間）の心臓が拍動する回数を心拍数 heart rateといい，通常，男性では60〜70，女性では65〜75程度である．すなわち，心臓は1分間に約70回規則正しく拍動している（概算すると1日で約10万回）．一方，睡眠時や安静時には心拍数は低下し，運動時には心拍数が増加する．このような心臓の拍動を調節する仕組みとして，心臓外からの調節と心臓内での調節がある．

(1) 心臓外からの調節

心臓外からの調節 extrinsic controlは自律神経系（交感神経と迷走神経）による調節で，心臓機能（心拍数や収縮力）を調節する．

(2) 心臓内での調節

心臓内での調節 intrinsic controlは**刺激伝導系** cardiac conduction system（impulse [excitation] conducting system）が担う（図5-Ⅱ-30）．これは周期的かつ自動的に興奮を発生させ，特殊化した心筋細胞でできた特殊心筋線維を介して，心房筋と心室筋に電気的興奮を伝播する．この電気的興奮は心房筋と心室筋に時間差で伝えることにより，心臓はリズミカルに収縮することができ，血液を繰り出すポンプ作用を営むことができる．

刺激伝導系は洞房系と房室系からなる．

(a) 洞房系

洞房系 sinu-atrial systemは，**洞房結節** sinu-atrial node（SA node）（**Keith-Flackの結節** node of Keith-Flack）からなる．洞房結節は右心房の内面で上大静脈の開口部のすぐ近くに位置し，網状の特殊心筋線維（神経線維でないことに注意）でできている．ここから特殊心筋線維が心房内に放散し，筋層に移行している．この洞房結節では一定のリズムで興奮が発生し，周期的な興奮が心房全体に伝わることで，心房の収縮が起こる．洞房結節は心臓全体の拍動の始まりとなることから，心臓収縮の歩調とり pacemakerといわれる．

(b) 房室系

房室系 atrio-ventricular system は，**房室結節** atrioventricular node（AV node）（**田原の結節** node of Tawara）と**房室束** atrioventricular bundle（AV bundle）からなる．房室結節は右心房の後壁で冠状静脈洞の開口部の直上にある．心房内を伝わった興奮は房室結節に伝えられる．房室結節は洞房結節より太く密な特殊心筋線維である．この結節は自動的に興奮する性質はなく，洞房系から伝えられた刺激を受け，興奮する．

房室結節から**房室束**が出る．房室束は心房と心室を結ぶ特殊心筋線維で，**His 束** bundle of His ともよばれる．房室束は線維輪（右線維三角の部分：心房と心室は線維輪で隔てられる）を貫き，心室中隔の後縁に沿って下行し，心室中隔の筋性部上端で，**右脚** right crus と**左脚** left crus に分かれる．右脚は心尖部に向かい，**Purkinje 線維** Purkinje fibers となり，右心室内膜全域に広がる．一方，左脚は前枝と後枝に分かれ，それぞれ，左心室の前壁と後壁に Purkinje 線維として分布する．すなわち，房室系は心房からの興奮を心室に伝え，心室を収縮させる役割を担っている．

（前田健康）

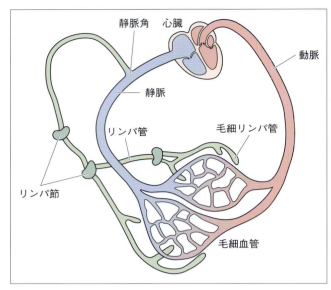

図 5-Ⅲ-1　リンパ管と血管
組織液はリンパ管に入りリンパとなり，リンパ節を経由して静脈に戻る．

Ⅲ　リンパ系

組織液の一部は，毛細血管ではなく**リンパ管** lymphatic vessels を介して回収され，静脈に流入する．組織液を静脈に返すリンパ管とその経路に存在する**リンパ節** lymph node，さらにリンパ節と同じようにリンパ球が密在する**リンパ性器官** lymphatic organs を合わせて**リンパ系** lymphatic system とよぶ．リンパ球が密集するリンパ性器官は生体防御に深くかかわり，臨床的にも感染の拡大やがんの転移とかかわる重要な器官系である．

1. リンパ管とリンパ節

血液の液性成分は，毛細血管から透過し，周囲の組織に浸透して組織液（間質液）となる．組織液の大部分は毛細血管で回収され血管に戻るが，約10％の組織液は血管ではなくリンパ管に取り込まれる．リンパ管内に取り込まれたものを**リンパ** lymph とよぶ．リンパ管は毛細リンパ管 lymphatic capillary から始まり，太くなってリンパ管となる．リンパ管は静脈と同様に皮下を走る浅在性の浅リンパ管と深部を走る深リンパ管に大別できる．これらのリンパ管はいくつかのリンパ節を経て，さらに合流を繰り返し，**リンパ本幹** lymphatic trunks，胸管となって**静脈角**で静脈に注ぐ（図 5-Ⅲ-1）．

組織液が過剰となり，毛細血管やリンパ管から十分に回収できなくなると，組織液が組織間隙に貯留し，浮腫 edema を起こす．またリンパ節切除などの外科処置によってリンパの排出が妨げられても浮腫を起こすことがある．

1）毛細リンパ管

リンパ管は毛細リンパ管とよばれる盲端の細い管で始まる．毛細リンパ管は内皮細胞と発達の悪い基底膜からなり，その管腔は毛細血管より広い．後述のリンパ管でみられるような弁を欠き，毛細リンパ管壁には平滑筋もみられない．網目状に発達した毛細リンパ網は毛細血管網から少し離れた部位に多くみられる．

小腸の絨毛の中央部では，中心リンパ管とよばれる太めの毛細リンパ管が中軸方向に走る．消化管から吸収した脂肪はこのリンパ管に取り込まれ，腸リンパ本幹から乳ビ槽で胸管に入る．

2）リンパ管

毛細リンパ管は合流を繰り返し太くなり，リンパ管とよばれるようになる．内腔には弁がみられ，管の壁は弾性線維網で包まれるようになる．さらに太くなると平滑筋がみられるものもある．リンパ管はさらに合流を繰り返しながらリンパ本幹へとつながるが，その経過中にリンパ節が存在する．

3）リンパ本幹

身体の各部のリンパ管はいくつものリンパ節を経由し，

合流を繰り返して太くなり，**リンパ本幹**となる．リンパ本幹には胸管，右リンパ本幹，腰リンパ本幹，腸リンパ本幹，気管支縦隔リンパ本幹，鎖骨下リンパ本幹，頸リンパ本幹がある．リンパ管から各リンパ本幹に集められたリンパは，最終的に，右の上半身からのリンパは右リンパ本幹に，左上半身と下半身からのリンパは胸管に集められ，それぞれ右の静脈角，左の静脈角で静脈に注ぐ．

4）リンパ節

リンパ節はリンパ管の経過中にみられる大きさ1～30mm程度で線維性結合組織の被膜に包まれるソラマメ型をした器官である．全身に数百個分布する二次性リンパ性器官（☞p.62参照）で，頸部，腋窩，腹膜，鼠径部などに多い．リンパ節には多数のリンパ管を介してリンパが流入し，数本のリンパ管でリンパが流出するので，ここでリンパ管が合流したり，網目をつくったりする．リンパ節はリンパの濾過装置として異物や細菌を取り除き，また抗体を産生する場となる．ある一定の組織や器官からリンパが流入するリンパ節を**領域リンパ節** regional lymph（所属リンパ節ともいう）とよぶ．領域リンパ節は感染の波及する経路，悪性腫瘍の転移の経路にもなることから臨床上重要となる．特に悪性腫瘍の部位から最初にリンパが流入するリンパ節（領域リンパ節）を**センチネルリンパ節** sentinel node といい，リンパ節転移の有無を調べることがある．

頭頸部のリンパは最終的に内頸静脈に沿って存在するリンパ節集団に流れ込む．そのため頸部郭清術ではリンパ節と一緒に内頸静脈を切除することがある．胸部では縦隔にリンパ節があるが，肺門部の気管支肺リンパ節は肺結核の初期に反応が現れる．気管分岐部にある下気管気管支リンパ節は左右の肺からのリンパが流入するので肺癌はリンパ行性に反対側の肺に転移する．上肢のリンパが流れ込むリンパ節には肘リンパ節や腋窩リンパ節がある．腋窩リンパ節は胸部浅層からのリンパも集めるため乳癌の転移の経路としても注意を要する．下肢のリンパが流入するのは膝窩リンパ節や鼠径リンパ節である．

2．リンパ管の壁の構造

リンパ管の壁は，おおよそ静脈の壁の構造に類似するが，静脈のものより薄い．毛細リンパ管の管腔は毛細血管よりやや広く，その壁は単層の扁平な内皮細胞からなり，基底膜は部分的にみられるが不完全である．内皮細胞の基底側にリンパ管係留フィラメント lymphatic anchoring filaments とよばれる細線維が付着し，周囲

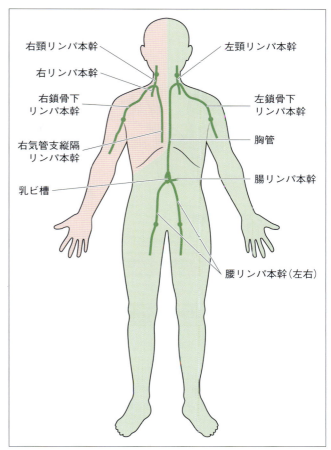

図5-Ⅲ-2　リンパ本幹
右リンパ本幹は右上半身のリンパを集め，胸管は左上半身と下半身のリンパを集める．

の結合組織とつながれており，内腔が閉ざされないように保つ働きがあると考えられている．リンパ管は太くなると内皮細胞の外側に膠原線維や弾性線維が，また内腔には内皮細胞による半月型のヒダからなる弁がみられるようになる．さらに太くなると平滑筋もあらわれ，不明瞭であるが静脈のような内膜・中膜・外膜の3層が区別できるようになる．リンパ本幹では内皮細胞と平滑筋からなる内膜，平滑筋と膠原線維からなる中膜，膠原線維と弾性線維さらに平滑筋もみられるやや厚めの外膜の3層が区別される．リンパ管の弁は静脈よりも多く，最も太いリンパ管である胸管も弁をもつ．

3．胸管とリンパ本幹

胸管はヒトのリンパ管系で最大の管で第1腰椎付近の脊柱前面で下半身のリンパを集めた1対の腰リンパ本幹と腹部内臓のリンパを集める腸リンパ本幹が合流して始まる（**図5-Ⅲ-2**）．起始部は嚢状に膨らみ（明瞭な膨らみを示さないこともある），腸で吸収された脂肪によって乳白色にみえるので乳ビ槽とよばれる．胸管は腹

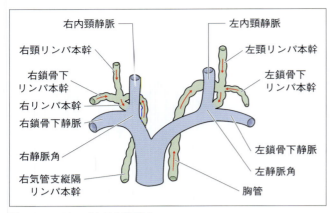

図 5-Ⅲ-3　リンパ本幹と静脈角

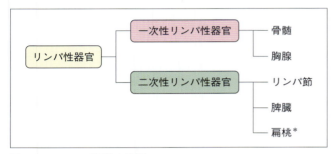

図 5-Ⅲ-4　リンパ組織の分類
*扁桃，パイエル板，虫垂などを合わせて粘膜関連リンパ組織とよぶ．

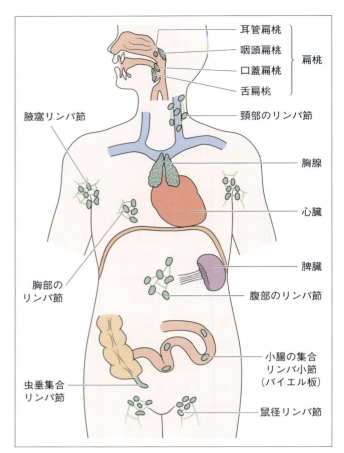

図 5-Ⅲ-5　リンパ性器官

部を大動脈の右側で上行し，大動脈裂孔を通り胸腔に入る．胸部では食道の後ろを通り，第7頸椎の高さで弓状に曲がり左静脈角で静脈に開口する．この開口の手前で左頸リンパ本幹と左鎖骨下リンパ本幹が胸管に開く．左頸リンパ本幹は頭頸部の左半からのリンパを運び，左鎖骨下リンパ本幹は左の上肢や胸部浅層，背部上半の浅層のリンパを集める（図5-Ⅲ-2，3）．したがって，左上半身と下半身，さらに腹部内臓からのリンパは胸管に集まり静脈に注ぐことになる．胸部左側のリンパは左気管支縦隔リンパ本幹に集まり胸管に開く場合と，気管支縦隔リンパ本幹を形成せずに，この部位のリンパ管から直接胸管に注ぐ場合がある．

右リンパ本幹は右頸リンパ本幹，右鎖骨下リンパ本幹および右気管支縦隔リンパ本幹が右静脈角の近くで合流したもので右静脈角に開く（図5-Ⅲ-3）．合流して右リンパ本幹を形成するこれらの3本のリンパ本幹は，互いに合流することなくそれぞれ直接静脈に開口することもある．そのため右リンパ本幹は欠くこともあり，また形成されても短い．右気管支縦隔リンパ本幹は右側の胸壁，胸部内臓からリンパを集める．したがって右リンパ本幹は頭頸部の右側半，右の上肢，胸壁や胸部内臓など右側上半身からのリンパを集めて静脈に注ぐことになる（図5-Ⅲ-2）．

4. リンパ性器官

1）一次性（中枢性）と二次性（末梢性）リンパ性器官

リンパ球が密在し特異的な生体防御を行う器官をリンパ性器官という．このうちリンパ球の分化・成熟を担うものを**一次性（中枢性）リンパ性器官** primary (central) lymphatic organs とよび，実際に免疫応答を起こす場となる器官を**二次性（末梢性）リンパ性器官** secondary (peripheral) lymphatic organs とよぶ．生後では骨髄と胸腺が一次性リンパ性器官であり，二次性リンパ性器官にはリンパ節，脾臓，扁桃などがある（図5-Ⅲ-4，5）．

2）リンパ浸潤

結合組織の一定の領域で周囲との境界が不明瞭な状態でリンパ球がまばらに分布している構造を**リンパ浸潤** lymphocyte infiltration という（図5-Ⅲ-6A）．消化管，呼吸器では上皮の内側に分布するが，肝臓，膵臓，唾液腺などの実質器官の結合組織にもみられる．小腸や大腸ではリンパ球の小集積はリンパ球が反応性に集まってきた現象ではなく，リンパ球を産生する小さなリンパ性器官であるクリプトパッチ cryptopatch とよばれるものもある．

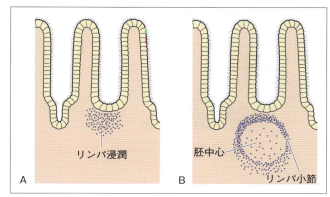

図5-Ⅲ-6　リンパ浸潤とリンパ小節

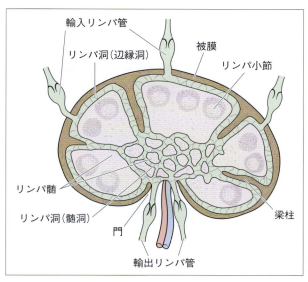

図5-Ⅲ-7　リンパ節

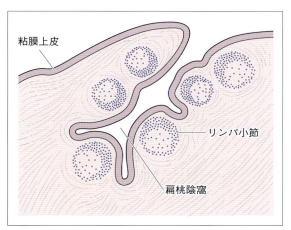

図5-Ⅲ-8　扁桃

3）リンパ小節

　リンパ浸潤よりリンパ球がさらに密に結節状に集合し，比較的明瞭に周囲の組織と区別できるようになったものを**リンパ小節** lymphatic nodules とよぶ（図5-Ⅲ-6B）．単独に存在するリンパ小節を**孤立リンパ小節**といい，多数のリンパ小節が集合しているものを**集合リンパ小節**という．消化管（回腸）でみられる**Peyer板** Peyer's patch や虫垂は典型的な集合リンパ小節である．またリンパ節，脾臓，扁桃などの二次性リンパ性器官でも多数のリンパ小節が集合し配置している．扁桃，パイエル板，虫垂などは粘膜上皮直下に密に配置する集合リンパ小節がみられ**粘膜関連リンパ組織** mucosa-associated lymphoid tissue（MALT）とよばれる（図5-Ⅲ-4）．

　小リンパ球が結節状に密集した集塊は暗調で**一次リンパ小節**とよばれ，その中に中リンパ球や大リンパ球が出現し，中央部が明るくみえるものを**二次リンパ小節**とよぶ．二次リンパ小節の中央部で明るくみえる部分を**胚中心** germinal center という（図5-Ⅲ-6）．

4）リンパ節

　ソラマメ型の凸面側には上流からリンパを流入する数本の**輸入リンパ管** afferent lymphatics がつながり，反対側では**リンパ節**の下流にリンパを流出する1, 2本の**輸出リンパ管** efferent lymphatics がつながる．輸出リンパ管の出る凹面部は**門** hirum とよばれ，リンパ節に出入りする血管，神経もここを通る．被膜から実質に向かって伸びる結合組織は，梁柱とよばれ実質を小領域に区分している．リンパ節の実質は，凸面側の被膜に近い表層の皮質とリンパ節の中央から門にかけての髄質に分けられる．皮質も髄質もリンパ球が集積するリンパ髄 pulp とリンパを通すリンパ洞 lymphatic sinus からなる．皮質のリンパ髄には多数のリンパ小節がみられる．

　リンパ洞はリンパ節内で輸入リンパ管と輸出リンパ管を連絡する．したがって輸入リンパ管からリンパ節に流入したリンパは，被膜直下のリンパ洞（辺縁洞 marginal sinus）から梁柱付近のリンパ洞，そして髄質のリンパ洞（髄洞 medullary sinus）を流れ，門で輸出リンパ管に入ってリンパ節を出る．このリンパ洞を通過する間にリンパ洞のマクロファージがリンパ中の異物や細菌を処理するとともに，樹状細胞はリンパ髄のTリンパ球に抗原提示を行い，Bリンパ球が抗体を産生する（図5-Ⅲ-7）．

5）扁桃

　口腔と咽頭の境界，また鼻腔から咽頭に進入した部分には**扁桃** tonsil とよばれるリンパ性器官がみられる（図5-Ⅲ-8）．扁桃は4種あり，鼻腔から進入した上咽頭の上後壁には**咽頭扁桃** pharyngeal tonsil，両側の耳管開口部付近には**耳管扁桃** tubal tonsil がみられる．口峡で

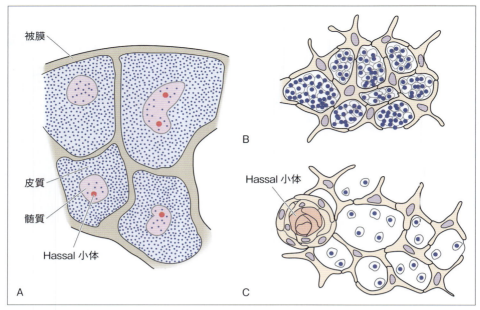

図 5-Ⅲ-9　胸腺（新生児期）
A：弱拡大．B：皮質．C：髄質．

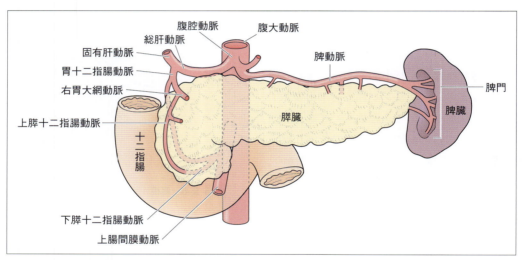

図 5-Ⅲ-10　脾臓の位置関係

は左右側それぞれに口蓋咽頭弓と口蓋舌弓の間に**口蓋扁桃** palatine tonsil がみられ，下方の舌根部には**舌扁桃** lingual tonsil がある．これらの4種の扁桃は口腔，鼻腔から咽頭への移行部を取り囲むように分布するので**Waldeyer（ワルダイエル）の咽頭輪**とよばれる（☞p.214 図 16-Ⅰ-11 参照）．

扁桃の表面は凹凸があり，上皮間に扁桃陰窩とよばれる深い落ち込みがみられ，その周囲には胚中心をもつリンパ小節が多数配列している（**図 5-Ⅲ-8**）．扁桃はリンパ球とそれが産生する抗体で鼻，口から侵入する細菌，ウイルス，異物から生体を防御する二次性リンパ性器官である．

6）胸腺

胸腺 thymus は胸骨の背面で心臓や心臓に出入りする大血管の前にみられる2葉性のリンパ性器官で，出生時には約15gで思春期に最大の30g程度となり，その後，脂肪化し，成人ではほとんど脂肪塊になる．表面は結合組織の被膜で覆われ，被膜から実質中に伸び出した結合組織が不完全な小葉に分ける．実質では上皮性細網細胞とよばれる星形の細胞が網目をつくり，網目をマクロファージや多数のリンパ球が埋める．それぞれの小葉は表層で細胞が密集する皮質と，その内側で細胞の少ない髄質に分けられる．髄質には上皮細胞が同心円状に集まり角化を示すHassal（ハッサル）小体 Hassal corpuscles がみられる（**図 5-Ⅲ-9**）．胸腺はリンパ球が免疫機能を有す

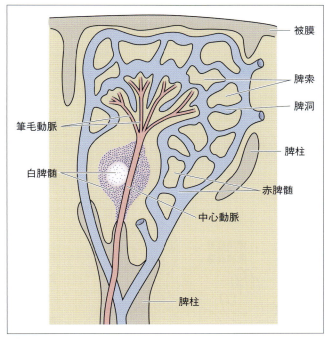

図 5-Ⅲ-11　脾臓の組織図

赤脾髄は脾索とよばれる海綿状の組織と，脾洞とよばれる洞様毛細血管網とからなる．白脾髄はリンパ小節に似た構造でリンパ球が集積する．脾門から入り脾柱を通る動脈は白脾髄を貫通し（中心動脈）多数の枝（筆毛動脈）に分枝する．毛細血管の多くは直接脾洞に連絡するのではなく，脾索に開き，脾索に出た血液が脾洞に回収される．

リンパ節がリンパ管の経路に存在し，リンパの濾過にあずかるのに対し，脾臓は血管系に介在して，血液の濾過，浄化にあずかる．脾臓では老化した赤血球の破壊処理や血液中の異物の処理が行われ，またリンパ球の産生によって生体防御も担う二次性リンパ性器官である（図5-Ⅲ-11）．

（入江一元）

るTリンパ球に分化する場で，骨髄と同じく一次性リンパ性器官に分類される．ここで分化したTリンパ球が全身に配給される．

7）脾臓

脾臓 spleen は腹腔の左上部で膵臓尾部の先端に付着し，横隔膜と後腹壁に接するように存在する握りこぶし程度の器官である（図 5-Ⅲ-10）．表面は結合組織の被膜に包まれており，内側縁で脈管，神経の出入りする部位を脾門とよぶ．被膜から実質中に伸びる結合組織は脾柱とよばれ，実質を区分している．実質中には斑点状に**白脾髄**がみられ，それ以外の部分は**赤脾髄**とよばれる．

● 参考図書

Ⅰ 循環器系の概説

1) 阿部和厚，牛木辰男：組織学．改訂 20 版．南山堂，東京，2019．
2) 伊藤　隆：解剖学講義．第 3 版（高野廣子改訂）．南山堂，東京，2012．
3) 藤田尚男ほか：標準組織学 各論．第 6 版（岩永敏彦ほか改訂）．医学書院，東京，2022．
4) 牛木辰男：入門組織学．第 2 版．南江堂，東京，2013．
5) 藤田恒太郎：人体解剖学．改訂第 42 版．南江堂，東京，2003．
6) 脇田　稔ほか編：口腔解剖学．第 2 版．医歯薬出版，東京，2018．

Ⅱ 心血管系　8. 全身の血管系の概略〜9. 心臓

1) 金子丑之助：日本人体解剖学　下巻．改訂 19 版（金子勝治ほか改訂）．南山堂，東京，2000．
2) Sadler TW：ラングマン人体発生学．第 11 版（原著第 13 版，安田峯生ほか訳）．メディカル・サイエンス・インターナショナル，東京，2021．
3) 塩田浩平：人体発生学講義ノート．金芳堂，京都，2015．
4) 脇田　稔ほか編：口腔解剖学．第 2 版．医歯薬出版，東京，2018．

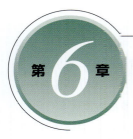

第6章 神経学総論

chapter 6

I 神経系の分類

　神経系 nervous system は身体の内外の状況を刺激 stimulus として受け入れ，統合・判断し，身体が適切に対応するよう指示する複合化・統合化した系である．神経系は**中枢神経系** central nervous system と**末梢神経系** peripheral nervous system に分類される（図6-I-1）．

　中枢神経系は**脳** brain と**脊髄** spinal cord で構成され，末梢神経系は**脳神経** cranial nerve と**脊髄神経** spinal nerve で構成される．これらを合わせて**脳・脊髄神経系** craniospinal nervous system という．

　脳は頭蓋腔の中に存在する．脳も含め神経系は外胚葉から発生し，脳の分類はその発生に基づいている．脳は3つの膨らみ，すなわち前脳胞 prosencephalon（forebrain），中脳胞 mesencephalon（midbrain），菱脳胞 rhombencephalon（hindbrain）に由来し，前脳胞からは終脳（大脳）telencephalon/cerebrum と間脳 diencephalon，中脳胞からは中脳 mid brain，菱脳胞からは小脳 cerebellum，橋 pons，延髄 medulla oblongata ができる．最終的に脳は終脳（大脳），間脳，中脳，小脳，橋，延髄に分けられる（図6-I-2）．小脳，橋，延髄をあわせて**脳幹** brainstem という．

　間脳を脳幹に含める場合もある．

　脊髄は頸髄から尾髄まで脊髄神経の入出力の分節で以下の5種31対に分類され（図6-I-3），各対は1対ずつ左右の椎間孔 intervertebral foramen から椎骨の外に出る（図6-I-4）．
・頸神経 cervical nerves（C1〜C8）：8対
・胸神経 thoracic nerves（Th1〜Th12）：12対
・腰神経 lumbar nerves（L1〜L5）：5対
・仙骨神経 sacral nerves（S1〜S5）：5対
・尾骨神経 coccygeal nerve（Co）：1対

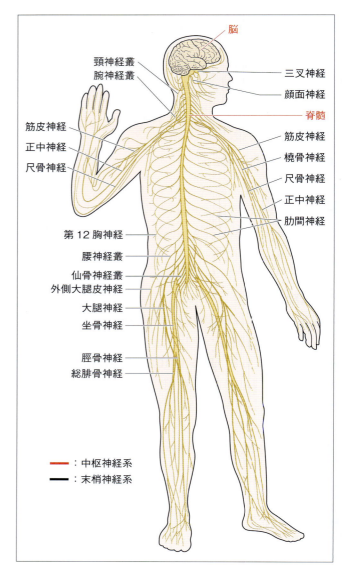

図6-I-1　神経系の全景（藤田恒太郎：人体解剖学．改訂第42版．南江堂，東京，2013．を参考に作成）

　肉眼解剖学的の分類の他に，神経系は機能的な見地からも分類される（表6-I-1）．感覚，運動，思考により個体を意識的に環境の変化に適応させる神経系を**動物神経系** animal nervous system または**体性神経系** somatic nervous system という．一方，生物に共通の植物性作用（消化，吸収，循環，呼吸，分泌，栄養，生殖など）

66　第I編　総論

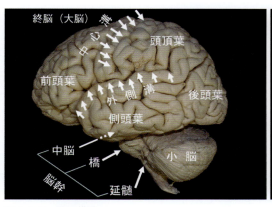
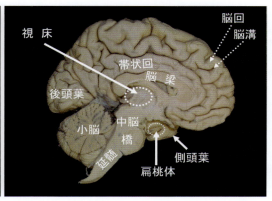

図6-Ⅰ-2　脳の構造

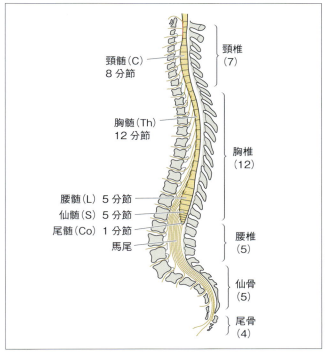

図6-Ⅰ-3　脊髄の区分（前田健康：口腔解剖学．医歯薬出版，東京，2009．）

表6-Ⅰ-1　神経系の分類

中枢神経系（脳・脊髄）				
末梢神経系 （脳神経，脊髄神経）	動物神経系 （体性神経系）	求心性	感覚神経	
^	^	遠心性	運動神経	
^	植物神経系 （内臓神経系）	求心性	内臓求心性	
^	^	遠心性	交感神経	
^	^	^	副交感神経	

系 visceral nervous system といい，生命に必須であることから**生命神経系** vital nervous system ともいう．末梢神経系のうち，心筋・平滑筋の運動や腺の分泌などに関与する神経は**自律神経系**とよばれ，植物神経系とほぼ同義である．自律神経系は相互に拮抗的に働く**交感神経系**と**副交感神経系**とに分けられる．

Ⅱ 神経系の組織構造

神経系をつくるのが神経組織 nervous tissue で，興奮性と伝導性を備えた神経細胞 nerve cell と，神経細胞の支持，栄養代謝などを行う支持細胞 supporting cell で構成されている．

1. 神経細胞

神経細胞は神経細胞体 perikaryon と神経細胞体から出る突起から構成される（図6-Ⅱ-1）．神経細胞に一般の体細胞に比べて大きく，また核も大きく，明瞭な核小体をもつ．神経細胞の細胞質にはミトコンドリアやGolgi装置の他に，粗面小胞体の集合である**Nissl小体** Nissl's body がある．また，神経細糸（神経フィラメント）neurofilament と 神経細管 neurotubules の束がある．これらは光線顕微鏡的に神経原線維 neurofibrils とよばれる．

神経細胞の突起の太さ，長さはさまざまである．通常，

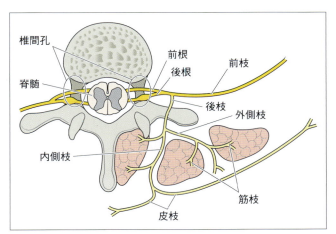

図6-Ⅰ-4　脊髄神経

を無意識的に支配し，直接，生命保持にあたる神経系を**植物神経系** vegetative nervous system または**内臓神経**

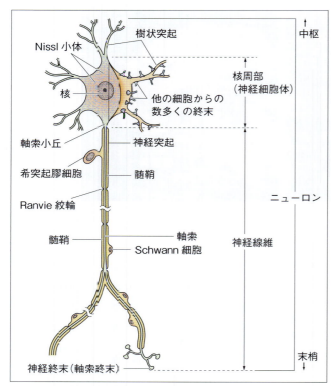

図6-Ⅱ-1 神経細胞の構造（前田健康：口腔解剖学．医歯薬出版，東京，2009．を改変）

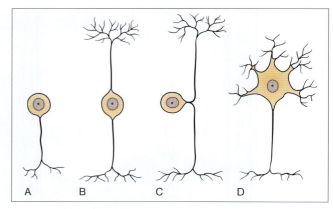

図6-Ⅱ-2 神経細胞の種類
A：単極性．B：双極性．C：偽単極性．D：多極性．

multipolar nerve cell などに分類される（図6-Ⅱ-2）．

中枢神経系の大多数のニューロンは多極性であり，1個の細胞体と多数の分岐した樹状突起と1本の長大な軸索をもつ．感覚性の一次ニューロンは偽単極性で，細胞体は感覚性神経節内に存在する．樹状突起はなく，1本の軸索が末梢枝と中枢枝に分枝する．末梢枝は感覚受容器からの感覚情報を細胞体に伝え，中枢枝は脳または脊髄内にある感覚性の二次ニューロンに情報を伝達する．

2．神経線維

神経線維 nerve fiber は，神経細胞体から直接続く軸索とそれを包む鞘からなっている．軸索を包む鞘には，**髄鞘** myelin sheath と **Schwann鞘** sheath of Schwann がある．髄鞘は脂質を主成分とするミエリン myelin からなり，ミエリン鞘ともよばれる．髄鞘は軸索を何重にも取り囲む密な膜構造を形成している．髄鞘は末梢神経系では Schwann 細胞，中枢神経系では希突起膠細胞により形成される．髄鞘の有無により，神経線維は有髄線維 myelinated fiber と無髄線維 unmyelinated fiber に分けられる（図6-Ⅱ-3）．中枢神経系の無髄線維の軸索は鞘をもたないが，末梢神経系の無髄線維の軸索はSchwann鞘によって包まれる．

神経線維の太さは興奮伝導速度に比例し，太いほど速い（表6-Ⅱ-1）．また，有髄線維では一定間隔で髄鞘の切れ目があり，軸索が露出している．この切れ目を **Ranvierの絞輪** node of Ranvier とよぶ（図6-Ⅱ-3B）．1つの絞輪が脱分極して興奮すると，髄鞘は絶縁性が高いため電流は次の絞輪に流れ，そこで脱分極を起こす．この繰り返しにより興奮が伝導する．興奮が絞輪から絞輪へと跳躍して伝導しているようにみえることから，これを **跳躍伝導** saltatory conduction とよぶ．このため，有髄線維は無髄線維より興奮伝導速度が速い．

2種類の突起が出ている．すなわち，興奮を細胞体に向かって伝える**求心性** afferent の**樹状突起** dendrite と，興奮を細胞体から末梢のほうに伝える遠心性 efferent の**軸索** axon（**神経突起** neurite）である．軸索の内部には神経原線維が認められる．神経細胞体が軸索に移行する部分は Nissl 小体を欠いており，ここは**軸索小丘** axon hillock（**起始円錐**）とよばれ，この部位で活動電位が発生すると考えられている．

神経細胞体とその突起をあわせて**ニューロン**（神経単位）neuron とよび，これは神経系の構造ならびに機能単位である．神経系はニューロンの連鎖によって構成されている．興奮が1つのニューロンから次のニューロンに伝わるところや神経線維の末端（終末部）と感覚細胞，筋細胞や腺細胞などの間には**シナプス** synapse とよばれる特殊な構造がある．一般にシナプスにおける興奮は一方向性である．情報伝達機構の観点からシナプスは電気シナプスと化学シナプスの2種類があり，通常シナプスといえば化学シナプスをさす場合が多い．このシナプスでは化学物質いわゆる神経伝達物質 neurotransmitter が興奮の伝達を媒介する．

神経細胞は突起の数により，単極神経細胞 unipolar nerve cell，双極神経細胞 bipolar nerve cell，偽単極神経細胞 pseudounipolar nerve cell，多極神経細胞

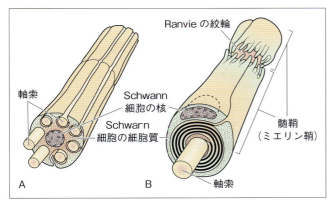

図6-Ⅱ-3 神経線維の構造
A：末梢神経系の無髄線維ではすでに複数の軸索がSchwann細胞（Schwann鞘）で束ねられている．
B：末梢神経系の有髄線維では1つの軸索の周りにSchwann細胞の細胞膜が何重にも取り巻いて，髄鞘を形成している．

表6-Ⅱ-1 神経線維の型（ウィリアム・F・ギャノング：医科生理学展望．原著20版．丸善，東京，2002．）

神経線維の型		機能	線維の直径（μm）	伝導速度（m/秒）
A	α	固有受容，体性運動	12〜20	70〜120
	β	触覚，圧覚	5〜12	30〜70
	γ	筋紡錘への運動神経	3〜6	15〜30
	δ	痛覚，温度，触覚	2〜5	12〜30
B		交感神経節前線維	<3	3〜15
C	脊髄後根	痛覚，温度覚，触覚	0.4〜1.2	0.5〜2.0
	交感神経性	交感神経節後線維	0.3〜1.3	0.7〜2.3

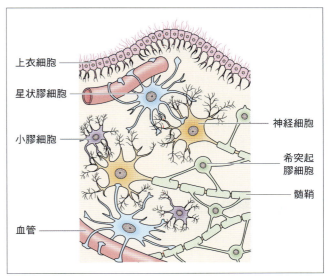

図6-Ⅱ-4 神経膠細胞（伊藤 隆著，高野廣子改訂：解剖学講義．第2版．南山堂，東京，2001．を参考に作成）

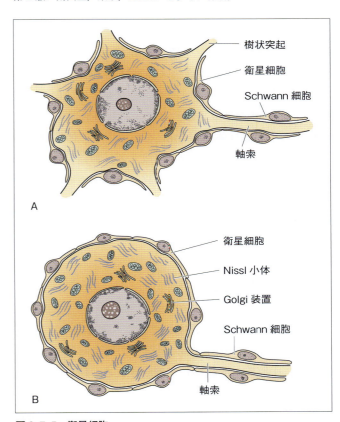

図6-Ⅱ-5 衛星細胞
A：樹状突起をもつ神経細胞．B：樹状突起をもたない神経細胞．衛星細胞は神経細胞を取り囲むように存在する．

3. 支持細胞

中枢神経系の支持細胞を**神経膠細胞** neuroglia cell（グリア細胞 glial cell）といい（図6-Ⅱ-4），その数は神経細胞に比べはるかに多い．末梢神経系の支持細胞は**衛星細胞（外套細胞）**（図6-Ⅱ-5）と Schwann 細胞である．

1）中枢神経系の支持細胞（図6-Ⅱ-4）

固有神経膠細胞と**上衣細胞** ependymal cell の2つに大きく分類される．固有神経膠細胞はさらに**星状膠細胞** astrocyte, **希突起膠細胞** oligodendrocyte, **小膠細胞** microglia に分けられる．

星状膠細胞は放射状に多数の突起を出し，突起先端に向かうほど細くなり，さらに細かく分枝している．星状膠細胞の突起は血管の壁に伸び，血管の壁を包み込み，**血液脳関門** blood-brain barrier をつくるとともに，神経細胞にも突起を伸ばしている．

希突起膠細胞は星状膠細胞より小型で，突起の数も枝分かれも少ない．希突起膠細胞は中枢神経系で髄鞘を形成し，1つの細胞が複数の軸索を包んでいる．

小膠細胞は不規則な形をした小型の細胞で，複雑に折れ曲がった細長い突起をもっており，マクロファージのような食作用を行う．

上衣細胞は脳室や中心管（☞p.78参照）の表面を覆っており，脳脊髄液の産生に関与している．

2）末梢神経系の支持細胞

衛星細胞（外套細胞）は末梢神経系の神経節内の神経細胞を取り囲むように存在し，神経細胞の支持，栄養を行う（図6-Ⅱ-5）.

Schwann細胞は末梢神経系の神経線維を包む支持細胞で神経線維の栄養や保護を行うとともに，前述のように髄鞘およびSchwann鞘を形成する.

（金銅英二）

Ⅲ 神経系の発生

1. 概　説

胎生3週目に背側の正中線に沿った外胚葉が肥厚して神経外胚葉 neural ectoderm となり，その正中部が陥入して**神経溝** neural sulcus から**神経管** neural tube となることによって中枢神経の原基が形成される（図6-Ⅲ-1）．神経管は体表を覆う外胚葉から分離するが，付近に形成される外胚葉由来の**神経堤** neural crest の細胞は，末梢神経系のニューロンやグリアに分化し，神経節 ganglion を形成する．また，神経外胚葉の分化を誘導する中胚葉は体節 somite を形成する．体節は移動して体壁や体肢の皮膚や筋を形成する．神経管内の運動ニューロンの神経線維や感覚神経節の偽単極細胞の軸索末梢枝は体節の移動に伴って伸張し，偽単極細胞の軸索中枢枝は神経管内に進入して皮膚や筋と中枢神経系との連絡が完成する．

2. 中枢神経の発生

1）脳の発生

頭側の神経管は脳に発達していく（図6-Ⅲ-2）．胎生3～4週に神経管の前方部には3つの膨隆部（一次脳胞：前脳胞，中脳胞，菱脳胞）が形成される．続いて胎生5週には前脳胞は終脳胞，間脳胞に分かれ，中脳胞は分かれず，菱脳胞は後脳胞と髄脳胞に分かれ，5つの二次脳胞が形成される．膨隆部の壁は神経組織を分化させ，内腔は脳室となる．終脳胞は左右に膨出し，内腔は側脳室 lateral ventricle となる．間脳胞内腔，中脳胞内腔，後脳胞内腔はそれぞれ第3脳室 third ventricle，中脳水道 cerebral aqueduct，第4脳室 fourth ventricle になる．終脳胞の背側は大脳皮質 cerebral cortex となり，腹側からは大脳基底核 basal ganglia などが分化する．

2）脊髄の発生

菱脳胞より尾側の部分は脊髄となる．神経管の脊髄に

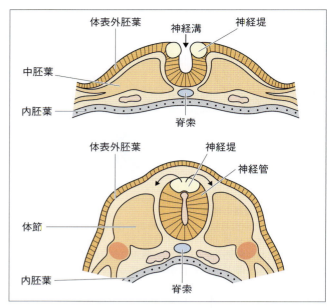

図6-Ⅲ-1　神経管の形成

なる部位を輪切りにしてみると（図6-Ⅲ-3A），背側壁と腹側壁は薄く，これらはそれぞれ，**蓋板** roof plate，**底板** floor plate という．一方，左右両壁は肥厚し，左右の内面中央に**境界溝** sulcus limitans とよばれる浅い溝ができ，この溝によって側壁は背側の**翼板** alar plate と腹側の**基板** basal plate に分かれる．翼板，基板は機能的にそれぞれ求心性（感覚性）および遠心性（運動性）の領域となる．翼板と基板の境界溝に接する部位は内臓などの機能に関係する植物神経系の領域で，交感神経系または副交感神経系に分化する．したがって，神経管を横断すると，背側から腹側にかけて，**一般体性求心性** general somatic afferent（GSA），**一般内臓求心性** general visceral afferent（GVA），**一般内臓遠心性** general visceral efferent（GVE），**体性遠心性** somatic efferent（SE）の各領域が配列することになる（図6-Ⅲ-3B）．

脊髄では基板由来の遠心性領域である SE，GVE，翼板由来の求心性領域である GVA，GSA の4つの領域があるが，脳では頭部に特有の領域（運動核と感覚核）がある．この神経核を特殊核 special nucleus という．この特殊核には特殊内臓遠心性（special visceral efferent：SVE），特殊内臓求心性（special visceral afferent：SVA），特殊体性求心性（special somatic afferent：SSA）の各領域がある．SVE は鰓弓由来の横紋筋（咀嚼筋，表情筋，咽頭・喉頭の筋など）を支配し，SVA は特殊内臓感覚である味覚を，SSA は特殊感覚である聴覚，平衡感覚を支配する．したがって，脳には7種類の神経核がある．

また求心性の神経核（GSA，GVA，SSA，SVA）は終止核で，

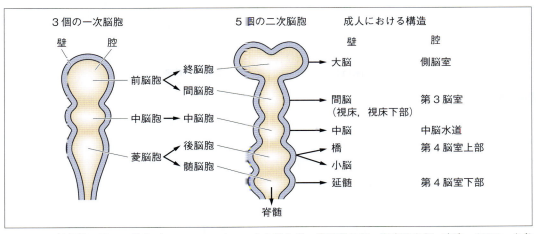

図6-Ⅲ-2 神経管の脳への発達（K.L.Moore：ムーア人体発生学．原著第8版．医歯薬出版，東京，2022．を参考に作成）

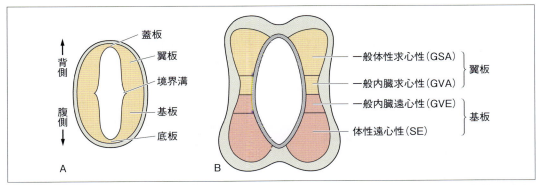

図6-Ⅲ-3 脊髄（神経管）の発生と機能領域（伊藤 隆著，高野廣子改訂：解剖学講義．第2版．南山堂，東京，2001．を参考に作成）
A：脊髄は神経管に由来する．
B：翼板は求心性機能に，基板は遠心性機能に，境界溝に近い部分は内臓感覚に関与する．

遠心性の神経核（SE，SVE，GVE）は運動線維が起こる起始核である．

脳と異なり，成熟した脊髄では神経管の内腔は脊髄全長にわたって一様に狭く，中心管 central canal とよばれる．吻尾的にみて，壁すなわち脊髄の実質の構造は変化に乏しい．

（山本将仁，阿部伸一）

3. 末梢神経系の発生

神経管と体表外胚葉の境に位置する細胞群を神経堤細胞といい，神経管が形成されるとき，これらは接着能を失う．そして神経管が体表外胚葉から分離するとき，これらの細胞群は神経管の両側に遊走し（図6-Ⅲ-1），神経管と体表外胚葉の間を占めるようになる．これら神経堤細胞 neural crest cell の集団は左右に分かれて，神経管の背外側を占めるようになる．神経堤細胞はさらに腹側へ遊走し，体性・内臓性の感覚神経や自律神経を含む主要な末梢神経系のニューロンや神経膠細胞に分化し，神経節を形成する．脊髄神経節 spinal ganglion（後根神経節 dorsal root ganglion）のような感覚性神経節中の発生途中の神経細胞（神経芽細胞 neuroblast）は2つの突起を形成する．中枢に伸びる突起（中枢性突起）すなわち神経線維は背側から脊髄の中に侵入する（脊髄神経の後根☞p.80参照）．一方，末梢に伸びる突起は運動性の神経線維（脊髄神経の前根☞p.80参照）と合わさり，脊髄神経となり，末梢に分布する．脊髄神経の感覚性の神経線維は感覚受容器に終わる．

ニューロンの軸索を取り巻く Schwann 細胞，副腎髄質細胞や色素細胞（メラノサイト）も神経堤細胞に由来する．

神経堤に由来する細胞は外胚葉性間葉 ectodermal mesenchyme ともよばれ，多彩な細胞に分化する．頭部の神経堤細胞は体幹部の神経堤細胞と異なる分化をするので，頭部神経堤細胞 cranial neural crest cell とよばれる．頭部神経堤細胞は

神経組織ばかりでなく，骨や歯といった硬組織，軟骨や結合組織に分化する．

（春原正隆，井出吉昭）

中枢神経系

中枢神経系の構成

中枢神経系は脳と脊髄からなる．脳は，大脳，間脳，小脳，中脳，橋，延髄に区分される（図6-Ⅳ-1A）．また中脳，橋，延髄をまとめて**脳幹**という．なお，これらに間脳を含めて，広義の脳幹とよぶこともある．

脳も脊髄も**灰白質** gray matter と**白質** white matter で構成されている．灰白質は神経細胞の核周部が集まっている部位で，この灰白質に出入りする神経線維が束になっている部位を白質とよぶ．肉眼で脳の断面を観察すると，灰白質は灰色に，白質は明るい白色にみえる．これは有髄神経線維の髄鞘の主成分である脂質が白い色をしているためである．神経細胞体の数や密度は部位によって異なるため，灰白質の大きさや形も場所によって異なる．大脳や小脳では，表面に灰白質が分布し，これを皮質 cortex とよぶ．皮質では，神経細胞体は層状に配列している．一方，間脳，脳幹，脊髄などでは，深部に神経細胞体が集合し灰白質を形成している．これらを**神経核** nucleus とよぶ（図6-Ⅳ-2）．

1) 大脳

大脳 cerebrum は，ヒトにおいては特に大きく発達している部分であり，球状の構造で，正中を前後に走る深い溝である**大脳縦裂** longitudinal cerebral fissure により左右の**大脳半球** cerebral hemisphere に分かれる．下

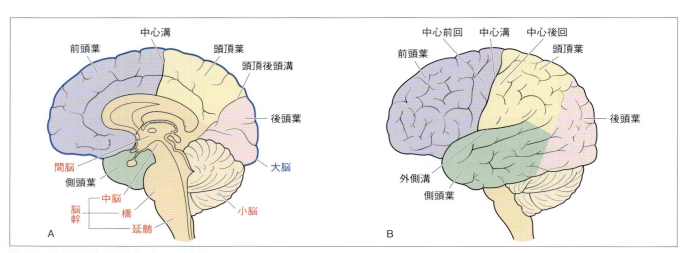

図6-Ⅳ-1 脳の区分（市川博之：口腔解剖学．第2版．医歯薬出版，東京，2018．）
A：正中矢状断．間脳，中脳，橋，延髄がみえる．
B：大脳皮質は4つの葉に分かれる．

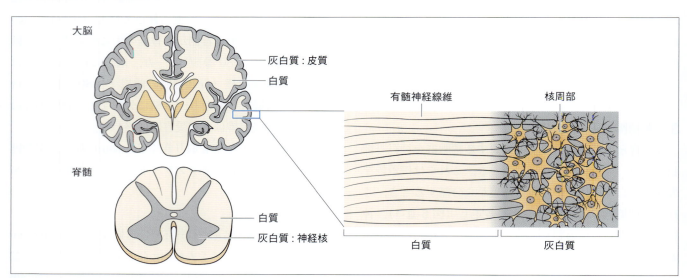

図6-Ⅳ-2 灰白質と白質
灰白質には神経細胞の核周部が集まっている．白質には有髄神経線維の束が存在する．

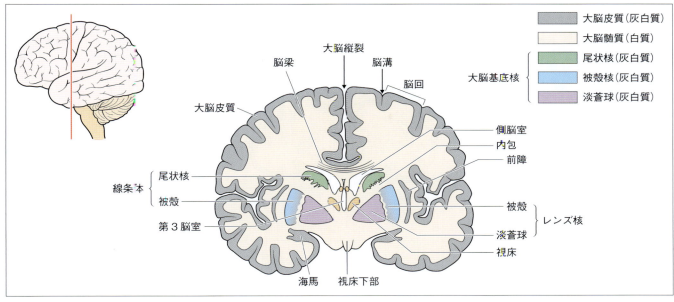

図 6-Ⅳ-3　大脳の前額断

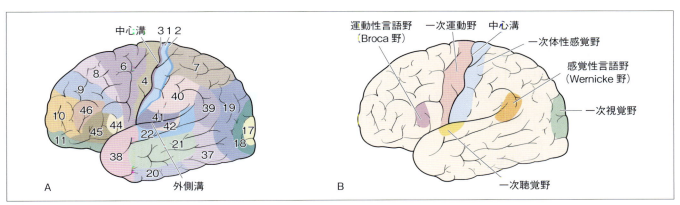

図 6-Ⅳ-4　脳地図と機能局在
A：形態学的研究によりつくられた Brodmann の脳地図．
B：大脳皮質の機能局在．（市川博之：口腔解剖学．第 2 版．医歯薬出版，東京，2018．）

方では間脳や中脳を覆っている．大脳表面は灰白質からなる**大脳皮質**に覆われ，その下層は白質でできている．白質の中にも大小の灰白質があり，大脳基底核とよばれる（図 6-Ⅳ-3）．大脳皮質の表面には**脳溝** cerebral sulcus と，脳溝と脳溝の間の部分である**脳回** cerebral gyrus が認められる（☞図 6-Ⅰ-2 参照）．脳溝のうち特に深く大きいものに，**中心溝** central sulcus，**外側溝** lateral sulcus，**頭頂後頭溝** parietooccipital sulcus がある．これらによって大脳皮質は**前頭葉** frontal lobe，**頭頂葉** parietal lobe，**後頭葉** occipital lobe，**側頭葉** temporal lobe に分けられる（図 6-Ⅳ-1B）．

頭頂後頭溝は大脳内側面にあるが，外側面にはこれに対応する溝はない．

（1）大脳皮質と機能局在

大脳皮質の厚さは部位によって異なるが，1.5 ～ 4.5 mm ほどである．組織学的には，基本的に 6 層構造を呈する．部位によって皮質各層の発達パターンが異なることから，皮質領域による層構造の違いをもとに Brodmann（1869 ～ 1918；ドイツの精神科医・神経学者）によって脳地図が作成された．これは **Brodmann の脳地図**とよばれ，広く用いられている（図 6-Ⅳ-4A）．一方，生理学的には，大脳皮質のある領域にはある定まった機能が対応していることが，18 ～ 20 世紀初頭にかけて解明された．この考えを機能局在論とよぶ（図 6-Ⅳ-4B）．

（a）一次運動野（図 6-Ⅳ-4B）

一次運動野は中心溝の前にある中心前回 precentral gyrus（Brodmann 4 野，図 6-Ⅳ-1B）にある．対側の身体の随意運動を支配する錐体路（皮質脊髄路）が起こる．

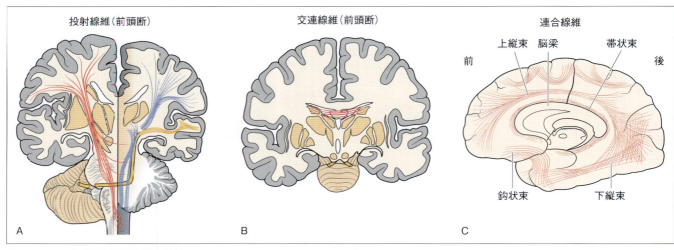

図6-IV-5 大脳髄質の神経線維の種類
大脳髄質には多数の神経線維があり，主に3つのタイプに分類される．
A：投射線維．大脳皮質と間脳・脳幹や脊髄を連絡する．赤：放線冠，青：視放線，黄：聴放線
B：交連線維．左右の大脳半球を連絡する．
C：連合線維．同側の大脳半球内を連絡する．

（b）一次体性感覚野（図6-IV-4B）

一次体性感覚野は中心溝の後ろにある中心後回 postcentral gyrus（Brodmann 3, 1, 2野，図6-IV-1B）にある．対側の体性感覚（触覚，痛覚，温覚と冷覚など）が伝わる．

（c）一次視覚野（図6-IV-4B）

一次視覚野は主に後頭葉の内側面にある．視覚情報が伝わる．

（d）一次聴覚野（図6-IV-4B）

一次聴覚野は側頭葉にある．外側溝の深部にあり，聴覚が伝わる．

（e）運動性言語野（Broca野）（図6-IV-4B）

運動性言語野は前頭葉にあり，言語を発する運動機能を有する．

（f）感覚性言語野（Wernicke野）（図6-IV-4B）

感覚性言語野は側頭葉の上後方部にあり，言語を理解する機能を有する．

(2) 大脳髄質

大脳髄質 cerebral medulla は大脳皮質に出入りする軸索が集まった白質によって主に構成されている．大脳髄質の深部の白質中には灰白質からなる大脳基底核とよばれる神経核がある．

（a）大脳基底核

大脳基底核は，主に尾状核 caudate nucleus, 被殻 putamen, 淡蒼球 globus pallidus からなる．尾状核と被殻を合わせて線条体 corpus striatum, 被殻と淡蒼球を合わせてレンズ核 lenticular nucleus とよぶ（図6-IV-3）．大脳基底核はさまざまな働きがあるが，その1つとして運動を円滑に行う機能がある．

(3) 大脳髄質の神経線維

大脳髄質には神経線維の束が走り，情報の伝達を行っている．**投射線維** projection fibers, **交連線維** commissural fibers, **連合線維** association fibers に区別される（図6-IV-5）．投射線維は大脳と大脳以外の部分，交連線維は左右の大脳半球の間，連合線維は同一の大脳半球内の異なるそれぞれの脳葉を連絡する．

視床と大脳基底核との間に位置する**内包** internal capsule（図6-IV-3）は，視床と大脳皮質の連絡および大脳皮質と脳幹の連絡を行う投射線維からなり，脳内出血の好発部位である．大脳の正中を矢状方向に走る脳梁 corpus callosum は，交連線維の太い束である．帯状束は，前頭葉および頭頂葉の内側領域と海馬近くにある海馬傍回 parahippocampal gyrus および隣接の側頭葉皮質領域とを連結する連合線維からなる．

(4) 扁桃体，海馬

扁桃体や海馬などの**大脳辺縁系** limbic system は，本能や記憶，空間学習能力に関与している．扁桃体は，側頭葉の深部に存在し，情動や記憶に関する機能をもち，扁桃核ともいう．海馬はオタマジャクシのような形をし，側脳室の下角の外側部に盛り上がったように位置している（図6-IV-6）．

2) 延髄

延髄（図6-IV-7A）は脊髄の上端のやや太くなった部

分であり，橋の下端から**錐体交叉** pyramidal decussation の下縁までに位置する．前正中裂のかたわらに**錐体** pyramid があり，その外側には**オリーブ** olive がある（図6-Ⅳ-8A）．下方では，環椎の上縁で頸髄と連なる．錐体とオリーブの間に舌下神経 hypoglossal nerve がある．オリーブの後方に舌咽神経 glossopharyngeal nerve，迷走神経 vagus nerve，副神経延髄根 cranial accessory nerve がある．一方，副神経脊髄根 spinal accessory nerve は脊髄から起こり，副神経延髄根に加わる（図6-Ⅳ-8）．

切断面をみてみると，延髄の中心部には**網様体** reticular formation があり，神経細胞が散在し，循環，呼吸，消化の中枢となる．腹側にある錐体は皮質脊髄路（体幹，体肢の運動を支配している）の線維が下行し，対側の脊髄に入る前に対側の線維と交叉し運動交叉を形成する．また，識別触覚，圧覚，意識を伴う感覚を対側の視床に中継する**後索核** dorsal column nuclei が背側に存在する（図6-Ⅳ-7C，D）．脳神経核は，顔面や口腔の体性感覚が伝わる**三叉神経脊髄路核** spinal tract nucleus of trigeminal nerve，聴覚や平衡覚を伝える**内耳神経核** vestibulocochlear nuclei，咽頭や喉頭，さらに胸腹部の内臓感覚が伝わる**孤束核** solitary nuclei, nuclei of solitary tract，咽頭や喉頭の骨格筋を支配する**疑核** nucleus ambiguous，胸腹部の自律神経支配を行う**迷走神経背側核** dorsal nucleus of vagus nerve が存在する（図6-Ⅳ-7B）．錐体外路系伝導路の中継核であるオリーブ核は，延髄外側のオリーブ内にあり，運動調節に関与している（図6-Ⅳ-7B，C）．

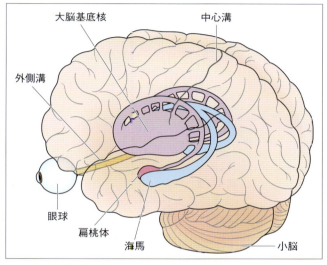

図6-Ⅳ-6　扁桃体と海馬

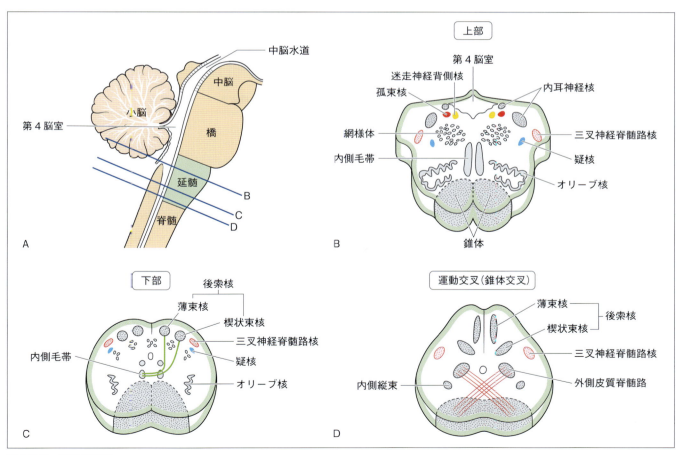

図6-Ⅳ-7　延髄の断面
A：延髄の矢状断．B：延髄上部の横断面．C：延髄下部の横断面．D：運動交差（錐体交差）の高さの横断面．

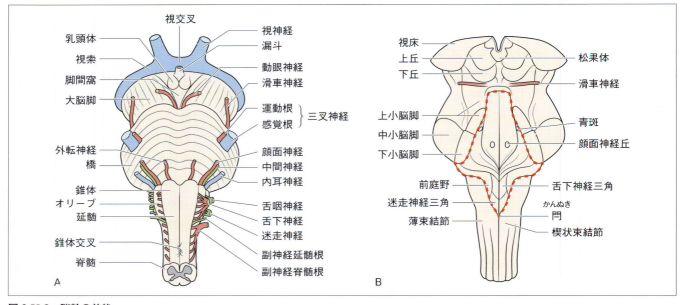

図 6-Ⅳ-8　脳幹の前後
A：前面．B：後面．

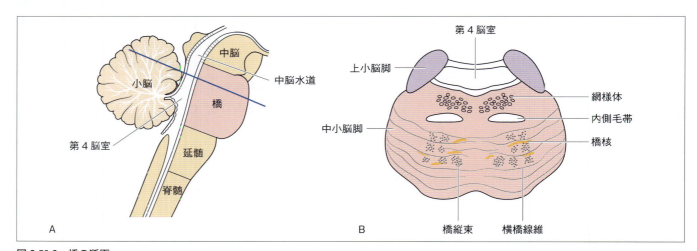

図 6-Ⅳ-9　橋の断面
A：橋の矢状断．B：Aの—での横断面．

3）橋

橋は，延髄と中脳に挟まれ，腹側からみると左右に膨れた部分である．背側は第4脳室の底（菱形窩 rhomboid fossa）となり，小脳がさらに後側に位置している（図6-Ⅳ-9A）．橋から三叉神経 trigeminal nerve が起こる（図6-Ⅳ-8A）．中心部にある網様体や腹側に位置する橋核 pontine nuclei は，運動制御を行っている．また，顔面や口腔の触感覚に関係する**三叉神経主感覚核** principal sensory nucleus of trigeminal nerve，外眼筋や顔面筋を支配する**外転神経核** abducens nucleus や**顔面神経核** facial nucleus，**孤束核**も存在する．

4）中脳

中脳は橋と間脳に挟まれた部分で，脳室の1つである中脳水道の背側を中脳蓋 tegmentum of midbrain，腹側を広義の大脳脚 cerebral peduncle とよぶ（図6-Ⅳ-10）．中脳には**上丘** superior colliculus と**下丘** inferior colliculus があり，左右で四丘体という．上丘は，視覚入力を受け，視覚性運動反射にかかり，下丘は聴覚の視床への中継核である（図6-Ⅳ-8）．

広義の大脳脚は，さらに中脳蓋と狭義の大脳脚 cerebral crus に分類される．中脳蓋には神経性のメラニンを含むニューロンが豊富な黒質 substantia nigra がある（図6-Ⅳ-10B，C）．黒質のニューロンはドーパミン dopamine を合成し，大脳の線条体に輸送し，運動にかかわると考えられている．

一方，**赤核** red nucleus は血管支配が豊富なため赤くみえる（図6-Ⅳ-10B）．赤核も運動制御に関連した神経

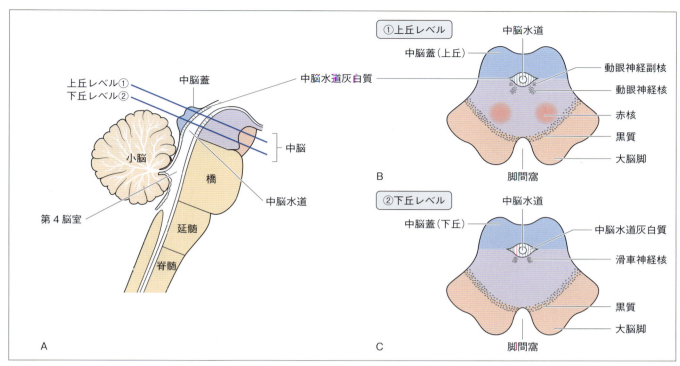

図6-Ⅳ-10 脳幹の断面
A：脳幹の矢状断．B：Aの上丘レベル①での横断面．C：Aの上丘レベル②での横断面．

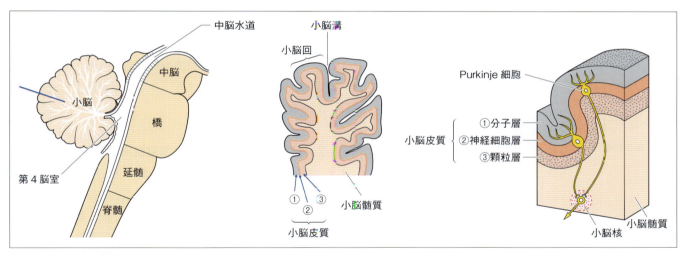

図6-Ⅳ-11 小脳の断面
A：小脳の矢状断．B：Aの──での横断面．C：小脳皮質の3層．

である．外眼筋を支配する**動眼神経核** oculomotor nucleus, **滑車神経核** trochlear nucleus や瞳孔の収縮や水晶体の厚さを調節する**動眼神経副核** accessory nucleus of oculomotor nerve, Edinger-Westphal nucleus も存在する（図6-Ⅳ-10B, C）．また狭義の大脳脚は，錐体路 pyramidal tract（皮質脊髄路）線維が通過する部位である．

5）小脳

小脳は延髄・橋・中脳の背側に位置している（図6-Ⅳ-11）．中央の虫部 vermis と両側の**小脳半球** cerebellar hemisphere に分かれる．表面には深い**小脳溝** cerebellar sulci と**小脳回** cerebellar gyrus が認められる．表層の灰白質を**小脳皮質** cerebellar cortex とよび，深部の皮質に出入りする軸索からなる白質を**小脳髄質** cerebellar medulla という．髄質中には，小脳外へ出力線維を出す小脳核も存在している（図6-Ⅳ-11C）．

脳幹と小脳をつなぐ白質を**小脳脚** cerebellar peduncle といい，上・中・下の3つからなる（図6-Ⅳ-8B）．小脳の機能は，感覚情報の入力により運動を制御することである．

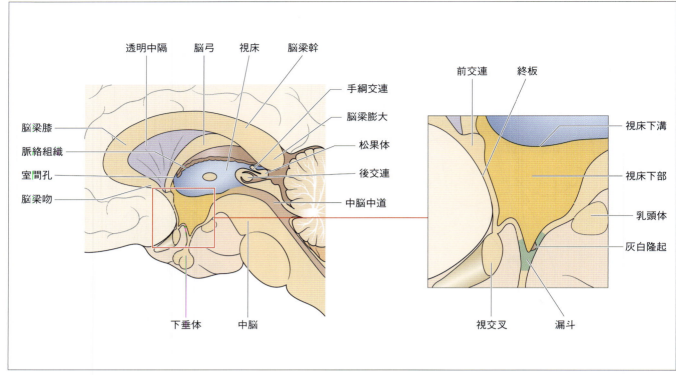

図6-Ⅳ-12　間脳とその周辺

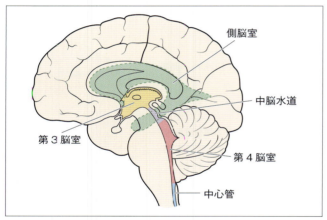

図6-Ⅳ-13　脳室と中心管（市川博之：口腔解剖学．第2版．医歯薬出版，東京，2018．）
正中断した右側の脳を内側から観察している．第3脳室，中脳水道，第4脳室，中心管がみえる．側脳室は左右の大脳半球の内部に広がっている．

6）間脳

　間脳は，中脳の上腹側に続く部分で，視床と視床下部に分けられる（図6-Ⅳ-12）．左右の間脳に挟まれた空洞が第3脳室である（図6-Ⅳ-13）．

（1）視床

　視床 thalamus には嗅覚を除くあらゆる感覚情報が伝えられ，それを大脳皮質に送る．また，小脳や大脳基底核からの運動情報を大脳皮質に投射する．

（2）視床下部

　視床下部 hypothalamus は，視床の下に位置している．

その機能は，pH，温度，浸透圧などの恒常性を維持することである．また，自律神経の最高中枢でもあり，消化，呼吸，循環を支配する．さらに下垂体ホルモンの放出や分泌調節を行う．

7）脳室と中心管（髄膜と脳脊髄液）

　脳と脊髄の内部には空間があり，それぞれ**脳室** ventricle と（脊髄）**中心管**とよぶ．左右の大脳半球内部にある**側脳室**，左右の間脳の間にある**第3脳室**，中脳内部の狭い管である中脳水道，橋・延髄・小脳に挟まれた**第4脳室**に分かれる（図6-Ⅳ-13）．脳や脊髄は，**硬膜** dura mater，**クモ膜** arachnoid membrane，**軟膜** pia mater とよばれる**髄膜** meninges に覆われている．最外側にある硬膜は強靱な結合組織であり，その下にあるクモ膜は軟らかく薄い膜である．脳表面に密接した透明な膜を軟膜とよび，クモ膜と軟膜の間をクモ膜下腔 subarachnoid space とよぶ．クモ膜下腔には，細い動静脈が豊富に存在し，クモ膜下出血の原因血管となる．脳脊髄液 cerebrospinal fluid は，これらの脳室とクモ膜下腔を満たしている（図6-Ⅳ-14）．この液は，側脳室・第3脳室・第4脳室内にある**脈絡叢** choroid plexus とよばれる組織で産生され，脳室やクモ膜下腔を流れ，クモ膜の小さな突出部であるクモ膜顆粒 arachnoid granulation から静脈に流れ込み吸収される．

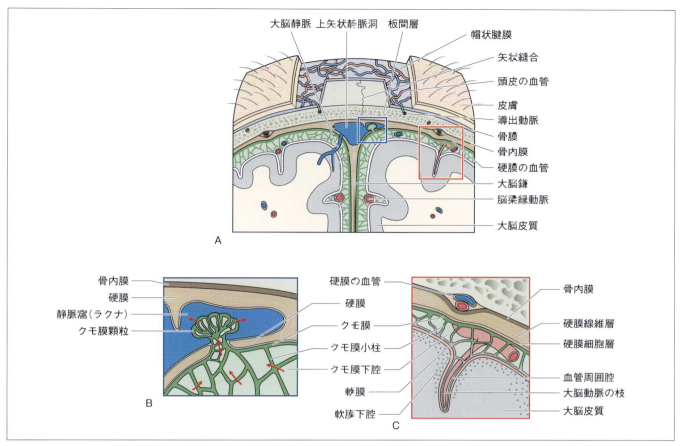

図6-Ⅳ-14 脳室とクモ膜下腔（Fitzgerald MJT ほか著，井出千束監訳：臨床神経解剖学．原著第6版．医歯薬出版，東京，2013．を参考に作成）
A：板間層から帽状腱膜の表面にある頭皮静脈へ血液を送る2本の導出静脈を示す．
B：Aの青い四角内の拡大図．クモ膜下腔から上矢状静脈洞に続く静脈小窩にクモ膜顆粒があり，そこから脳脊髄液が排出されている模様を示している．
C：の赤い四角内の拡大図．動脈がクモ膜下腔，軟膜下腔，および血管周囲腔に取り囲まれている様子を示す．

8）脊髄

脊髄は延髄の下端に始まり，第1〜2腰椎下の高さで円錐状（脊髄円錐 medullary cone）になって終わる．2つの膨れている部分があり，第6頸椎の高さにあるものを**頸膨大** cervical enlargement（cervical intumescence），第12胸椎の高さにあるものを**腰膨大** lumbar enlargement（lumbar intumescence）とよぶ（図6-Ⅳ-15A）．これは上肢と下肢への神経が出る部分に相当している．腹側の正中には深い切れ込みがあり（前正中裂 anterior median fissure），背側の正中には浅い溝がある（後正中溝 posterior median sulcus）（図6-Ⅳ-15B，C）．側方から31対の前根 ventral root と後根 dorsal root とよばれる脊髄神経が出る．

脊髄神経の根は上から頸神経（8対，C1〜C8），胸神経（12対，Th1〜Th12），腰神経（5対，L1〜L5），仙骨神経（5対，S1〜S5），尾骨神経（1対，Co）が椎間孔を出る．

脊髄の断面をみてみると，中心部は灰白質，周辺部は白質で構成されている（図6-Ⅳ-15B，C）．灰白質の横断面は蝶が羽を広げた形をしており，**前角** ventral horn，**後角** dorsal horn，そして両者の間の小さな側角 lateral horn に分かれる（図6-Ⅳ-15C）．中央には針先ほどの細い穴が通っており，中心管とよぶ．発生初期に中枢神経が管状だった名残である．

前角には運動ニューロンがあり，その軸索は前根により脊髄から出て，骨格筋を支配する．後角は，脊髄神経の後根から求心性（知覚性）の神経線維を受ける部位である．側角は自律神経作用にあずかる神経細胞を含む場所である．

脊髄周辺部にある白質は，脊髄に出入りする軸索からなる．前正中裂と前根の間を前索 anterior funiculus，前根と後根の間を側索 lateral funiculus，後根と後正中溝の間を後索 posterior funiculus とよぶ（図6-Ⅳ-15B，C）．

（山本将仁，阿部伸一）

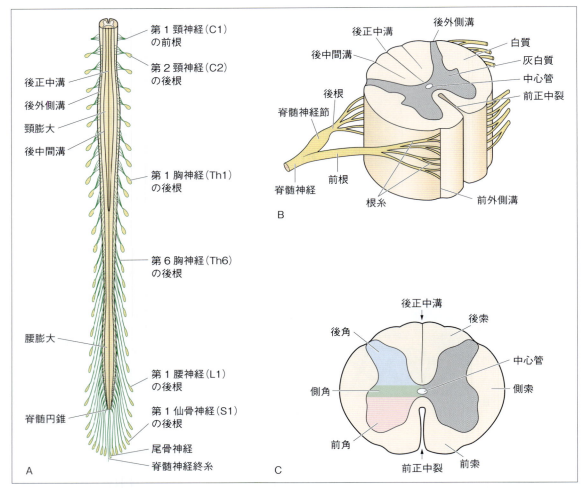

図6-Ⅳ-15　脊髄の構造（Aは前田健康：口腔解剖学．医歯薬出版，東京，2009．を改変，B，Cは市川博之：口腔解剖学．第2版．医歯薬出版，東京，2018．）
A：外観．
B：前根と後根．
C：脊髄内景．深部には蝶が羽を広げた形の灰白質が，表面には白質が観察される．

末梢神経系

1. 末梢神経の構造

　末梢神経は神経線維の束である．各神経線維は神経内膜 endoneurium という結合組織で包まれ，神経線維束をつくる．神経線維束は神経周膜 perineurium で包まれ，さらに，複数の神経線維束は神経上膜 epineurium という結合組織膜で補強されている（図6-Ⅴ-1）．

2. 末梢神経線維の分類

　末梢神経を構成するニューロンは，刺激の伝導方向により，求心性と遠心性とに区分される．
　求心性線維 afferent fiber は感覚性で，体性 somatic と内臓性 visceral に分類される．全身に分布する感覚は一般感覚 general sense とよばれ，その受容器からの情報を伝達する神経線維は一般求心性線維であり，これは皮膚や運動器からの情報を伝える**一般体性求心性線維**

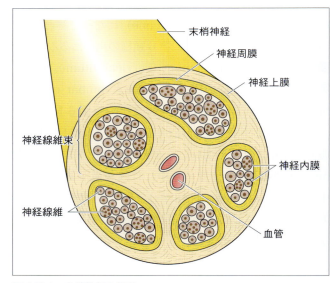

図6-Ⅴ-1　末梢神経の構造

general somatic afferent fiber，内臓からの情報を伝える**一般内臓求心性線維** general visceral afferent fiber に分類される．頭部にのみ存在する感覚（嗅覚，視覚，

表 6-V-1 神経線維の分類

求心性	遠心性
一般体性求心性（GSA）	体性遠心性（SE）
一般内臓求心性（GVA）	一般内臓遠心性（GVE）
特殊体性求心性（SSA）	特殊内臓遠心性（SVE）
特殊内臓求心性（SVA）	

味覚，聴覚，平衡覚）は特殊感覚 special sense とよばれる．嗅覚器に嗅神経，視覚器に視覚器，聴覚器と平衡覚器にそれぞれ，嗅神経（Ⅰ），視神経（Ⅱ），内耳神経（Ⅸ）が分布する．これらの神経は**特殊体性求心性線維** special somatic afferent fiber に分類される（表 6-V-1）．一方，味覚器には顔面神経（Ⅶ，鼓索神経），舌咽神経（Ⅸ），迷走神経（Ⅹ）が分布し，これらの神経には**特殊内臓求心性線維** special visceral afferent fiber が含まれる．

一般感覚および一部の特殊感覚は，末梢の感覚神経節にある偽単極性感覚ニューロンの神経線維により中枢神経へと伝達される．

遠心性線維 efferent fiber もまた，体性と内臓性に分類される．遠心性神経は，運動性と自律性に分類される．骨格筋に随意運動の命令を伝えるものは運動性 motor と総称され，運動線維は中枢神経における運動ニューロンの軸索である．筋の発生の由来により，体節由来の骨格筋に指令を送る**体性遠心性**（SE）と，鰓弓に由来する骨格筋に指令を送る**特殊内臓遠心性**（SVE）を区別する（表 6-V-1）．自律神経系線維は**一般内臓遠心性**（GVE）であり，自律神経系は交感神経系と副交感神経系により構成される．

3. 神経節と末梢神経系の解剖学的特徴

末梢神経系では，走行経過において神経細胞の集合体を含む場があり，ここを**神経節**という．神経節は機能的に感覚神経節 sensory ganglion と自律神経節 autonomic ganglion とに大別され，自律神経節は，さらに交感神経節 sympathetic ganglion と副交感神経節 parasympathetic ganglion に分類される．

感覚神経節の神経細胞は偽単極性または双極性のニューロンであり（☞図6-Ⅱ-2参照），その末梢性突起が末端の受容器に，中枢性突起が二次ニューロンとシナプスをつくる（図 6-V-2）．すなわち，感覚神経は末梢と中枢の間に１個のニューロンしか存在せず，また末梢と中枢の間に神経節をもつ．

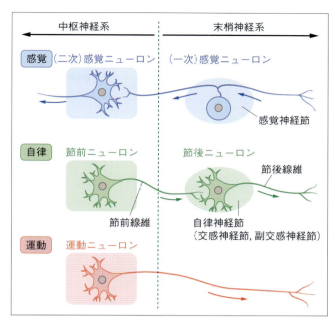

図 6-V-2 末梢神経のニューロンの構成
矢印は興奮伝導の方向を示す．

一方，自律神経節では中枢側の神経線維と末梢側の神経節内に細胞体をもつニューロンの間でシナプスをつくる．すなわちニューロンを交代するので，自律神経系では末梢と中枢の間に２個のニューロンが存在する．自律神経節の中枢側の神経細胞および神経線維をそれぞれ**節前ニューロン** preganglionic neuron, **節前線維** preganglionic fiber といい，末梢側の神経細胞および神経線維をそれぞれ**節後ニューロン** postganglionic neuron, **節後線維** postganglionic fiber という．

なお，運動神経は１個のニューロンで構成され，その神経細胞は中枢に位置し，神経節をもたない．

また神経節に入る神経線維を**根** root, 神経節を去る神経線維を**枝** branch という．

神経の幹と枝の間で認められる連絡は吻合 anastomosis または交通 communication とよばれ，叢状を呈する吻合は**神経叢** nerve plexus とよばれる．

4. 末梢神経系の概観

1）脳神経

脳神経は，脳に出入りする12対の脳神経（Ⅰ～Ⅻ）から構成され，頭蓋骨を通過後，頭蓋腔を出て標的器官に分布する（図 6-V-3, 表 6-V-2）．

2）脊髄神経

脊髄神経は脊柱管から椎間孔を通過して出る31対の神経から構成される（図 6-V-4, 5）．

脊髄の前後から前根と後根が出る．前根は遠心性線維，

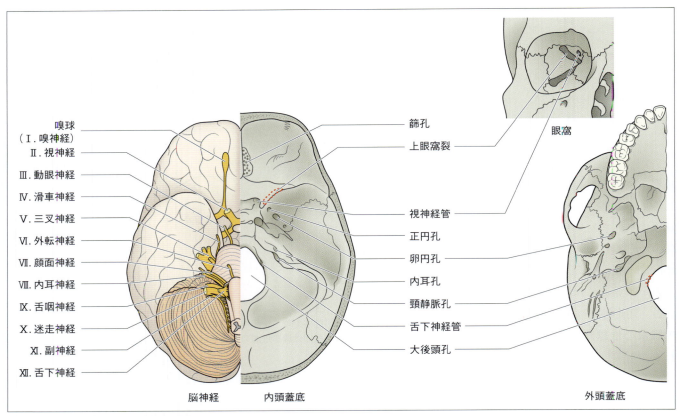

図 6-V-3　脳神経と脳神経が通過する内頭蓋底の孔

表 6-V-2　脳神経根の頭蓋腔を出る部位と成分

神経名			頭蓋底通過部位	感覚性	運動性	副交感性
I	嗅神経		篩孔	●		
II	視神経		視神経管	●		
III	動眼神経		上眼窩裂		●	●
IV	滑車神経		上眼窩裂		●	
V	三叉神経	第1枝　眼神経	上眼窩裂	●		
		第2枝　上顎神経	正円孔	●		
		第3枝　下顎神経	卵円孔	●	●	
VI	外転神経		上眼窩裂		●	
VII	顔面神経		内耳孔→茎乳突孔	●	●	●
VIII	内耳神経		内耳孔	●		
IX	舌咽神経		頸静脈孔	●	●	●
X	迷走神経		頸静脈孔	●	●	●
XI	副神経		頸静脈孔		●	
XII	舌下神経		舌下神経管		●	

後根は求心性線維を含む．この前根が遠心性，後根が求心性の成分を含むというこの事実を Bell-Magendie の法則 Bell-Magendie's law という（図 6-V-6）．前根と後根は椎骨の上椎切痕と下椎切痕でつくられる椎間孔で合する．後根には感覚性ニューロンの集合体である脊髄神経節（後根神経節）が付属する．椎間孔内で前根と後根は合して1本の脊髄神経となり，椎間孔を出ると前枝 anterior ramus と後枝 posterior ramus に分かれる．

頸髄，胸髄，腰髄，仙髄，尾髄より，椎間孔から31対の脊髄神経が出る．脊髄神経は前枝と後枝とに分かれ

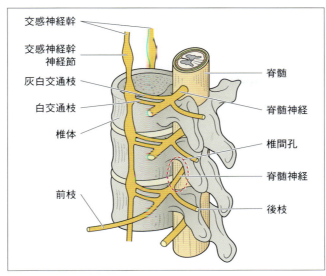

図 6-V-4　脊髄神経と椎間孔
(野村山義編：標準理学療法学・作業療法学. 第3版. 医学書院, 東京, 2014. を参考に作成)

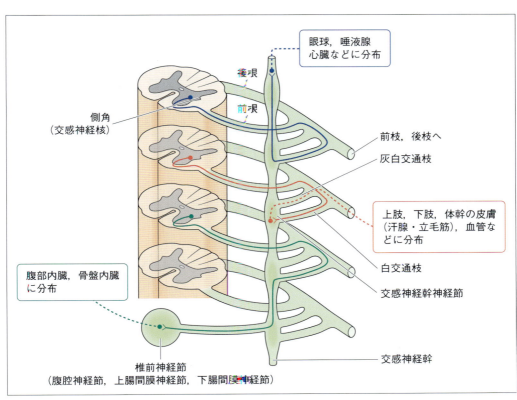

図 6-V-5　脊髄および脊髄神経自律神経線維の走行
実線：節前線維, 点線：節後線維

る. 前枝は体幹の前壁, 側壁および上肢・下肢の筋に分布し, 後枝は後頭部・背部に分布すると体幹背部の筋（固有背筋）と皮膚に分布する. 筋に分布するものを筋枝, 皮膚に分布するものを皮枝という. 前枝, 後枝はともに遠心性成分と求心性成分を含む混合性神経である.

脊髄神経の前枝は, 胸神経前枝である肋間神経を除き, 前枝間で吻合し神経叢を形成する（図 6-V-7）.

3）自律神経系

自律神経系 autonomic nervous system は, 交感神経系と副交感神経系に区分され, 無意識かつ不随意的に働き, 生命維持に不可欠な機能を調節・維持する. 自律神経系は, 遠心性線維および求心性線維により構成される. 遠心性線維は効果器に至る経路に神経細胞の集合体である自律神経節が存在し, ニューロンを交代する（図 6-V-2）.

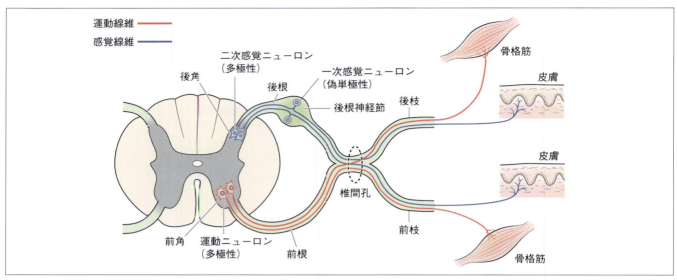

図6-V-6　脊髄神経の構造，Bell-Magendie の法則（市川博之：口腔解剖学．第2版．医歯薬出版，東京，2018．を改変）
脊髄前根は運動系で遠心性線維を含み，後根は感覚系で求心性線維を含む（Bell-Magendie の法則）．

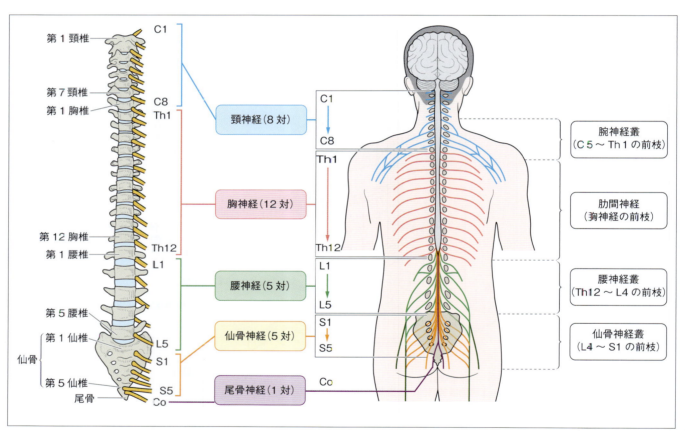

図6-V-7　脊髄神経と脊柱（坂井建雄，岡田隆夫：系統看護学講座 解剖生理学．第10版．医学書院，2021．および野村山義編：標準理学療法学・作業療法学．第3版．医学書院，東京，2014．を参考に作成）

　多くの効果器は交感神経と副交感神経の二重支配を受け，それぞれの作用は一部の例外を除き相反し，拮抗支配とよばれる（表6-V-3）．

(1) 交感神経系

　交感神経系 sympathetic nervous system は，身体を興奮（活動）状態にする機能を有し，節前ニューロンが胸髄および腰髄にあるため，**胸腰系** thoracolumbal outflow とよばれる．節前線維は前根経由後，白交通枝 white ramus communicans となり脊髄神経から分かれ，脊柱両側を縦走する**交感神経幹** sympathetic trunk に入る（図6-V-4, 5）．交感神経幹は，約20個の紡錘状結節である交感神経幹神経節 ganglion of sympathetic trunk を有する．交感神経幹神経節は頸部に3対の頸神経節（上・中・下頸神経節 superior/middle/inferior

84　第Ⅰ編　総論

表 6-V-3 自律神経の作用

器官名	交感神経	副交感神経
瞳孔	散大	縮小
毛様体	弛緩（遠方視）	収縮（近方視）
涙腺	―	分泌促進
唾液腺	粘液性唾液分泌（少量）	漿液性唾液分泌（多量）
気管支	拡張（弛緩）	収縮
心臓	心拍数増加 収縮力増加	心拍数減少 収縮力減少
肝臓	グリコーゲン分解	グリコーゲン合成
副腎（髄質）	アドレナリン ノルアドレナリン分泌	―
胃・腸	蠕動運動抑制 消化液分泌抑制	蠕動運動促進 消化液分泌促進
膵臓	膵液分泌抑制	膵液分泌促進
膀胱	弛緩（蓄尿）	収縮（排尿）
汗腺	分泌	―
立毛筋	収縮	―
皮膚血管	収縮	―

cervical ganglia），胸部に 11 対の胸神経節 thoracic ganglia，腰部に 4 対の腰神経節 lumbar ganglia，骨盤部に 4 対の仙骨神経節 sacral ganglia がある（図6-V-8）.

また下頸神経節と第 1 胸神経節が第 1 肋骨頸前方で融合したものを**星状神経節** stellate ganglion（頸胸神経節 cervicothoracic ganglion）とよぶ.

星状神経節は灰白交通枝により，脊髄神経（C7〜Th1）と交通し，下頸心臓神経 inferior cervical cardiac nerve および椎骨動脈神経叢に枝を出す.

節前線維は，交感神経幹にある交感神経節でシナプスを形成し，ニューロンを交代するものと交代しないものとがある.

前者の場合，交感神経幹における同位の交感神経節で節前ニューロンに交代するものと，交感神経幹内を上行して上位の交感神経節で節前ニューロンに交代するものとがある．それらの節後線維は灰白交通枝 gray ramus communicans を経て血管・皮膚（汗腺・立毛筋）や頭部および胸部内臓を支配する（図6-V-5）.

後者で交感神経幹に付随する神経節でシナプスを形成しない場合には，交感神経幹を通過後，腹腔神経節 coeliac ganglia，上腸間膜動脈神経節 superior mesenteric ganglion および下腸間膜動脈神経節 inferior mesenteric ganglion などの椎前神経節 prevertebral ganglion でニューロンを交代し，腹腔内臓および骨盤内臓を支配する（図6-V-8）.

（2）副交感神経系

副交感神経系 parasympathetic nervous system は，身体を休止状態にする働きをもつ．節前ニューロンが脳幹（中脳・延髄の副交感神経核）と仙髄にあり，**頭仙系** craniosacral outflow とよばれる．頭部の副交感神経では，脳幹内の自律神経核から起始する節前線維が，脳神経（動眼神経・顔面神経・舌咽神経・迷走神経）を経由して，頭部の神経節（毛様体神経節 ciliary ganglion，翼口蓋神経節 pterygopalatine ganglion，耳神経節 otic ganglion，顎下神経節 submandibular ganglion）や胸腹部臓器内，あるいはその近傍にある神経節で節後ニューロンに交代し，頭部の眼球内の平滑筋や涙腺・唾液腺および胸腹部臓器などの標的器官を支配する．仙骨部の副交感神経では，仙髄の節前ニューロンの軸索が前根を経由し，骨盤内の神経節で節後ニューロンに乗り換え骨盤内臓を支配する（図6-V-8）．消化管では，**Auerbach 神経叢** Auerbach's plexus（筋層間神経叢 myenteric plexus）や **Meissner 神経叢** Meissner's plexus（粘膜下神経叢 submucous plexus）がみられる.

（春原正隆，井出吉昭）

5. 主な末梢神経
1）脊髄神経

脊髄神経は元々体幹を 31 節に横断した各節に規則的に分布している．上から下へと分節的に支配しているの

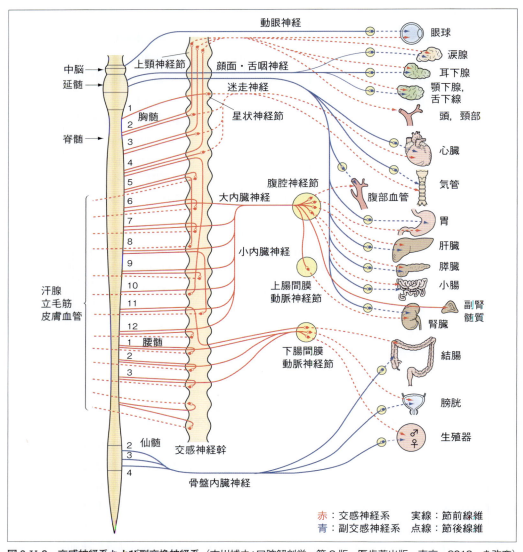

図6-V-8 交感神経系および副交換神経系（市川博之：口腔解剖学．第2版．医歯薬出版，東京，2018．を改変）

で，特に皮膚の感覚神経の分布は明瞭である．このような帯状の感覚分布を**皮膚分節**（デルマトーム dermatome）という（図6-V-9）．

　上肢と下肢は体幹の腹側部が伸び出てつくられる構造物なので，上肢と下肢は脊髄神経の前枝によって支配される．上肢と下肢がつくられる際，身体を構成する要素の分節的配置が乱れる．その結果，脊髄神経の前枝は脊柱の両側で互いに吻合して神経叢，すなわち，頸神経叢 cervical plexus，腕神経叢 brachial plexus，腰神経叢 lumbar plexus および仙骨神経叢 sacral plexus をつくる（図6-V-10）．腕神経叢は上肢に，腰神経叢と仙骨神経叢は下肢に分布する．

　なお，胸部は分節構造が保たれているため神経叢をつくらず，第1〜12胸神経の前枝は肋間神経（第12胸神経は肋下神経 subcostal nerve）とよばれる．胸壁，腹壁の皮膚に分布し，肋間筋と腹壁筋を支配する．

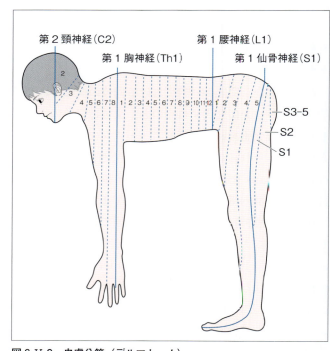

図6-V-9 皮膚分節（デルマトーム）

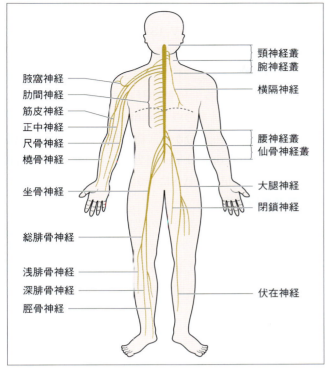

図 6-V-10　脊髄神経の分布

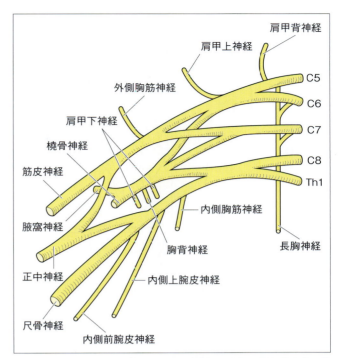

図 6-V-11　腕神経叢（伊藤　隆著，高野廣子改訂：解剖学講義．第2版．南山堂，東京，2001．を参考に作成）

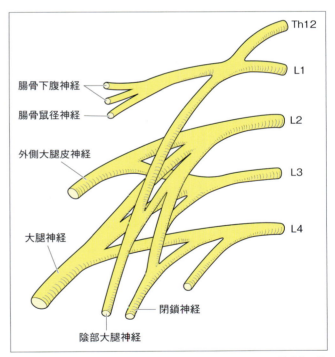

図 6-V-12　腰神経叢（伊藤　隆著，高野廣子改訂：解剖学講義．第2版．南山堂，東京，2001．を参考に作成）

(1) 脊髄神経前枝

体幹の外側部と腹側部ならびに上肢・下肢に分布する．胸神経を除き，神経叢をつくる．

(a) 頸神経叢（☞ p.194 図 14-Ⅱ-24 参照）

C1～C4 からなり，頸部から肩の皮膚と筋に分布し，また横隔膜を支配する横隔神経 phrenic nerve が出る．

(b) 腕神経叢（図 6-V-11）

C5～Th1 からなり，自由上肢と上肢帯の皮膚と筋に多数の枝を出している．上・中・下の神経幹 superior/middle/inferior trunk をつくった後，鎖骨下動脈を中心として外側・内側・後神経束 lateral/medial/posterior cord をつくり，最終的に筋皮神経 musculocutaneous nerve，正中神経 median nerve，尺骨神経 ulnar nerve，橈骨神経 radial nerve となる．

(ⅰ) 筋皮神経

上腕の屈筋群と前腕橈側の皮膚に分布する．

(ⅱ) 正中神経

前腕屈筋群（尺側手根屈筋と深指屈筋の尺側半を除く）と外側の手筋群を支配し，手掌の橈側半の皮膚を支配する．

(ⅲ) 尺骨神経

尺側手根屈筋と深指屈筋の尺側半と内側の手筋群を支配し，手掌と手背の尺側半の皮膚を支配する．

(ⅳ) 橈骨神経

上腕と前腕のすべての伸筋を支配し，上腕と前腕の背面と手背の橈側半の皮膚を支配する．

(c) 腰神経叢（図 6-V-12）

Th12～L4 からなり，下腹部，鼠径部，大腿の筋と皮膚に分布する．主な枝として大腿の伸筋群と大腿を支配する大腿神経 femoral と大腿の内転筋群と大腿の内

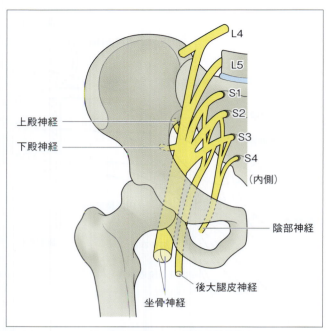

図 6-V-13　仙骨神経叢（伊藤　隆著，高野廣子改訂：解剖学講義．第 2 版．南山堂，東京，2001．を参考に作成）

側を支配する閉鎖神経 obturator nerve がある．

(d) 仙骨神経叢（図 6-V-13）

L4 ～ S4 からなり，殿筋や会陰の皮膚と筋，大腿後面の皮膚に分布する．主な枝に人体最大の坐骨神経 sciatic nerve がある．坐骨神経は大腿後面を下行し，膝窩のやや上で総腓骨神経 common fibular nerve と脛骨神経 tibial nerve に分かれ，総腓骨神経は深腓骨神経 deep fibular (peroneal) nerve と浅腓骨神経 superficial fibular (peroneal) nerve に分かれる．

(2) 脊髄神経後枝

固有背筋の運動と体幹背面の皮膚感覚を支配する．脊髄神経では一般に前枝のほうが後枝より太いが，C2 は例外であり，C2 の後枝を大後頭神経 greater occipital nerve といい，これは後頭部の皮膚に分布する．

（前田健康）

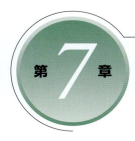

第7章 感覚器学総論

chapter 7

I 概説

外界（外部環境）からの刺激ならびに身体の内部（内部環境）で起こったさまざまな刺激を分析・統合し，身体各部にある筋や腺などの効果器に制御命令を伝え，組織・器官を調節・連絡する生体調節系を神経系とよぶ．この生体調節系のうち，身体外部および内部からの情報を中枢に送るものを感覚神経系といい，これらの情報，すなわち物理的，化学的刺激を受容する器官を感覚器 sense organ という．感覚器で受容される刺激は求心性（感覚）神経によって，その情報が中枢に伝達される．

II 感覚の種類

ヒトが感受する感覚は，体性感覚 somatic sensation，内臓感覚 visceral sensation，特殊感覚 special sensation に分けられる．

1. 体性感覚

体性感覚は体壁の感覚ととらえることができ，これには皮膚からの感覚（**皮膚感覚** cutaneous sensation）と深部からの感覚（**深部感覚** deep sensation）がある．皮膚感覚は**表在性感覚** superficial sensation ともいわれる．深部感覚は筋や腱，関節など体壁の深部にある構造に生じる感覚で，位置感覚，身体深部の圧覚，振動覚がある．

2. 内臓感覚

内臓感覚には腹痛，尿管結石や胆石などによる痛み（内臓痛または内臓痛覚）や尿意，便意，乾き，空腹感，満腹感などの臓器感覚がある．内臓痛と臓器感覚はともに内臓求心性神経を介して起こる．消化管などの管腔構造をもつ臓器では内壁の拡張や平滑筋の収縮，胸腔・腹腔臓器では虚血，腸間膜の牽引などが痛みを誘発する．内臓感覚は部位限局性が低く，しばしば体表・皮膚に放散痛を生じる．

3. 特殊感覚

特殊感覚は視覚や聴覚のように，ある種の感覚に特殊化した受容器が感受する感覚で，視覚 vision，聴覚 audition，平衡覚 sense of equilibrium，嗅覚 olfaction，味覚 gustation がある（☞第15章参照）．これらの感覚は頭部に存在する受容器で受容され，その感覚情報は固有の脳神経を通して中枢に伝えられる．

視覚は眼球の網膜で感知され，視神経を通して脳に伝えられる．

聴覚は内耳の蝸牛によって，平衡覚は内耳の前庭と半規管によって感知され，内耳神経を通して脳に伝えられる．平衡覚は深部感覚や視覚との総合的な感覚であり，姿勢や運動の調節に対して重要な役割を果たしている．

嗅覚は鼻腔の嗅粘膜で感知され，嗅神経を通して脳に伝えられる．

味覚は味蕾によって感知され，顔面神経，舌咽神経，迷走神経を通して脳に伝えられる．

III 感覚受容器

単細胞生物では細胞表面，すなわち細胞膜でさまざまな刺激を受容しているが，多細胞生物になると，体表の一部の細胞が特殊化し，外来の刺激を受容して興奮を伝える**感覚細胞** sensory cell となる．これらの細胞が動物の進化とともに同種類の感覚細胞が集合して刺激受容装置，すなわち受容器 receptor をつくる．この受容器は体外からの刺激に反応する**外受容器** exteroceptor と身体内部からの刺激に反応する**内受容器** interoceptor に分けられる．内受容器には，内臓にある**内臓受容器** visceroceptor と，筋，腱，関節などからの意識にのぼらない感覚を受容する**固有受容器** proprioceptor がある．固有受容器は自己の運動によって刺激されて興奮する．

1. 感覚受容器の分類

Sherrington（1905）は感覚受容器を刺激の発生部位

に基づいて，表7-Ⅲ-1のように分類している．

また，感覚受容器の構成は形態学的に2種類に区別される．1つは神経細胞あるいはその突起（神経線維）自身が刺激の受容と伝達を行うもので（図7-Ⅲ-1A），もう1つは感覚細胞が刺激を受容して神経へ興奮を伝達するものである（図7-Ⅲ-1B）．前者には痛みを伝える自由神経終末や機械受容器，受容器細胞の一部が神経線維として伸びたもの（嗅細胞）があり，これを一次感覚細胞とよぶこともある．また後者には受容器細胞の興奮が求心性神経線維に伝わるもので，味細胞，聴覚，平衡覚を感知する有毛細胞などがある．

2. 体性感覚の感覚受容器

体性感覚では外界の物理化学的刺激を神経細胞の興奮に変化させる．刺激により，受容器の細胞の興奮が起こり，その興奮が一次求心性神経線維に伝わる．この一次求心性線維は脊髄神経節または三叉神経節に細胞体をもつ偽単極性神経細胞の末梢に向かう神経線維である．中枢に向かう神経線維は脊髄もしくは脳に投射する．

体性感覚の受容器は圧・接触・振動などを受容する機械受容器，温冷を受容する温度受容器，侵害刺激を受容する侵害受容器に分けられる．それぞれの刺激に特有な受容器によって感覚の種類modalityは決定される．

1）機械受容器
（1）皮膚機械受容器

皮膚，粘膜，皮下組織，深部組織に分布する．皮膚に分布する機械受容器は存在部位，順応性により，表7-Ⅲ-2のように分けることができる．

一定の圧力を加え続けたときの求心性神経線維の発火頻度の減衰を**順応** adaptationという．「順応する」ということは，刺激が続くと，その刺激による感覚が薄れ，意識にのぼらなくなることである．神経線維の発火頻度が減衰することなく，続くもの（刺激が加わっている間，興奮し続けるもの）を**遅順応性** slowly adaptingといい，刺激が加わった最初だけ発火し，あとは順応して発火しないものを**速順応性** rapidly adaptingという．なお，組織の傷害をもたらす侵害受容器では順応はほとんど起こらない．

表7-Ⅲ-1　存在部位による感覚受容器の分類と存在部位

受容器の分類名		存在部位
外受容器	遠隔受容器	網膜，蝸牛，嗅上皮
	接触受容器	皮膚，粘膜，味蕾
内受容器	固有受容器	筋，腱，関節包，平衡器など
	内臓受容器	内臓

表7-Ⅲ-2　皮膚機械受容器の分類と性質

存在部位	上皮〜真皮の表層		真皮〜皮下の深層	
順応性	遅順応性	速順応性	遅順応性	速順応性
受容器	Merkel小体（触覚円板）	Meissner小体	Ruffini小体	Pacini小体

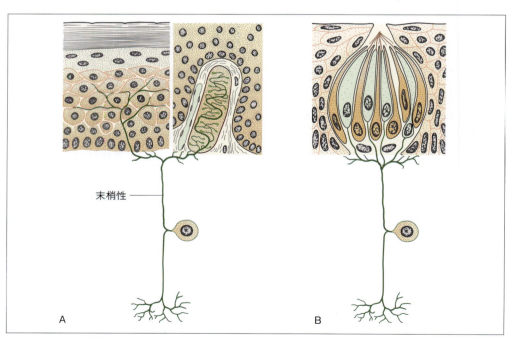

図7-Ⅲ-1　感覚受容器の構成
A：神経細胞または神経線維が直接刺激を受容し伝達する．
B：感覚細胞が刺激を受容し，近接する神経線維に情報を伝達する．

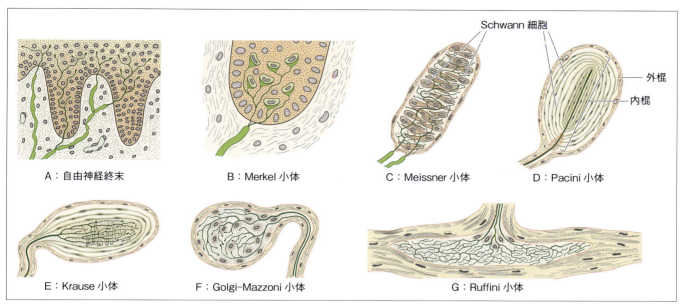

図7-Ⅲ-2　感覚神経終末の模式図

触・圧に対する受容器の分布密度は部位により異なり，最も密な部位（いわゆる鋭敏な部位）は鼻や指先であり，大腿部での密度はその1/10程度であるという．また触・圧覚の識別能をはかるものとして**二点識別（弁別）閾** two-point discrimination がある．二点識別閾は手指で最小（2〜3 mm），胸・腹部で最大（30〜40 mm）であるという．

(2) 深部機械受容器

筋，関節などに存在し，通常，自己の運動によって刺激されて興奮する固有受容器である．筋収縮の状態を検出することにより反射的に運動を制御し，関節の位置情報の検出にあたる．これには骨格筋内の筋紡錘 muscle spindle，腱の Golgi 腱器官 Golgi tendon organ，関節包や関節靱帯骨膜内の Pacini 小体，Ruffini 小体，自由神経終末などがある．

2）温度受容器

温度の受容は表皮に近い角質よりも深い上皮層の広い範囲に分岐した自由神経終末の受容体・チャネル分子によって行われる．

TRP（一過性受容体電位型チャネル transient receptor potential channel）は機能タンパク質群であり，温度受容体として働く．TRPV1 チャネルは43℃以上の高温やカプサイシン（トウガラシの辛味成分）で活性化し，TRPM8 チャネルは28℃以下の低温や L-メントールで活性化することが知られている．

3）侵害受容器

組織を傷害するあるいは起こす可能性がある刺激を侵害刺激 noxious stimulation といい，これを感知する受容器は自由神経終末 free nerve ending である．これを侵害受容器 nociceptor といい，侵害刺激には，高温や低温の熱刺激，細胞・組織を傷害する機械刺激，細胞・組織傷害が生じたときに生じる物質（ATP や H^+）や炎症関連物質（ヒスタミン，ブラジキニン，セロトニンなど）がある．

化学的刺激，温熱刺激，機械刺激などさまざまな侵害刺激に応答するポリモーダル受容器 polymodal nociceptor も存在する．

3. 皮膚の感覚受容器（図7-Ⅲ-2）

皮膚に分布する求心性神経終末は2つに大別される．1つは神経線維が特別な構造をつくることなく終わる自由神経終末で，もう1つは特殊な構造をもつ神経終末である．

1）自由神経終末（図7-Ⅲ-2A）

自由神経終末は，感覚神経線維の末端が末梢で特別な構造をつくることなく終わる終末で，しばしば上皮細胞層内に侵入している．自由神経終末は痛覚，触覚，温覚を感受するといわれる．侵害刺激を伝えるものは順応しないが，温熱や寒冷などの温度覚に反応するものは中程度の順応を示すという．

2) Merkel 小体（図7-Ⅲ-2B）

Merkel 小体 Merkel's corpuscle は表皮の基底層に存在する明調な細胞である Merkel 細胞 Merkel cell に神経終末が接するものである．この Merkel 細胞は表皮細胞間に棍棒状の突起を出しており，また細胞質内には分泌顆粒様構造が散在している．この神経終末は円盤状に広がり，触（覚）円板 tactile disk や Merkel 盤ともよばれる．持続的な圧刺激を感受するといわれている．遅順応性である．

3) Meissner 小体（図7-Ⅲ-2C）

Meissner 小体 tactile corpuscles of Meissner は真皮乳頭に位置し，結合組織性被膜で包まれ，特殊な Schwann 細胞である薄板細胞 laminar cell が折り重なっている．触覚の受容器と考えられている．速順応性を示す．

4) Pacini 小体（図7-Ⅲ-2D）

Pacini 小体 lamellar/Pacinian corpuscles（Vater-Pacini 小体 corpuscles of Vater-Pacini）は真皮の下層や皮下組織に多く認められる直径1mm ほどの楕円形の終末である．終末部の神経線維が層板状に配列した細胞で囲まれる．この細胞は内部の細胞は特殊な Schwann 細胞（層板細胞 lamellar cell）からできており，内棍とよばれ，外棍とよばれるものは線維芽細胞由来である．圧覚・振動の受容器と考えられ，順応は非常に速い．

5) Krause 小体（図7-Ⅲ-2E）

Krause 小体 bulbous corpuscles of Krause は真皮や粘膜固有層にみられる終末で，神経線維は糸球状を呈し，その外側は結合組織性被膜で包まれる．機械的刺激に対する受容器と考えられている．

6) Golgi-Mazzoni 小体（図7-Ⅲ-2F）

Golgi-Mazzoni 小体 bulbous corpuscles of Golgi-Mazzoni は真皮，皮下組織にみられる．小体は球形で Pacini 小体に比べるとはるかに小さく，神経線維は糸球状の走行を示す．機械的刺激に対する受容器と考えられている．

7) Ruffini 小体（図7-Ⅲ-2G）

Ruffini 小体 Ruffini corpuscles に太い神経線維が枝状に分岐し，結合組織性被膜で包まれた神経終末である．靱帯，関節包などの膠原線維の密な組織に多く認められ，膠原線維の伸展を感受すると考えられている．遅順応性を示す．

歯と歯槽骨の間にある歯根膜には形態学的に生理学的にも Ruffini 小体に類似した神経終末が多数存在している．しかし，歯根膜に存在するものは結合組織性被膜を欠いていることが知られている．

4. 筋・腱の固有受容器

筋紡錘や Golgi 腱器官は筋や腱の伸展（緊張度）を受容する装置である．ここで感受された情報は中枢へ送られ，筋の協調引導や姿勢反射を引き起こす．

筋紡錘は紡錘形の結合組織の被膜に包まれた特殊な筋線維とその間に存在する線維細胞からなっている．この筋線維は**紡錘内線維** intrafusal fibers とよばれ，紡錘の中軸部に位置する**核嚢線維**と周辺部にある**核鎖線維** nuclear chain fibers がある（図7-Ⅲ-3）．これらの線維には感覚性神経線維が分布し，らせん輪状神経終末（一次感覚終末）と房状神経終末（二次感覚終末）を形成している．一次感覚終末では太い感覚線維（Ⅰa線維）が，二次感覚終末からⅡ線維が筋の伸展情報を中枢に伝える．

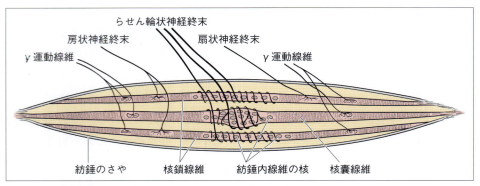

図7-Ⅲ-3　筋紡錘の構造を示す模型図（藤田尚男，藤田恒夫（原著），岩永敏彦（改訂）：標準組織学総論．第5版．医学書院，東京，2015．を参考に作成）

表7-Ⅲ-3　感覚の種類と受容器

分類	種類	感覚受容器
体性感覚	皮膚感覚（表面感覚）触覚	自由神経終末 速順応性機械受容器 （Meissner 小体，Pacini 小体）
	皮膚感覚（表面感覚）圧覚	自由神経終末 遅順応性機械受容器 （Merkel 小体，Ruffini 小体）
	温覚・冷覚	自由神経終末（温度受容器）
	痛覚	自由神経終末（侵害受容器）
	深部感覚 位置感覚	筋紡錘，Golgi 腱器官，Ruffini 小体，Pacini 小体
	深部感覚 深部圧覚	自由神経終末，Ruffini 小体，Pacini 小体
	深部感覚 振動覚	Meissner 小体，Pacini 小体
内臓感覚	臓器感覚（尿意，便意，渇き，空腹感，満腹感）	機械受容器，化学受容器，浸透圧受容器
	内臓痛（内臓痛覚）	侵害受容器（化学物質などを受容）
特殊感覚	視覚	網膜の杆状体視細胞と錐状体視細胞（光受容器）
	聴覚	蝸牛の有毛細胞（機械受容器）
	平衡覚	前庭器の有毛細胞（機械受容器）
	味覚	味細胞（味蕾Ⅱ，Ⅲ型細胞）（化学受容器）
	嗅覚	嗅上皮の嗅細胞（化学受容器）

また筋紡錘は細い運動神経（γ運動線維）を受け，筋線維の末端で運動終板をつくっている．

筋紡錘の分布密度は，眼筋や手の筋のように繊細な運動をする筋で高く，粗大な運動を行う筋で低いという．また表情筋など一部の脳神経支配の筋には，筋紡錘が欠如するという．

Golgi 腱器官の構造は Ruffini 小体によく似ている．表7-Ⅲ-3 に感覚の種類とその受容器についてまとめる．

Ⅳ 体性感覚を伝える伝導路（頭部を除く）

皮膚や粘膜からの体性感覚は3つのニューロンを介して大脳皮質感覚野に伝えられる．一般に，一次ニューロンは脊髄神経節に，二次ニューロンは脊髄または脳幹に，三次ニューロンは視床に位置する．求心性の情報は脊髄を上行し，視床 thalamus を経由して，大脳皮質の感覚野に入る（図7-Ⅳ-1）．感覚の種類によって，視床に入る経路が異なる．

1. 識別性触圧覚，深部感覚（意識にのぼるもの）を伝える伝導路（図7-Ⅳ-1A）

識別性触圧覚は"精細な触圧覚"ともいわれ，触れている部位や形状などが鮮明にわかる触圧覚をいう．

一次ニューロンは脊髄神経節にある偽単極性の神経細胞で，中枢枝は後根を通り，脊髄後索（楔状束と薄束）を上行し，延髄の後索核（楔状束核と薄束核）に終わる．

二次ニューロンは交叉して，反対側の脳幹を上行して内側毛帯をつくり**視床後内側腹側核**（VPM 核）に終わる．

三次ニューロンは VPM 核にあり，大脳皮質の一次体性感覚野に終わる（図7-Ⅳ-1A）．

この経路を**後索−内側毛帯系** posterior funiculus medial lemniscus system という．

2. 温度覚，痛覚，粗大な触圧覚を伝える伝導路

"粗大な触圧覚"とは何が触れているかはわからないが，何かが触れているのがわかるという感覚のことをいう．

一次ニューロンは脊髄神経節にある偽単極性の神経細胞で，中枢枝は後根を通り，脊髄後角に終わる．

二次ニューロンは脊髄後角の感覚性神経細胞で，反対側に交叉して，前側索を上行し，視床の VPM 核に終わる．前側索では，温度覚，痛覚は外側脊髄視床路（側索）を，粗大な触圧覚は前脊髄視床路（前索）を通る．

三次ニューロンは VPM 核にあり，大脳皮質の一次体性感覚野に終わる（図7-Ⅳ-1B）．

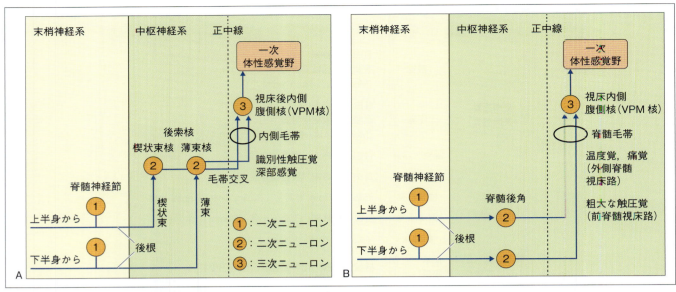

図 7-Ⅳ-1　上半身，下半身の体性感覚の伝導路（寺島俊雄：神経解剖学講義ノート．金芳堂，京都，2011．を参考に作成）
A：識別性触圧覚，深部感覚（後索－内側毛帯系）．B：温度覚，痛覚，粗大な触圧覚（脊髄毛帯系）．

　この経路を**脊髄毛帯系** spinal lemniscus（脊髄視床路系 spinothalamic system）という．

3. 意識にのぼらない深部感覚を伝える伝導路

　下半身のものは後脊髄小脳路を介して，上半身のものは楔状束核小脳路を介して，同側の小脳に投射する．

Ⅴ 皮　膚

　皮膚 skin は，身体の外表を覆い，身体の保護，体温の調節作用，栄養の貯蔵（皮下脂肪組織）・分泌（皮膚腺）・ビタミン D の産生などの役割をもつ．また，皮膚には，①機械的刺激に対する触覚と圧覚，②低周波振動に対する振動覚，③温度を感じる温覚と冷覚，④組織損傷によって生じる痛覚などの各種感覚にあずかる神経終末が多数存在するので，器官系の分類上，感覚器として取り扱われる．また皮膚とその付属器である毛 hair，爪 nail，皮膚腺をあわせて**外皮** integument という．

　ビタミン D は脂溶性ビタミンの一種で，その主な機能として，正常な骨格と歯の発育促進，小腸でのカルシウムとリンの腸管での吸収，血中カルシウム濃度の調節がある．日照により皮膚でビタミン D が産生される．ビタミン D が不足すると，骨や歯のカルシウム沈着障害，くる病，骨軟化症，骨粗鬆症などが引き起こされる．

1. 概　説

　皮膚は体表面を覆う丈夫な被膜である．その厚さは部位によって異なり，一般に腹側（屈側）では背側（伸側）よりも薄く，成人より幼児，老人のほうが薄い．一方，手掌，足底では特に厚い．成人の平均面積は畳 1 畳分ほどある（大きさは身長×身長 cm^2）．

　皮膚損傷で損傷面積が全表面積の 1/3 を超えると水分などが失われて生命に危険が及ぶ．

　また皮膚の色は含まれる色素（**メラニン** melanin）の量，皮膚の血液，皮下脂肪組織などにより決まる．黒人は表皮全層にわたりメラニンが豊富で，白人ではメラニンが少ない．外陰部，乳頭，乳輪などの着色部位はメラニンに富む．

　太陽光線，特に紫外線により色素細胞 melanocyte のメラニン形成が刺激されると，多量のメラニンが皮膚の細胞（基底層，有棘層）に運搬され，日焼けが起こる．日焼けの初期に皮膚が赤くなるのは真皮の毛細血管の拡張によるものである．

　加齢とともに，表皮，真皮も薄くなる．また水分量は減少し，弾性線維も変性し，色素異常（色素沈着による色素斑や色素脱失による白斑）がみられるようになる．

2. 皮膚の構造

　皮膚は外胚葉由来の表皮 epidermis と中胚葉由来の真皮 dermis および皮下組織 subcutaneous tissue からなる（**図 7-Ⅴ-1**）．表皮の一部が特殊化したものに毛，爪があり，これらは**角質器** cornified organ とよばれる．

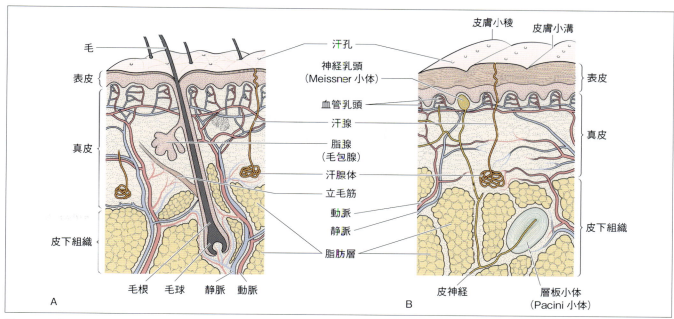

図 7-V-1　皮膚の構造
A：有毛皮．B：無毛皮．

皮膚に必ず毛が付随するわけではなく，毛が生えない領域（無毛皮）もある（図 7-V-1B）．

1）表皮

表皮は重層扁平上皮で構成され，深部から基底層，有棘層，顆粒層，角質層の 4 層に分けられる．上皮細胞は基底側で分裂増殖し，表層に向かって移動し，角化して表面から剝離脱落する．厚さは部位により異なり（0.05〜0.2 mm），皮膚の厚い部位では表皮も厚い．

2）真皮

表皮の下層にある真皮は太いコラーゲン線維（膠原線維）が密に織り重なった結合組織である．真皮から表皮に向かって無数の小さな突起が出ており，これを真皮乳頭 dermal papilla という．真皮乳頭の存在により，真皮はさらに乳頭層 papillary layer と網状層 reticular layer に分けられる．乳頭層は血管と神経要素が豊富である．網状層は真皮の大部分を占め，太い膠原線維束に加え，多少の弾性線維（エラスチン線維）が含まれる．

真皮のコラーゲン線維により，皮膚には一定方向に張力が生じている．皮膚の緊張と一致する線を Langer（ランゲル）線とよぶ（☞ p.109 図 9-V-1 を参照）．一般に体肢では長軸に沿って，体幹ではほぼ横走する（この線に沿って皮膚切開を行うと傷跡が目立ちにくいとされてきた）．一方，生体のシワに一致した線を Kraissl（クライスル）線といい，最近では皮膚割線より Kraissl 線に沿った切開のほうが，瘢痕の形式は少ないと報告されている．

手掌や足底のように厚い表皮をもつ皮膚は一般体部の皮膚と構造と機能も異なり，毛がない（図 7-V-1B）．乳頭が著しく発達し，規則正しく配列する隆線をつくっている．これを**皮膚小稜** dermal ridges といい，小稜間の溝を**皮膚小溝** primary grooves という．皮膚小稜の頂には汗腺の開口部である**汗孔** sweat pore が開口する．皮膚小稜と皮膚小溝でつくられる紋様を**皮膚理紋** epidermal ridge configuration という．この皮膚理紋は個人特有かつ生涯不変なので，個人識別に用いられる．特に指の末節の掌側面のものを**指紋** finger prints という．

3）皮下組織

皮下組織は疎性結合組織からなり，皮膚を筋膜その他の深部構造に結合させている．皮下組織は脂肪組織（皮下脂肪）を含み，体温の発散を防ぐとともに，栄養分の貯蔵庫となっている．皮下脂肪は身体の部位によってその発達程度が異なり，耳介，眼瞼などではほとんどない．

皮膚に分布する動脈は真皮と皮下組織の間および真皮の乳頭下で網目をつくり，この網目から，毛細血管が乳頭内に分布する．静脈は乳頭下と真皮内で静脈叢をつくり，皮下の静脈に注ぐ．

4）皮膚腺

皮膚腺には汗腺，脂腺，乳腺がある．

(1) 汗腺

汗腺 sweat gland には**エクリン汗腺** eccrine sweat gland と**アポクリン汗腺** apocrine sweat gland がある．

前者が皮膚のほぼ全面にわたって存在するのに対し，後者は腋窩，乳輪，肛門周囲など特定の部位に存在する．

(2) 脂腺

脂腺 sebaceous gland は一般に毛に付属し，皮脂を分泌する．毛包腺ともいう．毛に関係なく直接皮膚に開口するものもある．

(3) 乳腺

乳腺 mammary gland は乳房の脂肪組織（乳房脂肪体）の中に存在する．

5）毛

毛は表皮が角化し，変形したものである．手掌，口唇，乳頭，足底など特定の部位以外のほぼ皮膚全面に存在する．胎児にみられるものは**生毛**（うぶげ）（**一次毛** primary hair）とよばれ，生後の生えかわる毛を**二次毛** secondary hair という．頭や眉にみられる太い毛を**終毛** terminal hair という．思春期になると**腋毛** axillary hairs，**陰毛** pubic hairs，**須毛** barba などがはえ，これらは性毛 sexual hair といわれる．

毛の色は含まれるメラニン色素の量により異なる．

6）爪

爪は指の末節の背側にある角質の板である．

爪の色や形は全身疾患で変化することもある．鉄欠乏性貧血のさじ状〔スプーン〕爪 spoon nail，心疾患や慢性呼吸器疾患などの慢性低酸素血症の際のヒポクラテスの爪 Hippocratic nail がある．

3. 粘膜の構造

粘膜 mucosa/mucous membrane は中空器官の最内層をつくるもので，その表面は常に分泌液によって潤されている．粘膜は表面から粘膜上皮 mucous epithelium，粘膜固有層 propria mucosae，粘膜下組織 submucosa の3層に分けられる．粘膜上皮が表皮，粘膜固有層が真皮，粘膜固有層が皮下組織に対応する．

粘膜上皮は器官の種類と部位により，その性状が異なる．皮膚の表皮は常に重層扁平上皮であるが，粘膜は必ずしも重層扁平上皮ではなく，また粘膜には毛が生えず，常にぬれているという特長をもつ．粘膜固有層は粘膜下組織よりやや密な結合組織で，粘膜下組織は疎性結合組織の層である．

消化管の大部分の粘膜には粘膜固有層と粘膜下組織との間に平滑筋の層である粘膜筋板 muscularis mucosae がある．

口腔では部位により，上皮，粘膜固有層，粘膜下組織の3層をもつタイプと粘膜下組織を欠き上皮と粘膜固有層の2層からなるタイプに分けられる．硬口蓋や歯肉では粘膜固有層が直接骨膜につくため（可動性がない），粘膜下組織はみられない．また，口腔は粘膜筋板を欠いている．

加齢により，表面の平坦化，各層の厚さの減少，乾燥がみられる．

（前田健康，山田 - 佐藤友里恵）

●参考図書

1) 岩田幸一ほか編：基礎歯科生理学．第7版．医歯薬出版，東京，2020.
2) 佐野 豊：神経科学 形態学的基礎 I．ニューロンとグリア．金芳堂，京都，1995.
3) 藤田尚男ほか：標準組織学総論．第6版（岩永敏彦ほか改訂）．医学書院，東京，2022.
4) 本間研一監修：標準生理学．第9版（大森治紀ほか総編，河合康明編）．医学書院，東京，2019.
5) 脇田 稔ほか編：口腔解剖学．第2版．医歯薬出版，東京，2018.

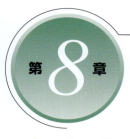

第8章 内臓学総論

chapter 8

I 内臓とその発生

1. 器官系と内臓

内臓学 splanchnology とは，「内臓」という言葉のとおり，「体腔内の臓器（器官）」について理解することを目的とする学問である．本章では消化器系，呼吸器系，内分泌系，泌尿器系，生殖器系について説明する．

2. 消化器系器官とその発生
1）消化器系の構成

消化器系は，食物を摂取して栄養として吸収し，残余を排出する機能を営む器官系で，口腔から肛門まで連続する消化管と，消化酵素を含む消化液を分泌する付属腺（消化管付属腺 digestive gland）から構成される（図8-I-1）．

(1) 口腔

口腔 oral cavity は消化管の入口で，歯で食物を咀嚼し，唾液と混合して食塊を形成して咽頭に送る．

(2) 咽頭

咽頭 pharynx の口部（中咽頭）と喉頭部（下咽頭）は食塊の経路となり，食道に輸送するとともに，気道の一部でもある中咽頭では気道への食塊や唾液の誤進入（誤嚥）を防ぐ機構をもつ．咽頭鼻部（上咽頭）は気道で，消化管には含まれない．

(3) 食道

食道 esophagus は咽頭喉頭部と胃をつなぐ管で，起始部（入口部），気管分岐部，食道裂孔通過部の3か所の狭窄部を有する．気管や大動脈の背側を通って横隔膜を貫通して胃の噴門に至る．食道には間膜や漿膜はなく，外膜で隣接臓器と接している．

(4) 胃

胃 stomach は，横隔膜の直下で肝臓の背側に位置する袋状の器官で，胃液は強い酸性の胃酸を含む．消化の状態により胃の形態は変化するが，入口の噴門と出口の幽門の位置は安定している．胃の間膜は小弯と大弯の両

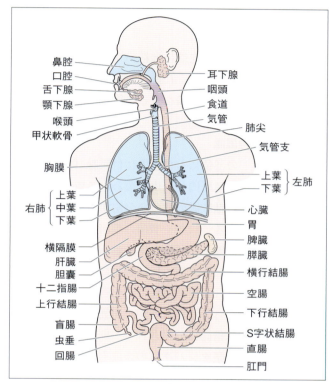

図8-I-1 消化器系（赤）と呼吸器系（青）の器官の配置
咽頭口部は両者を兼ねていることに注意．

側に付着している．

(5) 小腸

小腸 small intestine は胃の幽門から続く細長い管で，栄養の吸収が行われる．十二指腸 duodenum，空腸 jejunum および回腸 ileum に区分され，十二指腸では肝臓と膵臓の導管である胆管 bile duct や膵管 pancreatic duct が合流して胆汁や膵液が流入する．回腸の末端部は盲腸に接続し，逆流防止のための回盲弁がある．

小腸は背側のみに腸間膜が付着し，後腹壁に結合しているが，十二指腸は腸間膜を失って直接に後腹壁に接する腹膜後器官 retroperitoneal organ となっている．

(6) 大腸

大腸 large intestine は順に盲腸 cecum，結腸 colon，直腸 rectum からなり，結腸は上行，横行，下行，S字状に細分できる．主に消化後の食塊の水分を吸収して糞

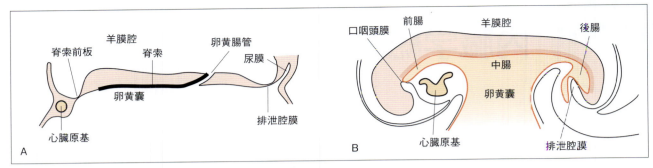

図8-Ⅰ-2　胎生18日（A）および24日（B）の胚子の矢状断面
胎生24日では，頭屈により胚子前方にみられた心臓原基と脊索前板（後の口咽頭膜）が頭部の腹側尾方に移動し，特に口咽頭膜が前腸との境界部に位置していることに注意する．

便を形成する．盲腸の先端には粘膜リンパ組織が発達した虫垂appendixがある．直腸の下端部は肛門管に連続する．大腸も背側に腸間膜を有して後腹壁に付着している．

(7) 消化管の付属腺

消化管にはどの部位にも粘膜内に付属腺（消化管付属腺）がある．また単層円柱上皮で覆われる胃から直腸までは，粘膜表層の粘液層の成分を分泌する杯細胞などの粘液細胞が存在する．口腔や咽頭の重層扁平上皮で覆われる部位では唾液腺や咽頭腺に粘液細胞が含まれる．

器官として独立した大型の付属腺には大唾液腺，肝臓および膵臓があり，専用の導管で消化管とつながっている．胆汁は肝臓から分泌されるが，胆嚢で貯蔵された後に胆管を経て十二指腸に分泌される．肝臓では同時に解毒や薬物代謝，血漿タンパク質の合成も行っている．膵臓には内分泌部であるLangerhans島があり，インスリンやグルカゴンを分泌する．

2）原腸から消化管の発生

(1) 卵黄嚢から原腸の形成

消化管の原基を原腸gutという．原腸はヒトで胎生3週頃に生じる頭屈・尾屈に伴って羊膜腔が胚子の外側縁を包み込むように下方に回り込み，その結果，下方の卵黄嚢yolk sacの大部分が胚子内に取り込まれて原腸となる（図8-Ⅰ-2B）．付着茎に残存した卵黄嚢と原腸は卵黄腸管でつながっているが，次第に狭窄して原腸以外の部分は消滅する．卵黄腸管の原腸側の付着部が残存するとMeckel憩室の原因となる．

(2) 体腔と間膜の形成

原腸形成と並行して中胚葉に体腔が形成されて，原腸は背側から薄いヒダでつながった状態となる．体壁と原腸をつなげるこのヒダ状の膜を間膜mesenteryという（☞p.105参照）．一部は腹側にも間膜が発生する．最初は単純な細長い原腸は，延長とともに回転や膨隆によって，成体にみられるような消化管の基本形態をつくる（図8-Ⅰ-3）．したがって，原腸内壁は卵黄嚢に由来する内胚葉でできている．

(3) 口咽頭膜・排泄腔膜

原腸の前方1/3を前腸foregut，中間1/3を中腸midgut，後方1/3を後腸hindgutという．前腸の最前端と口窩の間にある口咽頭膜oropharyngeal membraneが破れて，口腔が消化管とつながる．尾側では同様に排泄腔膜が破れて肛門に原腸が開口する．

3）消化管の付属腺の発生

肝臓と膵臓は，腸間膜内で，原腸壁から外側に突出した内胚葉性の細胞塊から生じる．肝芽や膵芽とよばれるこれらの原基は，間膜内に延びて導管を形成し，その先端部は大きく膨らみ，肝臓または膵臓となる．胃の膨化と回転により肝臓と膵臓の原基は腹腔内を移動し，最終的に肝臓は右側に，膵臓は左側に位置するようになる．膵臓は腹側と背側の両方に膵芽が生じるが，最後は癒合して1つの膵臓となる（図8-Ⅰ-3）．

大唾液腺は口腔上皮をつくる体表外胚葉または内胚葉が周囲の間葉中に発芽して導管を形成し，その先端部が腺細胞に分化して唾液腺を形成する．

いずれの付属腺でも導管の開口部は腺の原基が生じた部位に相当する．

3．呼吸器系器官とその発生

1）呼吸器系の構成

呼吸器系器官は，空気の経路である気道airwayを構成し，中空の鼻腔nasal cavity，咽頭pharynx，喉頭larynx，気管tracheaおよび気管支bronchusと，ガス交換（内呼吸）を行う肺lungから構成される（図8-Ⅰ-1）．鼻腔から喉頭までを上気道，以降を下気道という．

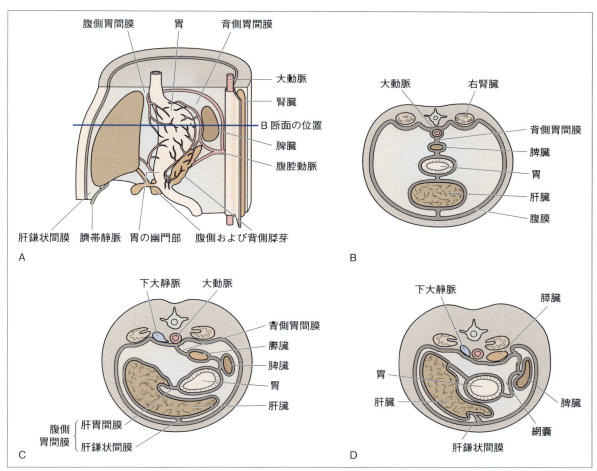

図8-Ⅰ-3　間膜と消化管の付属器官の発生を示す模式図（Moore and Persau，瀬口春道，小林俊博訳：ムーア人体発生学．原著第8版．医歯薬出版，東京，2011．を参考に作成）
A：胎生5週終わり頃の胚子腹部．B：Aで示す時期の肝臓，胃および脾臓の横断面図．C：胃を中心に上方からみて時計回りに約90°回旋し，さらに幽門部が挙上する．D：背側胃間膜と膵臓が後腹壁の腹膜と癒合する結果，膵臓は後腹膜器官となる．

　気道は圧迫による狭窄が生じると窒息のおそれがあるため，消化管とは異なり，壁内に軟骨の芯をもっているのが特徴である．

　また鼻腔には**前頭洞** frontal sinus，**篩骨洞** ethmoid sinus，**蝶形骨洞** sphenoid sinus，**上顎洞** maxillary sinus の**副鼻腔** paranasal cavity が付属する（☞p.138 **図10-Ⅲ-28** 参照）．咽頭の鼻部（上咽頭）と口部（中咽頭）は気道だが，口部は嚥下による食塊の経路とが交差する部位となっている．

2）呼吸器系の発生

　鼻腔と咽頭鼻部は前頭鼻突起に生じる一対の鼻窩の陥入と口腔との交通，さらに口蓋発生による口腔との分離により発生する．

　喉頭から肺までの器官は，咽頭となる部位の原腸の腹側に呼吸器原基となる内胚葉の小塊が生じ，原腸の腹側を下方に伸びて喉頭と気管になり，左右に分枝して先端部が肺芽となり，腺様の分化を遂げることにより，気管支と肺が発生する．したがって，呼吸器系の器官の多くは原腸由来の内胚葉性である（**図8-Ⅰ-4**）．

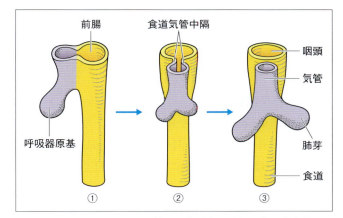

図8-Ⅰ-4　原腸から呼吸器原基の発生（山田重人，安田峯生訳：ラングマン人体発生学．第12版（原著第15版）．メディカル・サイエンス・インターナショナル，東京，2024，15〜16．を参考に作成）
内胚葉の前腸（原腸前部）の壁から呼吸器原基が生じ（①），下方に伸びて分岐し（②），肺芽が生じる（③）．

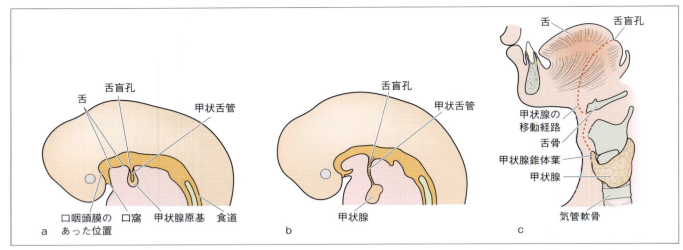

図8-I-5 甲状腺の発生と甲状舌管嚢胞（大峽 淳：口腔組織・発生学．第3版．2024．p21．Moore KL et al.：The Developing Human. Elsevier Saunders, Philadelphia, 2013. および Sadler TW：Langman's Medical Embryology. Wolters Kluwer, Philadelphia, 2015. を参考に作成）
A：胎生5週．B：胎生6週．C：原基の移動経路（破線）を成人の矢状面観で示す．

4. 内分泌系器官とその発生

1）内分泌系器官の構成

内分泌系 endocrine system の器官（内分泌腺 endocrine gland）には，**松果体** pineal body，**下垂体** hypophysis，**甲状腺** thyroid gland，**副甲状腺** parathyroid gland（上皮小体），**副腎** adrenal gland および性腺があげられる（図8-I-6参照）．

内分泌腺の分泌物をホルモンといい，血管に分泌されて全身を巡る．いずれも実質器官であるが，性腺は卵巣と精巣に性ホルモンを分泌する細胞・組織があり，独立した内分泌腺ではない．同様に，消化管，膵臓，腎臓などの器官内に，散在または集合した細胞集団として内分泌組織が存在する．

2）内分泌系器官の発生

下垂体前葉の原基である Rathke（ラトケ）嚢や，甲状腺原基が生じる舌盲孔から伸びる甲状舌管 thyroglossal duct は，消化管の付属腺と同じように，口窩の外胚葉や原腸壁の内胚葉が発芽して生じた後，途中の導管になるべき部分が消失し，先端部が内分泌腺に分化して発生する．甲状舌管は一部が残存して甲状舌管嚢胞や異所性甲状腺の原因となることがある（図8-I-5）．

5. 泌尿・生殖器系器官とその発生

1）泌尿器系器官

泌尿器系は血液を濾過して尿として排泄し，血液濾過と尿の生成を行う**腎臓** kidney，尿を腎臓から輸送する尿管 urinary duct，排尿まで尿を貯蔵する膀胱 urinary bladder，膀胱から尿を体表へ運ぶ尿道 urethra からなる．尿道は男女で長さや開口部が異なる．尿管から尿道までの尿の流路を尿路という．

尿は血液から産生されるため，腎臓は腹大動脈から分岐する太い腎動脈が進入する（☞ p.49 図5-II-12参照）．

2）生殖器系器官

生殖器系 reproductive system は男性と女性でまったく異なる器官で構成されているが，その発生や役割には共通する事項も多い．内性器は体内にあって，配偶子（卵子と精子）の産生にかかわり，外性器は体表に存在する（図8-I-6）．

（1）男性生殖器

男性生殖器 male reproductive system は，精子 sperm の産生と成熟にかかわる精巣 testis と精巣上体 epididymis，精子を輸送する精管 seminal duct，付属腺で精液 semen の産生にかかわる前立腺 prostate や精嚢 seminal vesicle などからなる．精子の流路を精路という．前立腺を出ると射精管となって尿道に合流し，外生殖器である陰茎 penis を通る．陰茎は勃起のための海綿体をもつ．

精巣は内性器であるが，陰茎基部の体表から下垂した陰嚢 scrotum にあり，男性ホルモン（テストステロン）を分泌する．

（2）女性生殖器

女性生殖器 female reproductive system は卵子 oocyte を含む卵胞 ovarian follicle をもつ卵巣 ovary，卵子を子宮に運ぶとともに受精の場ともなる卵管 uterine tube，

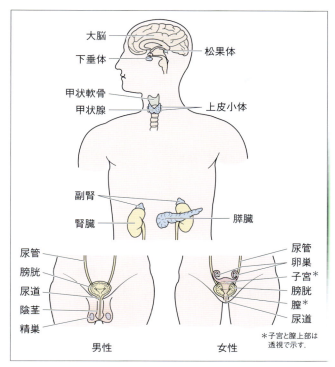

図8-I-6 生殖器系（赤，左：男性，右：女性），泌尿器系（黄）および内分泌系（青）の器官の配置
生殖器系のうち，精巣と卵巣はそれぞれ精子と卵子を生じるほか，性ホルモンを分泌する内分泌器官でもある．また，膵臓は消化液を外分泌する消化器付属器官であるとともに重要な内分泌系器官でもある．消化管は一般に内分泌系とはみなされないが消化管ホルモンを分泌する細胞が多数存在する．

胎児が育つ場である子宮 uterus と，外性器である腟 vagina で構成される．

内性器はすべて腹腔内にあり，腹膜で覆われ，間膜をもっている．子宮壁には平滑筋が発達して出産の際には強く収縮するとともに，その粘膜は周期的に剥離し，再生する（月経周期 menstruation cycle）．卵胞からは卵胞ホルモンが，排卵後の卵胞から形成される黄体からは黄体ホルモンが分泌される．

3）泌尿・生殖器系の発生

腹腔後壁の中間中胚葉から腎節が発生し，腎節からさらに前腎，中腎，後腎の3つが生じる．前腎は消滅するが，中腎は腎臓組織を形成後，後腎が発生すると消滅する．後腎と後腎管が腎臓と尿路を形成する．

排泄腔から中腎へつながる中腎管からは主に男性の内性器が，隣接する中腎傍管（Müller管）から女性の内性器が発生する．生殖器系器官の発生や途中での消滅には性ホルモンが強く関与する．

（天野　修）

II 器官の分類

個別の器官は内部構造による違いにより，実質器官と中空器官に大きく分類される．実質器官と中空器官を表8-II-1に示す．

1. 実質器官
1）小葉

肉眼的に内部が組織によって充実している器官を**実質器官** parenchymal organ という．周囲は疎性結合組織の薄い層である**被膜** capsule によって覆われている．被膜の結合組織はしばしば内部にも伸びて，内部を**葉** lobe，さらに**小葉** lobule に区分している（図8-II-1A）．器官が小さい場合は葉がなく，直接に小葉に区分けされることもある．小葉を隔てる結合組織を**小葉間結合組織** interlobular connective tissue といい，脾臓の**脾柱**や肝臓の**Glisson鞘**などのように，器官によっては個別の名称がつけられている場合もある．

2）実質と間質

小葉内で，その器官の最も主要な機能を直接行う組織を**実質** parenchyma といい，上皮組織で構成されている．その周囲の結合組織を**間質** interstitium，**支質** stroma または**小葉内結合組織** intralobular connective tissue という．小葉間結合組織および小葉内結合組織は，神経や脈管の経路となっている．実質器官は総じて分泌や代謝にかかわっている．

2. 中空器官

内部に大きな空間がある器官を**中空器官** hollow organ という．中空器官には食道，小腸，大腸などの消化管や気管 trachea，気管支 bronchi，尿路（尿管，尿道）のように細長く，連続した管腔をもつものと，胆囊のように袋状で，少なくとも一方が閉鎖した盲端となった管腔をもつものがある．

中空器官の壁は，内層，中層，外層の3層から構成される（図8-II-1B）．

中空器官は『解剖学用語改訂13版』に収載されていない用語であり，日本解剖学会として規定するものではない．この同義語として，中空（性）器官（臓器），管腔（性）器官（臓器）がある．したがって，いずれを用いても差し支えないと考える．今後，解剖学用語の改訂の際の議論を待ちたい．

表8-Ⅱ-1　主要な実質器官と中空器官

器官系		実質器官	中空器官
循環器系		リンパ節，脾臓，胸腺	心臓，動脈，静脈，毛細血管，リンパ管
消化器系		大唾液腺，肝臓，膵臓	口腔，咽頭，食道，胃，小腸，大腸，胆嚢
呼吸器系		肺	鼻腔，喉頭，気管，気管支
内分泌系		松果体，下垂体，甲状腺，副甲状腺（上皮小体），副腎	
泌尿器系		腎臓	尿管，膀胱，尿道，陰茎
生殖器系	男性	精巣，前立腺	精管
	女性	卵巣	卵管，子宮，腟

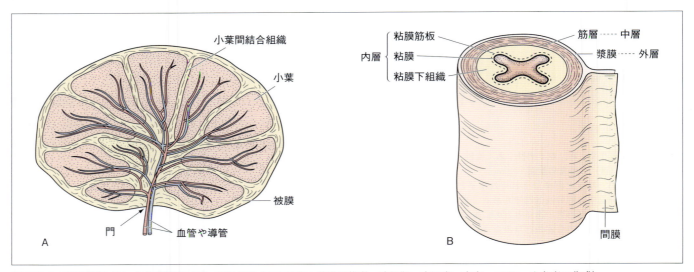

図8-Ⅱ-1　実質器官（A）と中空器官（B）の模式図（山本敏行：基準組織学．改訂版．南江堂，東京，1987．を参考に作成）
実質器官は結合組織性の被膜と，それから伸びた小葉間結合組織によりいくつもの小葉に区分される．血管や導管が出入りする部分を門という．
中空器官は内腔をもち，その壁は3層である．

表8-Ⅱ-2　口腔と食道の層構造の比較（天野　修：内臓学総論．口腔解剖学．第2版．医歯薬出版，東京，2018．より改変）

層		口腔	食道
粘膜（内層）	粘膜上皮	重層扁平上皮（角化または非角化）	重層扁平上皮（非角化）
	粘膜固有層	密性結合組織（歯肉，口蓋，舌背）小唾液腺を含む	疎性結合組織 食道噴門腺を含む
	粘膜筋板	なし	平滑筋
	粘膜下組織	疎性結合組織または欠如，骨組織などに置換 粘膜固有層との境界は不明瞭	疎性結合組織 食道腺を含む
筋層（中層）		多種多様な骨格筋	平滑筋（一部骨格筋）の内輪，外縦の2層性
外膜（外層）		なし	疎性結合組織

1）内層

内層 tunica interna は脈管系を除いて，上皮とそれを裏打ちする結合組織からなる**粘膜** mucosa（mucous membrane）で構成されている．粘膜は，**粘膜上皮** mucous epithelium，結合組織である**粘膜固有層** propria mucosae と**粘膜下組織** submucosa から構成されている．

2）中層

中層 tunica media は平滑筋 smooth muscle または横紋筋 striated muscle の2～3層からなる**筋層** muscle layer である．消化管では口腔から食道上部1/3までは横紋筋，食道中部1/3では横紋筋から平滑筋に移り変わっていき，食道下部1/3から直腸までは平滑筋で構成されている．

気管・気管支の中層は，食道と接する後壁部分を除い

て，軟骨や靱帯で構成されていて，内腔が外圧により閉鎖するのを防いでいる．軟骨や靱帯が欠如している後壁部分の中層には平滑筋が横走し，気管・気管支軟骨輪の両端を連結している．一方，消化管の中層には軟骨は存在せず，食物のない場合，内腔はほとんど閉鎖している．

3）外層

外層 tunica externa は体腔内にある器官では**漿膜** serosa によって構成される．外層が結合組織により体壁に直接付着している場合，この結合組織を**外膜** adventitia という．漿膜と外膜の詳細と相違については後述する．

4）頭頸部器官での層構成

口腔は消化管の一部を構成しているが，中空器官としての層構成はきわめて例外的である．その例を表8-Ⅱ-2 に示す．口腔は消化管としての一般構造をもってはいるが，食道などに比べて例外が多く，機能が多様化していることを表している．

(滝川俊也)

Ⅲ 漿膜と外膜

1. 漿膜とは

体腔内壁および体腔内の器官の表面を覆う，すべすべした膜状の組織を**漿膜** serosa という．漿膜は部位により胸膜，心膜，腹膜を構成する．

2. 漿膜の構造

1）中皮と漿膜下組織

漿膜は中皮 mesothelium とよばれる単層扁平上皮の層と，それを裏打ちする薄い疎性結合組織の漿膜下組織 subserosa からできている．組織液の通過が容易で，漿膜腔内には組織液が貯留している．

2）漿膜腔

体壁を覆う壁側漿膜と内臓を覆う臓側漿膜は連続して，その間に漿膜腔をつくる．腹部では腹腔が腹膜腔に相当し，広い空間を有している．胸腔では肺，心臓とも胸壁にぎりぎりまで接近しており，壁側漿膜と臓側漿膜も接近し，両者の間はわずかな体液を含む漿膜腔（胸膜腔，心膜腔）しかもたない．漿膜同士が体液を介して接触するので，体壁と臓器の間の動きに対して摩擦を軽減し，臓器の運動をなめらかにする作用がある．炎症では漿膜腔に体液が多量に貯留して，臓器を圧迫することがある．

3. 胸膜

肺を覆う漿膜を**胸膜** pleura という．臓側胸膜は肺門で反転して壁側胸膜となり，両者の間に胸膜腔が存在する．呼吸による胸郭と肺の動きで生じる摩擦を軽減する（図8-Ⅲ-1A）．

4. 心膜

心臓を覆う漿膜を**心膜** pericardium という．心膜の壁側板と臓側板の間を心膜腔という．臓側板は心外膜となっている（図8-Ⅲ-1B）．

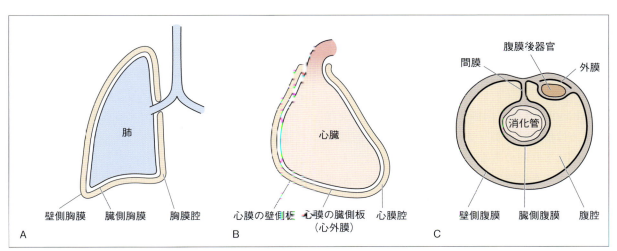

図 8-Ⅲ-1　漿膜
A：胸膜．B：心膜．C：腹膜と外膜．
漿膜は臓側と壁側の2葉を有し，その間には漿膜腔を形成する

5. 腹　膜

腹腔の漿膜を**腹膜** peritoneum という．腹壁の内側面を覆う壁側腹膜と，腹腔内の器官や間膜の表面を覆う臓側腹膜がある．（**図8-Ⅲ-1C**）．

6. 外　膜

臓器が直接体壁に接する場合，両者を隔てる結合組織を外膜 adventitia といい，実質器官の被膜や中空器官の外層を部分的に構成している（**図8-Ⅲ-1C**）．食道の全周や膵臓の壁側に存在する．

Ⅳ　体　腔

1. 体腔とは

体腔は体幹にある空所で，横隔膜によって胸腔と腹腔に分けられている．体腔の表面は漿膜によって覆われている．また漿膜は体腔内の器官の体腔側の表面も連続して覆っている．

2. 体腔の区分と境界

1）胸腔

胸腔 thoracic cavity は胸郭 thorax 内の空所で，上面は胸郭上口，下面は横隔膜である．胸郭は前面の胸骨，後部の胸椎とそれを連結する肋骨で構成される．胸腔には生命維持に必要な肺と心臓が含まれ，両側の肺に挟まれた空間を縦隔という．胸郭は呼吸筋である肋間筋により拡大・収縮し，さらに内部の胸腔は横隔膜の収縮によりさらに収縮するので，弾性に富むとともに，強固な骨性のかご状構造によって重要臓器を保護している．

肺の内部は呼吸に必要な空気が多量に含まれているため，肺内は陽圧に，胸腔内は陰圧になっている．胸膜腔に外気が侵入すると，肺が萎縮して呼吸障害の原因となる（気胸 pneumothorax）．

2）縦隔

縦隔 mediastinum は，両側は肺，前方は胸骨，後方は胸椎，下方は横隔膜によって隔てられた胸腔中央部の空所で，肺門により肺のある区域と連絡している．上方には蓋となるような構造物はなく，胸郭上口を経て頸部の組織隙に連続している．口腔を含む頭部の炎症や感染が，頸部を経て縦隔に波及するのはこのためである．

縦隔は**上縦隔** superior mediastinum，**中縦隔** middle mediastinum，**前縦隔** anterior mediastinum，**後縦隔** posterior mediastinum に分けられる．各区分内の器官

表 8-Ⅳ-1　縦隔の分類と縦隔臓器

縦隔の区分	器官
上縦隔	気管，食道，胸管，大動脈弓とその枝，腕頭静脈，上大静脈，迷走神経，横隔神経，反回神経，胸腺
中縦隔	心臓，大血管起始部，気管分岐部と肺根，横隔神経，心臓神経
前縦隔	胸心膜靱帯，リンパ節
後縦隔	下行大動脈，奇静脈，半奇静脈，迷走神経，食道，胸管

を**表 8-Ⅳ-1** に示す．

縦隔は肺に面する部分は縦隔胸膜に，心臓が接する部分は壁側心膜に覆われているが，上縦隔では肺に面する縦隔胸膜以外に漿膜は存在せず，大血管や食道は外膜で覆われている．

3）横隔膜

横隔膜 diaphragm は体腔を胸腔と腹腔に分ける，胸腔側に凸のドーム状の膜状の骨格筋である．起始は胸郭下口の腰椎部，肋骨部，胸骨部の３部に分かれる．異なった起始から起こった筋束は盛り上がって中央部の腱膜である腱中心 central tendon に集まる．腰椎部に下行大動脈，交感神経幹，胸管が通る**大動脈裂孔** aortic hiatus と，食道と左右の迷走神経が通る**食道裂孔** oesophageal hiatus がある．腱中心に下大静脈が通る**大静脈孔** caval opening がある（☞ p.26 **図 3-Ⅴ-6** 参照）．

頸神経叢の C3，C4，C5（C6）の前枝に由来する横隔神経 phrenic nerve の支配を受け，収縮によってドームが下降して胸腔が広がり，吸息に働く．

4）腹腔

腹壁で囲まれた空間を**腹腔** peritoneum といい，前方は腹直筋と腹直筋鞘後葉，側方は腹横筋とその腱膜，後方は腰方形筋，腰筋，脊柱，上方は横隔膜，下方は骨盤の内部を覆う筋群などで区分される．ただし骨盤の分界線より下方を骨盤腔と区分することがある．腹腔を覆う漿膜を腹膜という．

5）体腔の発生

壁側・臓側中胚葉が分かれる部分に組織の間隙が多数生じ，それが互いに癒合して大きな胚内体腔ができる．胚内体腔は原腸が形成される過程で胚子内に取り込まれ，胸腔および腹腔の母体となる（**図 8-Ⅳ-1**．体腔の内壁表面は中皮 mesothelium とよばれる単層扁平上皮にな

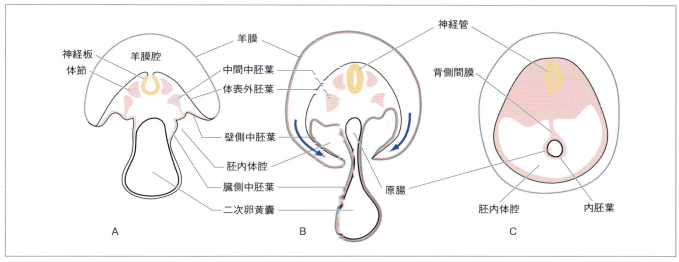

図8-Ⅳ-1　羊膜腔の側面下内方への折り込みにより，原腸・腸間膜・体腔が形成される様子を示す模式図
A：神経管の形成とともに中胚葉の分化が起こる．
B：側面でも屈曲が起こり，胚内体腔が生じる．
C：中胚葉に完全に取り囲まれた腹腔が完成する．

り，直下の疎性結合組織と合わせて漿膜となる．

間　膜

1. 間膜とは

腹腔の消化管は，後腹壁と膜状の薄い組織によりつなぎ止められており，これを**間膜** mesentery と総称する．

2. 間膜の発生

原腸形成と体腔形成はほぼ平行して生じるので，胚子内に取り込まれてできた原腸は，体腔内に間膜でつなぎ止められた状態となる（図8-Ⅳ-1）．四足歩行の動物では，消化管は背中から間膜によって体腔内にぶら下がっていることになる．したがって，体腔内の原腸全長にわたって背側には必ず間膜が存在する（背側間膜）．腹側は一腔側の一部だけに間膜が存在する（腹側間膜）．

背側間膜には体壁基部に発生する脊髄や大血管からの分枝である神経・脈管が進入して原腸に分布し，消化管の重要な血液輸送・神経伝達路の経路となる．間膜はその後，消化管の分化に伴って胃間膜，腸間膜とよばれるようになり，さらに消化管各部の名称に従って，細かくよび分けるようになる．

3. 腹膜後器官

腹腔で，後腹壁に付着して間膜をもたない器官を**腹膜後器官（後腹膜器官）** retroperitoneal organs という．最初は間膜をもっていて，発生の過程で間膜が消失したものと，元々後腹壁に発生して間膜をもたない器官がある．前者に十二指腸，後者に腎臓や尿管がある．腹膜後器官と体壁との境は外膜となっている．

（天野　修）

●参考図書

1) 天野　修：内臓学総論．口腔解剖学．第2版．医歯薬出版，東京，2018．
2) 山本敏行：基準組織学．改訂版．南江堂，東京，1987．
3) Moore，大谷　浩，小川典子，松本暁洋：ムーア人体発生学．原著第11版．医歯薬出版，東京，2022．
4) Sadler，安田峰生，山田重人訳：ラングマン人体発生学．第12版．メディカル・サイエンス・インターナショナル，東京，2010．

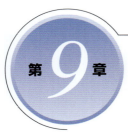

第9章 頭頸部の基本構造と体表

chapter 9

I 頭頸部の区分と部位

頭頸部は頭（部）head，顔（部）face，頸（部）neck に区分される．臨床で症状の部位の説明や記載にも重要である．

II 頭の部位

頭部は脳を入れる頭蓋腔 cranial cavity を囲む頭蓋 cranium を覆う領域で，**頭頂部** parietal region，frontal region，**後頭部** occipital region，**側頭部** temporal region，**耳介部** auricular region，**乳様突起部** mastoid region からなる（図9-II-1）．

側頭部の内部には聴覚と平衡覚を司る内耳が存在し，外耳道が耳介部に開口する．後頭部は後頸部に連続する．

頭蓋冠を覆う皮膚は顔面や他の部位とは異なった特徴をもつ5層構造からなり，その頭文字をとって **SCALP** とよばれる．

① 皮膚層 <u>S</u>kin：表皮と真皮で，毛髪がある．
② 密性結合組織層 dense <u>C</u>onnective tissue：皮下組織で，不規則性密性結合組織で構成されている．
③ 腱膜層 <u>A</u>poneurotic layer：帽状腱膜で構成され，頭皮が前後に動く．
④ 疎性結合組織層 <u>L</u>oose connective tissue：帽状腱膜と頭蓋骨の間の疎性結合組織層
⑤ 頭蓋骨膜層 <u>P</u>ericranium：頭蓋骨の外骨膜

III 顔の部位（図9-II-1，III-1）

顔は表情という感情表現のうえで特有の機能を有するとともに，特殊感覚器が集中している部位である．

1. 眼窩部

眼窩部 orbit region は視覚器である眼球 eye ball と，眼球に付属する外眼筋 extra-ocular muscles と涙器 lacrimal organ を納める眼窩 orbit を中心とした領域で

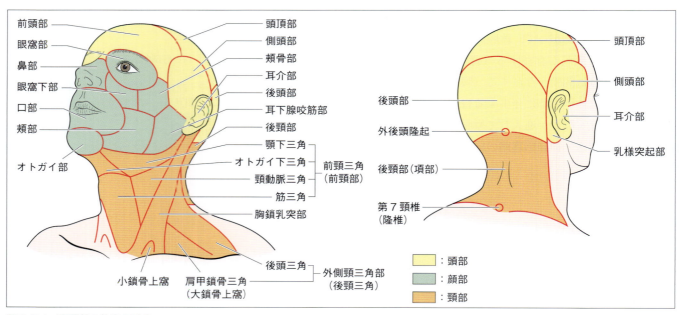

図9-II-1 頭頸部の体表の区分

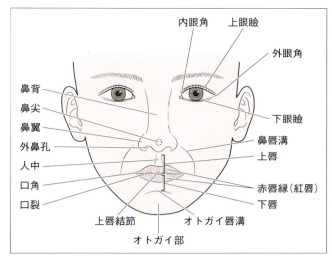

図9-Ⅲ-1　顔面部の体表の名称

ある．**上眼瞼** upper eyelid と**下眼瞼** lower eyelid（あわせて**眼瞼** eye lid）に挟まれた眼瞼裂 palpebral fissure，その両側の**内眼角** medial angle of eye と**外眼角** lateral angle of eye が存在する．上眼瞼には睫毛が，眼窩上縁に沿って眉毛が生える．

2. 鼻 部

　鼻部 nasal region は外鼻が存在する領域で，外鼻の稜線に当る**鼻背** dorsum of nose，先端の**鼻尖** apex of nose と両側の**鼻翼** ala of nose からなる．鼻尖と鼻翼に挟まれて一対の**外鼻孔** naris がある．外鼻のほとんどは軟骨で構成されるので，柔軟性に富む．

3. 口 部

　口部 oral region は**上唇** upper lip と**下唇** lower lip（合せて**口唇** lip）で挟まれた**口裂** oral fissure を中心とした領域で，口裂の両端を**口角** angle of mouse といい，上・下唇の移行部を**唇交連** labial commissure という．口裂を縁どり赤くみえる「くちびる」と一般によばれる領域を**赤唇縁** vermilion border といい，皮膚から口腔粘膜へ移行する．
　上唇の赤唇縁の中央部には小さな膨隆である上唇結節 tubercle があり，同部から外鼻孔の間の陥凹した領域は**人中** philtrum とよばれる．
　鼻翼から口角の外側にかけての頬部との境界付近には**鼻唇溝** nasolabial sulcus，一般には「ほうれい線」とよばれる線状の陥凹がある．若年者ではほとんど認められないが，一般に加齢や歯の喪失により顕著となる．
　下唇とオトガイ部の境界には**オトガイ唇溝** mentolabial sulcus があり，オトガイ筋の収縮のほか，歯の喪失な どによる咬合高径の低下によっても目立つようになる．

4. オトガイ部

　オトガイ唇溝から下顎骨正中部の下端を囲む領域をオトガイ（頤）部 mental region という．オトガイ筋などの顔面筋の運動により梅干状のシワが生じやすい．同部が突出しているのは類人猿には認められないヒトの特徴である．

5. 眼窩下部

　眼窩下部 infraorbital region は眼窩部，鼻部，口部，頬部，頬骨部に囲まれた領域である．眼窩下神経が眼窩下孔から骨外に出てくるため，押すと痛みを生じる．

6. 頬 部

　頬部 buccal region は口部の後外側の領域で，咬筋や頬筋が口腔の外側壁を構成している．皮下には**耳下腺管** parotid duct や**頬脂肪体** buccal fat pad が存在する．頬脂肪体は咬筋前縁と頬筋の間に存在する脂肪塊で，疲労や病気などでこの脂肪が減少すると，「頬がこけた」状態となり，顔面の印象に大きく影響する．また乳児では比較的発達して吸啜に寄与する．
　口腔内は**頬粘膜** buccal mucosa が覆って，耳下腺開口部の**耳下腺乳頭** parotid papilla が存在する．

7. 耳下腺咬筋部

　耳下腺咬筋部 parotid region は前後的に頬部と側頭部・耳介部の間，上下的に頬骨弓 zygomatic arch を含む頬骨部と下顎骨下縁の間の領域で，名が示すとおり，皮下に耳下腺と咬筋が存在する．

8. 頬骨部

　皮下に上顎骨頬骨突起と頬骨弓を含む領域で，固い骨を容易に触れる．

Ⅳ 頸の部位

　頸部は頭部と胸部に挟まれた細く短い部位であるが，脳や特殊感覚器，食物や外気の摂取口である口や鼻が集中する頭部と，生命維持に必須の心臓や肺を納める胸部と消化器官が集中する腹部の連絡路となっているため，神経系，脈管系，消化器系，呼吸器系の重要な経路である．頸椎，頸動脈，咽頭，喉頭，気管，食道を含む．
　頸部の体表は筋により多数の三角形の領域に区分され

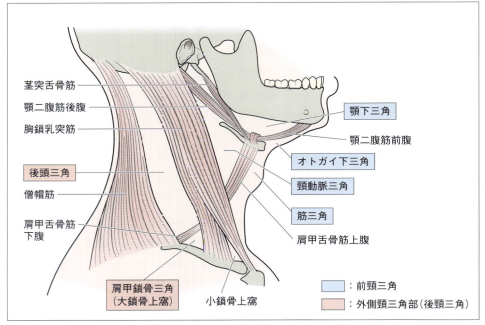

図9-Ⅳ-1　頸部の体表の名称
頸部は胸鎖乳突筋を境に前頸三角（青）と後頸三角（外側頸三角部）（赤）に分けられる．
前頸三角はさらに顎下三角，頸動脈三角，オトガイ下三角と筋三角に区分される．
外側頸三角部（後頸三角）は肩甲舌骨筋の下腹によって，後頭三角と肩甲鎖骨三角（大鎖骨上窩）に分けられる．
（近藤信太郎：口腔解剖学．第2版．医歯薬出版，東京，2018．より改変）

る（図9-Ⅳ-1）．

1. 前頸部（前頸三角）

　胸鎖乳頭筋より前方の**前頸部** anterior cervical region は，**前頸三角** anterior triangle ともよばれ，**顎下三角** submandibular triangle，**頸動脈三角** carotid triangle，**オトガイ下三角** submental triangle，**筋三角** muscular triangle に区分される．

1）顎下三角

　下顎骨下縁と顎二腹筋前腹・後腹に囲まれた領域で，その皮下の隙は顎下隙 submandibular space である．顎下腺と顎下リンパ節が存在し，主に顔面動脈が栄養をつかさどる．感染による顎下リンパ節炎や顎下膿瘍で腫脹する．

2）頸動脈三角

　顎二腹筋後腹，胸鎖乳突筋前縁および肩甲舌骨筋上腹に囲まれた領域で，脈拍を触知できる．皮下に頸動脈鞘 carotid sheath に包まれた総頸動脈，内頸静脈および迷走神経が走行し，内頸動脈と外頸動脈に分岐する総頸動脈分岐部や上頸神経節が含まれる．

3）オトガイ下三角

　下顎骨下縁，両側の顎二腹筋前腹および舌骨体に囲まれた領域で，オトガイ下リンパ節が存在する．

4）筋三角

　前頸部で正中線，胸鎖乳突筋の前縁および肩甲舌骨筋上腹に囲まれた領域で，頸動脈三角の前方に位置する．甲状軟骨の喉頭隆起（のどぼとけ）による膨隆が顕著で，皮下に甲状腺，喉頭，気管が存在する．

2. 外側頸三角部（後頸三角）

　外側頸三角部 lateral cervical region は**側頸部** lateral neck ともいわれ，**後頸三角** posterior triangle を構成する．頸部外側面の胸鎖乳突筋より後方で，僧帽筋と鎖骨に囲まれた領域である．肩甲舌骨筋下腹によって後頭三角と肩甲鎖骨三角に分けられる．

1）後頭三角

　後頭三角 posterior triangle は，胸鎖乳突筋後縁，僧帽筋前縁および肩甲舌骨筋下腹に囲まれた領域である．皮下に腕神経叢 brachial plexus が走るために押すと強い痛みを生じる．

2）肩甲鎖骨三角

　肩甲鎖骨三角 omoclavicular triangle は後頸三角の下方を斜走する肩甲舌骨筋下腹と鎖骨の間の陥凹する領域で，体表の**大鎖骨上窩** greater supraclavicular fossa と一致する．皮下に鎖骨下動脈・静脈が走り，鎖骨上リンパ節（☞ p.169 図13-Ⅱ-6参照）がある．

3. 胸鎖乳突部

胸鎖乳突部 sternocleidomastoid region は皮下に頸部を斜走する胸鎖乳突筋が存在する細長い領域である．胸鎖乳突筋胸骨頭と鎖骨頭の間は体表で陥凹し，小鎖骨上窩 lessor supraclavicular fossa とよばれる．

4. 後頸部

後頸部 posterior cervical region は，上方は後頭骨上項線，下方は第7頸椎（隆椎）と両側の肩峰を結ぶ線に挟まれた領域で，皮下に僧帽筋が存在する．項（うなじ，項部）とよばれる．

頭頸部体表の臨床的特徴

1. Langer 線（ランゲル）

頭部の皮膚の特徴の1つは真皮が厚く，さらに皮下組織内に顔面筋（表情筋），さらにその下方には頭蓋骨が存在することである．裂傷や外科的切開で傷口が拡大する方向は，真皮のコラーゲン線維束や顔面筋筋線維の走行方向に応じて異なる．そのため，手術の際は傷口が拡大して瘢痕形成による審美障害を防ぐため，Langer 線に沿って切開を行う（図9-V-1）．

2. Valleix の圧痛点（バレー）

三叉神経痛では，三叉神経の枝が頭蓋骨から骨表面に出る部位を圧迫すると強い痛みを発するため，診断や発症した部位の鑑別に有用である．第1枝眼神経では**眼窩上孔**，第2枝上顎神経では**眼窩下孔**，第3枝下顎神経では**オトガイ孔**である（☞ p.182 参照）．この3孔を Valleix の圧痛点といい，前面からみると一直線上に配列し（図9-V-2），さらに瞳孔もこの線上に位置する．

3. 頭部の形態計測点

頭部の解剖学的形態を計測するための計測点が体表にも設けられており，人類学的研究のほか，歯科矯正学の不正咬合の診断にも用いられている．臨床では頭部エックス線規格写真（セファログラム）などの画像（☞ p.242 参照）を併用する．

頭頸部の基本構造

身体の面積としては比較的狭い顔面の領域には，すでに述べたような多くの構造や区分が存在する．特に内臓である口腔や鼻腔が顔面に開口しており，哺乳類として

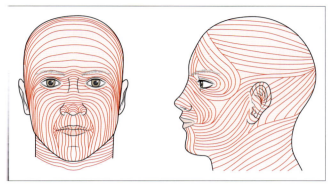

図9-V-1　Langer 線
皮膚のコラーゲン線維束には一定の張力が生じており，このため皮膚には一定方向の緊張がかかっている．

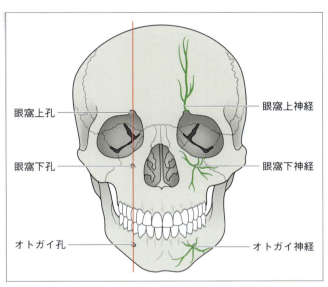

図9-V-2　Valleix の圧痛点
眼窩上孔，眼窩下孔，オトガイ孔の3つを Valleix の圧痛点という．いずれも三叉神経の枝が出る部位である．

必須の，新生児期における吸啜を可能にする構造を有するためにそれに応じた発生過程を経ることを理解する必要がある．

1. 頭頸部の発生

1）顔面の発生

胚子の吻側端が頭屈と脳の発生によって生じた膨らみである前頭鼻突起 frontonasal process（前頭隆起）と，そのすぐ尾側に形成される**鰓弓** branchial arch（咽頭弓 pharyngeal arch）が，顔面の体表と内臓の発生に大きく関与する．

前頭鼻突起（前頭隆起）と第一鰓弓の間には，**表皮外胚葉** epidermal ectoderm で覆われた凹みである口窩があり，その底部は**口咽頭膜** oropharyngeal membrane を介して**内胚葉** endoderm で覆われた原腸と接している．口咽頭膜が破れて口窩と原腸が交通すると，口腔は消化管の入口となる（図9-VI-1）．

2) 口腔・鼻腔・口蓋の発生

口窩の上方には一対の鼻板が生じ，**前頭鼻突起**にはそれを取り囲むように**内側鼻突起** inner nasal process と**外側鼻突起** outer nasal process が生じる．第一鰓弓の下顎突起は両側が正中で癒合する．鼻板は凹んで鼻窩となり，互いに正中に接近して両側の内側鼻突起が正中で癒合する．また上顎突起は対側の上顎突起と内側鼻突起と癒合する．また，上顎突起と下顎突起も一部で癒合する．その結果，残った口窩の領域が口裂となる．

顔面の矢状断面をみると，鼻窩と口腔の間には内側鼻突起に由来する**一次口蓋** primary palate が存在するが，その後方で鼻窩と口腔を隔てていた口鼻膜が破れて鼻窩は口腔と交通する．この時期の口腔の外側壁を構成する上顎突起の内側面（口腔面）から**口蓋突起** palatal process が生じる．両側の口蓋突起は挙上し上方から伸びてきた鼻中隔と正中で癒合するとともに，前方では一次口蓋と癒合する．両側の口蓋突起によって形成された領域を**二次口蓋** secondary palate という．口蓋の形成によって口腔と鼻腔が分離し，鼻呼吸と同時に口腔を陰圧にする吸啜が可能となる．以上の変化を図 9-Ⅵ-2 に示す．一次口蓋と二次口蓋の癒合部は**切歯管** incisive canals と**切歯縫合** incisive suture となるが，切歯縫合は成長過程で閉鎖し，消滅する（☞ p.212 図 16-Ⅰ-7 参照）．切歯管を通過する鼻口蓋神経と鼻口蓋動静脈は一次口蓋の領域に分布する．

顔面突起の癒合が障害されると，多様な先天異常を生じることがある（表 9-Ⅵ-1）．

3) 舌の発生

舌は第一鰓弓の両側の下顎突起に生じた**外側舌隆起**

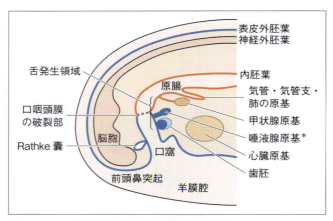

図 9-Ⅵ-1　口咽頭膜と口腔の発生（頭部矢状断）
*内胚葉から発生する腺もある．

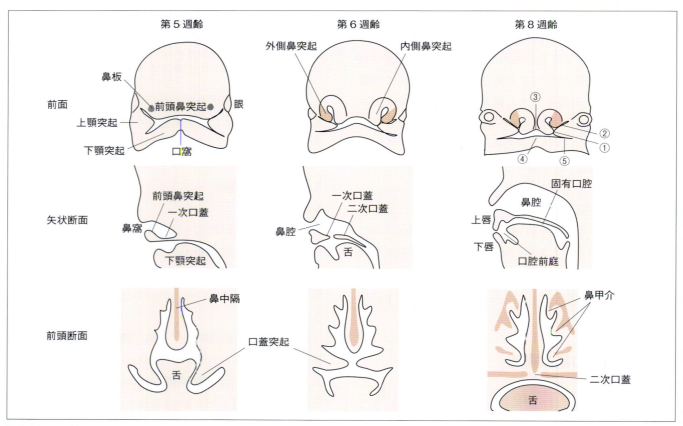

図 9-Ⅵ-2　口蓋の発生
①〜⑤は表 9-Ⅵ-1 に対応する．

表 9-Ⅵ-1　顔面裂の発生

番号	関与する顔面突起	顔面裂の名称
①	上顎突起と内側鼻突起	口唇裂
②	上顎突起と外側鼻突起	斜顔裂
③	左右の内側鼻突起	正中上唇裂
④	左右の下顎突起	正中下唇裂
⑤	上顎突起と下顎突起	横顔裂

番号は図 9-Ⅵ-2 の第 8 週齢の丸数字を示す．

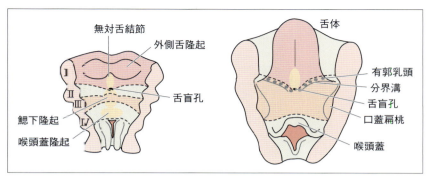

図 9-Ⅵ-3　舌の発生
Ⅰ：第一鰓弓，Ⅱ：第二鰓弓，Ⅲ：第三鰓弓，Ⅳ：第四鰓弓

表 9-Ⅵ-2　鰓弓神経

鰓弓	鰓弓神経	骨格筋	骨・靱帯
第一鰓弓	三叉神経	咀嚼筋 顎舌骨筋 顎二腹筋前腹 鼓膜張筋 口蓋帆張筋	上顎骨 下顎骨 頬骨 口蓋骨 ツチ骨 キヌタ骨 蝶下顎靱帯
第二鰓弓	顔面神経	顔面筋（表情筋） 茎突舌骨筋 顎二腹筋後腹 アブミ骨筋	アブミ骨 茎状突起（側頭骨） 舌骨小角・舌骨体の一部
第三鰓弓	舌咽神経	茎突咽頭筋	舌骨大角・舌骨体の一部
第四鰓弓	迷走神経	口蓋帆挙筋 口蓋垂筋 輪状甲状筋	甲状軟骨の一部

lateral linguel swelling が正中で癒合して口腔底が形成され，さらに**正中舌隆起**と癒合して主に舌体の領域が発生する．また第三鰓弓の正中に生じた**鰓下隆起** hypobranchial eminence が膨隆して主に舌根の領域が発生する．同時に後頭部体節から移動してきた中胚葉由来の筋芽細胞により**舌筋**が分化し，**舌下神経** hypoglossal nerve の支配を受ける（図 9-Ⅵ-3）．

4）唾液腺の発生

唾液腺は表皮外胚葉または内胚葉の口腔上皮が陥入して上皮索を形成し，その端部が腺房に分化し，上皮索に管腔形成が生じて導管となる．

5）発生母体と神経支配の関係

鰓弓にはそれぞれに分布する脳神経があり，**鰓弓神経** branchial nerves とよばれる（表 9-Ⅵ-2）．鰓弓神経は鰓弓中の中胚葉から分化する鰓弓筋の運動を支配する．また，鰓弓中の主に神経堤由来の外胚葉性間葉から**鰓弓軟骨** branchial cartilage や前面の頭蓋骨などが発生する．

第一鰓弓神経の三叉神経は第 1 枝は前頭鼻突起に，第 2 枝は上顎突起に，第 3 枝は下顎突起に分布するので，三叉神経の分布は発生母体と関連している．咀嚼筋は第一鰓弓中の中胚葉を母体に形成され，下顎神経の支配を受けるが，その浅層を覆う顔面筋（表情筋）は第二鰓弓に発生し，その鰓弓神経である顔面神経の支配を受け，進化の過程で頸部から顔面に移動したと考えられている．

舌体と舌根の体性感覚はそれぞれ三叉神経と舌咽神経であるが，それも第一鰓弓と第三鰓弓を母体として発生したためである．

したがって，鰓弓領域では神経支配によって発生母体の鰓弓が推定できる．

2．頭頸部の層構造

頭頸部は，腹側（前側）に内臓（鼻腔と口腔），背側（後側）に支柱（頭蓋骨と脊柱および中枢神経系）が配置し，その間の両側に脈管が配置している．これらの区域は全体として二重の筋層に囲まれ，さらに深層の筋が存在する．深層の筋は頸椎を取り囲んでいる．また，筋や脈管，

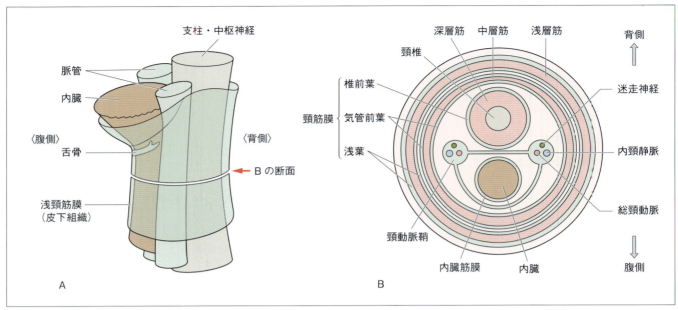

図9-Ⅵ-4 頭頸部の基本構造を示す模式図（DuBrul EL，尾崎 公ほか訳：Sicher 口腔解剖学．医歯薬出版，東京，1986．および佐藤達夫：頭頸部局所解剖の形態学的背景．耳鼻咽喉科・頭頸部外科のための臨床解剖（岸本誠司編）．文光堂，東京，2002．を参考に作成）
A：頭頸部の区画．B：頸部の横断面と層構造．
二重の筋層に囲まれて，神経脈管および内臓が存在する．筋，神経・脈管，内臓の周囲は筋膜で覆われている．

内臓はそれぞれの筋膜によってさらに取り囲まれている．
　全体を取り囲む浅層および中層の筋は，前者は胸鎖乳突筋と僧帽筋，後者は舌骨下筋が相当する（図9-Ⅵ-4）．

3. 筋　膜

　各層の筋は，疎性結合組織で構成された筋膜 fascia によって取り囲まれている．筋膜は文字通り筋の膜という意味だけではなく，皮下組織，内臓の被膜や脈管，骨膜などに相当するものも含んでいる（図9-Ⅵ-4）．
　筋膜と隙については☞第18章を参照．ただし，隙や筋膜の用語は解剖学で定められていないものや，臨床各科でも統一されていない場合も多い．

1）浅筋膜

　浅筋膜 superficial fascia は頭頸部の皮下組織に相当し，顔面筋（表情筋）を含む層を形成する．顔面では浅顔面隙 superficial facial space，頸部では浅頸筋膜 superficial cervical fascia ともよばれ，顎下部から前頸部では広頸筋を含んでいる．

2）深筋膜

　さらに深層の，筋や内臓，脈管を取り囲む筋膜を深筋膜 deep fascia という．深筋膜は同心円状に浅層や中層の筋を取り囲む以外に，内臓である食道，気管，甲状腺を取り囲む内臓筋膜や，総頸動脈，内頸静脈，迷走神経を取り囲む頸動脈鞘 carotid sheath がある．

3）隙

　筋膜と筋膜に挟まれた空間を隙 space（組織隙，筋膜隙）といい，疎性結合組織で構成されている．口腔周囲の隙は外頭蓋底から縦隔まで互いに連続している（☞第18章参照）．隙に細菌感染や炎症が波及すると，遠隔の器官・組織に病巣が広がる原因ともなる．

（天野　修）

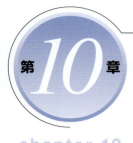

第10章 頭頸部の骨

chapter 10

I 頭蓋

頭部の骨格は15種23個の多くの骨が複雑に連結しており，これらの骨をまとめて頭蓋craniumとよぶ（図10-I-1）．頭蓋は，脳を保護する役割をもつ脳頭蓋と顎顔面領域を構成する顔面頭蓋に分けられる（図10-I-2）．

脳頭蓋と顔面頭蓋の骨区分は文献によって諸説分かれる．

II 脳頭蓋

脳頭蓋cerebral cranium（neurocranium）は，内部に脳を容れて保護する6種8個の骨で構成される．脳頭蓋は，前頭骨（1個），頭頂骨（2個），後頭骨（1個），側頭骨（2個），蝶形骨（1個），篩骨（1個）からなる．大部分の骨は線維性に結合している（縫合）が，一部に軟骨結合がみられ，それらは最終的に癒合する．

1. 頭蓋冠，頭蓋底，頭蓋腔（図10-II-1）

脳頭蓋の天蓋部は前頭骨，頭頂骨，後頭骨，側頭骨からなり，脳を保護する半球型の頭蓋冠を構成する．一方，脳頭蓋の底部は頭蓋底といい，前頭骨，後頭骨，側頭骨，蝶形骨，篩骨からなり，脳を載せる床の役割を果たす．頭蓋冠と頭蓋底に囲まれた，脳を容れる空間を頭蓋腔cranial cavityとよぶ．

1）頭蓋冠
（1）頭蓋冠外面（図10-II-2）

頭蓋冠calvariaは，前頭骨と頭頂骨，後頭骨，側頭骨の鱗部によってつくられ，これらの骨の接合部を縫合という．頭蓋冠をつくる骨は扁平で厚く，緻密骨compact bone（皮質骨cortical boneともいう）からなる**外板**lamina externa，**内板**lamina internaとその間の海綿骨cancellous bone（sponge bone）の3層構造である．

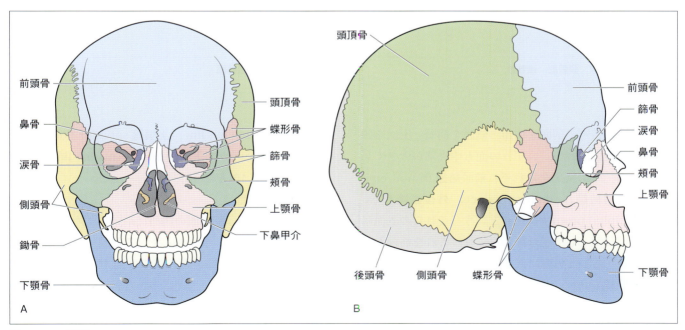

図10-I-1　頭蓋
A：前面．B：側面．

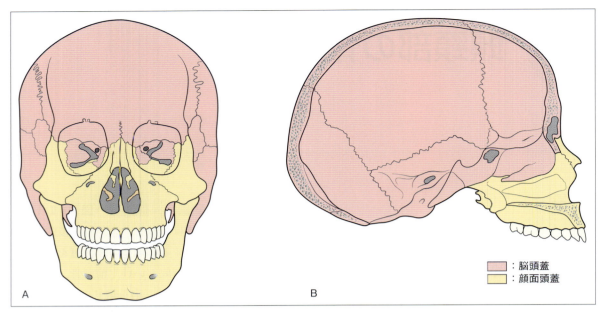

図 10-Ⅰ-2 脳頭蓋と顔面頭蓋
A：前面．B：正中矢状断面．

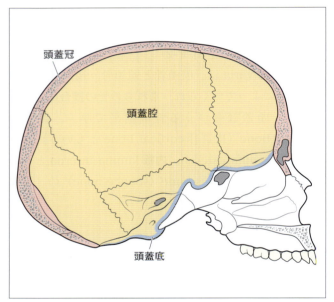

図 10-Ⅱ-1 頭蓋冠，頭蓋底，頭蓋腔

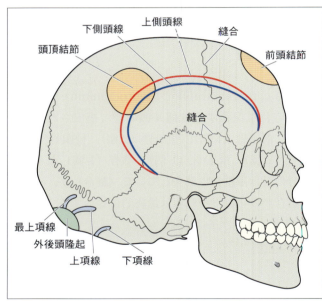

図 10-Ⅱ-2 頭蓋冠外面

　半球型の頭蓋冠の前面を前頭，側面を側頭，上面を頭頂，後面を後頭といい，いずれの面も中央部が大きく突出している．この突出をそれぞれ**前頭結節** frontal eminence, **頭頂結節** parietal eminence, **外後頭隆起** external occipital protuberance という（これらの表面には筋付着部に対応して粗な線がみられ，これを筋線という）．側面中央には扇形に側頭筋が付着する線があり，これを**側頭線** temporal line という．これはしばしば上下2本の筋線としてみられ，それぞれ上側頭線，下側頭線という．また，外後頭隆起の周囲にも左右に走行する筋線が認められ，外後頭隆起を中心に，上方から**最上項線** highest nuchal line, **上項線** superior nuchal line が，また外後頭稜から**下項線** inferior nuchal line が外側に伸びる（図 10-Ⅱ-2, 3）．

(2) 頭蓋冠内面

　頭蓋冠内面には脳表面の凹凸に一致して隆起やくぼみがみられる．また，脳を包んでいる硬膜に分布する静脈に一致して，静脈溝がみられる（図 10-Ⅱ-4）．特に太いものを洞溝という．前頭正中から起こり，頭蓋冠内面正中を後方に走行し，後頭中央に達する溝を**上矢状洞溝** groove for superior sagittal sinus, 上矢状洞溝から連続して後頭中央で左右に分かれ，横走する溝を**横洞溝**

transverse sinuses，横洞溝から続き，下方に方向を変え，S字状に弯曲しながら下行して頸静脈孔に至る溝を**S状洞溝** sigmoid sinuses という．

2）頭蓋底（図10-Ⅱ-5）

頭蓋底 cranial base（basicranium）を脳が載る1枚の骨板であると考えれば，直接脳に触れる内板と，下面の外板に区別することができる．直接脳が載る頭蓋底を内頭蓋底，下部に位置する頭蓋底を外頭蓋底という．

（1）内頭蓋底

内頭蓋底 internal surface of cranial base は，脳の形に一致して前方から後方へ，段階的に低くなっている3つの窩に区別される（図10-Ⅱ-6）．**前頭蓋窩** anterior cranial fossa は前頭骨，篩骨，蝶形骨からなる．大脳の前頭葉が前方に発育した結果生じたもので，眼窩上壁をつくる．**中頭蓋窩** middle cranial fossa は蝶形骨と側頭骨からなる．大脳の側頭葉が前外方に発育した結果生じたもので，中央には下垂体を入れる**下垂体窩** pituitary fossa（hypophyseal fossa）をつくる．**後頭蓋窩** posterior cranial fossa は，蝶形骨と側頭骨，後頭骨からなる．小脳が後下方に発育した結果生じたもので，中央には**大後頭孔** greater palatine foramen がある．

（2）外頭蓋底（図10-Ⅱ-7）

外頭蓋底 external surface of cranial base は，前1/3をつくる前部と，後ろ2/3をつくる後部からなる．

前部は上顎骨と口蓋骨からなり，**歯列弓**と骨口蓋をつくる．後部は軽度に凸弯しており，この弯曲の中央部に大後頭孔がある．下方からみると，大後頭孔の左右外側縁は母指頭大の楕円形をした高まりがあり，これを**後頭顆** occipital condyles という．頭部と頸部は唯一，後頭骨の後頭顆と**第1頸椎（環椎）** atlas の上関節窩で関節する（環椎後頭関節，図10-Ⅱ-8）．すなわち，頭蓋は脊柱の上に左右の後頭顆のみで載っており，靱帯や筋で強力に補強されることで安定を得ている．

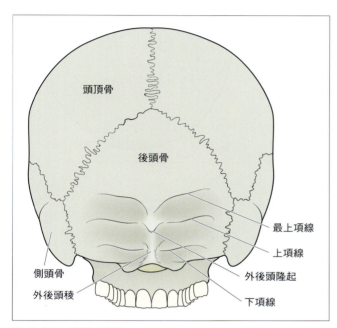

図10-Ⅱ-3　頭蓋冠後面

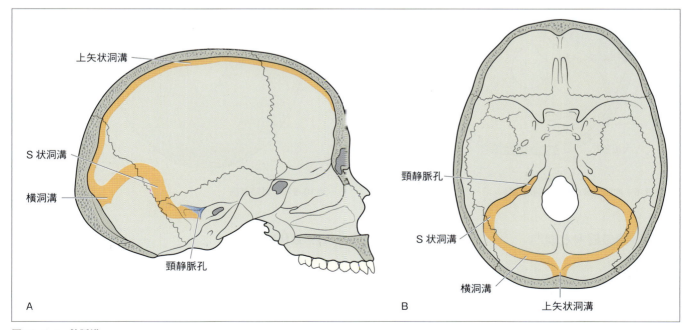

図10-Ⅱ-4　静脈溝
A：正中矢状断面．B：内頭蓋底．

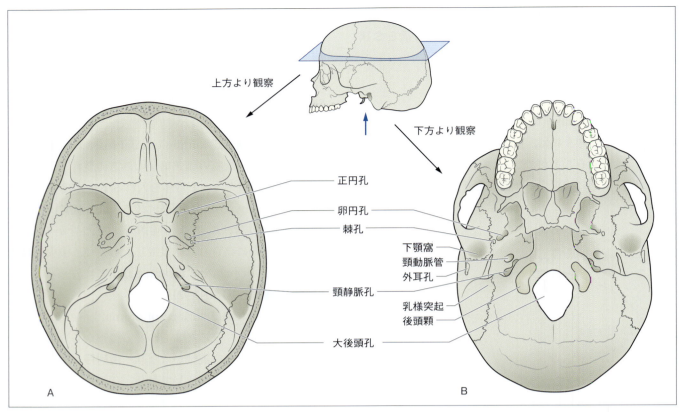

図 10-Ⅱ-5　頭蓋底
A：内頭蓋底．B：外頭蓋底．

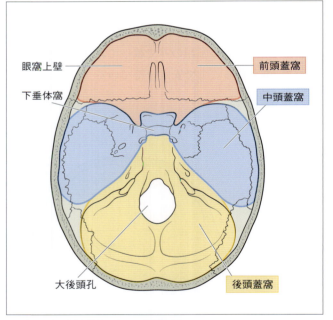

図 10-Ⅱ-6　内頭蓋底の区分（頭蓋窩）

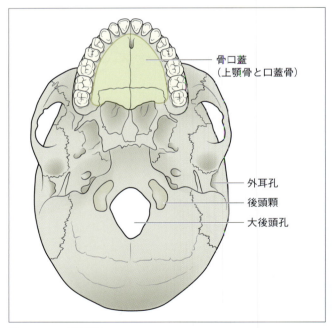

図 10-Ⅱ-7　外頭蓋底

2. 脳頭蓋の縫合と泉門

1）縫合

それぞれの頭蓋骨の間は，線維性結合組織によって強力に結合され，これを縫合 suture という（図 10-Ⅱ-9）．幼児期には脳の成長に対応するために結合は緩いが，成人では複雑に入り組んで年齢とともに次第に癒合する．

(1) 冠状縫合

前頭骨と頭頂骨がつくる縫合を冠状縫合 coronal suture という．冠を留めるヒモの方向にあるため，この名称がついている．

(2) 矢状縫合

頭蓋冠の正中で，左右の頭頂骨がつくる縫合を矢状縫

合 sagittal suture という．

（3）ラムダ縫合（人字縫合）

後頭骨と頭頂骨がつくる縫合をラムダ縫合 lambdoidal suture（人字縫合）という．

（4）鱗状縫合

頭頂骨と側頭骨の鱗部がつくる縫合は双方の骨が斜めに重なっているので，鱗状縫合 squamosal suture という．

2）泉門

新生児の頭蓋はおのおのの骨が癒合しておらず，可動性があると同時に，未熟な縫合の中に骨に置き換わっていない膜性の領域が存在する．これを**泉門** fontanelle といい，縫合と縫合が交わる部位にあり，部位によっては幼小児期まで残る（図 10-Ⅱ-10）．泉門は分娩の際に，狭い産道に適応して一時的に頭部の形を変えるための構造であり，出産後は徐々に閉鎖していく．泉門の早期閉鎖や，閉鎖遅延は全身の異常が疑われる．

（1）大泉門

冠状縫合と矢状縫合の交点（前頭骨と頭頂骨の間）にある最も大きな泉門を大泉門 anterior fontanel（large fontanel）という．大泉門は生後約1年半で閉鎖する．

（2）小泉門

矢状縫合とラムダ縫合の交点（頭頂骨と後頭骨の間）にある泉門を小泉門 posterior fontanel（small fontanel）という．小泉門は生後2～3か月で閉鎖する．

（3）前側頭泉門

冠状縫合と鱗状縫合の交点にある泉門を前側頭泉門 sphenoidal fontanel という．前側頭泉門は，生後6か月～1年で閉鎖する．

（4）後側頭泉門

鱗状縫合とラムダ縫合の交点にある泉門を後側頭泉門 mastoid fontanel という．後側頭泉門は生後1年～1年半で閉鎖する．

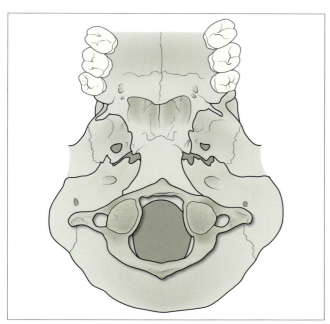

図 10-Ⅱ-8　環椎後頭関節（下方より観察）

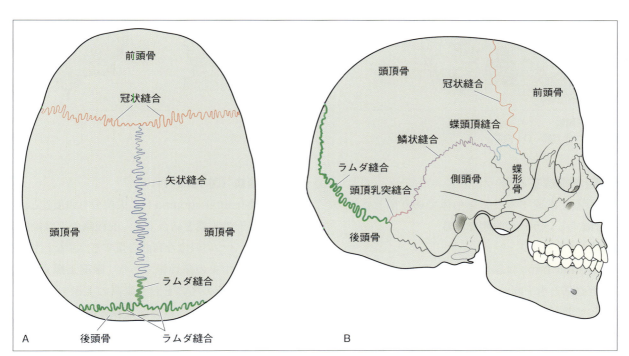

図 10-Ⅱ-9　頭蓋冠をつくる縫合
A：上方より観察．B：右側方より観察．

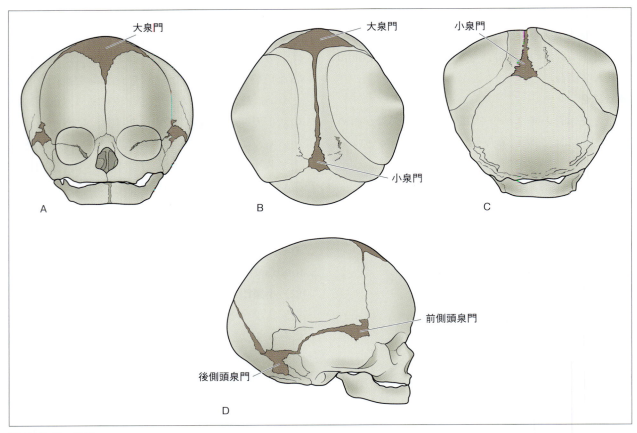

図10-Ⅱ-10　泉門
A：前方．B：上方．C：後方．D：側方．

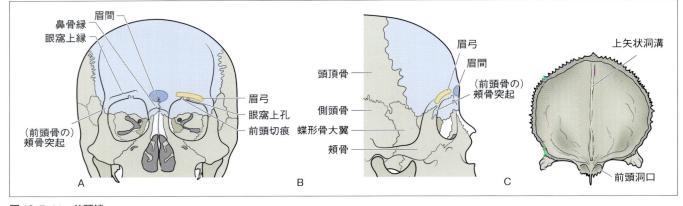

図10-Ⅱ-11　前頭鱗
A：前方観．B：側方観．C：内面．

3. 脳頭蓋を構成する骨

以降は頭蓋を構成する各骨を単体で切り出したもの（これを分離骨という）の説明である．

1）前頭骨

前頭骨 frontal bone は脳頭蓋の前部を構成する無対の骨で，垂直部と水平部からなる．垂直部は頭蓋冠の前部を構成して前頭鱗と称し，水平部は眼窩部と鼻部から構成される．

(1) 前頭鱗（図10-Ⅱ-11）

前頭鱗 frontal squama は，大部分を頭頂骨と，後縁の一部で蝶形骨大翼と結合する．前頭鱗の下縁はほぼ水平であるが，3つの軽度な弯曲を呈する．すなわち，左右の眼窩上縁と中央の鼻骨縁である．**眼窩上縁** supraorbital margin は，その名のとおり眼窩の上縁を構成し，**鼻骨縁** nasal border は，鼻骨と**上顎骨前頭突起**が結合して鼻根を構成する（図10-Ⅲ-1参照）．

眼窩上縁の内側寄りには，2つの切れ込みが存在する．内側の切れ込みを**前頭切痕** frontal notch，外側の切れ

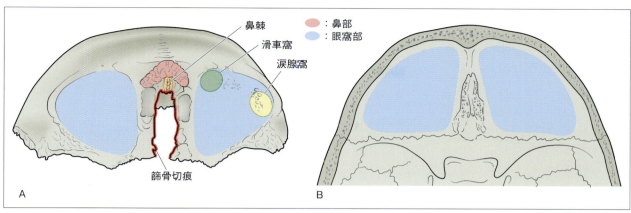

図 10-Ⅱ-12　前頭骨水平部（眼窩部および鼻部）
A：分離骨を下方から観察．B：内頭蓋底．

込みを**眼窩上切痕** supraorbital notch という．この切れ込みが孔としてみえる場合には，それぞれ**前頭孔** frontal foramen，**眼窩上孔** supraorbital foramen という（前頭孔はまれだが，眼窩上孔はしばしばみられる）．眼窩上縁の外側端は突出しており，頰骨と接することから**頰骨突起**という．

前頭鱗の外面はなめらかで前方に膨らんでおり，前額（ひたい）をつくる．眼窩上縁の上方には弓状の隆起がみられ，これを**眉弓** brow ridge とよぶ．左右の眉弓間には平坦な部分があり，これを**眉間** middle forehead とよぶ．

前頭鱗の内面には，正中に上矢状洞溝があり，上後方に向かって走り，頭頂骨の上矢状洞溝に連続する．

(2) 眼窩部（図 10-Ⅱ-12）

前頭骨水平部の中央には，後方へ開く逆 U 字型の切れ込みがあり，これを**篩骨切痕** ethmoidal notch という．この篩骨切痕の左右両側にはやや膨らんだ薄い骨板があり，ここを**眼窩部** orbital part といい，眼窩の上壁（天井）となる．眼窩部上面には大脳が載る．一方，眼窩部下面は**眼窩面** orbital surface とよばれる．眼窩面の前外側端には，涙腺を入れる**涙腺窩** lacrimal fossa とよばれるくぼみがある．また，眼窩面の前内側端には，**上斜筋**の滑車が付着するくぼみがあり，**滑車窩** trochlear fossa とよばれる．

(3) 鼻部（図 10-Ⅱ-12）

左右眼窩部の間にある，篩骨切痕前方の粗面を鼻部 nasal part という．鼻部後縁には，中央からまっすぐ下方に向かう**鼻棘** nasal spine が突出している．また中央には小孔が開いており，これを前頭洞口という（前頭洞の出口である）．

(4) 前頭洞

前頭鱗の下方中央（眉間付近）は，逆三角形，あるい

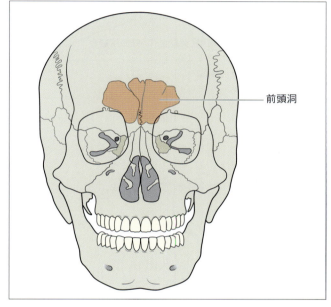

図 10-Ⅱ-13　前頭洞

はハート形をした空洞になっており，これを**前頭洞** frontal sinus という（図 10-Ⅱ-13）．前頭洞の形状は左右非対称であることが多く，また個体差が非常に大きいことから，個人識別に用いられることがある．

2）頭頂骨

頭頂骨 parietal bone は脳頭蓋の上部中央に位置する左右 1 対の骨で，四角形（4 縁と 4 角が区別される）の扁平な骨である．4 縁を**前頭縁** frontal border，**後頭縁** occipital border，**矢状縁** sagittal border，**鱗縁** squamosal border とよび，4 角を前頭角，後頭角，蝶形骨角，乳突角とよぶ（図 10-Ⅱ-14）．

頭頂骨の前縁は前頭縁といい，前頭骨と接して冠状縫合を形成する．頭頂骨の後縁は後頭縁といい，後頭骨と接してラムダ縫合を形成する．上縁は矢状縁といい，左右の頭頂骨矢状縁が接して矢状縫合を形成する．下縁は

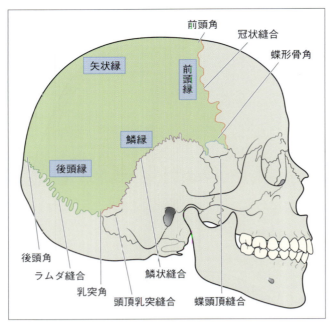

図10-Ⅱ-14 頭頂骨（外面）

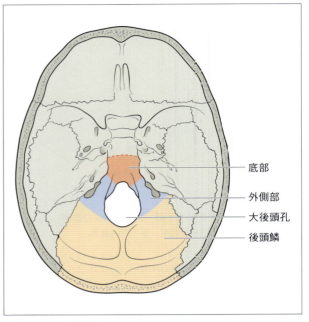

図10-Ⅱ-15 後頭骨

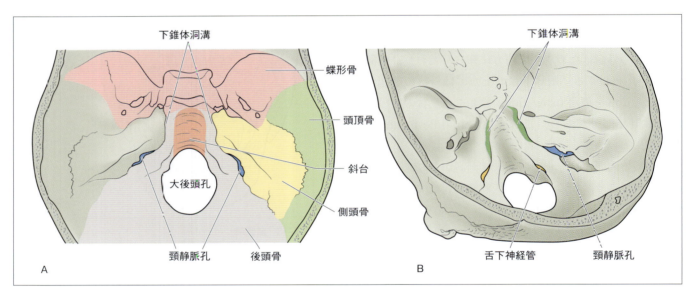

図10-Ⅱ-16 後頭骨底部・外側部
A：内頭蓋底を上方より観察．B：内頭蓋底を後上方より観察．

鱗縁といい，前部は蝶形骨と接し（蝶頭頂縫合），中部は側頭骨鱗部と接し（鱗状縫合），後部は側頭骨乳突部と接する（頭頂乳突縫合）．

頭頂骨は前頭骨，側頭骨，後頭骨とともに頭蓋冠を構成し，外面に頭頂結節，側頭線があり，内面には上矢状洞溝，S状洞溝が走る（☞p.113「頭蓋冠」を参照）．

3）後頭骨

後頭骨 occipital bone は脳頭蓋の後部を構成する無対の骨で，大後頭孔を中心に底部，外側部，後頭鱗の3つからなる（図10-Ⅱ-15）．

(1) 大後頭孔

大後頭孔 foramen magnum は頭蓋底を貫く卵円形の大きな孔で，脳を容れる頭蓋腔と脊髄を容れる脊柱管を連結しており，延髄および椎骨動・静脈が通る．

(2) 底部（図10-Ⅱ-16）

後頭骨の底部 basilar part of the occipital bone は大後頭孔の前方にある板状の部分で，前縁は蝶形骨体と接し，後縁は大後頭孔前縁と一致する．また，外側縁は側頭骨岩様部と接する．底部の中央上面は滑沢で，蝶形骨体から連続しており，大後頭孔に向かって滑り落ちるように傾斜しており，これを斜台 clivus という．上面の外側縁には，浅い溝が蝶形骨体に向かって続いており，

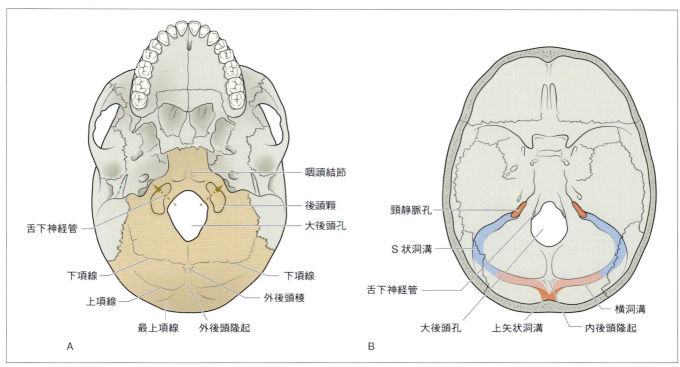

図 10-Ⅱ-17　後頭鱗とその周囲
A：外面．B：内面．

これを**下錐体洞溝** groove for inferior petrosal sulcus という．一方，下面は中央に粗造な高まりがあり，これを**咽頭結節** pharyngeal tubercle とよぶ．

(3) 外側部（図 10-Ⅱ-16）

後頭骨の**外側部** lateral part of occipital bone は大後頭孔の左右両側にある板状部分であり，前縁は底部に，後縁は後頭鱗に移行する．内側の縁は大後頭孔の外縁に一致する．一方，外側の縁は深い切れ込みをつくっており，頸静脈切痕とよばれる．後頭骨の頸静脈切痕は，側頭骨の**頸静脈切痕** jugular notch of occipital bone と合して**頸静脈孔** jugular foramen をつくる．

外側部の下面（大後頭孔の左右）には楕円形の高まりがあり，これを**後頭顆**という．後頭顆は第 1 頸椎（環椎）の上関節窩と関節して環椎後頭関節をつくる．また，後頭顆を内側から外側へ貫く管を**舌下神経管** hypoglossal canal といい，同名神経が通る．

(4) 後頭鱗（図 10-Ⅱ-17）

後頭鱗 squama part of the occipital bone は大後頭孔の後方で垂直に立ち上がる板状の広い部分である．

後頭鱗外面の中央部は外方に大きく膨らんでおり，これを**外後頭隆起**という．外後頭隆起は，皮膚の上から触れることができる．外後頭隆起から正中を走る隆線を外後頭稜という．また，外後頭隆起と外後頭稜から外側方に向かって 3 本の隆線が走り，上から**最上項線**，**上項線**，

下項線という．

後頭鱗内面は滑沢であり，外後頭隆起の位置に一致した膨らみを**内後頭隆起** internal occipital protuberance という．また，内後頭隆起を中心に十字に伸びる隆線を**十字隆起** cruciform eminence という．後頭鱗内面正中には，頭頂骨の上縁に沿って下行してきた**上矢状洞溝**に連続する溝があり，これは十字隆起のところで左右に分かれて直角に走行を変える．この外側に向かう溝を**横洞溝**という．さらに，横洞溝から頸静脈孔まで，弯曲して前方に走る溝が **S 状洞溝**である．

4) 側頭骨

側頭骨 temporal bone は脳頭蓋の外側下部を構成する左右 1 対の骨で，外耳孔を中心に，鱗部，鼓室部，岩様部（錐体部と乳突部に分けることがある）からなる（図 10-Ⅱ-18）．

(1) 鱗部（図 10-Ⅱ-19）

側頭骨の**鱗部** squamous part of temporal bone は頭蓋冠の側壁を構成する半円形の板状部分であり，周縁と内・外面が区別される．周縁の前 1/3 は**蝶形骨大翼** greater wing of sphenoid bone と接合し（**蝶形骨縁** sphenoidal border），後 2/3 は頭頂骨と接合している（**頭頂縁** parietal border）．後縁は境界なく乳突部上縁に移行しており，この移行部を**頭頂切痕** parietal notch と

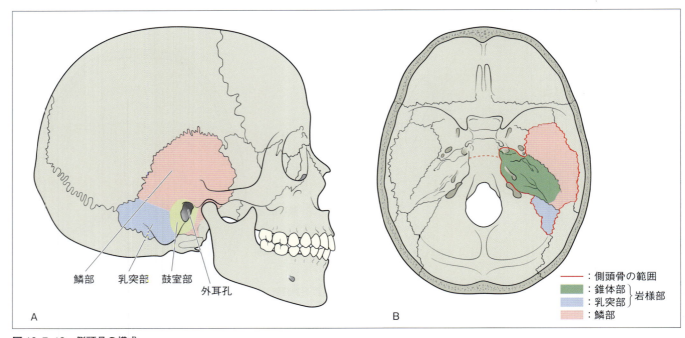

図 10-Ⅱ-18　側頭骨の構成
A：外方から観察（鱗部，鼓室部，乳突部）．B：内頭蓋底（錐体部，鱗部）．

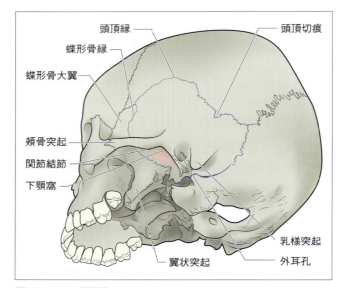

図 10-Ⅱ-19　側頭骨
鱗部と周囲の構造（左斜め下方から観察）．

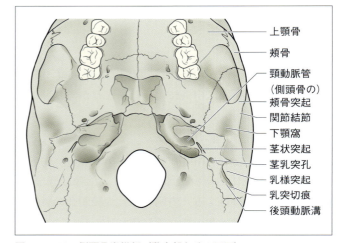

図 10-Ⅱ-20　側頭骨岩様部（乳突部とその周囲）

いう．鱗部の外面部分は広くなめらかで**側頭窩** temporal fossa の一部を構成する．外面の下部中央から前方に長い突起が突出しており，これを**頬骨突起**とよぶ．側頭骨の頬骨突起は，頬骨の側頭突起と合して**頬骨弓** zygomatic arch をつくる．頬骨突起の基部で，外耳孔前方部は内上方になめらかな表面の母指頭大のくぼみが空く．これを**下顎窩** mandibular fossa とよび，下顎骨の**下顎頭** head of mandible が入り，**顎関節** temporomandibular joint（TMJ）を構成する．また，下顎窩の前方につくられる高い膨らみは**関節結節** articular tubercle という．

(2) 鼓室部（☞ p.151 図 12-3 参照）

側頭骨の鼓室部 tympanic part は外耳道の下壁を構成する半管状の骨板であり，後方にある乳様突起との間に**鼓室乳突裂** tympanomastoid fissure，前方の下顎窩との間に**錐体鼓室裂** petrotympanic fissure をつくる．錐体鼓室裂には，顔面神経の枝の鼓索神経が通る．

(3) 岩様部

外耳孔のすぐ後方で頭蓋底の中央に向かい突出している部分を岩様部 petrous part という．岩様部は，鱗部の後下方に突出する板状の**乳突部** mastoid part と，頭蓋底に突出する**錐体部** petrous part に区別される．

乳突部外面は母指頭大の突起が突出しており，**乳様突起** mastoid fossa という（図 10-Ⅱ-20）．乳突部の上部

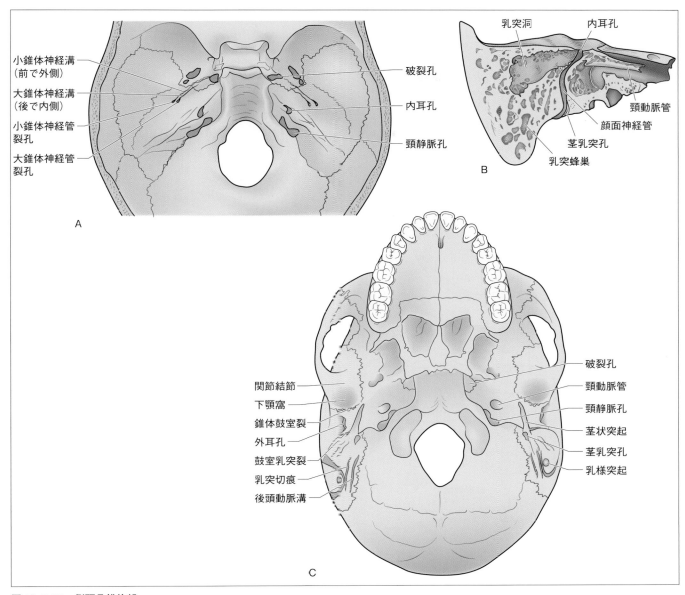

図 10-Ⅱ-21　側頭骨錐体部
A：内頭蓋底．B：錐体部の内部構造（内耳孔 - 顔面神経管 - 茎乳突孔）．C：外頭蓋底．

には，乳突洞という空洞があり，乳様突起内部の**乳突蜂巣** mastoid cells および鼓室と連続性をもつ．乳様突起の内面には2つの溝が平行して走行している．外側の溝を**乳突切痕** mastoid notch（顎二腹筋後腹が付着する）といい，内側の溝を**後頭動脈溝** occipital groove for occipital artery という．乳突部内面には，S状洞溝が縦走し，後頭骨のS状洞溝に連続する．

錐体部は，蝶形骨大翼と後頭骨底部の間に入り込んでいる部分で，これらの間に**破裂孔** lacerated foramen をつくる（図 10-Ⅱ-21）．錐体部には，内頭蓋底と外頭蓋底の間を交通するいくつかの管が存在する．**内耳孔** internal acoustic opening は錐体後面中央にあり，内頭蓋底から顔面神経，内耳神経が出る孔である．内耳孔は骨内部を走行する**顔面神経管** facial canal に通じ，途中の**顔面神経管膝** geniculum of facial canal（約60°の角度で後外方に屈曲する）で方向を変え，乳様突起と茎状突起の間にある**茎乳突孔** stylomastoid foramen に開口する．一方，顔面神経管膝から前外方に**大錐体神経管裂孔** hiatus for greater petrosal nerve という小管が出る（顔面神経の枝の大錐体神経の通路）．大錐体神経管裂孔は，錐体前面上を長軸とほぼ平行に走る**大錐体神経溝** groove of the great superficial petrosal nerve に連続する．また，大錐体神経管裂孔のすぐ下方には**小錐体神経管裂孔** hiatus for lesser petrosal nerve があり，**小錐体神経溝** groove of lesser petrosal nerve に連続する（舌咽神経の枝の小錐体神経の通路）．錐体の内部には，内頸動脈が通過する**頸動脈管** carotid canal がある．

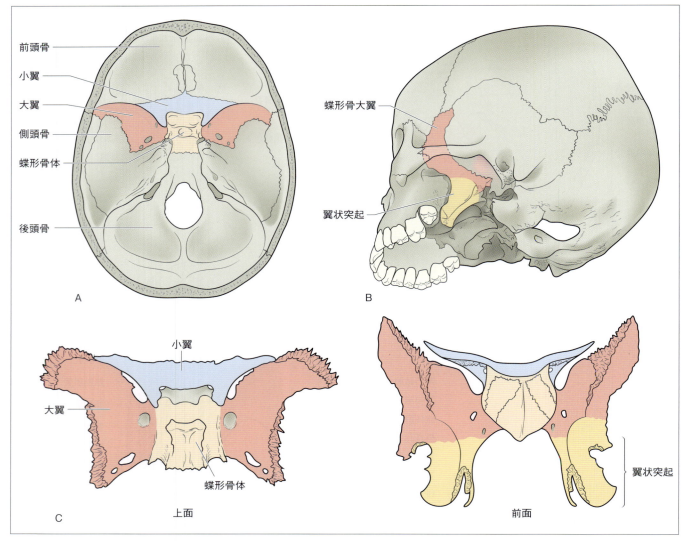

図 10-Ⅱ-22　蝶形骨
A：内頭蓋底（蝶形骨体，大翼，小翼）．B：外頭蓋底（蝶形骨大翼，翼状突起）．C：分離骨（上面，前面）．

5）蝶形骨（図 10-Ⅱ-22）

蝶形骨 sphenoid bone は頭蓋底の中央部に入り込んでいる，蝶が羽根を広げた形をした無対の骨である．内頭蓋底からみると，中央にある蝶形骨体と，その両側縁から外側に突出する大翼，小翼が区別される．また，蝶形骨体と蝶形骨大翼の結合部から，**翼状突起**が突出する．

（1）蝶形骨体

蝶形骨体 body of sphenoid bone は箱型の骨塊で，内部に空洞を有し，これを**蝶形骨洞**という（☞ p.138 参照）．

蝶形骨体上面中央は深くくぼんでおり，下垂体を容れるため**下垂体窩**という（図 10-Ⅱ-23）．下垂体窩の前縁は高く膨らみ，後縁は切り立っており，前縁は**鞍結節** tubercle of sella turcica，後縁は**鞍背** dorsum sellae とよばれる．鞍結節の前方には，前外方へ走る交叉溝とよばれる溝がそれぞれ左右の視神経管 optic canal (optic foramen) に連続している．鞍結節から鞍背までの部を側方からみると，両端が高く中央がくぼんでおり，**トルコ鞍** Turkish saddle と総称する．蝶形骨体後面は後頭骨の底部と接合して斜台を形成する．

（2）小翼

（蝶形骨）**小翼** lesser wing は蝶形骨体から前外側に伸びる三角形の小骨板である．小翼の下面は，蝶形骨大翼との間に上眼窩裂 superior orbital fissure をつくる（図 10-Ⅱ-23）．また小翼の基部には視神経管が貫通しており，頭蓋腔と前方の眼窩と交通する．

（3）大翼

（蝶形骨）**大翼** greater wing は蝶形骨体の外側面から外側に伸びる骨板であり，3つの孔が並んでいる（図 10-Ⅱ-23）．最も前方にある丸い孔を**正円孔** foramen rotundum といい，翼口蓋窩と交通する（上顎神経が通る）．正円孔の後外方で楕円形の大きな孔を**卵円孔** oval

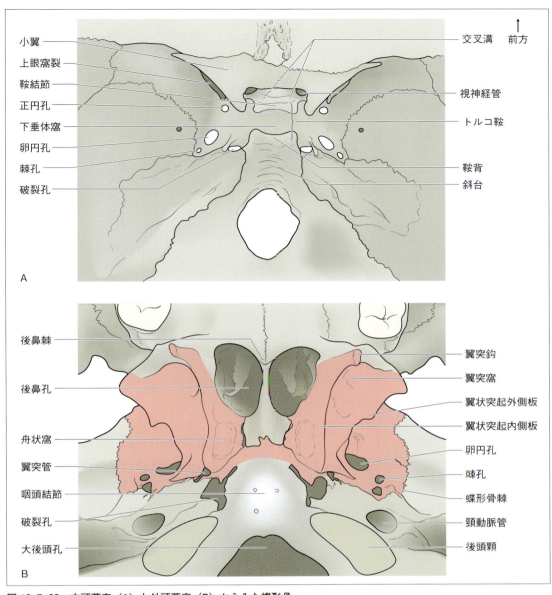

図 10-Ⅱ-23 内頭蓋底（A）と外頭蓋底（B）からみた蝶形骨

foramen といい，下方の外頭蓋底と交通している（下顎神経が通る）．卵円孔のすぐ外側には最も小さい孔である**棘孔** spinous foramen があり，下方の外頭蓋底と交通している（中硬膜動脈，下顎神経硬膜枝が通る）．

大翼の後方は下方に向けて鋭くとがっており，これを**蝶形骨棘** sphenoidal spine という．蝶形骨棘には，顎関節の副靱帯である蝶下顎靱帯が付着する．

(4) 翼状突起

蝶形骨大翼と蝶形骨体をつなぐ基部後縁から下方に伸びる突起を**翼状突起** pterygoid process という（図 10-Ⅱ-23）．翼状突起前面は上顎骨体に面しており，間にできる大きな切れ込みを**翼口蓋窩**とよぶ（☞ p.139 参照）．翼状突起は**内側板** medial pterygoid plate，**外側板** lateral pterygoid plate とよばれる 2 枚の骨板から構成され，

その間に**翼突切痕** pterygoid notch という切れ込みをつくる．翼突切痕に口蓋骨の**錐体突起** pyramidal process が入り込むことで，**翼突窩** pterygoid fossa を構成する（内側翼突筋が付着する）．翼突窩の上方には，翼状突起基部の内側縁に沿って**舟状窩** scaphoid fossa とよばれる楕円形のくぼみがみられる（口蓋帆張筋が付着する）．翼状突起内側板の基部には，前後に走行する管があり，これを**翼突管** pterygoid canal という．翼突管は外頭蓋底と翼口蓋窩の間にある交通路である（翼突管神経，翼突管動脈が通る）．翼状突起内側板の下端は鉤状に曲がっており，**翼突鉤** pterygoid hamulus という．翼突鉤には**翼突下顎縫線** pterygomandibular raphe が付着する．また翼突鉤は，口蓋帆張筋の腱が翼突鉤で方向を変える滑車としての役割を有する．

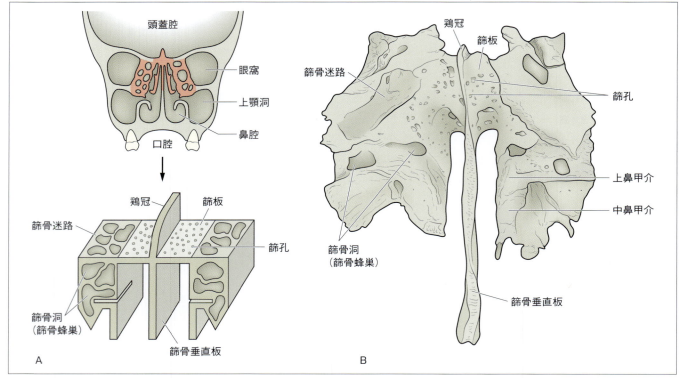

図10-Ⅱ-24 篩骨の位置関係と構造
A：頭蓋における篩骨の位置関係．B：篩骨の後面．

6）篩骨

篩骨 ethmoid bone は前頭蓋窩のほぼ中央にある無対の骨で，頭蓋底，眼窩，鼻腔の構成に関与する．篩骨は，頭蓋底の構成に加わる上面を篩板，篩板正中から垂直に下降する垂直板，そして篩板両端から吊り下がる骨塊部（篩骨迷路）に区別される（図10-Ⅱ-24）．

（1）篩板

前頭骨眼窩部の中央部を貫いて頭蓋底に出る部位を**篩板** cribriform plate といい，後方は蝶形骨小翼と接する．篩板の正中において，垂直に鶏のとさかに似た小骨板が立ち，これを**鶏冠** crista galli という．また，篩板には多数の小孔が開口しており，これを**篩孔** cribriform foramina とよぶ（嗅神経が通る）．

（2）篩骨垂直板

篩板の正中下方から垂直に下垂する骨板を**篩骨垂直板** perpendicular plate of ethmoid bone といい，鋤骨とともに鼻中隔を構成する．

（3）篩骨迷路

篩板の両端には，**篩骨迷路** ethmoidal labyrinth とよばれる含気性の骨が吊り下がり，鼻腔上部を構成する．篩骨迷路の中は，蜂の巣のようにたくさんの小さな空洞を内包しており，これを**篩骨洞（篩骨蜂巣）**とよぶ．篩骨洞は4つある副鼻腔の1つで，上鼻道と中鼻道に開口する（☞p.138参照）．

篩骨迷路の内面には2つの突起が下垂しており，上方にある小さい突起を**上鼻甲介** superior nasal concha，下方にある大きい突起を**中鼻甲介** middle nasal concha という．上鼻甲介と中鼻甲介は篩骨の一部であるが，下鼻甲介は1対の独立した骨である．

Ⅲ 顔面頭蓋

顔面頭蓋 visceral cranium（viscerocranium）は頭蓋骨の前下部に位置して，顎顔面領域をつくる9種15個の骨で構成される（図10-Ⅰ-2）．顔面頭蓋は，鼻骨（2個），涙骨（2個），鋤骨（1個），下鼻甲介（2個），上顎骨（2個），頬骨（2個），口蓋骨（2個），下顎骨（1個），舌骨（1個）からなる．

1．顔面頭蓋を構成する骨

1）鼻骨

顔面上部で鼻根部を構成する左右1対の骨を，鼻骨 nasal bone という（図10-Ⅰ-1，10-Ⅲ-1）．鼻骨の内側縁は反対側の鼻骨と，外側縁は上顎骨の前頭突起と，上縁は前頭骨と接しており，下縁は梨状口上縁の一部となる．

2）涙骨

眼窩内側壁の前部に位置する楕円形の薄い骨を，涙骨

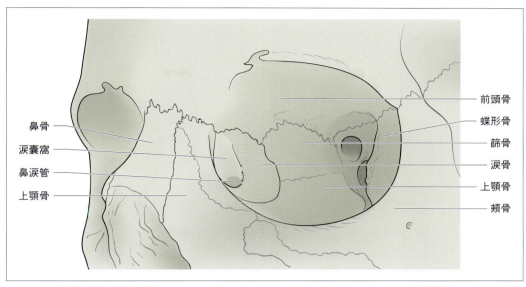

図10-Ⅲ-1　鼻骨，涙骨

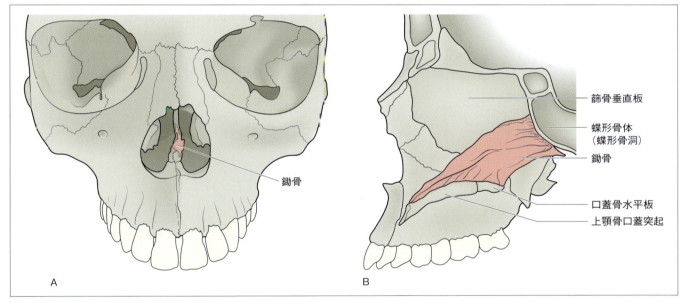

図10-Ⅲ-2　鋤骨
A：前方から観察．B：鋤骨と周囲骨の関係．

lacrimal bone という（図10-Ⅲ-1）．涙骨の上縁は前頭骨と，前縁は上顎骨前頭突起と，下縁は上顎骨眼窩面と，後縁は篩骨と接する．涙骨外面には**涙囊溝** lacrimal groove とよばれる溝があり，上顎骨の涙囊溝と合して**涙囊窩** fossa for lacrimal sac ～**鼻涙管** nasolacrimal canal を構成する．

3）鋤骨

鋤骨 vomer は鼻中隔の下半部を構成する無対で不正四辺形の薄い骨板で，鼻腔底と蝶形骨体の間に広がる（図10-Ⅲ-2）．上顎骨，蝶形骨，口蓋骨，篩骨と鼻中隔軟骨と接合する．

4）下鼻甲介

鼻腔の外側壁から鼻腔底に向かって下垂する左右の骨を，下鼻甲介 inferior nasal turbinate という（図10-Ⅰ-1）．下鼻甲介は，他の骨のように名称の最後に「骨」がつかないが，独立した1対の骨である．上顎骨，口蓋骨，涙骨，篩骨と接しており，特に篩骨と口蓋骨とともに上顎骨の**上顎洞裂孔** hiatus of maxillary sinus を覆うことで，**半月裂孔** semilunar hiatus を形成する．

5）上顎骨

上顎骨 maxilla は顔面の約2/3を占める左右1対の骨で，眼窩，鼻腔，口腔いずれの構成にも関与する重要な骨である（図10-Ⅲ-3）．前頭骨，蝶形骨，篩骨，鼻骨，

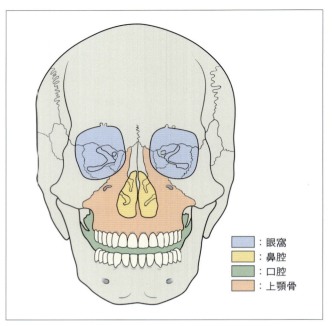

図 10-Ⅲ-3 上顎骨と周囲の構造

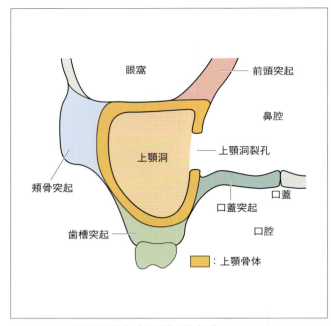

図 10-Ⅲ-4 上顎骨の構造（前頭断の模式図）

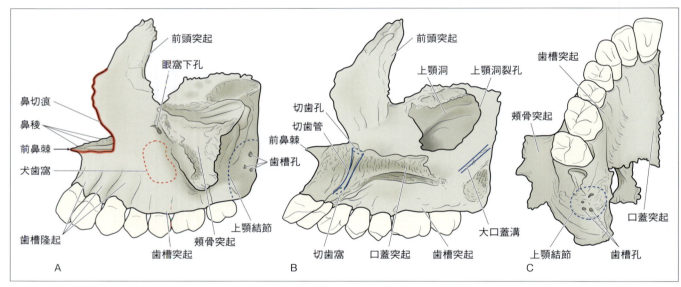

図 10-Ⅲ-5 上顎骨の各部名称（分離骨）
A：左外側から観察．B：内側から観察．C：下方から観察．
切歯窩は臨床分野において切歯孔とよばれていることが多いため，留意する必要がある．

涙骨，鋤骨，下鼻甲介，頬骨，口蓋骨の 9 つの骨と接している．上顎骨は，4 つの面を有する**上顎骨体**を中心として上下内外に 4 つの突起があり，上方は**前頭突起** frontal process，外側は**頬骨突起**，内側は**口蓋突起** palatine process，下方は**歯槽突起** alveolar process とよぶ（図 10-Ⅲ-4）．上顎骨体の内部には，上顎洞とよばれる空洞が存在し，半月裂孔によって鼻腔の中鼻道に開口している（図 10-Ⅲ-7 参照）．

(1) 上顎骨体

上顎骨体 body of maxilla は，上方において眼窩に底面をおく逆ピラミッド型をしており，前面，後面，上面，内側面の 4 つの面を有する．

(a) 前面（顔面）

上顎骨体の前面は上顔部の形成に関与する．前面の内側縁には**鼻切痕** nasal notch があり，対側の骨および鼻骨とともに**梨状口** pyriform aperture をつくる．前面の上端には**眼窩下孔** infraorbital foramen（上顎神経の眼窩下神経，眼窩下動・静脈が通る）が開口する（図 10-Ⅲ-5）．

(b) 後面（側頭下面）

頬骨突起のすぐ後方で，蝶形骨翼状突起の前方に位置する．後面ほぼ中央は，**上顎結節** maxillary tuberosity

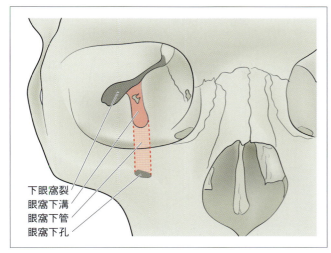

図10-Ⅲ-6 上顎骨体眼窩面

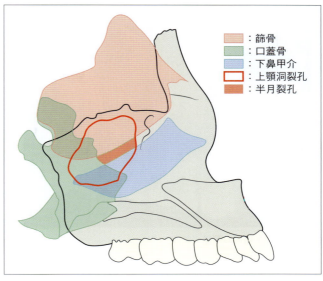

図10-Ⅲ-7 半月裂孔
上顎洞裂孔は篩骨，下鼻甲介，口蓋骨に覆われて，狭く細長い半月裂孔となる．

とよばれるやや高く粗造な面をなす．この上顎結節には2～3個の小孔が開口しており，**歯槽孔** alveolar foramen（上顎神経の後上歯槽枝と**後上歯槽動・静脈**が通る）という．

(c) 上面（眼窩面）

上面は眼窩下壁の大部分を構成する平坦な面で，前面とは**眼窩下縁** infra-orbital margin で境される．後縁から前内側に**眼窩下溝** infraorbital groove とよばれる切れ込みがあり，この溝は眼窩面の中央で下方に方向を変えて骨内に入り，**眼窩下管** infraorbital canal となって前走した後，前面の眼窩下孔に開口する（図10-Ⅲ-6）．

(d) 内側面（鼻腔面）

鼻腔の外側壁をつくる平坦な面であり，ほぼ中央に上顎洞裂孔が開口する．上顎洞裂孔の前方を上下に走る溝は**涙囊溝**とよばれ，涙骨の涙囊溝（同名）とともに涙囊窩をつくり，鼻涙管に続く．**鼻涙管**は**下鼻道**と交通する．また，上顎洞裂孔の後方を上下に走る溝は**大口蓋溝** greater palatine groove とよばれ，口蓋骨の大口蓋溝（同名）とともに**大口蓋管** greater palatine canal をつくる．

上顎洞裂孔は，頭蓋から分離した単独の上顎骨でみると非常に大きい孔であるが，上半部は篩骨，下半部は下鼻甲介，そして後部は**口蓋骨垂直板** perpendicular plate of palatine bone によって大部分を被覆される．そのため，頭蓋において上顎洞と鼻腔が交通するのは非常に狭く細長い隙間であることから，これを**半月裂孔**とよぶ（図10-Ⅲ-7）．

(2) 上顎洞

上顎洞 maxillary sinus は，上壁，前壁，後壁，内側壁，下壁の5つの骨壁によって構成される最大の副鼻腔である（図10-Ⅲ-8）．上顎洞の重要な役割は吸気の加湿と温度調節であり，吸気が中鼻道を通過するときに上顎

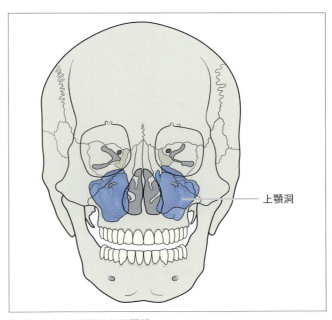

図10-Ⅲ-8 上顎洞の位置関係

洞が新鮮な粘液を供給することで適温，高湿度の空気をつくり，気道に送り込む．上顎洞の範囲は一般に第一小臼歯近心側から第三大臼歯遠心側までで，洞底は大臼歯部で最も下方まで広がる．特に上顎第一大臼歯の口蓋根は洞底ときわめて近接し，ときに根尖が上顎洞底の粘膜まで達する．上顎洞内部には，しばしば隔壁 septa が存在する（図10-Ⅲ-9）．

(3) 上顎骨の突起

(a) 前頭突起

前頭突起 frontal process は上顎骨体から上方に向かって鼻骨と涙骨の間を走り，前頭骨に達する．前頭突起の外側面後方から上顎骨体内側面（鼻腔面）に向けて

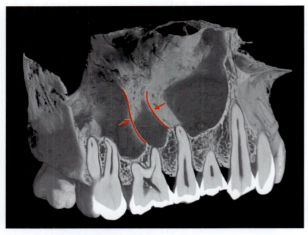

図10-Ⅲ-9　上顎洞の隔壁（矢印）

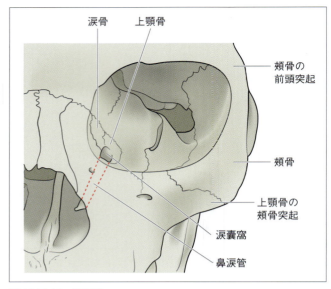

図10-Ⅲ-10　鼻涙管

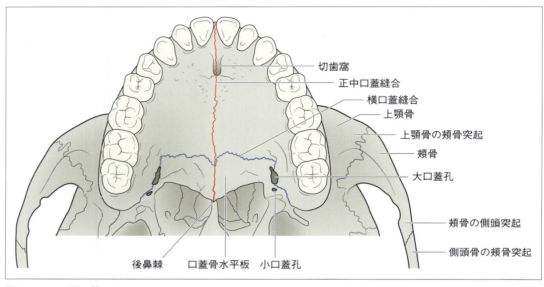

図10-Ⅲ-11　骨口蓋

涙嚢溝が下走し，涙骨の同名溝と涙嚢窩〜鼻涙管をつくって眼窩から鼻腔に涙を排出する（図10-Ⅲ-10）．

　(b) 頰骨突起

　頰骨突起 zygomatic process は上顎骨体から外側に突出する短い突起で，頰骨と結合する（頰骨上顎縫合）．

　解剖学的には，結合・関節する相手の骨の名称を突起名や切痕名にすることがある（頰骨上顎縫合：上顎骨の頰骨突起と頰骨の結合，上橈尺関節：橈骨の橈骨頭と尺骨の橈骨切痕，など）．

　(c) 口蓋突起

　口蓋突起 palatine process は上顎骨体から内方に向かってほぼ水平に出る突起で，反対側の口蓋突起と**正中口蓋縫合** median palatine suture で結合して骨口蓋の前2/3をつくる．口蓋突起後縁は口蓋骨の水平板と結合して**横口蓋縫合** transverse palatine suture をつくる（図10-Ⅲ-11）．口蓋突起上面は平坦で**鼻腔**の下底をつくり，内側縁で上方に突出して**鼻稜** nasal crest をつくる．鼻稜の前端は著しく前方に突出しており，**前鼻棘** anterior nasal spine とよばれる（図10-Ⅲ-5）．

　口蓋突起前方部には上面と下面を前下方から後上方につなぐくぼみがあり，反対側のくぼみと合して切歯孔（鼻腔側）−切歯管−切歯窩（孔）（口腔側）をつくる．

　(d) 歯槽突起

　歯槽突起 alveolar process は上顎骨体から下方に突出する弓型の突起で，反対側の歯槽突起とともにU字型をなして**歯槽弓** alveolar arch をつくる．歯槽突起には上顎の歯が釘植しており，歯根が入る**歯槽**が並ぶ．歯

槽と歯槽を隔てる骨壁を，**槽間中隔** interdental septa という（図 10-Ⅲ-12）．一方，大臼歯などの複根歯では歯根が分かれているため，歯根と歯根の間にも骨の隔壁が存在し，これを**根間中隔** interradicular septa という．また，歯槽前面は歯根の膨隆に一致して突出しており，**歯槽隆起** alveolar eminence とよばれる（図 10-Ⅲ-5）．

6）頰骨

頰骨 zygomatic bone は眼窩の外下方を構成する左右1対の骨で，顔面中央における頰部の輪郭をつくる（図 10-Ⅲ-13）．

頰骨は，**前頭突起**と**側頭突起** temporal process という2つの突起を有している．頰骨の前頭突起は前頭骨の頰骨突起と合して眼窩の上外側部を構成する．一方，頰骨の側頭突起は側頭骨の頰骨突起と合して頰骨弓を構成する．

頰骨外面のほぼ中央には，**頰骨顔面孔** zygomatico-facial foramen とよばれる数個の小孔が開口する．また，眼窩の外下壁を構成する後内面（眼窩面 orbital surface とよばれる）には，**頰骨眼窩孔** zygomatico-orbital foramen という数個の孔がみられる．頰骨の後外面を側頭面とよび，頰骨側頭孔が開く．

7）口蓋骨

鼻腔後方にある後鼻孔の周囲を囲む左右1対のL字型の骨を口蓋骨 palatine bone という．口蓋骨は，垂直板，水平板という2枚の骨板と，その骨板から突出する3つの突起からなる（図 10-Ⅲ-14）．

上顎骨体内側面と接合して垂直に立ち，鼻腔外側壁を構成する骨板を垂直板という．一方，上顎骨口蓋突起と接合して骨口蓋の後1/3を構成する骨板を水平板という．また，垂直板上縁に眼窩突起と蝶形骨突起が，垂直板の下部後縁には錐体突起が出る．

(1) 口蓋骨垂直板（図 10-Ⅲ-15）

（口蓋骨）垂直板は，前縁，後縁，上縁，下縁の4縁を有する骨板で，内側面と外側面に区別される．前縁は上顎洞裂孔の後部を覆い，後縁は**蝶形骨翼状突起内側板**と接合する．垂直板の後縁で錐体突起の基部付近には，後上方から前下方に斜走する大口蓋溝がみられ，上顎骨の大口蓋溝と合して大口蓋管をつくる．一方，口蓋骨の上縁からは眼窩突起，蝶形骨突起が突出し，下縁は口蓋骨水平板に移行する．

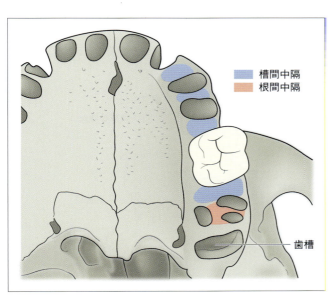

図 10-Ⅲ-12　歯槽突起

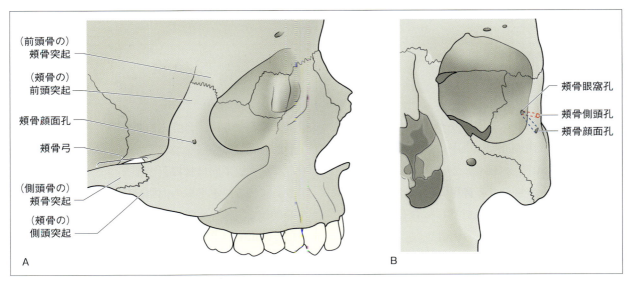

図 10-Ⅲ-13　頰骨
A：外方から観察．B：眼窩面．

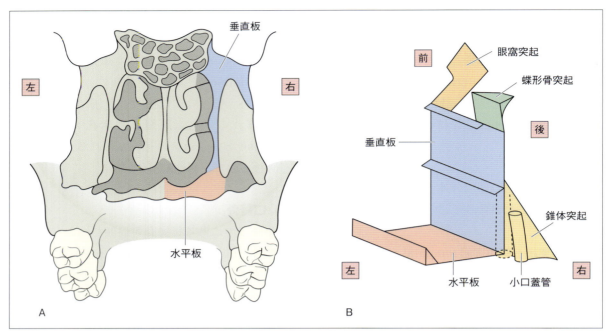

図 10-Ⅲ-14　口蓋骨の位置関係と構造
A：後方から観察．B：模式図．

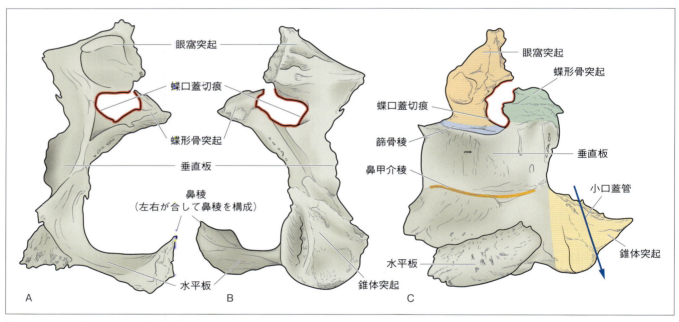

図 10-Ⅲ-15　口蓋骨の各部名称（右側）
A：前面．B：後面．C：内面．

　垂直板の内側面は鼻腔の外側壁をつくることから，鼻腔面ともよばれる．内側面には上下に2つの横走する稜があり，上方は中鼻甲介（篩骨）が接合する篩骨稜と称し，下方は下鼻甲介が接合する**鼻甲介稜** turbinate crest とよぶ．垂直板の外側面は上顎骨体に接合し，上顎面ともよばれる．

(2) 口蓋骨水平板

　（口蓋骨）**水平板** horizontal plate は，垂直板の下縁より内方に折れ曲がった方形の骨板である．上顎骨の口蓋突起とともに，鼻腔と口腔を隔てる骨板をつくる．水平板上面は鼻腔底をつくるため，鼻腔面とよばれる．一方，水平板下面は骨口蓋後部をつくることから，口蓋面とよばれる．水平板の内側縁は反対側の口蓋骨水平板と接合して，鼻腔面では**鼻稜**という高まりをつくり，口蓋面では正中口蓋縫合をつくる．また水平板後端は，後方に突出しており，これを**後鼻棘** posterior nasal spine とよぶ（図 10-Ⅲ-11）．

　水平板の外側縁は垂直板との移行部になるとともに，

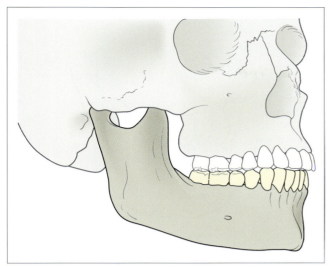

図 10-Ⅲ-16　下顎骨

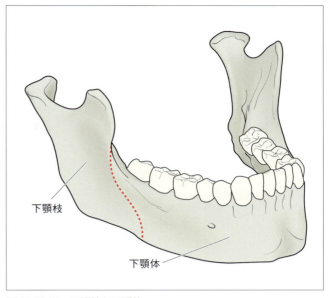

図 10-Ⅲ-17　下顎枝と下顎体

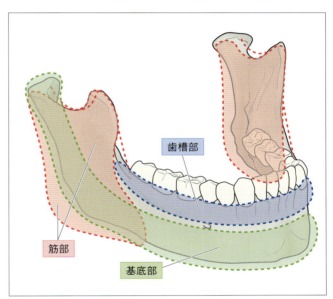

図 10-Ⅲ-18　下顎骨の区分

上顎骨の歯槽突起と接合する．外側縁後部にある切れ込みは，歯槽突起と合して大口蓋孔をつくる．

（3）錐体突起

錐体突起 pyramidal process は口蓋骨の垂直板と水平板の移行部後端より後方に突出するピラミッド型の突起である．この突起は，翼突切痕（蝶形骨翼状突起の内側板と外側板の間にある切れ込み）に入り，翼突窩の下部を形成する．また，錐体突起には，基部付近を**小口蓋管** lesser palatine canal とよばれる管が貫通しており，大口蓋孔のすぐ後方において**小口蓋孔** lesser palatine foramen として開口する．

（4）眼窩突起，蝶形骨突起，蝶口蓋切痕

眼窩突起 orbital process は垂直板上縁の前方に位置し，眼窩下壁の後端を構成する．一方，蝶形骨突起 sphenoidal process は垂直板上縁の後方に位置し，蝶形骨体に接合する．眼窩突起と蝶形骨突起の間はV字型に切れ込んでおり，蝶口蓋切痕 sphenopalatine notch という．蝶口蓋切痕の上に蝶形骨体が載ることで孔をつくり，これを**蝶口蓋孔** sphenopalatine foramen といい，鼻腔と翼口蓋窩を交通する．

8）下顎骨（図 10-Ⅲ-16）

下顎骨 mandible は下顔面を構成する無対の強大な骨で，U字形をした遊離骨である．側頭骨との間に，可動性の関節である顎関節（側頭下顎関節）をつくる．下顎骨の両後端でほぼ垂直に立つ下顎枝（咀嚼筋の停止部であることから筋部ともよばれる）と下顎枝の前方である下顎体に区別される（図 10-Ⅲ-17，18）．

（1）下顎体

下顎体 body of mandible は，歯を有し下顎体の上1/3を占める歯槽部 alveolar part of mandible と，歯槽部を支える基底部 base part of mandible からなる（図 10-Ⅲ-18）．また，下顎体は長方形の厚い骨板を垂直に立てた状態に近似していることから，内・外面と上・下縁に区別することもできる．

（a）歯槽部

上顎骨と同様に，歯槽部上面には歯根が入る**歯槽**があり，その上面全体を**歯槽弓**とよぶ．歯槽と歯槽の隔壁を**槽間中隔**，複根歯における根と根の中隔を**根間中隔**という．歯槽外壁は歯根に一致した隆起（特に前歯部において顕著）がみられ，これを**歯槽隆起**とよぶ．また，第二

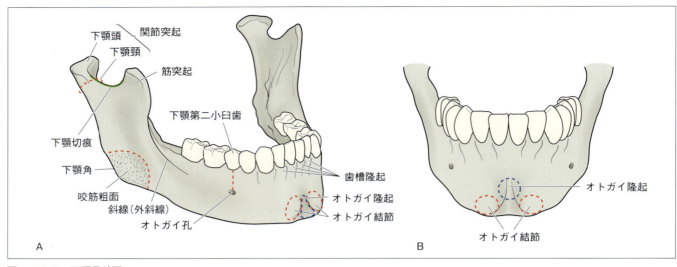

図 10-Ⅲ-19　下顎骨外面
A：右前方から観察．B：下顎体．

大臼歯または最後臼歯の後ろには小さな三角形の部位があり，ここを**臼後三角** retromolar triangle とよぶ．

(b) 基底部

基底部の下縁は著しく肥厚しており，下顎底とよばれる．肉眼的に歯槽部と基底部の明瞭な境界は存在しない．歯を失うと歯槽部はすみやかに吸収され，外形，内部構造ともにその形態を大きく変化させる（☞第21章参照）．

下顎骨の内部微細構造や生体アパタイト結晶の配向性など，ミクロ/ナノ構造の相違が明らかになってきた．これは，歯を有する歯槽部とそれを支える基底部の生体力学的役割が異なるためであると考えられる．

(c) 外面（図10-Ⅲ-19）

下顎体の外面は平滑であり，正中の下半部には下縁に底辺をおく三角形の骨隆起があり，これを**オトガイ**（頤）mentum という．オトガイはヒトに固有の特徴であることが知られており，他の動物にはみられない．オトガイの真ん中にある頂を**オトガイ隆起** mental protuberance，その左右にある一対の高まりを**オトガイ結節** mental tubercle とよぶ．

一方，第二小臼歯直下でほぼ中央の高さに後上方に向かって開口している孔があり，これを**オトガイ孔** mental foramen という．下顎枝内面にある下顎孔から下顎骨内部を通る下顎管，下顎体外面にあるオトガイ孔と交通しており，神経や動・静脈（下歯槽神経→オトガイ神経，下歯槽動脈→オトガイ動脈など）が通過する．

また，下顎枝前縁は下前方へと延長して，骨の隆線として臼後三角の頬側を通り臼歯部外面に至る．これを**斜線** oblique line（歯科臨床では外斜線）といい，全部床義歯を製作する際の解剖学的指標として重要である．

(d) 内面（図10-Ⅲ-20）

下顎体の内面には口腔底の筋肉（舌骨上筋や一部の舌筋など）が付着するため，さまざまな突出部や粗面がみられる．

①顎舌骨筋線

小臼歯部から大臼歯部にかけて，下顎体内面を後上方から前下方に斜走する隆線を**顎舌骨筋線** mylohyoid line という（顎舌骨筋が付着する）．

②二腹筋窩

下顎体正中の下顎底部に，左右1対に楕円形の浅い窩があり，これを**二腹筋窩** digastric fossa という（顎二腹筋の前腹が付着する）．

③オトガイ棘

下顎体内面中央において二腹筋窩の直上に2～4個の鋭い小突起があり，これを**オトガイ棘** mental spine という（オトガイ舌筋，オトガイ舌骨筋が付着する）．

下顎体内面は，顎舌骨筋線によって前上部と後下部に分けられ，それぞれくぼみを形成する．前上部にみられるくぼみを**舌下腺窩** sublingual fossa，後下部のくぼみを**顎下腺窩** submandibular fossa といい，舌下腺窩には舌下腺が，顎下腺窩には顎下腺が存在する．

(2) 下顎枝

下顎枝 ramus of mandible は，下顎体後縁にほぼ垂直に立つ板状の部分で，内・外面と4縁（特に上縁に重要な解剖学的構造物が多い）に区別される．下顎枝は主に咀嚼運動に関与する部分で，後上端の突起が顎関節

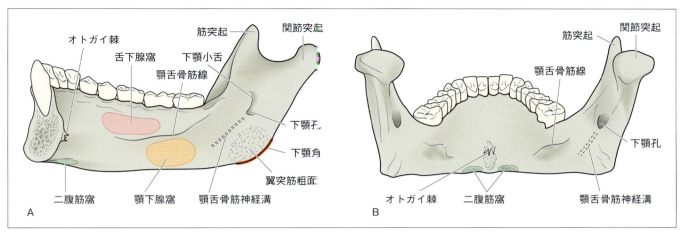

図 10-Ⅲ-20　下顎骨内面
A：側方から観察．B：後方から観察．

を構成するほか，前上端の突起と内外面の粗面が咀嚼筋の付着部となる．

(a) 上縁（図 10-Ⅲ-21）

上縁は 2 つの突起と中央の切れ込みからなる．

①下顎切痕

下顎枝上縁の中央にある弓状の切れ込みを**下顎切痕** mandibular notch という．

②関節突起，下顎頭，下顎頸，翼突筋窩

下顎切痕の後方にある突起は**関節突起** condylar process といい，側頭骨との間に顎関節を構成する．関節突起の上端は**下顎頭**，その下部はくびれて**下顎頸** neck of mandible とよぶ．下顎頸の前方は浅くくぼんでおり，**翼突筋窩** pterygoid fovea という（外側翼突筋が付着する）．

③筋突起

下顎切痕の前方にある三角形の突起は**筋突起** coronoid process という（側頭筋が付着する）．

(b) 下縁，前縁，後縁

下顎枝下縁は，下顎体下縁からそのまま肥厚して続いており，**下顎底** base of mandible をつくる．また，下顎枝下縁と下顎枝後縁がなす角を**下顎角** mandibular angle とよぶ．下顎角は小児では鈍角であるが，成長発育による下顎枝の直立によって，成人でほぼ直角となる．その後，加齢に伴って歯を失うと再び角度がつき，鈍角となる．

(c) 外面（図 10-Ⅲ-19）

下顎枝外面は全体的に平坦であるが，下顎角付近は粗造な面が広がっており，これを**咬筋粗面** masseteric tuberosity とよぶ（咬筋が付着する）．

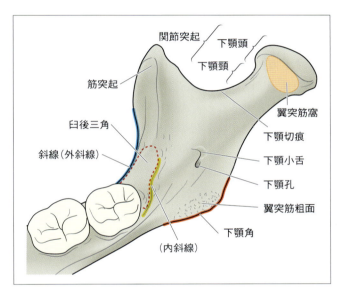

図 10-Ⅲ-21　下顎枝内面（右側）

(d) 内面（図 10-Ⅲ-20）

下顎枝内面のほぼ中央には，上方に向かって開く**下顎孔** mandibular foramen がある（下顎神経の枝である下歯槽神経，顎動脈の枝の下歯槽動脈が入る）．下顎孔のすぐ前上方には**下顎小舌** lingula of mandible とよばれる小突起がある（顎関節の副靱帯である，蝶下顎靱帯が付着する）．また，下顎孔から前下方に向かって細い溝が顎下腺窩に向かって斜走しており，**顎舌骨筋神経溝** mylohyoid groove とよばれる（下顎神経の枝である顎舌骨筋神経が通る）．

下顎枝内面の下顎角付近は粗造な面が広がっており，これを**翼突筋粗面** pterygoid tuberosity という（内側翼突筋が付着する）．

(3) 下顎管

下顎管 mandibular canal は，**下顎孔**（下顎枝内面

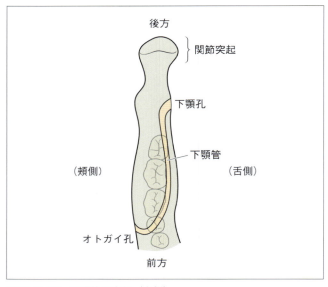

図10-Ⅲ-22　下顎管の走行（右側）

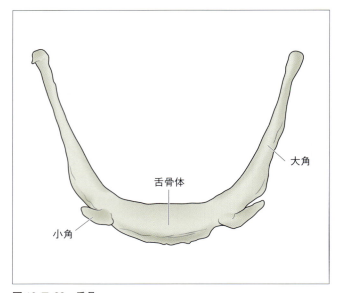

図10-Ⅲ-23　舌骨

からオトガイ孔（下顎体外面）をつなぐ骨性の管である．有歯顎骨では，上壁の大部分が多孔性で薄く樋状を呈するが，歯を喪失すると下顎管は全周にわたり骨化し，神経・脈管が通過する小孔がわずかにみられるようになる．下顎管の走行は，下顎孔から下顎底に向かって下前方に向かった後，第二大臼歯根尖の下方で前方に向かって屈曲する．その後，下顎下縁とほぼ平行に経過して第二小臼歯の下方でわずかに上方へ向かい，オトガイ孔に至る（図10-Ⅲ-22）．下顎管の走行を上方からみると，通常，下顎孔から大臼歯部までは舌側緻密骨（皮質骨）近傍を走行し，第二小臼歯遠心でほぼ中央を経過してその後外上方へ向かって屈曲してオトガイ孔に開く．

　下顎神経の枝の下歯槽神経が下顎孔に入り，下顎管を経過した後，オトガイ神経と名前を変えてオトガイ孔から出る．同時に，下歯槽動・静脈が下顎管内を走り，オトガイ動・静脈となってオトガイ孔から出る．このとき下顎管は，大きく近心に弧を描いてオトガイ孔に向かうことが多い（アンテリアループとよばれる）．また，オトガイ孔から出ずに下顎骨内を前方に走行する切歯枝が存在し，前歯部の歯槽骨や歯に分布する．

9）舌骨（図10-Ⅲ-23）

　舌骨 hyoid bone は下顎骨と喉頭の間に位置する無対の骨で，**舌骨体** body of hyoid bone とその両端につく**大角** greater horn of hyoid bone，**小角** lesser horn of hyoid bone からなる．舌骨は他の骨と関節を構成しておらず，上方および下方から筋が付着することで遊離している骨である（上方：舌骨上筋，下方：舌骨下筋）．

2．眼窩，鼻腔，骨口蓋，翼口蓋窩

1）眼窩（図10-Ⅲ-24）

　眼窩 orbit は頭蓋前面にある方形の開口部から奥にいくに従って狭くなる空洞で，前頭骨，蝶形骨，涙骨，篩骨，上顎骨，頬骨，口蓋骨の7つからなる．眼窩は，上壁，下壁，内側壁，外側壁の4壁が区別され，脳頭蓋，顔面頭蓋双方の骨が複雑に関与している．

（1）眼窩を構成する壁と構成する骨

①上壁：前頭骨
②下壁：上顎骨，頬骨，口蓋骨
③内側壁：蝶形骨，涙骨，篩骨，上顎骨
④外側壁：蝶形骨，頬骨

（2）眼窩と周囲の交通（図10-Ⅲ-24）

　眼窩にはいくつかの切れ込みや孔が存在し，周囲と交通している．

①**上眼窩裂**：眼窩－上眼窩裂－頭蓋腔
②**下眼窩裂** inferior orbital fissure：眼窩－下眼窩裂－翼口蓋窩，側頭下窩
③**前篩骨孔** anterior ethmoid foramen，**後篩骨孔** posterior ethmoid foramen：眼窩－前・後篩骨孔－鼻腔，篩骨蜂巣
④**視神経管**：眼窩－視神経管－頭蓋腔
⑤**頬骨眼窩孔**：眼窩－頬骨眼窩孔－顔面
⑥**眼窩下管**：眼窩－眼窩下溝－眼窩下管－眼窩下孔－顔面
⑦**鼻涙管**：眼窩－鼻涙管－鼻腔（下鼻道）
⑧**前頭切痕（孔），眼窩上切痕（孔）**：眼窩－前頭切痕，眼窩上切痕－前頭部

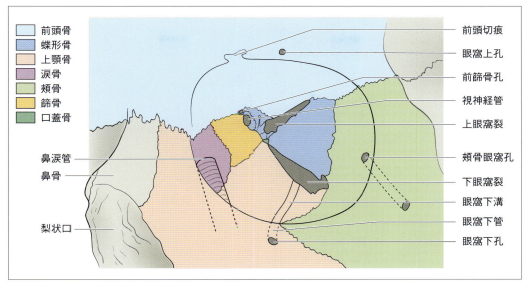

図10-Ⅲ-24 眼窩（左側）

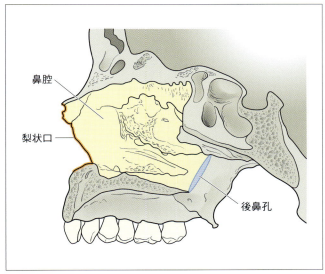

図10-Ⅲ-25 鼻腔

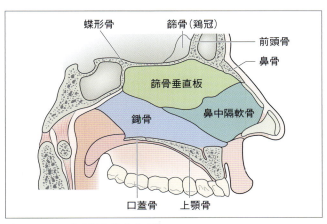

図10-Ⅲ-26 鼻中隔を構成する骨
上方は篩骨垂直板，後方・下方は鋤骨，前方は鼻中隔軟骨で構成される．

2) 鼻腔（図10-Ⅲ-25）

鼻腔 nasal cavity は，前頭骨，蝶形骨，篩骨，鼻骨，鋤骨，下鼻甲介，上顎骨，口蓋骨の8つからなる．頭蓋前面の中央に西洋梨の形に似た大きな開口があり，これを**梨状口**という．梨状口から後方に骨性の空洞が続き，外頭蓋底の前1/3まで伸びて**後鼻孔** posterior nasal aperture で終わる．梨状口から後鼻孔の間の空洞を鼻腔と称する．梨状口は上方を鼻骨，それ以外の大部分を上顎骨の左右の鼻切痕によって構成される．一方，後鼻孔は蝶形骨の蝶形骨体と翼状突起内側板，口蓋骨水平板で構成される．

鼻腔はほぼ中央に隔壁があり，左右2つに分かれる．この正中の隔壁を**鼻中隔** nasal septum といい，篩骨垂直板と鋤骨で構成される（図10-Ⅲ-26）．鼻腔外側壁からは，3つの骨棚が垂れ下がる．この骨棚をそれぞれ，上鼻甲介，中鼻甲介，下鼻甲介とよび，その下方にできた空間をそれぞれ上鼻道，中鼻道，下鼻道という（☞p.206 図15-Ⅲ-15参照）．上鼻甲介と中鼻甲介は篩骨の一部であるが，下鼻甲介は独立した左右1対の骨である．

(1) 鼻腔と周囲の交通（図10-Ⅲ-27）
①前方：梨状口で外界と交通する．
②後方：後鼻孔で咽頭と交通する．
③上方：篩孔で頭蓋腔と交通する．
④下方：切歯管で口腔と交通する．
また，以下の副鼻腔が，それぞれ鼻腔に開口する．

(2) 副鼻腔（図10-Ⅲ-28）

副鼻腔 paranasal sinuses（accessory sinus cavity）は，鼻粘膜が胎生期に骨（前頭骨，篩骨，蝶形骨，上顎骨）に侵入したもので，空気の入っている腔である．出生時において副鼻腔は小さく未発達であるが，一般的な

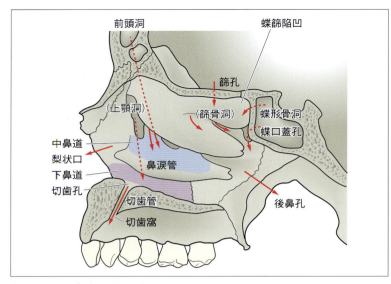

図10-Ⅲ-27　鼻腔と周囲の交通

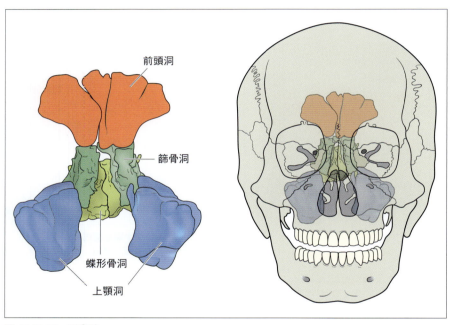

図10-Ⅲ-28　副鼻腔

成長曲線に従って小児期にはゆっくりと，青年期に急速に発達する．副鼻腔の役割は，吸気の加湿と温度調節であり，新鮮な粘液を中鼻道に供給することで鼻腔乾燥を防いでいると考えられている．

　（a）前頭洞

　前頭洞は副鼻腔の中で最も高い位置にあり，前頭骨の前頭鱗の中で扇状に広がっている．前頭洞は前頭洞口から中鼻道に開口する（☞p.119参照）．

　（b）篩骨洞

　篩骨洞 ethmoid sinus（篩骨蜂巣 ethmoidal air cells）は篩骨迷路の中にあり，多数の含気腔から構成されている．鼻腔外側壁の広い範囲に開口しており，前・中部は中鼻道に，後部は上鼻道に開口する．

　（c）蝶形骨洞

　蝶形骨洞 sphenoid sinus は蝶形骨の中にあり，蝶篩陥凹の後壁の開口部で鼻腔上壁に連絡している．蝶形骨体の前壁にある蝶形骨洞口を通じて，鼻腔の蝶篩陥凹に開口する．

　（d）上顎洞

　上顎洞は最大の副鼻腔で，上顎骨体の中をくりぬいた形で存在する．上顎骨体の半月裂孔（上顎洞裂孔を篩骨，下鼻甲介，口蓋骨さらに鼻粘膜で大部分を被覆されて残存している孔）で鼻腔と交通し，中鼻道に開口する．

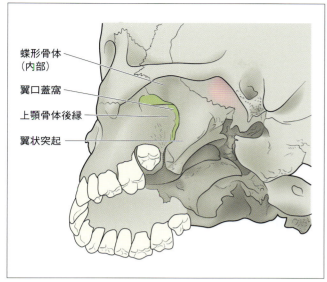

図10-Ⅲ-29 翼口蓋窩の位置関係

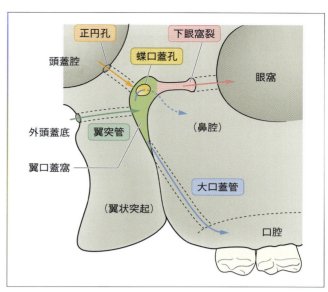

図10-Ⅲ-30 翼口蓋窩と周囲との交通

3）骨口蓋（図10-Ⅲ-11）

鼻腔と口腔を分ける骨の板を骨口蓋 bony palate といい，前2/3を上顎骨の口蓋突起が，後1/3を口蓋骨水平板が構成する．これらの骨が接合する部位は縦横に縫合をつくる．

(1) 正中口蓋縫合

上顎骨口蓋突起と口蓋骨水平板は，それぞれ正中で左右が接合して正中口蓋縫合 median palatine suture をつくる．正中口蓋縫合は，両犬歯間を結んだ位置でV字型のくぼみをつくり，これを**切歯窩** incisive fossa という．切歯窩は，鼻腔に開口する**切歯孔** incisor foramen との間に左右1対の**切歯管** incisive canal を通す〔(口腔側) 切歯窩-切歯管-切歯孔（鼻腔側）〕．切歯窩は臨床分野において切歯孔とよばれていることが多いため，留意する必要がある．

(2) 横口蓋縫合

上顎骨口蓋突起と口蓋骨水平板は，正中口蓋縫合の後方1/3で接合して，横口蓋縫合 transverse palatine suture をつくる．横口蓋縫合の後方部は，上顎骨と口蓋骨の間に楕円形の孔をつくり，これを**大口蓋孔** greater palatine foramen という（大口蓋神経，大口蓋動・静脈が通る）．また，そのすぐ後方の口蓋骨には**小口蓋孔**とよばれる小孔が開口する．

(3) 切歯縫合

上顎骨口蓋突起の前方部は，出生時には切歯骨とよばれる小骨で，口蓋突起との間に前外方に向かう切歯縫合 incisive suture をつくる（☞p.212参照）．切歯縫合は20歳を過ぎると消失し始め，30歳を過ぎるとほとんどみられなくなる．

4）翼口蓋窩（図10-Ⅲ-29）

上顎骨体後壁（上顎結節）と蝶形骨翼状突起の間には，大きな切れ込みがあり，これを翼口蓋窩 pterygopalatine fossa という．翼口蓋窩は主要な神経，脈管が交通するハブの役割を果たしている重要な解剖学的構造物である．

(1) 翼口蓋窩を構成する骨

①前壁：上顎骨体後縁，口蓋骨眼窩突起
②後壁：翼状突起
③内側壁：口蓋骨垂直板
④上壁：蝶形骨体

(2) 翼口蓋窩と周囲との交通（図10-Ⅲ-30）

(a) 前方との交通

下眼窩裂により眼窩と交通（眼窩-下眼窩裂-翼口蓋窩）する（眼窩下神経，眼窩下動脈が通る）．

(b) 後方との交通

翼突管により外頭蓋底と交通（翼口蓋窩-翼突管-外頭蓋底）する（翼突管神経，翼突管動脈が通る）．

(c) 内方との交通

蝶口蓋孔により鼻腔と交通（翼口蓋窩-蝶口蓋孔-鼻腔）する（後鼻枝，蝶口蓋動脈が通る）．

(d) 上方との交通

正円孔により頭蓋腔と交通（頭蓋腔-正円孔-翼口蓋窩）する（上顎神経が通る）．

(e) 下方との交通

大口蓋管により口腔と交通（翼口蓋窩-大口蓋管-口腔）する（大口蓋神経，下行口蓋動脈，大口蓋動脈が通る）．

（松永　智，阿部伸一）

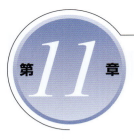

第11章 頭頸部の筋

chapter 11

頭頸部には種々の筋群（表11-I-1）があり，それぞれ咀嚼，嚥下，発声，表情表出などに一定の役割を果たしている．呼吸器系や消化器系に所属する筋群はそれぞれの章で解説される．本章では主に頭頸部の筋を解説する．

筋は，名称，起始，停止，作用（働き），支配神経，栄養血管が学修事項となるが，特に支配神経を知ることが重要である．なぜなら，筋は発生学的に支配神経と密接な関係があり，同じ運動神経に支配される筋同士は，離れていても同じ由来の組織からつくられたと考えられ，逆に2つ以上の運動神経に支配される筋は，別々の由来をもつ筋同士が一体化したものと考えることができるからである．頭頸部では鰓弓（咽頭弓）に由来する筋と体節に由来する筋が混在しているが，まず鰓弓と支配神経の関係（表11-I-2）を理解すると学習しやすい．

また，筋は運動神経のみで機能するものではなく，**筋紡錘**や**腱紡錘**からのフィードバックによって円滑な動きが行われるので，形態とともに生理学的な事項もあわせて学修する必要がある．

I 頭部の筋

頭部（顔面を含む）の筋 muscles of head は顔面筋と咀嚼筋に大別される．これらは浅頭筋，深頭筋とよばれることもある．

表11-I-1 頭頸部の筋群

顔面筋	頭部の筋（本章）
咀嚼筋	頭部の筋（本章）
舌骨上筋	前頸部の筋（本章）
舌骨下筋	前頸部の筋（本章）
口蓋筋	⇒消化器系（第16章 頭頸部の内臓）
舌筋	⇒消化器系（第16章 頭頸部の内臓）
咽頭筋	⇒消化器系（第16章 頭頸部の内臓）
喉頭筋	⇒呼吸器系（第16章 頭頸部の内臓）
中耳の筋	⇒感覚器系（第15章 頭頸部の感覚器系）
その他の頭部の筋	後頸部・側頸部の筋（本章）

1. 顔面筋

顔面筋 facial muscles（図11-I-1）は身体表層の皮下組織中に存在して皮膚を動かす**皮筋**の一種であり，頭部や顔面部浅層の皮下組織中に存在する薄い筋群である．目，耳，鼻，口など顔面の開口部を開閉するための筋から発達したとされ，アザラシなどの海獣の顔をみるとその様子がうかがえる．ヒトでは一部の筋が特に発達して吸啜，咀嚼，構音に深く関わり，また表情をつくる際に働くことから**表情筋** muscles of facial expression ともいう．表情をつくる，すなわち豊かな感情を表現することができるヒトでは特に発達している．起始部は頭蓋骨にあるが，多くの筋束は疎性結合組織である皮下組織中を走行し，真皮の最深層に停止する．そのため筋膜をもたず，関節を動かす骨格筋と同じ横紋筋であり随意筋ではあるが，骨格筋とは異なる皮筋に分類される．これらの筋群は発生学的にはすべて第二鰓弓（舌骨弓）に由来し，**顔面神経**（Ⅶ）に支配される（表11-I-2）．

1）頭蓋表筋

（1）後頭前頭筋

後頭前頭筋 occipitofrontalis は頭皮を裏打ちするように前後方向に薄く広く存在する．頭頂部には密性線維性結合組織である**帽状腱膜** epicranial aponeurosis が

表11-I-2 鰓弓由来の筋群とその神経支配

鰓弓	筋群	支配神経
第一鰓弓	咀嚼筋，顎舌骨筋，顎二腹筋前腹，口蓋帆張筋，鼓膜張筋	三叉神経（Ⅴ）
第二鰓弓	顔面筋，顎二腹筋後腹，茎突舌骨筋，アブミ骨筋	顔面神経（Ⅶ）
第三鰓弓	茎突咽頭筋	舌咽神経（Ⅸ）
第四鰓弓	軟口蓋筋（口蓋帆張筋を除く），咽頭収縮筋	咽頭神経叢*
第六鰓弓	喉頭筋	迷走神経（Ⅹ）**

*咽頭神経叢は迷走神経，舌咽神経などから構成される．運動神経は迷走神経に由来する．
**迷走神経の枝の反回神経が支配する．

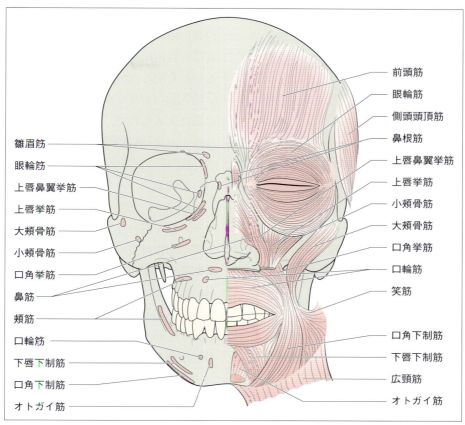

図 11- I -1　主な顔面筋
左側は浅層からみた主な顔面筋の形態．頰筋は深部にあるためみえない．皺眉筋は深部にあり点線で描かれている．側頭頭頂筋は側頭筋と同様に側頭部にあるが，側頭筋よりも浅層の頭皮内にある非常に薄い筋である．口裂周囲では口輪筋に合流するように周辺の筋が集まり，それぞれの筋の境界は不明瞭である．広頸筋は鎖骨付近まで広く頸部を覆う．
右側は頭蓋骨における起始部を示す．浅層の筋と深層の筋は互いに重なり合っている．

存在し，前頭部の**前頭筋** frontal belly と後頭部の**後頭筋** occipital belly に分けられる．前頭筋は帽状腱膜から起始し，眉部と眉間の皮膚に停止し，眉毛と上眼瞼の皮膚を吊り上げて額にしわを形成する．後頭筋は後頭骨の最上項線より起始し，帽状腱膜に移行する．皮膚と筋・腱膜および骨膜との結合は骨膜と骨の結合よりも強固なため，頭蓋の手術時は皮膚から骨膜までの層を一体として容易に骨から剝離することができる．

(2) 側頭頭頂筋
　側頭頭頂筋 temporoparietalis は帽状腱膜を含む前頭筋から起始し，耳介筋付近の皮膚に停止する．ヒトでは退化傾向にあり，発達の程度は個人差が大きい．

2) 眼瞼部の筋
(1) 眼輪筋
　眼輪筋 orbicularis oculi は眼瞼裂の周りを取り巻くように配列する筋で目を閉じる働きをする．この筋は大きく，眼窩部 orbital part，眼瞼部 palpebral part，涙嚢部 lacrimal part の 3 つに分けられる．

(a) 眼窩部
　最も多くの筋線維が占める部分で，眼窩部という名称をもちながらも実際は眼窩の周囲を輪状に取り巻く．この筋は内側眼瞼靱帯 medial palpebral ligament，**上顎骨前頭突起**および前涙嚢稜から起始し，眼窩縁を取り巻くように走行する．眼瞼（まぶた）を強く閉じる際に働く．この筋のうち，内側の筋線維の一部が眉毛の内側部の皮膚に向かって伸びていることがあり，この部分の筋を眉毛下制筋 depressor supercilii という．

(b) 眼瞼部
　眼瞼中にある非常に薄い筋で，内側眼瞼靱帯から起始し，外眼角部の皮膚に停止する．皮下組織がほとんどなく，薄い真皮と筋層が密着している．眼瞼を閉じる際に働くが，瞬間的な眼瞼の開閉である瞬きは主にこの筋の働きによる．

（c）涙嚢部

内側眼瞼靱帯の後方で後涙嚢稜から起始し，涙嚢との間の筋膜に停止する．涙点からの涙液の排出路となる涙小管を包み込む部位（Horner 筋とよばれる）は涙小管を絞るような動きをし，また涙嚢を拡張して涙液を吸い込むサイフォン作用にかかわるとされる．

この筋は『解剖学用語改訂 13 版』では眼瞼部の一部として分類される．

（2）その他の筋

その他に眼輪筋の深層で眉弓に沿うようにして皺眉筋 corrugator supercilii がある．

3）鼻部の筋

皮下組織が少なく，真皮と薄い筋層が密着しているため，皮下脂肪がほとんどなく，剖出が困難な顔面筋の 1 つである．

（1）鼻根筋

鼻根筋 procerus は薄い板状の筋で鼻骨から起始し，眉間の皮膚の中に入り込む．鼻根に横しわをつくる．

（2）鼻筋

鼻筋 nasalis は横部 transverse part と翼部 alar part に分かれる．横部は上顎切歯部の歯槽隆起から起始し，薄く広い筋板として鼻翼から鼻背に停止する．鼻孔を小さくすることから鼻孔圧迫筋ともいわれる．翼部は上顎犬歯部の**歯槽隆起**から起始し，鼻翼の外縁と下縁に延び，鼻孔開大筋ともいわれる．

4）耳介部の筋

耳介の中で起始停止する固有耳介筋とは別に，耳介の前後および上方に**外耳介筋**（**前耳介筋** auricularis anterior，**後耳介筋** auricularis posterior，**上耳介筋** auricularis superior）が存在する．前耳介筋と上耳介筋は帽状腱膜や側頭筋膜から起始し，耳介軟骨の上部に停止する．後耳介筋は側頭骨の乳様突起の外側面で胸鎖乳突筋の停止部上方から起始し，耳介軟骨の内側面に停止する．耳介の周囲から起始し，軟骨のある耳介を動かす筋である．

陸上の四足動物ではよく発達している筋であるが，ヒトでは退化傾向にあり，耳介の随意運動を行えるヒトは少ない．

5）口唇と頬の筋

口裂を取り巻くように走行する口輪筋と周囲に向かって放射状に伸びる筋からなり，口唇と頬の運動によって口裂の開閉を行う．なお，口唇（上唇・下唇）とは口裂周囲の自由につまんで動かせる部分全体をさし，いわゆる口紅を塗る部分は**赤唇**といい，口唇の一部にすぎない．

哺乳動物が乳を吸うこと（**吸啜**）ができるのはこれらの筋によるもので，ヒトでは吸啜や表情をつくるだけではなく発音（構音器官）というきわめて重要な役割をもっている．

（1）口輪筋

口輪筋 orbicularis oris は口唇（口裂）の閉鎖に働く唯一の筋であり，口裂の周囲を輪状に取り巻く．起始は上顎側切歯付近の歯槽隆起，下顎側切歯部の歯槽隆起および鼻中隔部の皮膚などである．口裂に近い内側の筋束（縁部）は赤唇付近の口裂を軽く閉じ，外側の筋束（唇部）は口裂を強くすぼめる．また，上顎骨および下顎骨から起始する筋束は口唇をとがらせるように働く．

（2）上唇鼻翼挙筋

上唇鼻翼挙筋 levator labii superioris alaeque nasi は眼窩の内側縁で上顎骨前頭突起から起始し，下外方へ経過して二束に分かれる．外側の筋束は上唇に，内側の筋束は外側鼻軟骨の下で鼻翼の皮膚に停止する．それぞれ，鼻翼と上唇を引き上げる．

（3）上唇挙筋

上唇挙筋 levator labii superioris は眼窩下縁の直下で上顎骨体前面から起始し，下行して上唇の皮膚に停止し，上唇を引き上げる．眼窩下孔を覆うように走行するため，この筋と上顎骨の間の隙で眼窩下神経と眼窩下動静脈が放射状に枝分かれして走行する．

（4）小頬骨筋

小頬骨筋 zygomaticus minor は頬骨上顎縫合に近い頬骨外側面から起始し，口輪筋に合流しながら鼻唇溝付近の上唇の皮膚に停止する．上唇を上後方に引く．

（5）大頬骨筋

大頬骨筋 zygomaticus major は頬骨体外面中央部から起始し，モディオラス（口角結節）付近に停止することが多いが，一部は口輪筋と合流するようにして上唇ないし下唇に達し口角を上外側方に引く．

上記の上唇挙筋，小頬骨筋，大頬骨筋に本質的な区別はなく，必ずしも 3 筋が明確に分離できるものではない．特に，小頬骨筋と大頬骨筋は境界不明瞭に一体となって広く頬部を覆い，単に頬骨筋というべきものも頻繁にみられる．

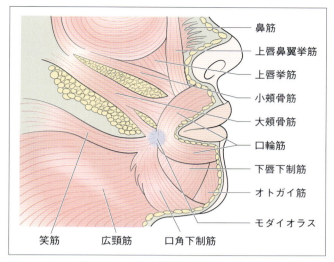

図11-Ⅰ-2 モダイオラス（口角筋軸）
口角の外側にはエクボの形成と一致する部位に口裂周囲の筋群が集まる領域があり，モダイオラスとよばれる．

モダイオラス（図11-Ⅰ-2）

モダイオラス modiolus は**口角筋軸**もしくは**口角結節**ともいわれ，口角外側部で口裂周囲の筋群（口輪筋，頬筋，頬骨筋，口角下制筋，笑筋など）が集束して交錯する部位であり，口唇と頬の境界部に位置してエクボの形成にも関与していると考えられる．咀嚼時には頬筋をはじめとする筋群によって位置が固定されるとともに，小臼歯部の頬面に対する強い圧迫点となり義歯の安定に影響を及ぼすため，義歯の設計において考慮される部位の1つである．歯科では位置の基準としてモダイオラスを用いることが多い．

（6）口角挙筋

口角挙筋 levator anguli oris は眼窩下孔より下の犬歯窩から起始し，上唇挙筋や頬骨筋よりも深い部位を走行して口角に，一部は下唇に停止する．口角を挙上する．

（7）笑筋

笑筋 risorius は口角の外側にあって，耳下腺や咬筋を覆う筋膜や近くの皮膚から数条の筋束で起始し，口角に停止するといわれるが，実際は不明瞭なことが多い．口角を外側に引きエクボをつくる．

（8）下唇下制筋

下唇下制筋 depressor labii inferioris は下顎骨外側面でオトガイ孔の下部付近から起始し，口角下制筋に覆われながら下唇の皮膚に停止する．下唇を外下方に引く．

（9）口角下制筋

口角下制筋 depressor anguli oris はオトガイ孔と下顎下縁の間の下顎骨外側面から起始し，内上方に向かって筋束を集めながら比較的浅層を扇形に走行し，口角部および口輪筋に合流するような形で停止する．口角および下唇を下方に引く．

（10）オトガイ筋

オトガイ筋 mentalis は下唇下制筋に覆われ，下顎切歯部の歯槽隆起からオトガイ部の皮膚に達する．オトガイ部の皮膚を引き上げ，下唇を突き出すように働く．真皮に対して垂直方向に強く付着するため，この筋が働くとオトガイ部の皮膚に桃の種のような小さなくぼみがたくさんできる．

（11）頬筋

頬筋 buccinator （図11-Ⅰ-3～7）は顔面筋の中では最も深層で頬粘膜を裏打ちしている．上下顎臼歯部の歯槽隆起，下顎骨の頬筋稜および**翼突下顎縫線** pterygomandibular raphe から起始し，前方へ走行し口角に集まり，上下の筋束が交差するようにして口輪筋の中に合流していく．

口角を外側に引く力が強く，顔面筋の1つに分類されるが，表情をつくることより咀嚼時の食塊形成に重要な役割を果たす．咀嚼中に頬粘膜を緊張させて頬壁を歯列に押しつけることにより，口腔前庭の食塊を咬合面に戻す働きをする．同時に舌筋は舌側から固有口腔にある食塊を咬合面に載せる．このように頬筋と舌筋が互いに協力しながら食塊を形成する動きは餅つきの合いの手にたとえられる．また，「パ」行の構音や管楽器を吹く時のように口から空気を強く吹き出す働きをするため，トランペット筋ともいわれる．

（12）翼突下顎縫線

頬筋と上咽頭収縮筋が合わさる部位を翼突下顎縫線という（図11-Ⅰ-6）．これは蝶形骨の翼突鈎と下顎骨の頬筋稜後端を結ぶ靱帯様の結合組織で前方の頬筋と後方の上咽頭収縮筋の境界に相当するが，必ずしも明瞭には観察されない．

2．咀嚼筋

咀嚼筋 masticatory muscles （図11-Ⅰ-3～11）は咀嚼運動に直接関与し，歯科領域においては特に重要な筋群である．咀嚼時の下顎運動（顎関節の運動），すなわち下顎骨の挙上（閉口運動），前後運動，側方運動を行う．これらの筋群はすべて第一鰓弓（顎骨弓）から発生し，三叉神経の枝の**下顎神経**に含まれる運動神経に支配される．

1）咬筋

咬筋 masseter は頬骨弓の内側と下縁から起始し，下

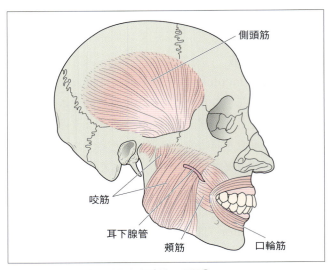

図 11-Ⅰ-3 咀嚼筋の浅層と顔面筋の深層①
咀嚼筋の浅層には側頭筋と咬筋が存在する．顔面筋の深層では頬筋が頬粘膜を裏打ちするように存在し，前方では口輪筋に合流する．また，耳下腺管が頬筋の中央部を貫いて頬粘膜の耳下腺乳頭に開く．

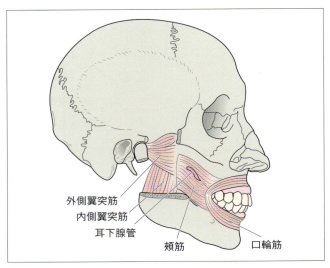

図 11-Ⅰ-5 咀嚼筋の深層
側頭筋，頬骨弓，下顎枝の上半部を取り除いた模式図．外側翼突筋が前後方向に，内側翼突筋が上下方向に走行するのが観察される．

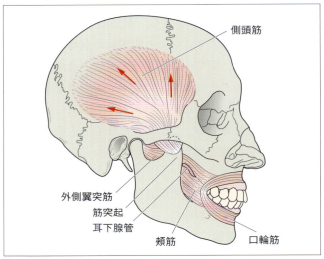

図 11-Ⅰ-4 咀嚼筋の浅層と顔面筋の深層②
咬筋を取り除いた模式図．頬骨弓の内側に側頭筋の停止部である筋突起がみえる．下顎枝の深層には外側翼突筋の一部がのぞく．

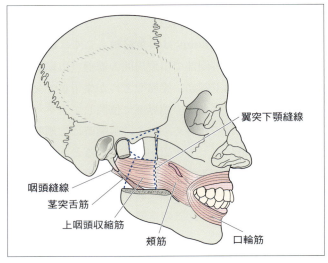

図 11-Ⅰ-6 頬筋と上咽頭収縮筋
頬筋と上咽頭収縮筋は翼突下顎縫線を境界として連続性をもっている．これらにより，口唇閉鎖時の口腔と咽頭口部は口輪筋-頬筋-上咽頭収縮筋という連続した筋の壁によって外周全体が囲まれていることになる．青の点線は外側・内側翼突筋の位置を示す．

顎枝外面（咬筋粗面）に広く停止する．明確な境界なく浅部と深部に分けられ，浅部は頬骨側頭縫合より前方，すなわち頬骨弓の前2/3部から起始して後下方に向かう．深部は頬骨弓の後2/3部から起始して垂直に下行し，浅部の停止部の上方に停止する．下顎骨を前上方に引き上げる．咬みしめたときに体表からも下顎枝の部位でよく触れられる筋である．

2）側頭筋

側頭筋 temporalis は**側頭窩**全体およびこの筋を覆う側頭筋膜の内面から起始し，下顎骨の筋突起，下顎枝前縁および内面にかけて停止する扁平で扇形の大きな筋である．前部の垂直方向に走行する筋束は下顎を挙上し，後方から水平方向に走行する筋束は下顎骨を後方に引く．肉食動物やサルでは頭頂部までを覆う強大な筋であるが，ヒトでは発達が悪く扁平である．また頬骨弓の内側では咬筋の筋束との連続性がみられる．

3）外側翼突筋（図 11-Ⅰ-11）

外側翼突筋 lateral pterygoid は蝶形骨から起始し，顎関節と下顎骨に停止する**二頭筋**である．上頭 upper (superior) head は蝶形骨大翼の側頭下面および**側頭下稜** infratemporal crest から起始し，主に顎関節の関節包

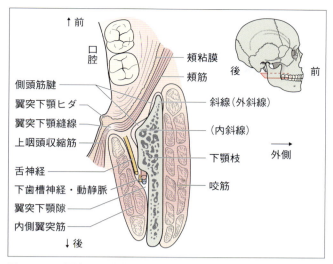

図11-Ⅰ-7 翼突下顎縫線と翼突下顎隙
翼突下顎縫線は頬筋と上咽頭収縮筋の境界に相当する靱帯様の線維性結合組織であるが不明瞭であることが多い．下顎枝と翼突筋との間は翼突下顎隙とよばれ，舌神経や下歯槽神経・動静脈が走行する．

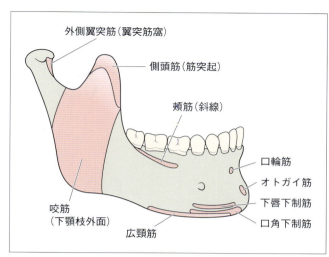

図11-Ⅰ-9 下顎骨外側面の筋付着部
下顎枝外面には咬筋が広く停止し，筋突起には側頭筋が停止する．
下顎体からは口裂周囲の顔面筋が起始する．

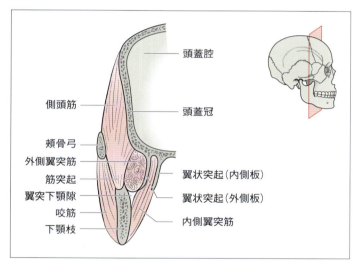

図11-Ⅰ-8 咀嚼筋の前頭断面
筋突起付近における前頭断面．側頭筋が上下方向に走って筋突起と下顎枝前縁に広く付着し，その内側を外側翼突筋が前後方向に走る．咬筋と内側翼突筋が下顎枝を両側からV字形に挟むように付着する．

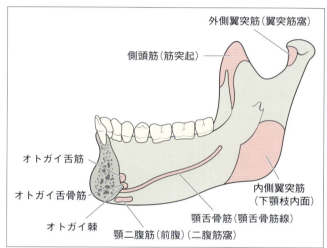

図11-Ⅰ-10 下顎骨内側面の筋付着部
下顎枝内面には内側翼突筋が広く停止し，下顎頸部の翼突筋窩には外側翼突筋が停止する．下顎体には舌骨上筋群と外舌筋のオトガイ舌筋が付着する．

および関節円板の前縁に停止する．下頭 lower (inferior) head は蝶形骨翼状突起の外側板外面から起始し，下顎骨関節突起の下顎頸にある**翼突筋窩** pterygoid fovea に停止する．外側翼突筋の筋束は他の3筋と異なり，前後方向に走行する．下顎頭と関節円板を前方に引く唯一の筋であり，下顎骨の前方運動を行うが，片側のみが働くと下顎骨の側方運動となる．咀嚼筋は閉口筋ともいわれるが，外側翼突筋の作用は，開口時に下顎頭の前下内方への滑走運動を行うものであり，厳密には開口運動を補助する筋である．

4）内側翼突筋（図11-Ⅰ-7, 8）

内側翼突筋 medial pterygoid は下顎枝の外側に停止する咬筋とともに下顎枝を内側からV字型に挟む位置にある．翼状突起外側板の内面と**翼突窩** pterygoid fossa から起始する深頭（大部）と上顎結節と翼状突起外側板外面の一部から起始する浅頭（小部）に区別され，下顎枝内面（翼突筋粗面）に停止する．下顎骨を挙上し，前方運動にも補助的に働く．内側・外側翼突筋と下顎枝の内面で囲まれる部位は**翼突下顎隙** pterygomandibular space とよばれ，臨床上きわめて重要である．

Ⅱ 頸部の筋（図11-Ⅰ-9, 10, 11-Ⅱ-1, 2）

頸部の筋 muscles of neck は顎下部から頸部の前半部を構成する筋群で，表面を覆うように存在する顔面筋

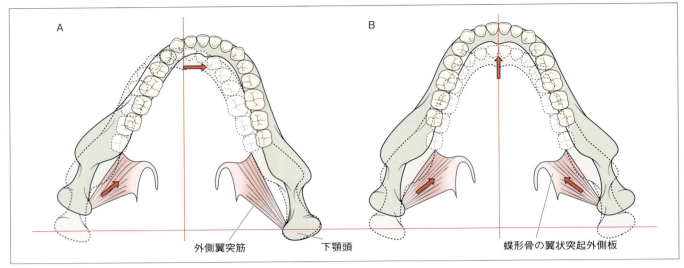

図 11-Ⅰ-11　外側翼突筋と下顎運動
A：側方運動時．外側翼突筋は下顎頭と関節円板を前内方に引くように働く．片側の外側翼突筋が働くと下顎の側方運動となり，臼磨運動を行う際に重要な働きをする．
B：前方運動時．両側の外側翼突筋が同時に働くと下顎の前方運動となり，大きく開口する際に下顎頭の滑走運動を補助する．

の1つである広頸筋と舌骨筋群に分けられ，舌骨筋は舌骨の上部と下部で二群に分けられる．発生学的には各鰓弓に由来するいくつかの筋が集まったものであり，それぞれ異なる神経に支配される．

1. 広頸筋（図 11-Ⅰ-1，2）

広頸筋 platysma は前頸部皮下に存在する広く薄い膜状の筋である．下顎下縁から起始し，顎下部，前頸部を広く覆いながら鎖骨の下方にまで達し，同部の皮膚を緊張させる．筋の広がり方やオトガイ下部での筋線維束の交錯の形態などは個人差が大きい．前頸部に存在するが，顔面神経の頸枝に支配され，顔面筋に分類される．外科的治療で顎下部の皮膚を切開したときに最初に現れるのはこの筋である．

2. 舌骨上筋（図 11-Ⅰ-10，11-Ⅱ-1，2）

舌骨上筋 suprahyoid muscles は，他の骨との関節をもたず空中に浮いたような位置にある舌骨と下顎骨および側頭骨の間に存在する筋群である．舌骨下筋が弛緩し咀嚼筋の緊張によって下顎骨が閉口状態で固定されているとき，舌骨上筋が働くと舌骨および周囲の咽頭・喉頭を引き上げて**嚥下運動**を行う．逆に，咀嚼筋が弛緩し舌骨下筋の緊張によって舌骨の位置が固定されているとき，舌骨上筋が働くと下顎骨を引き下げて**開口運動**を行う．

1) 顎舌骨筋

顎舌骨筋 mylohyoid は，下顎体と舌骨の間に広がる板状の筋で口腔の床の部分（口腔底）を構成するため**口腔隔膜** diaphragm ともよばれる．顎舌骨筋より上方が口腔内，下方が口腔外である．顎二腹筋の上方で下顎体内面の**顎舌骨筋線**から起始し，前方 2/3 は左右の顎舌骨筋が正中で合して顎舌骨筋縫線を形成し，後方 1/3 は舌骨体の下端に停止する．咀嚼筋と同様に三叉神経（下顎神経の枝の顎舌骨筋神経）に支配される．顎舌骨筋と口腔底粘膜との間は**舌下隙** sublingual space とよばれ，舌下動脈，舌下腺，顎下腺管など重要な構造物が存在し，炎症の波及路ともなる．また，顎舌骨筋の動きが有床義歯の不安定の原因となることがあり，下顎義歯の舌側床縁設定に影響を及ぼす．このように顎舌骨筋は開口・嚥下運動，義歯形態の決定，炎症の波及路などに深く関与し，臨床的に非常に重要である．

2) 顎二腹筋

顎二腹筋 digastric は顎舌骨筋の下方に位置し，**中間腱** intermediate tendon を境に前腹と後腹に区別され，中間腱は腱膜で舌骨体と連結する．短く厚い前腹は下顎体前歯部の後面下端にある二腹筋窩から起始し，後外方に向かう．起始部付近を除き細長い腱のようにみえる後腹は側頭骨乳様突起の内側にある乳突切痕から起始し，前下方に向かい，それぞれ中間腱に移行する．前腹は顎舌骨筋と同様に三叉神経（顎舌骨筋神経）に支配され（第一鰓弓由来），後腹は併走する茎突舌骨筋と同様に顔面神経に支配される（第二鰓弓由来）ことから発生学的に由来の異なる2つの筋がつながったものと考えられる．

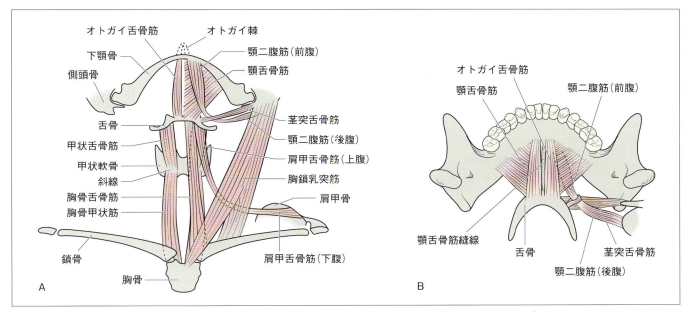

図 11-Ⅱ-1　胸鎖乳突筋と舌骨筋群
A：浅層の胸鎖乳突筋と中層の舌骨筋群の前面．
B：深層の舌骨筋群の上面．
皮筋である広頸筋よりも深層の模式図．顎下部では顎二腹筋が最も浅層に，その上に顎舌骨筋が広く口腔底をつくり，深層にオトガイ舌骨筋が存在する．

大きく開いたV字型の顎二腹筋と下顎下縁によって囲まれた部位を**顎下三角** submandibular triangle という．

3）茎突舌骨筋

茎突舌骨筋 stylohyoid は側頭骨の茎状突起基部の後面から起始し，顎二腹筋後腹の上をほぼ平行に走行しながら前下方に向かい，停止腱が二分して顎二腹筋後腹を包むようにして**舌骨大角**に停止する細長い筋である．顎二腹筋後腹と同じく茎乳突孔を出た顔面神経に支配され，顔面筋と同じ第二鰓弓の由来である．

4）オトガイ舌骨筋

オトガイ舌骨筋 geniohyoid は顎舌骨筋の上方にある円柱状の筋で，下顎体後面正中部のオトガイ棘から起始して後方に走行し，舌骨体前面に停止する．舌下神経のオトガイ舌骨筋枝（C1～C2）に支配され，オトガイ舌筋と同様に体節由来の舌筋の仲間と考えられる．

3. 舌骨下筋（図11-Ⅱ-1，2）

舌骨下筋 infrahyoid muscles は舌骨と胸郭前上縁および肩甲骨の間に存在する筋群で，共通の働きとして開口運動時に舌骨の位置を固定して舌骨上筋の働きを補助する．また舌骨を引き下げて顎を引くような動作を補助する．体幹の筋に所属し，舌下神経（XII）を経由する頸神経あるいは**頸神経ワナ** ansa cervicalis の枝に支配される．

1）胸骨甲状筋

胸骨甲状筋 sternothyroid は胸骨舌骨筋に覆われた胸骨柄後面と第1肋骨から起始し，甲状腺の前を上行して甲状軟骨の**斜線**に停止する．頸神経ワナ（C1～C4）に支配される．

2）甲状舌骨筋

甲状舌骨筋 thyrohyoid は胸骨甲状筋に続いて甲状軟骨の斜線から起始し，舌骨体と大角の後面に停止する．舌下神経の甲状舌骨筋枝（C1～C2）に支配される．

3）胸骨舌骨筋

胸骨舌骨筋 sternohyoid は胸骨柄，胸鎖関節包，鎖骨の後面から起始し，前頸部の正中両側部を縦走し，舌骨体の下縁に停止する．頸神経ワナ（C1～C4）に支配される．

4）肩甲舌骨筋

肩甲舌骨筋 omohyoid は中間腱をはさんで上腹と下腹からなる細長い筋である．下腹は上肩甲横靱帯とその内側の肩甲骨上縁から起始し，上内方に向かって細くなり中間腱に移行する．上腹はこれに続いて内上方に走行し，舌骨体下縁外側部に停止する．中間腱は頸筋膜に緩

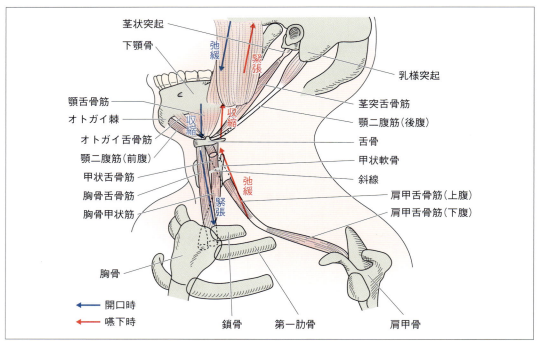

図 11-Ⅱ-2　開口・嚥下運動と咀嚼筋・舌骨筋の働き
開口時（青矢印）は舌骨下筋が緊張して舌骨の位置が固定された状態で咀嚼筋が弛緩し，舌骨上筋が収縮して下顎骨を引き下げる．
嚥下時（赤矢印）は咀嚼筋が緊張して下顎骨が閉口位に固定された状態で舌骨下筋が弛緩し，舌骨上筋が収縮して舌骨を引き上げる．

く固定されている．上腹，下腹ともに頸神経ワナ（C1〜C4）に支配される．

 後頸部の筋（図 11-Ⅲ-1）

1. 椎前筋群

椎前筋群 anterior vertebral muscles は椎骨体の前面に付着して頭頸部を前屈または側屈させる筋である．

1）頭長筋

頭長筋 longus capitis は第 3～6 頸椎の横突起前結節から起始し，上内方に走行し，後頭骨底部に停止する．頸長筋と同じものであるが，停止部が頭蓋骨のためこの名がつく．両側が同時に働くと頸部を前屈し，片側のみ働くと機能側に側屈させる．頸神経叢の枝（C1～C4）に支配される．

2）頸長筋

頸長筋 longus colli は 3 部に分けられる．すなわち，第 5 頸椎〜第 3 胸椎の椎体から起始し，第 2〜4 頸椎の椎体に停止する垂直部，第 3〜6 頸椎の横突起から起始し，環椎前結節に停止する上斜部，第 1〜3 胸椎の椎体から起始し，第 5〜7 頸椎の横突起に停止する

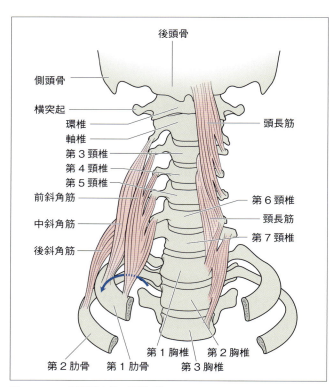

図 11-Ⅲ-1　後頸部の筋（頸筋群）
左は斜角筋群を，右は椎前筋群を示す．背部の筋とともに頭部をまっすぐに保つ働きをする．矢印は斜角筋三角を通過する腕神経叢と，鎖骨下動脈の位置を示す．

下斜部からなる．両側が同時に働くと頭頸部を前屈し，片側のみ働くと機能側に側屈させる．頸神経叢と腕神経叢の枝（C2〜C6）に支配される．

3）前頭直筋

前頭直筋 rectus capitis anterior は環椎外側塊の前部から起始し，頭長筋の深部を上内方に向かい後頭骨の大後頭孔前方に停止する．頭長筋と同様の働きをする．頸神経の前枝（C1〜C2）に支配される．

4）外側頭直筋

外側頭直筋 rectus capitis lateralis は環椎横突起前部から起始し，後頭骨の頸静脈突起の下面に停止する．頭部を側屈させる．前頭直筋と同様に頸神経の前枝（C1〜C2）に支配される．

2．斜角筋群

斜角筋群 scaleni（lateral vertebral muscles）は肋骨と頸椎を結び，椎前筋や脊柱起立筋とともに立位において頭部を支えながら頸部を直立させる．また，肋骨が固定された状態で両側が働くと頸部を前方へ傾け，片側が働くと頸部を側屈させる．肋骨が動く状態では胸郭を挙上して吸息筋として働く．

前斜角筋と中斜角筋および第1肋骨で囲まれた部位を**斜角筋三角**（斜角筋隙，斜角筋裂）といい，腕神経叢と鎖骨下動脈が通過する．

1）前斜角筋

前斜角筋 anterior scalene は第3〜6頸椎の横突起から起始し，第1肋骨の前斜角筋結節に停止する．頸神経（C5〜C7）の前枝に支配される．

横隔膜を支配する横隔神経 phrenic nerve（C3〜C5）は，この前斜角筋の前面からその内側縁に沿って下行する．

2）中斜角筋

中斜角筋 middle scalene は第2〜7頸椎の横突起後結節から起始し，前外方に走行し第1肋骨の上面に停止する．頸神経（C2〜C8）の前枝に支配される．

3）後斜角筋

後斜角筋 posterior scalene は第5〜6頸椎の横突起後結節から起始し，外下方に走行し第2肋骨上面に停止する．頸神経（C8）の前枝に支配される．欠如することがある．

IV 側頸部の筋

胸鎖乳突筋

胸鎖乳突筋 sternocleidomastoid（**図11-Ⅱ-1**）は胸骨および鎖骨の2か所から起始する**二頭筋**である．胸骨頭は胸骨柄前面，鎖骨頭は鎖骨の胸骨端からそれぞれ起始し，筋束は合して大きな筋となって側頸部を上後方に走行し，乳様突起から後頭骨の上項線外側部まで広く停止する．頸部で体表から最も観察しやすい筋である．左右の筋束が同時に働くと頭を前下方に引くことで頸を後屈して顎を突き出す動作となるが，顎を引いた姿勢では前屈して顔を下に向ける．片側が働くと反対側に顔を回して見上げるような動作となる．僧帽筋と同様に**副神経**（XI）と頸神経叢（C2〜C4）の筋枝の二重支配を受ける．胸鎖乳突筋が片側で拘縮を起こすと斜頸を呈する．

（田松裕一）

第12章 顎関節

chapter 12

頭頸部には側頭骨と下顎骨の間に**顎関節** temporomandibular joint が存在する．ヒトの顎関節の基本形態は，進化の過程で，哺乳類が吸啜を行うために獲得した構造である．

顎関節は，下顎骨関節突起上端の**下顎頭**と，側頭骨の**下顎窩，関節結節**の間でつくられる**顆状関節** condylar joint である．この骨部に軟組織性の構造物が付随して，関節として機能するようになる．顎関節は単純な蝶番関節ではなく，上下的な開閉口運動，両側同時の前後運動，片側だけの側方運動などが組み合わさった複雑な動きをする関節である．

1. 骨部

顎関節の骨部は，下顎骨の下顎頭，側頭骨の下顎窩と関節結節から構成される（図12-1）．

1）下顎頭

下顎骨下顎枝の後方の関節突起の上端を下顎頭 mandibular condyle とよぶ．下顎頭の上面は関節面となっており，関節軟骨に覆われている．この軟骨直下の緻密骨（皮質骨）は非常に薄く，その内部は細かな骨梁によって支えられている．下顎頭は長軸にやや角度をもった横長の楕円形をしており，その下顎頸内側の前面には**外側翼突筋**が停止する**翼突筋窩** pterygoid fovea が存在する（図12-2）．

2）下顎窩

前方の頰骨弓の基部と後方の外耳孔 external acoustic foramen の間に位置し，側頭骨の下面にある浅い横楕円形のくぼみを下顎窩 mandibular fossa とよぶ（図12-3）．このくぼみの前縁はなだらかに隆起して，**関節結節** articular tubercle を形成する．関節結節は**外側靱帯**の付着部である．このくぼみの後方は，鼓室部の薄い骨が後壁となっている．この骨壁と下顎窩との移行部には，鼓室部と側頭鱗の癒合線である鼓室鱗裂 tympanosquamous fissure が横に走行している．鼓室鱗裂は内方では前方の錐体鱗裂 petrosquamous fissure と後方の**錐体鼓室裂** petrotympanic fissure の2本の癒合線に

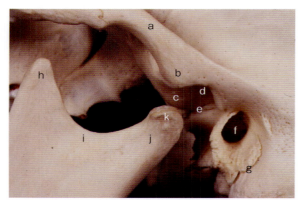

図12-1 顎関節および周囲の骨構造
下顎窩前縁の高まりが関節隆起，その外側部分を関節結節といい，顎関節の主靱帯である外側靱帯が付着する．下顎窩後縁に存在する錐体鼓室裂は鼓索神経（顔面神経の枝）および前鼓室動脈（顎動脈の枝）が通過する．下顎枝上縁には筋突起（側頭筋の停止部）および関節突起が存在し，関節突起の上部を下顎頭という．顎関節の骨部は，側頭骨の下顎窩，関節結節・関節隆起，および下顎頭で構成される．
a：頰骨弓，b：関節結節，c：関節隆起，d：下顎窩，e：錐体鼓室裂，f：外耳孔，g：鼓室乳突裂，h：筋突起，i：下顎切痕，j：関節突起，k：下顎頭

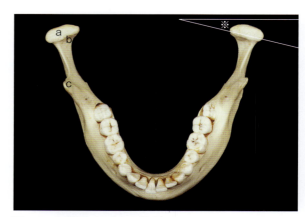

図12-2 下顎骨（上方より観察）
下顎頭の長軸は正中と直角ではなく，やや角度をもち（※），咀嚼運動時の下顎頭の前下内方への動きに対応している．
a：下顎頭，b：翼突筋窩，c：筋突起

分かれている．この錐体鼓室裂は，**顔面神経**の**鼓索神経** chorda tympani が頭蓋底に出る部位である．

2. 軟組織部

顎関節を構成する軟組織部としては，関節円板，関節包，靱帯，筋があげられる．

1) 関節円板

関節円板 articular disc は下顎窩，関節結節と下顎頭の間に存在する線維性の円板であり，関節腔を**上関節腔** upper joint cavity，**下関節腔** lower joint cavity に分けている（図 12-4 〜 6）．

円板は次の4つの部分に分けられる．
①前方肥厚部
②中央菲薄部（狭窄部）：神経，血管などの進入はない．
③後方肥厚部
④関節円板後部結合組織：下顎窩後縁および鼓室鱗裂に付着する上層（主に弾性線維）と，下顎頭後面に付着する下層（主に膠原線維）に区別される．

2) 外側翼突筋

外側翼突筋 lateral pterygoid は，翼突筋窩に停止するが，上頭の一部筋線維束は，関節円板に停止する（図 12-7）．起始と停止の位置関係を考えると，停止に対し，起始は前下内方に位置し，外側翼突筋が収縮すると，下顎頭は前下内方に移動する（図 12-8）．また，両側の外側翼突筋が同時に収縮すると，下顎は前方に移動する．

3) 関節包

関節包 joint capsule は顎関節を取り巻く結合組織の**線維膜**で，下顎窩の周囲から関節突起の周囲に付着している（図 12-9, 10）．関節包の内面はヒダ状の滑膜によっ

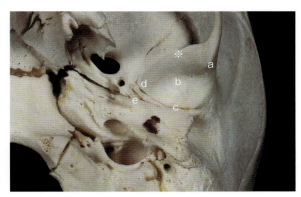

図 12-3　下顎窩（下方より観察）
a：関節結節，b：下顎窩，c：鼓室鱗裂，d：錐体鱗裂，e：錐体鼓室裂，※：この高まりを関節結節とは分けて，関節隆起とよぶ場合がある．

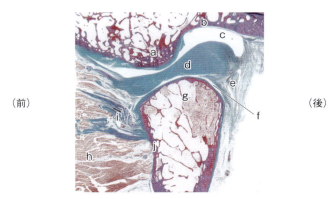

図 12-4　顎関節部の組織像（矢状断）（東京歯科大学 組織・発生学講座 山本 仁先生のご厚意による）
顎関節部の組織によって，下顎頭の表層および下顎窩から関節結節の表層が線維軟骨で覆われる．また，外側翼突筋の一部筋束は腱性組織になり，翼突筋窩へ停止する（筋は赤く，腱や線維軟骨は薄い青で染色）．
a：関節結節，b：下顎窩，c：上関節腔，d：関節円板，e：関節円板後部結合組織，f：下関節腔，g：下顎頭，h：外側翼突筋，i：外側翼突筋停止部の腱，j：翼突筋窩

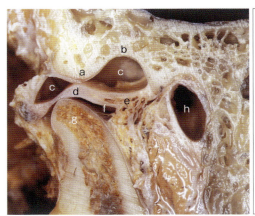

図 12-5　顎関節部（開口時，左側）
a：関節結節，b：下顎窩，c：上関節腔，d：関節円板，e：関節円板後部結合組織，f：下関節腔，g：下顎頭，h：外耳道

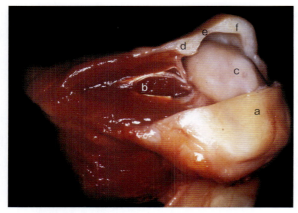

図 12-6 関節円板（切断し断面を観察）
関節円板は前方の肥厚部（d），中央の菲薄部（狭窄部）（e），後方の肥厚部（f）からなる．外側翼突筋上頭の一部筋束が，関節円板に付着している．
a：外方に移動させた関節円板，b：外側翼突筋，c：下顎頭

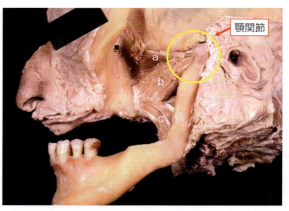

図 12-7 外側翼突筋（左側）（側方より観察）（図 12-6 も参照）
頰骨弓および咬筋，筋突起および側頭筋を除去したところ．
a：外側翼突筋上頭，b：外側翼突筋下頭，c：内側翼突筋の一部筋束

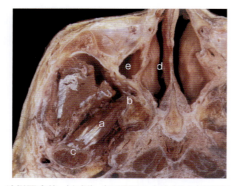

図 12-8 外側翼突筋（左側）（下顎頭の中央部で水平断し，上方から観察）
a：外側翼突筋，b：翼状突起における外側翼突筋の起始，c：翼突筋窩における外側翼突筋の停止部，d：鼻腔，e：上顎洞

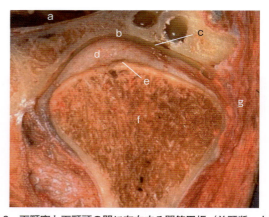

図 12-9 下顎窩と下顎頭の間に存在する関節円板（前顎断：左側）
関節円板は，周囲の関節包と線維の連続性をもつ．
a：頭蓋腔，b：下顎窩，c：上関節腔，d：関節円板，e：下関節腔，f：下顎頭，g：関節包

て覆われ，関節の円滑な運動のための滑液を分泌している．

3. 靱帯

顎関節の周囲には外側靱帯 lateral ligament と副靱帯 accessory ligament がみられ，副靱帯には蝶下顎靱帯と茎突下顎靱帯がある．

1）外側靱帯

外側靱帯は顎関節部の主靱帯で，関節包の外面の前方に存在する．肉眼的には関節包との区別はやや難しい．上方の付着部は側頭骨の頰骨突起と関節結節で，後下方に走行して下顎頭外側端の直下および後方に付着してい

コラム 1 Posselt の図形と下顎頭の動きの関係

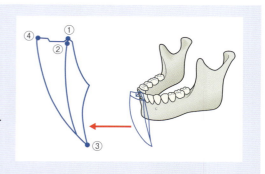

「Posselt（ポッセルト）の図形」とは，下顎前歯の開閉口運動時の限界運動の動径を描いたもので，一般的には矢状面で二次元的な動きとして説明される．その形がバナナに似ていることから，「Posselt のバナナ」ともよばれる．
① 上下の歯列が最も多くの部位で接し，安定した状態にある顎位（咬頭嵌合位）
② 上体を起こして安静にしているときの顎位（下顎安静位）
③ 開口時において上下顎が最も離開する顎位（最大開口位）
④ 上下顎の歯を接触させた状態で，下顎を最も前方に突出させた顎位（最前方咬合位）

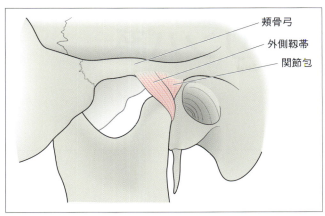

図 12-10 外側靱帯（左側）（外側から観察）

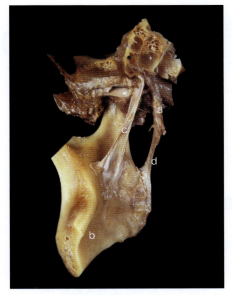

図 12-11 副靱帯（右側内面）（前方から観察）
a：茎状突起，b：下顎骨，c：蝶下顎靱帯，d：茎突下顎靱帯

る（図 12-10）．外側靱帯は顎関節の外側を保持する靱帯として比較的強靱で，下顎頭の外側への逸脱を防止し，下顎頭の前進，後退を制限している．

2）副靱帯（図 12-11）

(1) 蝶下顎靱帯

蝶下顎靱帯 sphenomandibular ligament は蝶形骨棘から錐体鼓室裂にかけて起始し，扇状に広がりながら下外走し，顎動脈，顎静脈，耳介側頭神経と耳下腺との間を通り，下顎小舌 lingula などの下顎孔周囲に広く停止する．機能的には，開口および側方運動の規制に役立つ．

(2) 茎突下顎靱帯

茎突下顎靱帯 stylomandibular ligament は側頭骨茎状突起と茎突舌骨靱帯より起始し，下顎角から下顎枝後縁に停止する．機能的には下顎の前方移動の規制に役立っている．

4．関節軟骨

人体における**可動性関節**は，一般的に滑膜性の関節である．顎関節も同様に滑膜性の関節であるが，他の関節に比べ，発生，発育から老化の過程，その運動様式などは特異的である．滑膜性の関節の構成要素である関節軟骨 articular cartilage は表層が線維性結合組織で覆われ，円滑な関節の運動，関節に加わる力学的負荷に対する緩衝などに役立っている．この関節軟骨には神経，血管，リンパ管がない．また関節内部は，滑液（関節液）で栄養されている．

5．滑膜組織

顎関節における滑膜 synovial membrane は，関節円板，下顎頭および下顎窩の軟骨面を除く関節包内面を被覆する．滑膜には滑液成分を分泌する線維芽細胞様の滑膜 B 型細胞と関節腔内に生じた代謝産物（異物）の排除を行うマクロファージ様の滑膜 A 型細胞がある．

（山本将仁，阿部伸一）

コラム 2　顎運動時の下顎頭の位置の変化

前方運動中の下顎頭（f）から受ける下顎窩前方の高まり（関節隆起・関節結節）への機械的負荷は，両者の間に存在する関節円板中央狭窄部によって緩衝される．閉口状態から開口していく過程（①→②→③）で下顎頭（＊）は前下内方へ移動する．

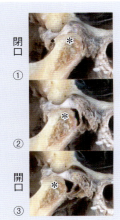

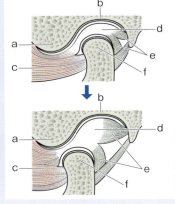

a：関節結節
b：下顎窩
c：外側翼突筋
d：関節円板
e：関節円板後部結合組織
f：下顎頭

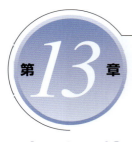

第13章 頭頸部の血管系・リンパ系

chapter 13

血管系

1. 頭頸部の動脈系の概略

　全身への血液供給は，左心室 left ventricle より大動脈弁 aortic valve を経て，**上行大動脈** ascending aorta に血液が送られるところより始まる．この上行大動脈の基部から左右の**冠状動脈** left/right coronary artery〔心臓の栄養血管（脈管の脈管 vasa vasorum）〕を心臓自身に送る（☞ p.58 図 5-Ⅱ-29 参照）．その後，上行大動脈は左後方に大きく曲がって**腕頭動脈** brachiocephalic trunk を分枝する．腕頭動脈の起始部からの名称を大動脈弓 arch of aorta とよび，その最高位置は第2胸椎の高さにあたる．大動脈弓の上壁からは，腕頭動脈，**左総頸動脈** left common carotid artery，**左鎖骨下動脈** left subclavian artery が順に分枝する．第3～4胸椎の高さから下方にある大動脈を**下行大動脈** descending aorta という．下行大動脈はその後，横隔膜までを**胸大動脈**（図 13-Ⅰ-1），横隔膜より下位を**腹大動脈**として下行する．

　腕頭動脈は長さが4～5cmしかなく，右胸鎖関節の後方で，右総頸動脈および右鎖骨下動脈を分枝する．左右の総頸動脈の枝により，頭頸部に血液は供給されるが，左右の鎖骨下動脈にも，甲状頸動脈や椎骨動脈のように，頭頸部に至る枝が存在する．

2. 頭頸部の動脈系の発生（図 13-Ⅰ-2）

　胎生3週頃，胚子の背側に左右1対の動脈（背側大動脈 dorsal aorta）が形成される．この左右の背側大動脈は下方で癒合して1本の動脈となる．背側大動脈の上方端は動脈幹を介して発生中の心臓につながる．その後，動脈幹から各鰓弓に向かって1対ずつ鰓弓動脈（咽頭弓動脈）が形成され，背側大動脈と連絡する．鰓弓動脈は最終的に6対形成される（図 13-Ⅰ-2A）．しかし，6対の鰓弓動脈が同時に存在することはなく，第一，二，五鰓弓動脈は発生途中で消失する（図 13-Ⅰ-2B）．生後，頭頸部の動脈は，第三，四，六鰓弓動脈となる（図 13-Ⅰ-2C）．第三鰓弓動脈は両側の総頸動脈と内頸動脈の起始部をつくり，第四鰓弓動脈は右側では鎖骨下動脈の起始部（腕頭動脈から右鎖骨下動脈）を，左側では大動脈弓をつくる．第六鰓弓動脈は右側では右肺動脈の一部を，左側では左肺動脈と動脈管（Botallo管）を形成する（図 13-Ⅰ-2C）．

　迷走神経の枝である反回神経は，成体では右側では鎖骨下動脈を，左側では大動脈弓と左肺動脈間の動脈管索を前方から後方に反転する．発生初期には第六鰓弓神経の下を通り喉頭に分布するが，その後，心臓の位置が相対的に下行するため，この神経が上方に向かうようになる．また，右側では第六鰓弓動脈の遠位部が消失し，左側では第六鰓弓神経が動脈管として残るため，右反回神経は右鎖骨下動脈の下を，左反回神経は動脈管（生後では動脈管索）の下を通り，上行して，喉頭に分布する（図 13-Ⅰ-3）．

図 13-Ⅰ-1　大動脈弓から出る枝

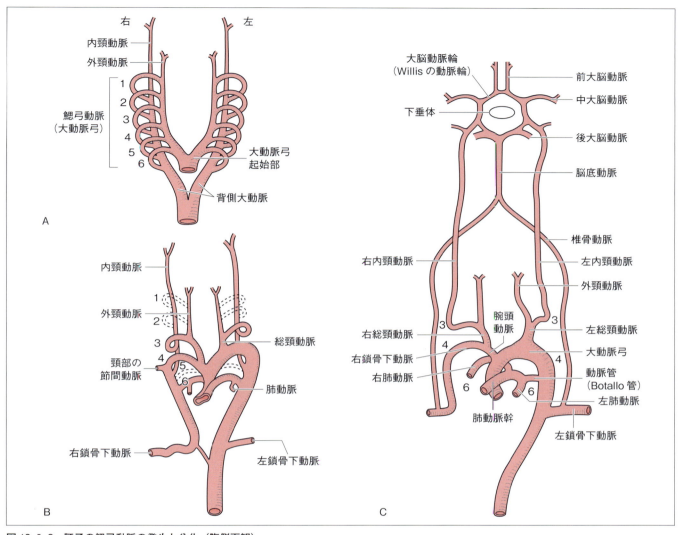

図13-Ⅰ-2 胚子の鰓弓動脈の発生と分化（腹側面観）
A：初期の鰓弓動脈．実際には6対の鰓弓動脈は同時に存在しない．B：第一，二，五鰓弓動脈の消失．C：鰓弓動脈に由来する成人の動脈系．

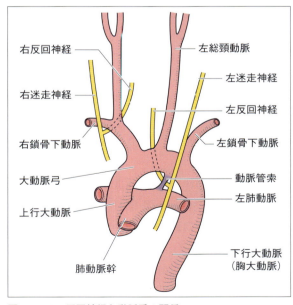

図13-Ⅰ-3 反回神経と動脈系の関係

3. 頭頸部の主な動脈（図13-Ⅰ-4）

1）総頸動脈

　総頸動脈 common carotid artery は，内頸静脈 internal jugular vein および迷走神経 vagus nerve とともに頸動脈鞘 carotid sheath に包まれ，頸部では頸長筋あるいは前斜角筋の前，気管および食道の両側を上行する．その後，甲状軟骨の上縁の高さで前後に分枝し，前方が外頸動脈，後方が内頸動脈となる（図13-Ⅰ-4, 5）．内頸動脈は頭蓋外では分枝しない．また内頸動脈の基部あるいは総頸動脈の分岐部はやや膨れており，ここを**頸動脈洞** carotid sinus（頸動脈球）とよぶ．頸動脈洞は，血圧の調節にかかわる圧受容器 baroreceptor である（図13-Ⅰ-4, 5）．また総頸動脈の分岐部の後側には頸動脈小体 carotid body が存在し，血中酸素分圧をモニターする化学受容器として働いている．同様の化学受容器は大動脈弓にもあり，これを**大動脈小体** aortic glomera

155

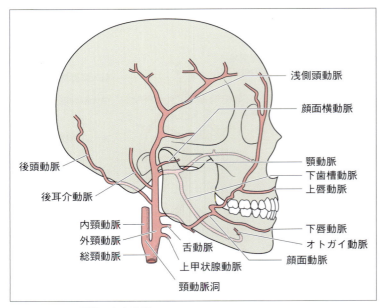

図13-Ⅰ-4 頭頸部の主な動脈

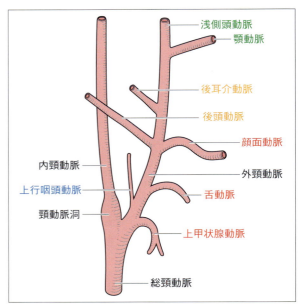

図13-Ⅰ-5 内頸動脈と外頸動脈の枝

表13-Ⅰ-1 外頸動脈の枝の分類

前方から出るもの（赤）	上甲状腺動脈，舌動脈，顔面動脈
内側から出るもの（青）	上行咽頭動脈
後方から出るもの（黄）	後頭動脈，後耳介動脈
終枝（緑）	浅側頭動脈，顎動脈

色は図13-Ⅰ-5の色を示す．

という．これらには舌咽神経と迷走神経の枝が分布している．また，総頸動脈の上部は顎二腹筋後腹，肩甲舌骨筋，胸鎖乳突筋で囲まれる**頸動脈三角** carotid triangle（☞ p.108 図9-Ⅳ-1 参照）に位置し，拍動を感じることができる．

2）外頸動脈

外頸動脈 external carotid artery は前頸部，口腔，鼻腔を含む顎顔面，頭部表面に血液を供給する．顎二腹筋後腹および茎突舌骨筋の内側，茎突咽頭筋の外側を通過し，下顎枝後内方で耳下腺深部を上行する．そして関節突起の下顎頸の高さで，2終枝である顎動脈（前方）と浅側頭動脈 superficial temporal artery（上方）を分枝する（図13-Ⅰ-5）．

外頸動脈の枝を表13-Ⅰ-1に示す．

(1) 上甲状腺動脈

上甲状腺動脈 superior thyroid artery は，外頸動脈が総頸動脈より分枝後ただちに舌骨大角の高さで，最初に前方に出る枝であり（図13-Ⅰ-4，5），甲状腺，喉頭，舌骨下筋群，胸鎖乳突筋に血液を供給する．上甲状腺動脈は左右の枝が吻合するほか，後述する甲状頸動脈の枝である下甲状腺動脈 inferior thyroid artery とも吻合する．甲状腺に前枝 anterior branch と後枝 posterior branch を送るほか，舌骨下枝 infrahyoid artery，胸鎖乳突筋枝 sternocleidomastoid branch，上喉頭動脈 superior laryngeal artery，輪状甲状枝 cricothyroid branch などが存在する．気管切開の際には，輪状軟骨周囲でこの輪状甲状枝に注意する必要がある．

(2) 舌動脈

舌動脈 lingual artery は，上甲状腺動脈の上方で外頸動脈から前方に分枝し（図13-Ⅰ-4，5），舌骨舌筋の内側を前方に進んだ後，舌そのものに血液を送る**舌深動脈** deep lingual artery と，舌下腺および舌下部の口腔粘膜に血液を送る**舌下動脈** sublingual artery に分枝する（図13-Ⅰ-6）．舌深動脈は舌下面を舌尖に向かって進み，その間に多くの舌背枝 dorsal lingual branches を出す．舌深動脈の終枝は蛇行が強く，舌の中を舌尖まで前走する．舌内では舌中隔があるので左右の動脈はほとんど吻合しない．舌下動脈は顎舌骨筋と舌下腺の間を強い蛇行を呈しながら前方に進む．

(3) 顔面動脈

顔面動脈 facial artery は，舌動脈のさらに上方で外頸動脈から前方に分枝し（図13-Ⅰ-5），顎二腹筋後腹の内側を通過中に**上行口蓋動脈** ascending palatine artery を分枝し（図13-Ⅰ-7），口蓋扁桃（扁桃枝 tonsillar branch）とその周囲に血液を供給する．顔面動脈はその後，顎下腺と下顎骨の間，もしくは顎下腺内を前方に進み，その間に腺枝 glandular branches を顎下腺に送る．すなわち，顎二腹筋前腹・後腹，下顎底で構成され

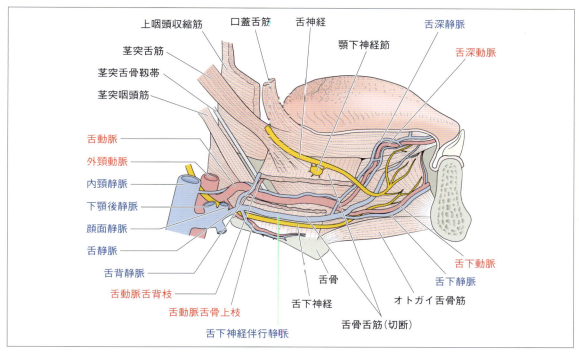

図13-Ⅰ-6 舌動脈，舌静脈（Norton NS：Netter's Head and Neck Anatomy for Dentistry. 2nd ed. Saunders, Philadelphia, 2007. を参考に作成）

る顎下三角（☞p.108 図9-Ⅳ-1 参照）を通過する．さらに本幹は下顎底を前方に進み，咬筋付着部の前縁で上方に向きを変え，顔面側に現れる（図13-Ⅰ-7）．この場所は下顎骨下縁の下顎角のやや前方で，ここで顔面動脈の拍動を触診することができる．一方，下顎底を前方に進んだ顔面動脈は，オトガイ下動脈 submental artery となる．

顔面に現れた本幹は口角外側を内眼角に向かって上行し，口裂の下および上で下唇動脈 inferior labial branch および上唇動脈 superior labial branch を分枝するが，これらは対側の動脈と吻合し，両者で動脈輪を形成する．上唇動脈からは鼻翼，鼻中隔に血液が供給される．次いで，本幹は鼻背などに血液を供給しつつ（鼻外側枝 lateral nasal branch），内眼角部に達して眼角動脈 angular artery となる．眼角動脈は眼窩下部で，後述する顎動脈の枝である眼窩下動脈と吻合するほか，眼角部では，眼窩内を顔面に出てくる内頸動脈の枝である鼻背動脈 dorsal nasal artery と吻合する．

(4) 上行咽頭動脈

上行咽頭動脈 ascending pharyngeal artery は，外頸動脈が総頸動脈から分枝した後，分岐部のやや上方の高さの内方から分枝され（図13-Ⅰ-5），咽頭側壁を上行し，頭蓋底に達する．咽頭壁と頭蓋底に血液を供給する．

(5) 後頭動脈

後頭動脈 occipital artery は，顔面動脈とほぼ同じ高

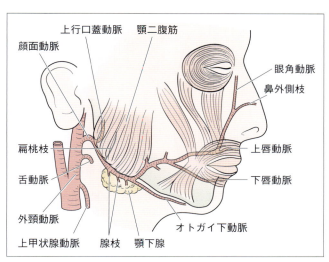

図13-Ⅰ-7 顔面動脈の枝（諏訪文彦：口腔解剖学．医歯薬出版，東京，2009. より改変）

さで外頸動脈から分枝し（図13-Ⅰ-5），顎二腹筋後腹直下を後方に進み，側頭骨の乳様突起内側の後頭動脈溝を通過後，後頭部を上行し，僧帽筋の後頭骨付着部の外側で皮下へ出て，後頭部から頭頂部へ血液を供給する．乳突枝 mastoid branch，耳介枝 auricular branch，胸鎖乳突筋枝，後頭枝 occipital branches を出すほか，下行枝 descending branch は頭板状筋，頭半棘筋に分布し，硬膜枝 meningeal branches は，頸静脈孔，顆管，乳突孔などを通り，頭蓋内に入る．後方へ走る唯一の枝である．

(6) 後耳介動脈

後耳介動脈 posterior auricular artery は，後頭動脈

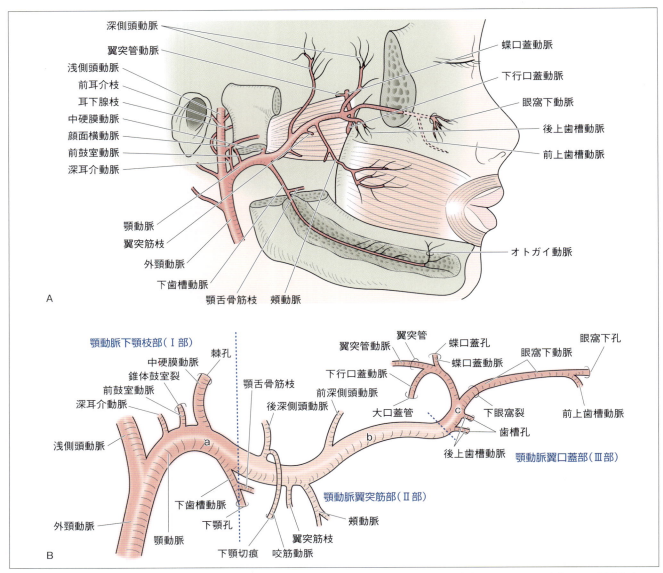

図13-Ⅰ-8 顎動脈の走行（Aは酒井琢朗，高橋和人：歯科衛生士教本 口腔解剖．医歯薬出版，東京，1984．より改変．Bは諏訪文彦：口腔解剖学．医歯薬出版，東京，2009．より改変）

のやや上方で外頸動脈から後方に分枝し（図13-Ⅰ-5），顎二腹筋後腹，茎突舌骨筋の上方へ出て，耳下腺を貫き，耳介後方を上行する．耳介枝は耳介内側へ，茎乳突孔動脈 stylomastoid artery は茎乳突孔から顔面神経管を経て，鼓室および乳突蜂巣に血液を供給し，頭蓋内で硬膜に分布する．後頭枝は，後頭部皮下に血液を供給し，後頭動脈と吻合する．

（7）浅側頭動脈

浅側頭動脈は，外頸動脈の2終枝のうちの1つである（図13-Ⅰ-5）．耳下腺の内側において，下顎頸の高さで外頸動脈より分枝し，耳介の前方を上行し，頭頂枝 parietal branch と前頭枝 frontal branch を分枝して，頭皮に血液を送る．途中，耳介前部および外耳道に前耳介枝 anterior auricular branches を，耳下腺に耳下腺枝 parotid branch を出す．また，頰骨上を前方に顔面横動脈 transverse facial artery を分枝し，咬筋に血液を供給する．頰骨眼窩動脈 zygomatico-orbital artery を眼輪筋に分枝し，中側頭動脈 middle temporal artery は頰骨の上で側頭筋膜を貫いて側頭筋に血液を供給する．顎関節にも浅側頭動脈の枝が出ており，顎関節部の手術時には注意が必要である．耳珠の前方部で脈拍を触れることができる．

（8）顎動脈

顎動脈 maxillary artery は浅側頭動脈とともに外頸動脈の終枝であり（図13-Ⅰ-5），咀嚼筋，口腔，眼窩底部に血液を供給する重要な動脈である．顎動脈は下顎頸の後方で分枝した後，下顎枝内側，側頭筋と外側翼突筋の間を前方に進み，翼口蓋窩に向かい，その間多数の枝を出す（図13-Ⅰ-8A）．なお，顎動脈は近位より下顎枝部 mandibular ramus portion（Ⅰ部），翼突筋部 pterygoid portion（Ⅱ部），翼口蓋部 pterygopalatine portion（Ⅲ部）の3区域に区分される（図 13-Ⅰ-8B）.

本書では顎動脈の経過を3区域として記載するが，下顎部，翼突部，蝶上顎部，翼口蓋窩中の終枝の4区域に分けて記載するものもある．4区域に分けて記載するものでは，翼口蓋部を蝶上顎部，翼口蓋窩中の終枝の2区域に分け，蝶上顎部から出る枝を後上歯槽動脈，眼窩下動脈としている.

(a) 顎動脈下顎枝部（Ⅰ部）（図 13-Ⅰ-8B の a）
下顎枝の内側で分枝する血管群で，外耳道，鼓室，脳硬膜，下顎骨および下顎の歯・歯周組織に血液を供給する枝を含んでいる.

（ⅰ）深耳介動脈
深耳介動脈 deep auricular artery は顎関節，外耳道に血液を供給する.

（ⅱ）前鼓室動脈
前鼓室動脈 anterior tympanic artery は錐体鼓室裂から入り，鼓室に血液を供給する.

（ⅲ）中硬膜動脈
中硬膜動脈 middle meningeal artery は後述の下歯槽動脈と対向する位置で上方に分枝し，蝶形骨の棘孔から頭蓋内に入り，脳硬膜に血液を供給する．顎動脈の中では最も太い動脈であり，2本の耳介側頭神経に挟まれる.

（ⅳ）下歯槽動脈
下歯槽動脈 inferior alveolar artery は下顎枝内側で顎動脈より分枝し，下歯槽神経とともに下顎孔より下顎管に入り，下顎管内を前方に進み，オトガイ孔から下顎骨を出て，オトガイ動脈 mental branch となる．下歯槽動脈は，下顎孔に入る直前で顎舌骨筋枝 mylohyoid branch を分枝する．これは下歯槽神経の枝である顎舌骨筋神経とともに，顎舌骨筋の下顎への付着部直下にある顎舌骨筋神経溝を前方に進み，顎舌骨筋に血液を供給し，オトガイ下部で，顔面動脈の分枝であるオトガイ下動脈と吻合をもつ．また，下歯槽動脈は，下顎管走行中に，歯枝 dental branches，歯肉枝 gingival branches，歯槽枝 alveolar artery を分枝する．なお，オトガイ孔は第二小臼歯に相当する位置に開くが，これより前方に血液を供給するために，オトガイ孔を出る前に，切歯枝 incisor branch を分枝し，これは下顎骨中を前方に進む．オトガイ動脈は，オトガイ孔を出た後，下唇およびオトガイ部周辺に分布する.

(b) 顎動脈翼突筋部（Ⅱ部）（図 13-Ⅰ-8B の b）
外側翼突筋の外側を走行する部位で，主に咀嚼筋，頬筋に血液を供給する.

（ⅰ）咬筋動脈
咬筋動脈 masseteric artery は咬筋および顎関節に血液を供給する．下顎枝内面から咬筋神経とともに下顎切痕を通過し，下顎枝外側に付着する咬筋に血液を送る．なお，咬筋には，咬筋動脈以外に，顔面横動脈，顔面動脈からも血液が供給される.

咬筋動脈は多くの成書において，顎動脈から直接分枝する独立した枝とされているが，後述する後深側頭動脈から分枝するものが多い.

（ⅱ）深側頭動脈
深側頭動脈 deep temporal artery は上方の側頭窩へ進み，側頭筋に血液を深部から供給する（側頭筋の浅部は浅側頭動脈が血液供給する）．後方の後深側頭動脈 anterior deep temporal artery と前方の前深側頭動脈 posterior deep temporal artery がそれぞれ顎動脈から分枝する.

（ⅲ）翼突筋枝
翼突筋枝 pterygoid branches は外側翼突筋および内側翼突筋に血液を供給する．内側に向かって数本の枝が顎動脈から分枝する．外側翼突筋および内側翼突筋には，後述する頬動脈からも血液が供給される.

（ⅳ）頬動脈
頬動脈 buccal artery は外側翼突筋の外側で，後深側頭動脈と前深側頭動脈の中間で分枝し，外側翼突筋の上頭と下頭の間に出る頬神経（下顎神経の枝）とともに頬筋に分布する．途中，外側翼突筋および内側翼突筋に血液を供給するとともに頬腺にも枝を出す．顔面動脈や後述の眼窩下動脈と吻合する.

(c) 顎動脈翼口蓋部（Ⅲ部）（図 13-Ⅰ-8B の c）
上顎の歯槽，鼻腔，眼窩下部などに血液を供給する.

（ⅰ）後上歯槽動脈
後上歯槽動脈 posterior superior alveolar artery は上顎神経の後上歯槽枝とともに，上顎骨上顎結節付近にある歯槽孔から骨中に入り，歯槽管の中を前方に進む．この間に上顎臼歯部の骨，歯，歯肉，上顎洞壁に血液を供給し，前方からの前上歯槽動脈 anterior superior alveolar artery と吻合する.

（ⅱ）眼窩下動脈
眼窩下動脈 infraorbital artery は眼窩下神経とともに，下眼窩裂より眼窩内に入り，眼窩下溝を前方に進み，眼窩下管を通過した後，眼窩下孔から顔面に出る．この走

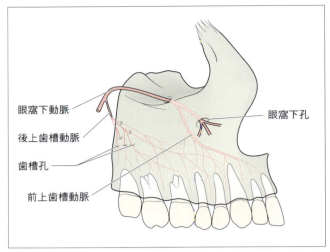

図13-Ⅰ-9　上顎に分布する動脈（諏訪文彦：口腔解剖学. 医歯薬出版，東京，2009.）

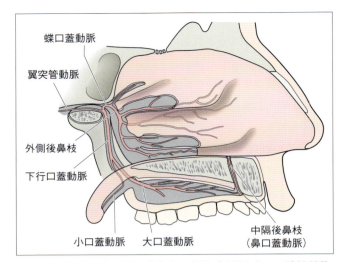

図13-Ⅰ-10　鼻腔と口蓋に分布する動脈（馬場麻人：口腔解剖学. 第2版. 医歯薬出版，東京，2018）

行中に前上歯槽動脈を分枝し，眼窩下管を通って，上顎前歯部の骨，歯，歯肉，上顎洞壁に血液を供給し，後上歯槽動脈の多くの枝と吻合する（図13-Ⅰ-9）．また，眼窩下孔から顔面に出たところでは，顔面動脈とも吻合し，周囲組織に血液を供給する．

　（ⅲ）翼突管動脈

　翼突管動脈 artery of pterygoid canal は翼口蓋窩において分枝し，翼突管を前方から後方に進み，咽頭上部，耳管，鼓室に血液を供給する．

　（ⅳ）下行口蓋動脈

　下行口蓋動脈 descending palatine artery は翼口蓋窩において分枝，下行し，さらに大口蓋管を下り，大口蓋動脈 greater palatine artery と小口蓋動脈 lesser palatine artery を分枝する．大口蓋動脈は，大口蓋孔より硬口蓋に出て，前方に進み，蝶口蓋動脈の枝である中隔後鼻枝 posterior septal branches（鼻口蓋動脈 nasopalatine artery）と切歯窩で吻合する．一方，小口蓋動脈は，小口蓋管を下行し，小口蓋孔を出て後方に枝を送り，軟口蓋，口蓋扁桃に血液を供給する（図13-Ⅰ-10）．

　（ⅴ）蝶口蓋動脈

　蝶口蓋動脈 sphenopalatine artery は翼口蓋窩において分枝し，上顎神経の分枝とともに，蝶口蓋孔より鼻腔に入る．そこで，外側後鼻枝 posterior lateral nasal branches および中隔後鼻枝を分枝し，それぞれ鼻腔外側壁と鼻中隔に血液を供給し，後者は切歯管を経て口蓋切歯部へも鼻口蓋動脈として分布し，大口蓋動脈の枝と吻合する．蝶口蓋動脈の一部の血管は咽頭上端に達する（図13-Ⅰ-10）．

3）内頸動脈

　内頸動脈 internal carotid artery は主として脳および眼窩（眼球）に血液を供給する．内頸動脈は，総頸動脈から分枝後，外頸動脈の後内側を上行する（図13-Ⅰ-4, 5）．外頸動脈とは茎突舌骨筋と茎突咽頭筋により隔てられている．咽頭の外側を上方に進み，頭蓋底で側頭骨にある**頸動脈管**に入る．ここでほぼ直角に内前方に角度を変え，頸動脈管内を進み，破裂孔の上方で頸動脈管を出て，頭蓋腔内に入る．

　頭蓋腔内に入ると，蝶形骨のトルコ鞍の両側にある頸動脈溝を上前方に進み，眼動脈 ophthalmic artery を視神経管に分枝した後，大脳動脈 cerebral artery となり，椎骨動脈の枝である脳底動脈 basilar artery とともに，大脳動脈輪 arterial circle of cerebrum（Willisの動脈輪 arterial circle of Willis）をつくる（図13-Ⅰ-2C, 11）．この大脳動脈輪から前大脳動脈 anterior cerebral artery，中大脳動脈 middle cerebral artery，後大脳動脈 posterior cerebral artery が分枝する．

　脳動脈瘤は脳の動脈の壁が弱いところにできる血管壁のこぶ状の病変である．大脳動脈輪をつくる動脈の分岐部は血管が脆弱なため，脳動脈瘤の好発部位である．

　眼動脈は視神経とともに視神経管を通過し眼窩へ入り，前内方に進み，滑車上動脈 suprachoroidal artery と鼻背動脈の2終枝に分かれ，滑車上動脈は前頭部へ血液を送る．一方，鼻背動脈は内眼角部で眼窩を出て鼻背に血液を供給し，顔面動脈の枝である眼角動脈と吻合する．これ以外に眼窩上動脈 supraorbital artery は，眼窩上

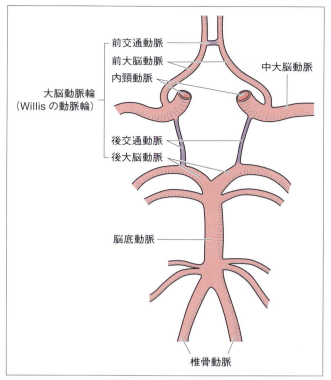

図13-Ⅰ-11 大脳動脈輪（Willisの動脈輪）

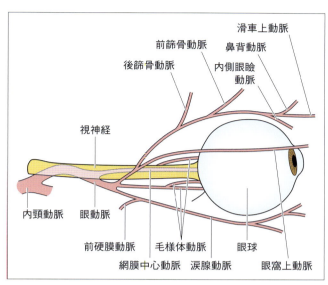

図13-Ⅰ-12 眼動脈（伊藤　隆著，高野廣子改訂：解剖学講義．改訂3版．南山堂，東京，2012．を参考に作成）

神経と眼窩上孔（または切痕）より顔面に出て，前頭部，眼輪筋などに分布する．後篩骨動脈 posterior ethmoidal artery は，篩骨洞（篩骨蜂巣）後部や鼻腔の後外側壁に，前篩骨動脈 anterior ethmoidal artery は，脳硬膜，鼻腔の上前部，篩骨洞（篩骨蜂巣）前部，前頭洞に血液を供給する（図13-Ⅰ-12）．

4）鎖骨下動脈

鎖骨下動脈 subclavian artery は，右鎖骨下動脈は，腕頭動脈から分枝し，左鎖骨下動脈は大動脈弓から分枝する（図13-Ⅰ-1）．その後，鎖骨下動脈は，腕神経叢とともに斜角筋隙（前斜角筋と中斜角筋の間）を通過する．枝は，椎骨動脈，内胸動脈，甲状頸動脈，肋頸動脈であるが，この分枝順には個体差がかなりある．

これらの枝のうち，頭部に血液を供給するものが，椎骨動脈 vertebral artery であり，鎖骨下動脈の起始部で上方に分枝し，大後頭孔から頭蓋内に入り，左右が合して，脳底動脈となり，大脳動脈とともに大脳動脈輪を形成する（図13-Ⅰ-2，11）．すなわち，脳に血液供給する動脈は，内頸動脈と椎骨動脈ということになる．

一方，頸部に血液を供給する枝が，甲状頸動脈 thyrocervical artery であり，前斜角筋の内側で，鎖骨下動脈の前壁より分枝する（☞p.237 図16-Ⅲ-6 参照）．甲状頸動脈の枝のうち頸横動脈 transverse cervical artery および肩甲上動脈 suprascapular artery は上肢帯周囲に血液を供給する．以下の枝は頸部に血液を供給する．

(1) 下甲状腺動脈

甲状頸動脈より分枝した下甲状腺動脈は上行し，総頸動脈および迷走神経の背側を内上方に進み，甲状腺に腺枝を出すほか，下喉頭動脈 inferior laryngeal artery，咽頭枝 pharyngeal branches，食道枝 oesophageal branches，気管枝 tracheal branches を分枝する．上甲状腺動脈および対側の下甲状腺動脈と吻合する（☞p.237 図16-Ⅲ-6B 参照）．下甲状腺動脈は反回神経とともに分布し，外科処置の際に注意が必要である．

(2) 上行頸動脈

甲状頸動脈より分枝した上行頸動脈 ascending cervical artery は前斜角筋の前面を横隔神経の内側で上行し，後頸筋に分布する．椎間孔を経て脊柱管に入る脊髄枝を分枝する．

4．頭頸部の静脈系

頭頸部に供給された血液は，左右の**内頸静脈**および**外頸静脈** external jugular vein によって集められる．外頸静脈は，鎖骨下静脈 subclavicular vein に注ぐことが多い．左右の内頸静脈と鎖骨下静脈は合流して腕頭静脈 brachiocephalic vein となり，この部位を**静脈角**

venous angle とよぶ．そして左右の腕頭静脈が合流し，上大静脈として上方から右心房 right atrium に還流する．したがって，腕頭静脈は左側のほうが右側よりも長くなる（図 13-Ⅰ-1）．

頭頸部の静脈の特徴として，以下の点があげられる．
① 頭頸部の血液の大部分は内頸静脈で回収される．
② 外頸静脈は皮静脈であり，流入する枝は少なく，内頸静脈のバイパス的な役割を果たすのみである．
③ 静脈系には動脈系にはない名称の下顎後静脈 retromandibular vein が存在する．この静脈は外頸動脈の分布域からの血液が流入する．
④ 頭頸部の静脈は合流部位と変異に富んでおり，また共同管を形成することが多い．

5．頭頸部の静脈系の主な枝（図 13-Ⅰ-13）
1）内頸静脈
頭蓋腔内の血液を集めた静脈が頭蓋底の頸静脈孔を通過し，鎖骨下静脈と合流し，腕頭静脈となるまでの区間を内頸静脈とよぶ．内頸静脈は，はじめは内頸動脈の背側を通り，頸動脈鞘内では総頸動脈の外側を下行し，外頸動脈の分布領域，すなわち頭部・顔面・頸部の大部分の血液を集める．内頸静脈に合流する主な静脈には以下のものがある．

(1) 舌静脈
舌静脈 lingual vein は舌深静脈 deep lingual vein, 舌背静脈 dorsal lingual veins および舌下静脈 sublingual vein と舌下神経伴行静脈 vena comitans of hypoglossal nerve を集める．舌動脈とは舌骨舌筋で隔てられる．顔面静脈が内頸静脈に注ぐ位置の近くで合流する（図 13-Ⅰ-6）．

(2) 顔面静脈
眼窩内より眼窩上静脈 supra-orbital vein と滑車上静脈 supratrochlear veins が血液を集め，内眼角部で合流し，眼角静脈 angular vein となる．この眼角静脈が

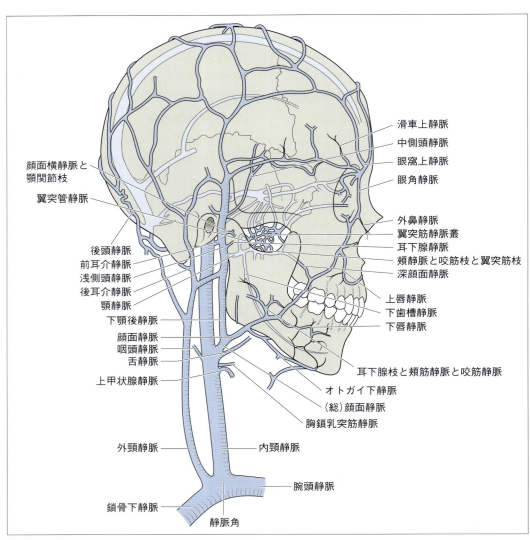

図 13-Ⅰ-13　頭頸部の主な静脈

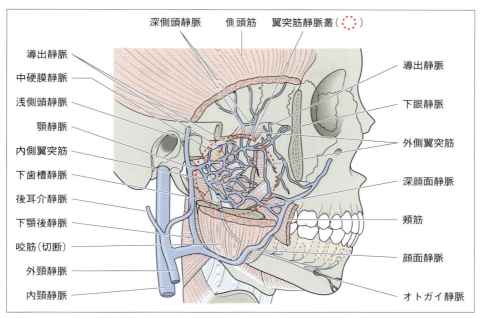

図13-Ⅰ-14 翼突筋静脈叢（Drake RL ほか著, 秋田恵一訳：グレイ解剖学. 原著第4版. エルゼビア・ジャパン. 東京, 2019. を参考に作成）
翼突筋静脈叢の一例を示すが, その形態は変異に富む.

顔面静脈 facial vein の始まりであり, 顔面動脈とほぼ伴行して, 咬筋の前縁で下顎底を越え, 顎下腺の下面を後方に進み, 下顎角の後方で下顎後静脈と合流する.

(3) 下顎後静脈

下顎後静脈は, 浅側頭動脈の分布領域の血流を集める浅側頭静脈 superficial temporal veins と顎静脈 maxillary veins が合流して, 内頸静脈に注ぐものである. 浅側頭静脈は, 浅側頭動脈と伴行し, 耳下腺の内側を下行し, 下顎骨関節突起の後下方で顎静脈を受け入れ, 下顎角の後方で舌静脈, 顔面静脈とともに内頸静脈に入る. 顎静脈は, 顎動脈と伴行するというよりは, 顎動脈分布領域に広がる**翼突筋静脈叢** pterygoid plexus の血液を集める.

(4) 翼突筋静脈叢

翼突筋静脈叢は, 側頭下窩の外側翼突筋周辺（下眼窩裂から下顎骨関節突起の領域）に発達した静脈叢で, 翼口蓋窩, 側頭下窩, 眼窩, 鼻腔, 口腔, 咽頭からの血液が注ぎ込み, 顎静脈を介してこの静脈叢から流出し, 浅側頭静脈と合流して**下顎後静脈**をつくる（図13-Ⅰ-14）.

翼突筋静脈叢には, 中硬膜静脈 middle meningeal veins, 深側頭静脈 deep temporal veins などが流入する. 翼突筋静脈叢の前方から深顔面静脈 deep facial vein が, 後方から顎静脈 maxillary vein が起こる. 前者は顔面静脈に, 後者は下顎後静脈に合流する.

また翼突筋静脈叢と頭蓋内の海綿静脈洞 cavernous sinus はしばしば導出静脈 emissary vein により交通しており, 翼突筋静脈叢の回収領域の炎症が頭蓋内に波及することがある.

2) 外頸静脈

外頸静脈は後頭部, 頸部領域の血液を集める皮静脈である. 後耳介静脈 posterior auricular vein と後頭静脈 occipital veins が, 耳介後方で合流し（図13-Ⅰ-13）, 胸鎖乳突筋の外側を下行して, 鎖骨下静脈もしくは内頸静脈に合流する. 外頸静脈の走行はきわめて個体差が多い. また, 前頸部の喉頭付近から左右で下行する**前頸静脈** anterior jugular vein は, 胸鎖乳突筋停止部の内側で外頸静脈もしくは内頸静脈に合流する. なお, 前頸静脈の下端では左右の静脈が**頸静脈弓** jugular arch によって交通する（図13-Ⅰ-15）. 上方でもオトガイ下静脈 submental vein を介して顔面静脈に合流する.

3) 鎖骨下静脈

鎖骨下静脈 subclavian vein は腋窩静脈 axillary vein の続きで, 上肢の血液を集め, 鎖骨下動脈と伴行し, 第一肋骨を前斜角筋の前で乗り越え, 内頸静脈と合わさり, 腕頭静脈をなす（☞ p.47 図5-Ⅱ-9 参照）.

4) 硬膜静脈洞

硬膜静脈洞 dural venous sinus は脳硬膜内の静脈で, 頭蓋内の血液を集める. 上矢状静脈洞 superior sagittal sinus に集められた血液は, 頭蓋冠正中で大脳鎌の基部

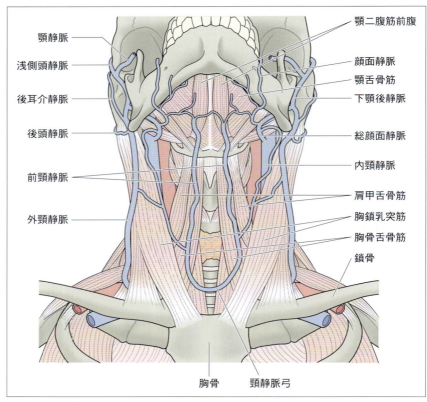

図 13-Ⅰ-15　頸部の浅層の静脈（金子丑之助原著，金子勝治監修，穂田真澄編著：日本人体解剖学　下巻．改訂 19 版．南山堂，東京，1999．を参考に作成）

を前方から後方に進み，後頭部で左右の横静脈洞 transverse sinus に分かれ，S 状静脈洞 sigmoid sinus を経て，頸静脈孔を通過し，頭蓋の外へ出て内頸静脈となる．この過程でいくつかの導出孔より導出静脈 emissary veins として頭蓋外へ血液は出る．一方，脳の内部には深在性の静脈もあり，こちらは大大脳静脈 great cerebral vein へと血液が集められる．

（上村　守）

 リンパ系

1. リンパ系の概要

　リンパ系は，リンパ管，リンパ節，リンパ性器官からなり，免疫機能にも関与する．この経路を理解することは感染症やがんがどのように拡大するのかを把握するのに役立つ．頭頸部におけるリンパの流入領域とリンパ節の関係について**表 13-Ⅱ-1** にまとめる．

1) リンパ管

　リンパ管 lymphatic vessel には周囲組織から透明な組織液がリンパとして流れ込む．リンパ管はその領域のリンパを流すだけでなく，リンパ節で互いに連絡している．リンパ管は血管系の毛細血管よりも太く，毛細リンパ管は盲端となっており，毛細血管とは異なり，静脈同様に弁が存在している．

　頭頸部の右側のリンパ系は右頸リンパ本幹 right jugular trunk に合流し，さらに右腕と胸部（胸）からのリンパ系と合流して右リンパ本幹 right lymphatic trunk を形成し，右鎖骨下静脈と右内頸静脈の接合部で静脈に流れ込む．頭頸部の左側のリンパ管は左頸リンパ本幹 left jugular trunk に収束してから胸管 thoracic duct に入り，左鎖骨下静脈と左内頸静脈の接合部の左静脈角で静脈に流入する（☞ p.61 図 5-Ⅲ-2 参照）．

2) リンパ節

　リンパ節 lymph node は，リンパ管に沿って群生するソラマメの形をしている器官である．リンパ節はリンパ管の周辺に位置し，リンパから有毒物質を濾過して血管系への侵入を防ぐ．リンパ節には免疫系を担う白血球のリンパ球が存在する．リンパは複数の**輸入リンパ管** afferent lymphatics を通ってリンパ節に流れ込む．リンパ節の片側にはくぼんだ門があり，ここからリンパは**輸出リンパ管** efferent lymphatics を通ってリンパ節から流れ出る．特定の領域からのリンパは，より離れた領域に流れる前に，まず一次リンパ節に流入する．次に，一次リンパ節から二次リンパ節へと流入する．

表13-Ⅱ-1 頭頸部からリンパが流入するリンパ節

流入部位	一次リンパ節	二次リンパ節
頭皮	後頭リンパ節，乳突リンパ節，耳介前リンパ節，浅耳下腺リンパ節，副神経リンパ節	深頸リンパ節，鎖骨上リンパ節
涙腺	浅耳下腺リンパ節	上深頸リンパ節
外耳	乳突リンパ節，耳介前リンパ節，浅耳下腺リンパ節	上深頸リンパ節
中耳	深耳下腺リンパ節	上深頸リンパ節
咽頭扁桃，耳管扁桃	上深頸リンパ節	下深頸リンパ節
副鼻腔	咽頭後リンパ節	上深頸リンパ節
眼窩下部および鼻腔	頬リンパ節，鼻唇リンパ節，咽頭後リンパ節，上深頸リンパ節	顎下リンパ節，深頸リンパ節
頬部	頬筋リンパ節，頬リンパ節，下顎リンパ節，顎下リンパ節	上深頸リンパ節
耳下腺	深耳下腺リンパ節	上深頸リンパ節
顎関節	上深頸リンパ節	下深頸リンパ節
上唇	顎下リンパ節	上深頸リンパ節
下唇	オトガイ下リンパ節	顎下リンパ節，深頸リンパ節
オトガイ部	オトガイ下リンパ節	顎下リンパ節，深頸リンパ節
顎下腺	顎下リンパ節	上深頸リンパ節
舌下腺	顎下リンパ節	上深頸リンパ節
頬粘膜	頬リンパ節，下顎リンパ節	顎下リンパ節
硬口蓋前部	顎下リンパ節，咽頭後リンパ節	上深頸リンパ節
硬口蓋後部	上深頸リンパ節，咽頭後神経節	下深頸リンパ節
軟口蓋	上深頸リンパ節，咽頭後神経節	下深頸リンパ節
上顎の歯と周囲組織（第三大臼歯を除く）	顎下リンパ節	上深頸リンパ節
上顎第三大臼歯と周囲組織	上深頸リンパ節	下深頸リンパ節
下顎切歯と周囲組織	オトガイ下リンパ節	顎下リンパ節，深頸リンパ節
下顎の歯と周囲組織（切歯を除く）	顎下リンパ節	上深頸リンパ節
口腔底部	オトガイ下リンパ節	顎下リンパ節，深頸リンパ節
舌尖部	オトガイ下リンパ節	顎下リンパ節，深頸リンパ節
舌体部	顎下リンパ節	上深頸リンパ節
舌根部	上深頸リンパ節	下深頸リンパ節
口蓋扁桃，舌扁桃	上深頸リンパ節	下深頸リンパ節
前頸三角浅層	前頸静脈リンパ節	下深頸リンパ節
側頸三角および後頸三角浅層	外頸静脈リンパ節，副神経リンパ節	深頸リンパ節と鎖骨上リンパ節
後頸三角深層	下深頸リンパ節	右側は頸リンパ本幹，左側は胸管に直接合流
咽頭	咽頭後リンパ節	上深頸リンパ節
甲状腺	上深頸リンパ節	下深頸リンパ節
喉頭	喉頭リンパ節	下深頸リンパ節
食道	上深頸リンパ節	下深頸リンパ節
気管	上深頸リンパ節	下深頸リンパ節

3）リンパ性器官

リンパ性器官 lymphoid organs はリンパ球の成熟や免疫反応に関与する器官である．骨髄，胸腺などの**一次**性リンパ性器官 primary lymphoid organs と，脾臓，リンパ節，扁桃などの**二次性リンパ性器官** secondary lymphoid organs に分けられる．

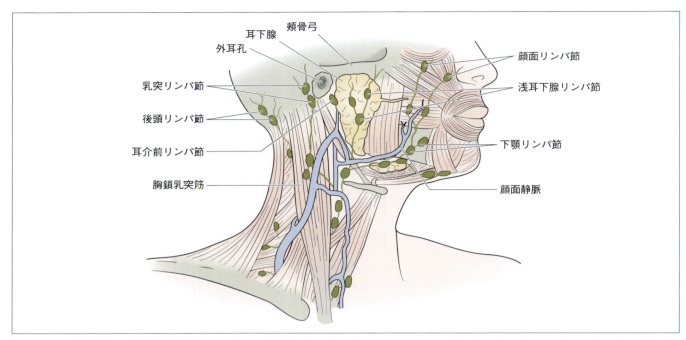

図13-Ⅱ-1　頭部浅リンパ節と周囲構造（Fehrenbach MJ, Herring SW：Illustrated Anatomy of the Head and Neck, 6th ed. Saunders Elsevier, St. Louis, 2021. を参考に作成）

2. 頭部のリンパ節（表13-Ⅱ-1）

頭部のリンパ節は，その近くの解剖学的構造物との関係から，存在する深さにより浅層あるいは深層に区別される．

1）頭部浅リンパ節

頭部表層には，後頭リンパ節，乳突リンパ節，耳介前リンパ節，浅耳下腺リンパ節，顔面リンパ節，および下顎リンパ節というリンパ節がある（図13-Ⅱ-1，2）．

(1) 後頭リンパ節

後頭リンパ節 occipital nodes は1〜3個からなる．これらのリンパ節は僧帽筋最上端で，上項線の直下に位置し，頭皮からのリンパを深頸リンパ節へ注ぐ．

(2) 乳突リンパ節，耳介前リンパ節，浅耳下腺リンパ節

乳突リンパ節 mastoid nodes の数は1〜3個ほどで，耳介および外耳道の後方の胸鎖乳突筋が乳突突起に停止する部位に位置する．

耳介前リンパ節 pre-auricular nodes の数は1〜3個ほどで，耳珠の直前に存在する．

浅耳下腺リンパ節 superficial parotid nodes は最大10個あり，耳下腺表面に位置する．

乳突リンパ節，耳介前リンパ節，および浅耳下腺リンパ節には，外耳，涙腺，および頭皮や顔面からのリンパが流入する．これらのリンパ節はすべて，深頸リンパ節に流入する．

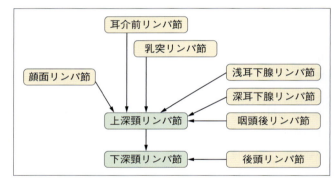

図13-Ⅱ-2　頭部から頸部へのリンパの流入経路図

(3) 顔面リンパ節

顔面リンパ節 facial nodes は最大12個ある表在的なリンパ節で顔面を前上方から斜めに走る顔面静脈に沿って位置する．これらのリンパ節は通常小さく，数はさまざまである．顔面リンパ節はさらに頬リンパ節 buccinator node，鼻唇リンパ節 nasolabial node，頬筋リンパ節 malar node，下顎リンパ節 mandibular node に分類される．頬リンパ節は眼窩下領域に存在する．鼻唇リンパ節は鼻唇溝に沿って存在し，頬筋リンパ節は唇交連の周囲および頬筋のすぐ表面に存在する．下顎リンパ節は下顎骨表面より上で，咬筋の前の組織内のリンパ節である．

それぞれのリンパ節には，周辺の皮膚および粘膜のリンパが流入する．顔面リンパ節からのリンパは上方から下方へ流れ込み，最終的には顎下リンパ節 submandibular nodes を経由して深頸リンパ節へと流入する．

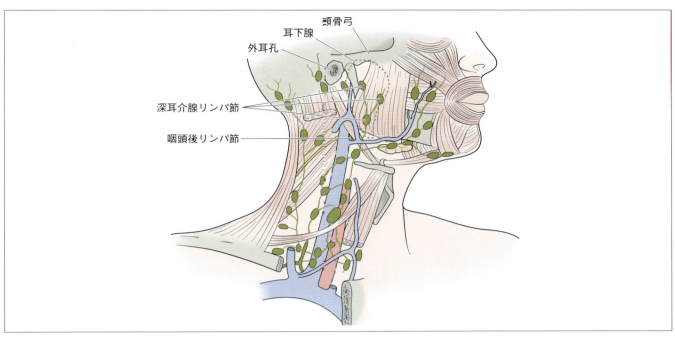

図13-Ⅱ-3　頭部深リンパ節とその周囲構造（Fehrenbach MJ, Herring SW：Illustrated Anatomy of the Head and Neck, 6th ed. Saunders Elsevier, St. Louis, 2021. を参考に作成）

2）頭部深リンパ節

頭部領域の深部リンパ節は，触診できないが，表層の領域リンパ節と連続している．深耳下腺リンパ節および咽頭後リンパ節が頭部深リンパ節に含まれる（図13-Ⅱ-2, 3）．

(1) 深耳下腺リンパ節

深耳下腺リンパ節 deep parotid nodes は，浅耳下腺リンパ節とともに最大10個あり，耳下腺深部に位置する．これらのリンパ節は，中耳，耳管，および耳下腺のリンパが流入し，深頸リンパ節に流れ込む．

(2) 咽頭後リンパ節

深耳下腺リンパ節の近くで第一頸椎（環椎）の高さに，最大でも3つの咽頭後リンパ節 retropharyngeal nodes が存在する．これらのリンパ節は口蓋，咽頭，副鼻腔，および鼻腔の後方からのリンパが流入し，深頸リンパ節に流れ込む．

3. 頸部のリンパ節（表13-Ⅱ-1）

頸部のリンパ節も，頭部のリンパ節同様に解剖学的分類として周囲構造物との関係から，深さにより浅層か深層かに区分される．

1）浅頸リンパ節

浅頸リンパ節にはオトガイ下リンパ節，顎下リンパ節，外頸静脈リンパ節，前頸静脈リンパ節の4つのリンパ節がある（図13-Ⅱ-4, 5）．

(1) オトガイ下リンパ節

オトガイ下リンパ節 submental nodes の数は2～3個ほどで，左右の顎二腹筋前腹の間にあるオトガイ下隙に位置する．オトガイ下リンパ節には，下唇，オトガイ部，口腔底部，舌尖部，および下顎切歯とその周囲組織からのリンパが流れ込む．オトガイ下リンパ節からのリンパは顎下リンパ節または直接，深頸リンパ節に流入する．

(2) 顎下リンパ節

顎下リンパ節の数は3～6個ほどで，下顎枝下縁，顎下腺表面，顎下隙に位置する．顎下リンパ節には，頰部，上唇，舌体部，硬口蓋前部，および下顎切歯と上顎第三大臼歯を除く歯とその周辺組織からのリンパが流入する．顎下リンパ節は，オトガイ下リンパ節および顔面領域の二次リンパ節ともなる．舌下腺と顎下腺からのリンパも顎下リンパ節に流れ込む．顎下リンパ節はその後，深頸リンパ節に流入する．

(3) 外頸静脈リンパ節

外頸静脈リンパ節 lateral superficial cervical nodes の数は1～2個ほどで胸鎖乳突筋の表面の外頸静脈に沿って存在する．外頸静脈リンパ節は，後頭リンパ節，乳突リンパ節，前耳介リンパ節，および浅耳下腺リンパ節の二次リンパ節である場合があり，その後は深頸リンパ節に流入する．

(4) 前頸静脈リンパ節

前頸静脈リンパ節 anterior superficial cervical nodes は，前頸静脈に沿って首の両側，喉頭および気管の前方，

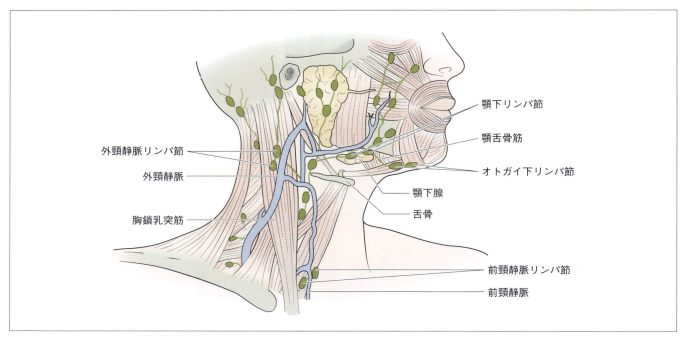

図13-Ⅱ-4　浅頸リンパ節とその周囲構造（Fehrenbach MJ, Herring SW：Illustrated Anatomy of the Head and Neck, 6th ed. Saunders Elsevier, St. Louis, 2021. を参考に作成）

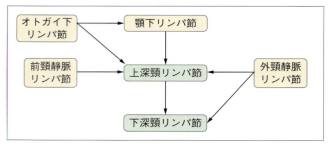

図13-Ⅱ-5　頸部浅層のリンパ流入図

胸鎖乳突筋の外側に位置する．深頸筋膜と舌骨下筋からのリンパも流入する．前頸静脈リンパ節は深頸リンパ節に流入する．

2）深頸リンパ節

深頸リンパ節の数は15〜30個ほどで，内頸静脈に沿って胸鎖乳突筋の内側に位置する．頭蓋底，咽頭，食道，気管の周囲からのリンパが流入する．深頸リンパ節は，肩甲舌骨筋 omohyoid が内頸静脈と交差する点との位置関係により，上深頸リンパ節と下深頸リンパ節に分類される（図13-Ⅱ-6，7）．

(1) 上深頸リンパ節

上深頸リンパ節 superior deep cervical nodes は，鼻腔後部，硬口蓋後部，軟口蓋，舌根部，上顎第三大臼歯部，顎関節，食道，気管，および甲状腺につながる主要なリンパ節である．上深頸リンパ節は，下深頸リンパ節を除く，頭頸部の他のすべてのリンパ節に対する二次リンパ節である．上深頸リンパ節は下深頸リンパ節に，または頸静脈幹に直接つながっている．

(2) 下深頸リンパ節

下深頸リンパ節 inferior deep cervical nodes は，頭皮および首の後部，浅胸部，および腕の一部からのリンパを受ける主要なリンパ節である．下深頸リンパ節は，頭部浅リンパ節および上深頸リンパ節の二次リンパ節で，頸リンパ本幹を経て右側は右リンパ本幹に，左側は胸管に合流し，静脈角から静脈に流入する．

(3) 副神経リンパ節，鎖骨上リンパ節

深頸リンパ節にはさらに，副神経リンパ節 accessory nodes と鎖骨上リンパ節 supraclavicular nodes がある．副神経リンパ節の数は2〜6個ほどで，第XI脳神経（副神経）に沿って位置する．これらのリンパ節は頭皮と首の領域からリンパが流入し，鎖骨上リンパ節に注ぐ．

鎖骨上リンパ節の数は1〜10個ほどで，鎖骨上方に存在し，後頸三角からのリンパが流入する．鎖骨上リンパ節からのリンパは頸リンパ本幹に流れ込むこともあれば，右リンパ本幹または胸管に直接流入することもある．

4．扁　桃

扁桃 tonsil はリンパ節とは異なり，リンパ管に沿って位置しない口腔や鼻腔につながる咽頭の入口に存在するリンパ小節を含むリンパ組織である．咽頭を囲んで存在する口蓋扁桃，舌扁桃，咽頭扁桃，耳管扁桃があり（図13-Ⅱ-8），Waldeyer の咽頭輪 Waldeyer's ring を形成

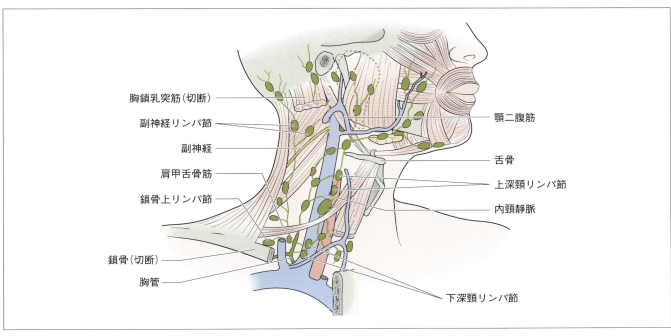

図13-Ⅱ-6 深頸リンパ節とその周囲構造（Fehrenbach MJ, Herring SW：Illustrated Anatomy of the Head and Neck, 6th ed. Saunders Elsevier, St. Louis, 2021. を参考に作成）

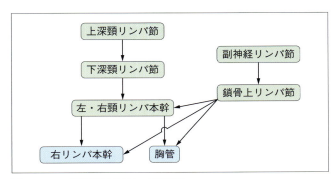

図13-Ⅱ-7 頸部深層のリンパ流入図

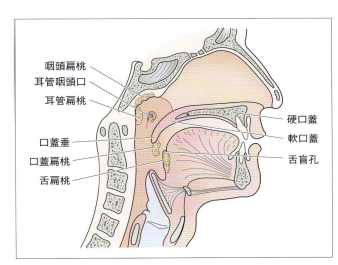

図13-Ⅱ-8 各扁桃の位置関係（Fehrenbach MJ, Herring SW：Illustrated Anatomy of the Head and Neck, 6th ed. Saunders Elsevier, St. Louis, 2021. を参考に作成）

する．すべての扁桃からのリンパは上深頸リンパ節に流れ込む．

1）口蓋扁桃

口蓋扁桃 palatine tonsil は口腔と咽頭の境である口峡に存在する．軟口蓋の筋によって形成される口蓋舌弓と口蓋咽頭弓の間にある**扁桃窩**に位置する．

2）舌扁桃

舌扁桃 lingual tonsil は，舌根部の粘膜下に位置する．

3）咽頭扁桃

咽頭扁桃 pharyngeal tonsil は，咽頭鼻部の後壁または上壁の正中部に存在する．この扁桃は小児ではわずかに肥大するが，感染によってさらに肥大すると**アデノイド** adenoid とよばれる．

4）耳管扁桃

耳管扁桃 tubal tonsil は，咽頭鼻部側壁にある耳管開口部である**耳管咽頭口**の後方に存在する．

（宇佐美晶信）

● 参考図書

リンパ系

1) Fehrenbach MJ and Herrings SW：Illustrated Anatomy of the Head and Neck. 6th ed. Saunders Elsevier, St Louis, 2021, 201～214.
2) 日本口腔腫瘍学会編：口腔癌取扱い規約．第2版．金原出版，東京，2019.

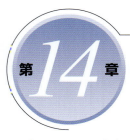

第14章 頭頸部の神経系

chapter 14

中枢神経系

1. 中枢神経系の概要

第6章で述べたように，中枢神経系 central nervous system は**脳** brain と**脊髄** spinal cord からなる．脳は，発生過程において**神経管** neural tube の上端（頭側端）が膨らみ，頭側（吻側）から尾側にかけて，**前脳胞** prosencephalon (forebrain)，**中脳胞** mesencephalon (midbrain)，**菱脳胞** rhombencephalon (hindbrain) という膨らみができるところから始まる．このうち菱脳胞は発達し，橋，小脳，延髄に分かれ，前脳胞は終脳（大脳）と間脳に分かれていくが，中脳はあまり発達しない（☞ p.71 図6-Ⅲ-2 参照）．

1）延髄

延髄 medulla oblongata は，上方は橋，下方は脊髄に連続し，舌咽神経，迷走神経，副神経，舌下神経の核が存在する．また，嚥下・嘔吐・咳・くしゃみ・唾液や涙腺分泌などの反射中枢と呼吸運動・心臓運動・血糖量の調節中枢がある．

2）橋

橋 pons は延髄の上方に続く部位で後頭骨の斜台の上に載る．上方は中脳になり，背側面は第4脳室の底面であり，さらにその背側に小脳が存在する．小脳からは中小脳脚が両側へ延びる．橋からは，三叉神経，外転神経，顔面神経，内耳神経が出る．

3）中脳

中脳 midbrain は橋の上方の部分で，大脳からの伝導路である大脳脚と背側の中脳蓋よりなる．中脳蓋には四丘体が存在し，視覚と聴覚の中継点となっている．また中脳には動眼神経 oculomotor nerve や滑車神経など，眼球運動や瞳孔収縮の運動神経核が存在する．

4）間脳

間脳 diencephalon は中脳の前方に続き，左右の大脳半球の間の部位である．間脳はさらに上部の**視床** thalamus と下部の**視床下部** hypothalamus に分けられる．視床は感覚伝導路の中継点である．視床の背側正中には松果体 pineal gland がある．視床下部は視床の前下方に位置し，自律神経系の最高中枢である．

5）小脳

小脳 cerebellum は橋・延髄の背側の後頭蓋窩にあり，大脳半球との間は小脳テントで区分される．小脳は運動および平衡覚の調節中枢である．

6）大脳

大脳 telencephalon は左右の**大脳半球**よりなり，間脳・中脳を覆う．大脳半球の表層は**大脳皮質** cerebral cortex とよばれ，深部は**大脳髄質** cerebral medulla とよばれる．大脳皮質は灰白質からなる．皮質の機能は各部位で決まっており，これを**機能局在** functional localization とよび，このような一定領域を**野** area という（☞ p.73 図6-Ⅳ-4 参照）．**ブロードマン** Brodmann は大脳皮質を52野に区分している．機能的には，**運動野，感覚野，連合野**に区分される．一方，大脳髄質にも灰白質があり，これを**大脳基底核（大脳核）** basal ganglia とよび，線条体（尾状核と被殻），淡蒼球，視床下核，黒質からなる．大脳髄質の白質は，有髄線維の集団でこの神経線維束は，投射線維，連合線維，交連線維からなる（☞ p.74 図6-Ⅳ-5 参照）．

2. 脳神経核

脳神経 cranial nerve は脳に出入りする末梢神経であるが，ここには一次求心性神経 primary afferent（感覚神経 sensory nerve）と遠心性の広義の運動神経 motor nerve が含まれる．このうち一次求心性神経（一次ニューロン primary neuron）は，頭部や内臓の感覚を伝え，

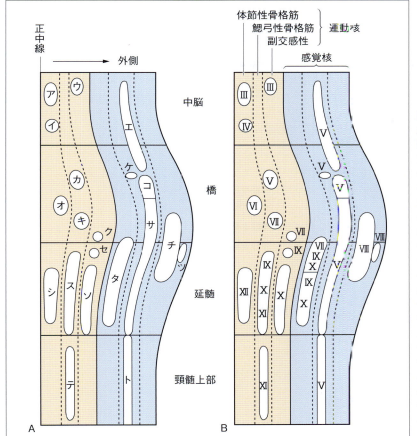

図 14-Ⅰ-1　脳神経核を背側からみた模式図
A, Bともに右側のみを示している．Aに核の名称を示す．
Bのローマ数字は関与する脳神経の番号を示す．
ア：動眼神経核
イ：滑車神経核
ウ：動眼神経副核
エ：三叉神経中脳路核
オ：外転神経核
カ：三叉神経運動核
キ：顔面神経核
ク：上唾液核
ケ：三叉神経上核
コ：三叉神経主感覚核
サ：三叉神経脊髄路核
シ：舌下神経核
ス：疑核
セ：下唾液核
ソ：迷走神経背側運動核
タ：孤束核
チ：前庭神経核
ツ：蝸牛神経核
テ：副神経脊髄核
ト：頸髄後角

その神経線維は，脳あるいは頸髄に進入して終止する．この終止部位には一次求心性神経によって伝えられる情報を受け取り，さらに上位の脳に伝える二次神経（二次ニューロン secondary neuron）の細胞体が集まり，**感覚核** sensory nucleus を形成する．一方，遠心性運動神経の細胞体が集まる場所が，広義の**運動核** motor nucleus（遠心性起始核）であり，骨格筋 skeletal muscle を収縮させる体性運動ニューロン somatic motoneuron（motor neuron；狭義の運動ニューロン）と副交感性節前ニューロン parasympathetic preganglionic neuron の2種類が存在する．副交感性節前ニューロンは，骨盤内臓を除く全身の平滑筋 smooth muscle, 腺 gland, 心筋 cardiac muscle に分布する副交感性節後ニューロン parasympathetic postganglionic neuron の細胞体が集まる神経節に神経線維を送る．なお，これら運動核に含まれる運動ニューロンや副交感性節前ニューロンの細胞体は，中脳，橋，延髄，頸髄において感覚核よりも正中側に位置する（図14-Ⅰ-1）．

3. 感覚核と感覚の伝導
1）頭部の皮膚感覚

基本的に感覚性（上行性）伝導路は3個以上のニューロンで構成されており，視床に存在するニューロンに興奮が伝えられ，視床のニューロンが大脳皮質の感覚野にこれを伝える．

頭部の皮膚，粘膜での表面感覚（皮膚感覚）の大部分は，**三叉神経** trigeminal nerve（V）によって伝えられる．この一次ニューロンの細胞体は，**三叉神経節** trigeminal ganglion に存在する．三叉神経は橋上部から中枢に進入し，橋・延髄を**三叉神経脊髄路** trigeminal spinal tract を通って下行するが，橋の吻側の高さにある**三叉神経主感覚核** trigeminal principal nucleus に終止する枝，橋の中央から延髄下端の高さにある**三叉神経脊髄路核** trigeminal spinal (tract) nucleus に終止する枝を出す．この脊髄路核は吻側から尾側に向かって，吻側亜核 oral subnucleus，中間亜核 interpolar subnucleus，尾側亜核 caudal subnucleus に分けられる（図14-Ⅰ-2）．

主感覚核および脊髄路核の二次ニューロンは，反対側の延髄と橋の背側の**三叉神経毛帯** trigeminal lemniscus を上行して，視床の主に**後内側腹側核** ventral posterior medial nucleus（**VPM核**）に終止する．この経路を**三叉神経視床路** trigeminothalamic tract とよぶ．一方，主感覚核の一部の二次ニューロンは，同側の三叉神経視床路を上行して，同側の視床後内側腹側核に終止するも

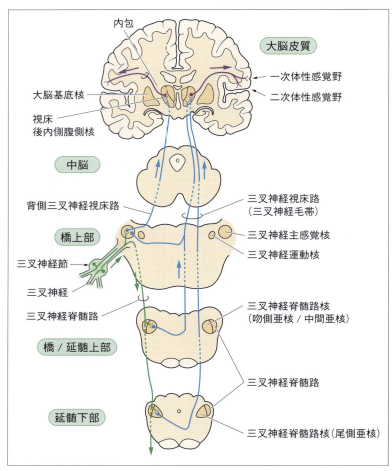

図14-Ⅰ-2　頭部の一般体性感覚の神経路の模式図

のもある（図14-Ⅰ-2）．視床後内側腹側核の三次ニューロンは，**内包** internal capsule の後脚を通って**大脳皮質**の**一次体性感覚野** primary somatosensory cortex（**中心後回** postcentral gyrus）（☞ p.73 図6-Ⅳ-4 参照）の外腹側部と二次体性感覚野 secondary somatosensory cortex（頭頂弁蓋 operculum）に至る（図14-Ⅰ-2）．なお，内包は大脳基底核と視床の間に位置し，大脳皮質と脳幹あるいは脊髄とを連絡する上行性と下行性の両方の神経線維（投射線維）の経路であり，大脳皮質の広い範囲と連絡する神経線維がきわめて狭い領域に密集しているため，この部位での脳内出血は重篤な症状を呈する．

2）頭部の深部感覚

頭部の筋膜，腱，骨膜，顎関節の関節包などに生じる**深部感覚** deep sensation（**固有感覚** proprioception）も前述の皮膚感覚と同様に，三叉神経により三叉神経主感覚核および脊髄路核に伝えられ，二次ニューロンにより視床後内側腹側核へ，三次ニューロンにより大脳皮質の**体性感覚野**の頭部領域に投射される．三叉神経脊髄路核の二次ニューロンには**小脳**に投射するものもあり，運動の微細な調節に関与する．

一方，**閉口筋**の**筋紡錘** muscle spindle と**歯根膜** periodontal ligament に生じる感覚を伝達する一次ニューロンの細胞体は，前述の皮膚感覚を伝えるニューロンとは異なり，中脳から橋の吻側の高さに広がる**三叉神経中脳路核** trigeminal mesencephalic (tract) nucleus に存在し，他の感覚性一次ニューロンの細胞体が**三叉神経節** trigeminal ganglion，**膝神経節** geniculate ganglion や**脊髄後根神経節** dorsal root ganglion のように脳・脊髄の外に存在することに比べ特殊である．このため，中脳路核ニューロンの細胞体は他の脳部位から直接の入力を受けている．中脳路核ニューロンは，橋の吻側部の**三叉神経運動核** trigeminal motor nucleus の閉口筋（咬筋など）の運動ニューロンとシナプスをつくり，**下顎張反射** jaw-jerk reflex（咬筋伸張反射 masseteric stretch reflex）と**歯根膜咬筋反射** periodontal-masseteric reflex という**単シナプス性の反射弓** reflex arc を形成している（図14-Ⅰ-3）．また中脳路核ニューロンは，三叉神経上核と三叉神経主感覚核，三叉神経脊髄路核の吻側亜核にも投射し，ここの二次ニューロンが視床に投射すると考

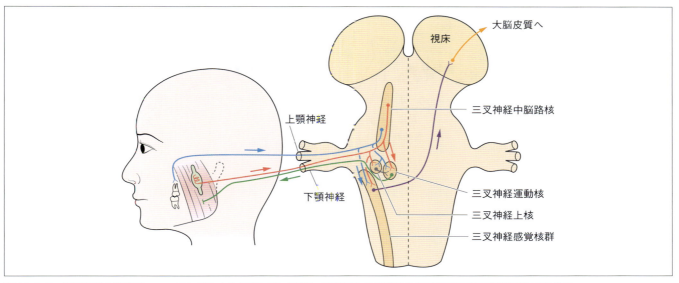

図 14- I -3　三叉神経中脳路核ニューロンがかかわる閉口筋（咬筋）筋紡錘と歯根膜に生じる深部感覚の神経回路の模式図
緑：運動核から起こる咬筋を支配する運動神経，赤：筋紡錘を支配する感覚神経（一次ニューロン），青：歯根膜を支配する感覚神経（一次ニューロン），紫：二次ニューロン，橙：三次ニューロン．

えられる（図 14- I -3）．

3）頭部の痛覚

　前述の三叉神経から視床を経て感覚を伝達する経路は，痛覚と温度覚の伝達経路でもある．痛覚と温度覚を伝える一次ニューロンは主に**三叉神経尾側亜核** trigeminal caudal subnucleus に終止する．そして二次ニューロンにより**視床後内側腹側核（VPM 核）**に伝えられ，三次ニューロンを介して体性感覚野に達する（図 14- I -2）．これらを外側系痛覚路とよび，痛みの識別に関与すると考えられている．一方，**髄板内核群** intralaminar nuclei of thalamus などの視床の内側部にある三次ニューロンを介して，島皮質 insular cortex や大脳辺縁系 limbic system に至る経路が内側系痛覚路で，痛みの情動への関与に働くと考えられている．

4）頭部の一般体性感覚の伝達における体部位局在性

　頭部の一般体性感覚を伝達する三叉神経の一次求心性線維（一次ニューロン）は，三叉神経主感覚核や脊髄路核に終止する際，腹側～背側にかけて，第 1 枝眼神経～第 2 枝上顎神経～第 3 枝下顎神経の順に**体部位局在性** somatotopy をもって終止する．

　視床においては，**頭部の感覚**が主に入力するのは，反対側の**視床後内側腹側核（VPM 核）**であるが，この背外側には**視床後外側腹側核（VPL 核）**が存在し，ここには**体幹・体肢の感覚**が入力する．これらの核内でも，後内側腹側核では，尾内側から吻外側にかけて，口腔内，吻側顔面，耳側顔面の感覚が入力し，後外側腹側核においても尾内側から吻外側にかけて，手，腕，頸，体幹，腿部，足の感覚が入力する．

　大脳皮質の**一次体性感覚野**（☞ p.73 図 6-Ⅳ-4 参照）は，**頭頂葉** parietal lob の**中心後回** postcentral gyrus から内側の中心傍小葉に広がる．全身の皮膚感覚と深部感覚は，反対側（右手の感覚は左半球に）のこの領域に入力するが，中心後回の外側下方から内側上方に向かって，口腔，顔面，頸部，上肢，体幹の順に，腿部と足は皮質のさらに内側領域に入力する．感覚が鋭敏な口腔，顔面，手指などの感覚は，その感覚が入力するニューロンが多いので，感覚野の広い部位に投射される．この体部位局在を**感覚の小人** sensory homunculus とよぶ（図 14- I -4 左）．

　一方，大脳皮質感覚野は，下行性の投射（フィードバック回路）を視床と三叉神経感覚核に出して，その部位の上行性のニューロンを興奮または抑制し，選択的な感覚情報伝達の修飾を行っている．

5）内臓感覚

　内臓感覚 visceral sensation にかかわる脳神経は，舌咽神経（Ⅸ）および迷走神経（Ⅹ）である．内臓感覚のうち，咽頭粘膜，一部の鼻腔と副鼻腔の粘膜，耳管粘膜，血圧受容器である**頸動脈洞** carotid sinus，化学受容器である**頸動脈小体** carotid body からの感覚は舌咽神経に含まれる感覚神経で伝えられる．一方，咽頭下部と喉頭粘膜，血圧受容器である大動脈弓 aortic arch，心臓や，

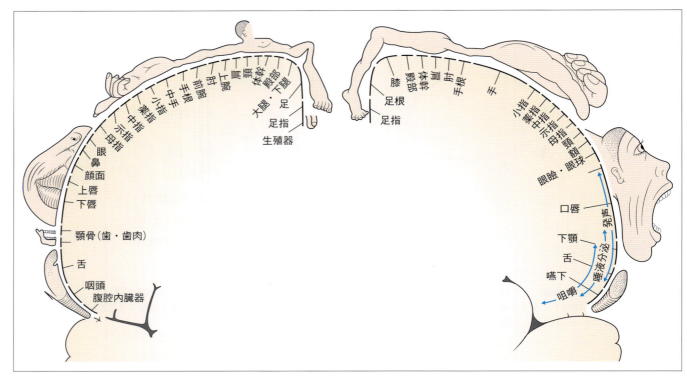

図14-I-4 一次体性感覚野および一次運動野における体部位局在性（Penfield W, Rasmussen T：The Cerebral Cortex of Man. Macmillan, New York, 1950. を参考に作成）
左：一次体性感覚野における体部位局在性．感覚の小人．
右：一次運動野における体部位局在性．運動の小人．

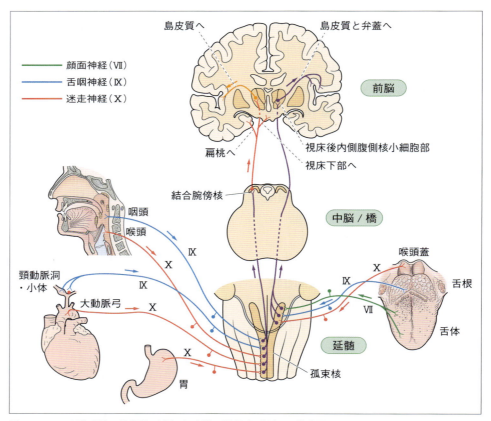

図14-I-5 内臓感覚の神経路（左）と味覚の神経路（右）の模式図
ヒトでは，味覚は孤束核から視床の後内側腹側核（VPM核）の小細胞部に直接投射するが，内臓感覚は孤束核から視床の後外側腹側核（VPL核）の小細胞部に，結合腕傍核を介した間接投射をする．

気管，肺，胃，腸の粘膜や臓器そのものの感覚は迷走神経の感覚神経によって，延髄背側部の**孤束核** solitary (tract) nucleus の尾側部に伝えられる（**図14-Ⅰ-1, 5**）．

孤束核尾側部にある二次ニューロンは上行して，同側の結合腕傍核 parabrachial nucleus に終止する（**図14-Ⅰ-5**）．この核は中脳と橋の境界部で，上小脳脚近傍に位置する．結合腕傍核の三次ニューロンは上行して，主に同側の視床後内側腹側核（VPM核）よりさらに尾方で内側の視床後外側腹側核（VPL核）の小細胞部に終止する．この部位は後述する味覚情報の中継部位より外側である．またこの部の三次ニューロンは，視床下部と扁桃体にも投射する．視床下部への投射は，内臓感覚（満腹感を含む）がかかわる摂食，生殖行動，情動などの自律神経系や内分泌機能に関与している．視床後内側腹側核小細胞部の四次ニューロンは，同側の島皮質に終止する．さらに孤束核尾側部のニューロンはその周囲に投射し，血圧や呼吸数の制御，胃や腸管の運動と腺分泌にかかわる．また，咽頭や喉頭の粘膜に加わった機械的刺激や侵害刺激で生じた感覚を伝達し，誤嚥を防ぐ喉頭閉鎖反射にかかわっている．

6）特殊感覚

(1) 味覚

味覚 taste/gustatory sensation は，舌 tongue，軟口蓋 soft palate，咽頭 pharynx，喉頭 larynx に分布する味蕾 taste bad の味細胞によって味物質が受容される．味細胞そのものは感覚受容細胞である．舌の前2/3（舌体）と口蓋の味覚は顔面神経（Ⅶ），舌の後ろ1/3（舌根）と咽頭での味覚は舌咽神経（Ⅸ），喉頭蓋付近の味覚は迷走神経（Ⅹ）の味覚線維（一次ニューロン）によって，延髄背側部の**孤束核**（**図14-Ⅰ-1, 5, 6**）の吻側部に伝えられる．その際，吻側から尾側に向かって顔面神経，舌咽神経，迷走神経の順に神経線維は終止する．孤束核吻側部の二次ニューロンは**視床**の後内側腹側核（VPM核）の小細胞部に投射する．ここからの三次ニューロンは内包後脚を上行し，島皮質と頭頂弁蓋 operculum にある一次**味覚野**に投射する．そして島皮質からは前頭眼窩野に存在する二次味覚野に投射し，味覚と嗅覚・視覚・口腔粘膜の感覚などの情報が統合されると考えられる．さらに，これら味覚野から，情動行動発現にかかわる扁桃体，摂食行動に関与する視床下部にも情報が送られる（**図14-Ⅰ-6**）．

(2) 嗅覚

嗅覚 olfaction は，鼻腔上部の上鼻甲介から鼻中隔

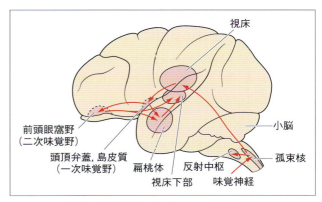

図14-Ⅰ-6　味覚の伝導路（サル）（Rolls ET：Information processing in the taste system of primates. J Exp Biol 1989；146：141～164, 1989.）

間の粘膜（嗅上皮）に存在する嗅細胞によりにおい物質が受容される．この嗅細胞は一次ニューロンそのものであり，その軸索は嗅神経（Ⅰ）として篩骨篩板の多数の小孔を通過し，篩骨篩板上に位置する**嗅球** olfactory bulb に興奮を伝える．嗅球に存在する僧帽細胞や房飾細胞とよばれる二次ニューロンの軸索は，外側嗅索を通過して，大脳皮質腹側表面に存在する嗅皮質に終止する．嗅皮質からの情報は，前述の前頭眼窩野などにも伝達され，味覚情報との統合などが行われると考えられる．

(3) 視覚

視覚 vision は，眼球網膜 retina の**視細胞**が光を受容することで生じる．視細胞の光受容によって生じた興奮は，網膜内において，**双極細胞** bipolar cell そして**視神経節細胞** ganglion cell へと伝えられ，視神経節細胞の軸索が束となって視神経（Ⅱ）となり，視神経管 optic canal を通過し頭蓋内に入る．この左右の視神経は，頭蓋内において視神経交叉 optic chiasm をつくった後，再び左右の**視索** optic tract に分かれて脳内に進入し，視床の**外側膝状体** lateral geniculate nucleus に達し，一部が中脳背側の**上丘** superior colliculus，上丘と手綱核の間の視蓋前域 pretectum，視床下部の視交叉上核 suprachiasmatic nucleus に至る．

外側膝状体のニューロンは**視放線** optic radiation となって，大脳皮質後頭葉の鳥距溝周囲 calcarine fissure の一次**視覚野**に達する．一次視覚野のニューロンは，後頭葉にある二次視覚野，脳梁を通って反対側の一次視覚野，中脳の視覚運動中枢（上丘など）に至る．

上丘のニューロンは，眼球運動を支配する運動核〔動眼神経核 oculomotor nucleus（Ⅲ），滑車神経核 trochlear nucleus（Ⅳ），外転神経核 abducens nucleus（Ⅵ）〕（**図14-Ⅰ-1**），頸筋を支配する頸髄前角へ軸索を

出し，視覚に必要な眼球運動や頭部の運動に関与する．視蓋前域には副交感性の動眼神経副核に投射するニューロンが存在し，瞳孔括約筋を収縮させて光量の調節にかかわっている（瞳孔反射）．視交叉上核はサーカディアンリズム形成にかかわる．

(4) 聴覚

聴覚 hearing (auditory sensation) は，内耳の蝸牛管のコルチ器の有毛細胞がリンパ液の振動を受容することで生じる．この有毛細胞の興奮を伝えるのが蝸牛神経 cochlear nerve で，後述の卵形嚢 utricle，球形嚢 saccule および半規管 semicircular duct からくる前庭神経 vestibular nerve と一緒に内耳神経 vestibulo-cochlear nerve（Ⅷ）となり内耳孔を出て脳に至る．蝸牛神経は，延髄上端の下小脳脚の腹側と背側に位置する**蝸牛神経核** cochlear nucleus（図 14-Ⅰ-1）に終わる．蝸牛神経核のニューロンは直接，もしくは橋にある**上オリーブ核** superior olivary nucleus のニューロンを介して両側性に中脳背側の下丘 inferior colliculus に興奮を伝える．下丘のニューロンは視床の**内側膝状体** medial geniculate nucleus に終止し，内側膝状体のニューロンは**聴放線**を形成して大脳外側溝深部にある側頭葉上面の皮質の一次聴覚野に投射する．この一次聴覚野の周囲が二次聴覚野であり，さらにその周囲の連合野が高次聴覚野であるが，これらは側頭葉の上面と側面の上側頭回に位置し，損傷により感覚性失語症（音が聞こえても理解できない）が起こることから，**感覚性言語野** sensory speech area（**Wernicke 野**）とよばれる（☞ p.73 図 6-Ⅳ-4 参照）．

(5) 平衡覚

平衡覚 sense of equilibrium (sense of balance) は，内耳の卵形嚢・球形嚢および半規管の膨大部稜 ampul-lary crest の有毛細胞が内部のリンパ液の動きを感受することで生じる．この感覚を伝える前庭神経は同じ側頭骨内にある前庭神経節に細胞体をもち，前述の蝸牛神経と合して内耳神経 vestibulocochlear nerve（Ⅷ）として内耳孔を通って脳内に入り，延髄から橋のレベルに存在する**前庭神経核** vestibular nucleus（図 14-Ⅰ-1）に終止する．一部の一次ニューロンの軸索は下小脳脚 inferior cerebellar peduncle を通り，小脳に達する．小脳への情報伝達は頭の位置の微細な調節にかかわる．前庭神経核のニューロンは視床に達し，視床からは島皮質と頭頂葉後部に位置する前庭領野に至る．この経路は，平衡覚の識別と頭の位置の認知にかかわる．前庭神経核から眼球運動を支配する運動核〔動眼神経核（Ⅲ），滑

車神経核（Ⅳ），外転神経核（Ⅵ）〕への投射もあり，これらは，頭位に合わせた視軸の方向を調整する．一方，前庭神経核から脊髄を下行するニューロンもあり，これらは頭位と頸の傾き，体位との調節にかかわる．

4. 運動核

1）運動ニューロン

(1) 運動神経核

（狭義の）運動ニューロン motoneuron は，（狭義の）**運動核**に細胞体をもち，**体節** somite 由来の骨格筋を支配するものと，**鰓弓** branchial arch 由来の骨格筋を支配するものに分けられる．

体節由来の骨格筋を支配する運動ニューロンには以下の神経核で起始するものがある（図 14-Ⅰ-1）．

① 中脳の**動眼神経核**（Ⅲ）：下斜筋・上直筋・下直筋・内側直筋の 4 つの眼筋と上眼瞼挙筋を支配する．

② 中脳の**滑車神経核**（Ⅳ）：動眼神経核の尾側に位置し，上斜筋を支配する．

③ 橋の**外転神経核**（Ⅵ）：外側直筋を支配する．

④ 延髄の**舌下神経核**（Ⅻ）hypoglossal nucleus：内舌筋・外舌筋とオトガイ舌骨筋を支配する．

鰓弓由来の骨格筋を支配する運動ニューロンには以下の神経核で起始するものがある（図 14-Ⅰ-1）．

① 橋の**三叉神経運動核**（Ⅴ）：咀嚼筋，顎二腹筋前腹，顎舌骨筋，口蓋帆張筋，鼓膜張筋を支配する．

② 橋の**顔面神経核**（Ⅶ）facial nucleus：表情筋，顎二腹筋後腹，茎突舌骨筋，アブミ骨筋を支配する．

③ 延髄の**疑核**（Ⅸ，Ⅹ，ⅩⅠ）nucleus ambiguus：軟口蓋の筋，咽頭の筋，喉頭の筋を支配する．

④ 頸髄上部の**副神経脊髄核**（ⅩⅠ）spinal accessory nucleus：胸鎖乳突筋，僧帽筋を支配する．

(2) 大脳皮質からの下行投射

前述の脳幹部に位置する運動神経核に含まれる骨格筋を支配する運動ニューロンは，体部の骨格筋を支配する脊髄前角の運動ニューロンと同様に，**皮質運動領野**（一**次運動野** primary motor cortex・補足運動野・運動前野からなる）のニューロンの支配を受けるものが多い．この皮質運動領野からの神経線維は，**内包**（図 14-Ⅰ-2）を通って運動神経核に至るが，この下行路を**皮質核路** corticobulbar tract（皮質延髄路，皮質球路）とよび，皮質運動領野の中でも一次運動野からの線維が主流である．ただし，眼球運動にかかわる筋を支配する運動ニューロンを含む動眼神経核，滑車神経核，外転神経核は，一次運動野ではなく前頭葉と頭頂葉の多数の領域のニュー

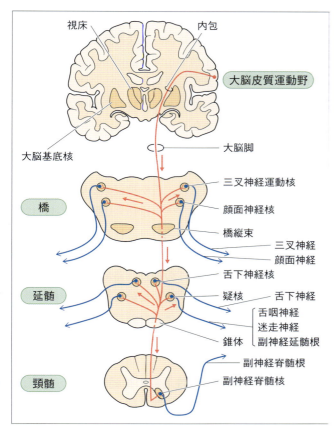

図14-Ⅰ-7 皮質核路の模式図

ロンの出力を受ける．

一次運動野は頭頂葉の中心前回 precentral gyrus とその内側への延長で大脳縦裂に面する中心傍小葉に分布する（☞p.73 図6-Ⅳ-4参照）．一次運動野は，全身の骨格筋の収縮を制御するが，その支配領域は一次体性感覚野と類似した体部位局在性を示す（**図14-Ⅰ-4右**）．すなわち，中心前回の外側下方から内側上方（大脳縦裂部）に向かって，口腔～顔面～頸～上肢～体幹を担い，腿部～足の領域については大脳縦裂に面する部位が担う．繊細な運動をする舌，顎，顔面，手指などを担当する部位は，筋収縮にかかわるニューロンが多いため皮質のより広い部位を占めている．このような一次運動野の分布（体部位局在）を**運動の小人** motor homunculus とよぶ（**図14-Ⅰ-4右**）．

皮質核路は，**内包**，**大脳脚**，**橋縦束**，**錐体**を順に下行しながら各運動核に向かう（**図14-Ⅰ-7**）ため，**錐体路系** pyramidal system に分類される．頭部の筋は，体部の筋を支配する運動核への一次運動野からの投射と同様に反対側（右側の筋であれば左側運動野）からの支配が優位ではあるが，同側（右側の筋であれば右側運動野）からの投射が強いため両側性といえるほどであり，片側の大脳皮質運動野の損傷では頭部の筋力低下は認められないことが多い．すなわち，咀嚼，嚥下の運動はより保護されているといえる．ただし，顔面下部の表情筋を支配する顔面神経の運動ニューロンは，同側の運動野の支配は強くないので，損傷部位と反対側の顔面下部の筋力が低下する．一方，頸髄上部にある副神経脊髄核に含まれる胸鎖乳突筋や僧帽筋への運動ニューロンは，同側性の支配を受けており，損傷部位と同側の筋力が低下する．

一次運動野の顎顔面支配領域の前方に接し，連合野に分類される下前頭回後部は，その損傷により運動性失語症（声が出ない）が生じるため，**運動性言語野** motor speech area（Broca 野）とよばれ，前述の感覚性言語野（Wernicke 野）と合わせて**言語中枢**とよばれる（☞ p.73 図6-Ⅳ-4参照）．この言語中枢がある大脳半球を優位半球とよぶが，左側であることが多い．

2）副交感神経節前ニューロン

(1) 副交感性運動神経核

副交感神経 parasympathetic nerve は遠心性神経であり，**副交感神経節前ニューロン** parasympathetic preganglionic neuron の細胞体は以下の運動神経核に存在する（図14-Ⅰ-1）．

① 中脳吻側レベルに存在する動眼神経核の背側に存在する**動眼神経副核**（Edinger-Westphal 核）：ここのニューロンの軸索は動眼神経に含まれ，**毛様体神経節**で内眼筋（瞳孔括約筋と毛様体筋＝水晶体の緊張を緩め厚くする）を支配する節後ニューロンとシナプスをつくる．

② 橋の尾側レベルに存在する**上唾液核** superior salivary nucleus：ここのニューロンの軸索は顔面神経（の中間神経）に含まれ，**翼口蓋神経節** pterygopalatine ganglion で涙腺，鼻腺，口蓋腺の分泌を支配する節後ニューロンとシナプスをつくるとともに，別の軸索は，**顎下神経節**において顎下腺，舌下腺の分泌を支配する節後ニューロンとシナプスをつくる．

③ 延髄の吻側レベルに存在する**下唾液核** inferior salivary nucleus：ここのニューロンの軸索は舌咽神経に含まれ，**耳神経節**で耳下腺の分泌を支配する節後ニューロンとシナプスをつくる．

④ 延髄の**迷走神経背側運動核** dorsal motor nucleus of vagus：ここのニューロンの軸索は迷走神経に含まれ，胸腔や腹腔の臓器（骨盤内臓は仙髄から出る副交感神経支配なので除く）の近くの神経節で，それらの臓器（平滑筋・腺など）を支配する節後ニューロンとシナプスをつくる．

(2) 視床下部からの下行投射による制御

中脳，橋，延髄に存在する，前述の**副交感神経節前**

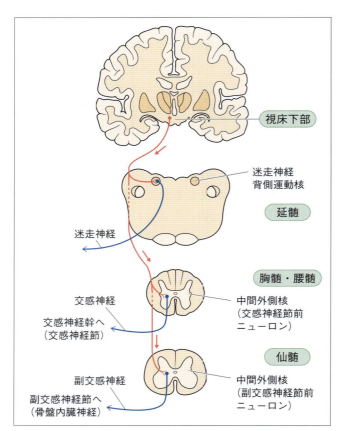

図14-Ⅰ-8 視床下部から自律神経節前ニューロンへの投射の模式図

ニューロンの活動は図14-Ⅰ-8に示すように視床下部や大脳皮質からの投射を受けて制御されている．視床下部はさらに，骨盤内臓を支配する仙髄の**中間外側核** intermediolateral nucleus に存在する副交感神経節前ニューロンや，胸髄～腰髄の中間外側核に存在する**交感神経節前ニューロン**にも投射している．また，視床下部には神経分泌細胞が存在し，下垂体後葉にバソプレシン，オキシトシンというホルモンを分泌するとともに，下垂体門脈系には，下垂体前葉ホルモンの放出ホルモンを分泌し，前葉の腺細胞のホルモンの分泌を促す．このような観点からも視床下部は自律神経系の中枢といえる．

5. 脳神経核が関与する反射

1) 顎反射の神経回路

三叉神経運動核（図14-Ⅰ-1）には，閉口筋運動ニューロン（側頭筋，咬筋，内側翼突筋支配）と開口筋運動ニューロン（顎舌骨筋，顎二腹筋前腹支配）が存在する．図14-Ⅰ-3に示すように，**閉口筋**（図では咬筋）の**筋紡錘**と**歯根膜**に生じる深部感覚を伝達する**三叉神経中脳路核ニューロン**は，三叉神経運動核の閉口筋運動ニューロンに投射し，**単シナプス性**（介在ニューロンが存在しない）の**反射弓**を形成しており，前者が**下顎張反射**（図では咬

筋伸張反射）に，後者が歯根膜咬筋反射にかかわる．三叉神経中脳路核ニューロンは，三叉神経運動核の背外側に位置する三叉神経上核 supratrigeminal nucleus に含まれる二次ニューロンにも投射するが，このニューロンは，三叉神経運動核の運動ニューロンを興奮あるいは抑制することで顎反射にかかわっている．

2) 嚥下反射の神経回路

咽頭や喉頭の粘膜感覚は，舌咽神経あるいは迷走神経によって延髄の**孤束核**のやや尾側部（図14-Ⅰ-1）に伝達される．この孤束核のニューロンは，孤束核の腹側にある**疑核**およびその周囲の網様体に投射し，咽頭や喉頭の筋の収縮に関与する．この神経回路で嚥下は遂行されるが，その一方で（異常）絞扼反射にもかかわる．嚥下の遂行には，前頭葉の一次運動野と運動前野の咀嚼野から疑核への投射も関わっている．

3) 味覚が惹起する反射性活動の神経回路

味覚情報が入力する孤束核吻側部から，三叉神経運動核，顔面神経核，上および下唾液核，疑核，迷走神経背側運動核，舌下神経核およびそれら周囲の網様体への投射がある．味覚刺激で惹起される反射性の顎，顔面，舌，咽頭の運動および唾液分泌，消化管運動，消化液分泌の誘発にかかわっている．

(馬場麻人，吉田 篤)

Ⅱ 末梢神経系

1. 脳神経

1) 脳神経の特徴

脳神経は12対あるが，真の末梢神経は脳幹から出入りする10対で，嗅神経と視神経は前脳胞に属する．脳神経は神経根が神経管の吻側に出入りするものから，順に番号が付されている．吻尾的に同順位の場合は，腹側正中線に近いものから順位がつけられている（☞ p.82 図6-Ⅴ-3参照）．

解剖名に加えて，大文字のローマ数字をつけてよぶこともある（第Ⅴ脳神経，第Ⅶ脳神経など）．

感覚性の脳神経は脳幹の外に神経節をもち，この感覚神経は脳幹内にある細胞群（感覚核または終止核）と連絡する．運動性の脳神経は脳幹内にある細胞群（運動核または起始核）から起こる．また，動眼神経（Ⅲ），顔

表 14-Ⅱ-1　脳神経の種類

	名称	成分
Ⅰ	嗅神経	嗅覚を司る純感覚性神経
Ⅱ	視神経	視覚を司る純感覚性神経
Ⅲ	動眼神経	上直筋，下直筋，内側直筋，下斜筋，上眼瞼挙筋を支配する運動性成分と，瞳孔括約筋，毛様体筋を支配する副交感性成分からなる混合性神経
Ⅳ	滑車神経	上斜筋を支配する純運動性神経
Ⅴ	三叉神経	顔面皮膚，眼球，鼻腔，口腔，舌前2/3の（味覚を除く）の感覚と咀嚼筋などの運動性支配を司る混合性神経
Ⅵ	外転神経	外側直筋を支配する純運動性神経
Ⅶ	顔面神経	狭義の顔面神経と中間神経からなる混合性神経．狭義の顔面神経は表情筋を支配する運動性神経．中間神経は舌前2/3の味覚を司る成分と，涙腺，顎下腺，舌下腺，鼻腺，口蓋腺を副交感性支配する成分からなる混合性神経
Ⅷ	内耳神経	聴覚を司る蝸牛神経と平衡覚を司る前庭神経からなる純感覚性神経
Ⅸ	舌咽神経	茎突咽頭筋や咽頭上部の筋の運動性支配，鼓室粘膜，咽頭粘膜，舌後方1/3の感覚，舌後方の1/3の味覚，耳下腺を副交感性支配する成分からなる混合性神経
Ⅹ	迷走神経	喉頭の筋と咽頭下部の筋の運動性支配，胸腹部臓器の副交感性支配，同領域の臓性感覚，喉頭蓋の味覚，耳介後部の皮膚の体性感覚からなる混合性神経
Ⅺ	副神経	僧帽筋と胸鎖乳突筋を支配する純運動性神経
Ⅻ	舌下神経	舌筋を支配する純運動性神経

表 14-Ⅱ-2　脳神経に含まれる成分

運動性	1.	体節に由来する横紋筋[1]を支配	体性遠心性（SE）
	2.	鰓弓に由来する横紋筋[2]を支配	特殊内臓遠心性（SVE）
	3.	平滑筋，腺や心筋を支配する自律神経	一般内臓遠心性（GVE）
感覚性	1.	嗅覚，視覚，聴覚，平衡覚	特殊体性求心性（SSA）
	2.	頭部の皮膚感覚や深部感覚	一般体性求心性（GSA）
	3.	味覚	特殊内臓求心性（SVA）
	4.	一般内臓感覚[3]	一般内臓求心性（GVA）

[1] 舌筋や外眼筋
[2] 咀嚼筋，顔面筋（表情筋），咽頭・喉頭筋など
[3] 舌咽神経や迷走神経の内臓感覚（頸動脈洞, 頸動脈小体なども含む）

表 14-Ⅱ-3　脳神経核

	名称	求心性終止核	遠心性起始核
Ⅲ	動眼神経		動眼神経核（SE） 動眼神経副核（GVE）
Ⅳ	滑車神経		滑車神経核（SE）
Ⅴ	三叉神経	三叉神経主感覚核（GSA） 三叉神経脊髄路核（GSA）	三叉神経運動核（SVE）
Ⅵ	外転神経		外転神経核（SE）
Ⅶ	顔面神経	孤束核（SVA） 三叉神経脊髄路核（GSA）	顔面神経核（SVE） 上唾液核（GVE）
Ⅷ	内耳神経	蝸牛神経核群（SSA） 前庭神経核群（SSA）	
Ⅸ	舌咽神経	孤束核（SVA） 三叉神経脊髄路核（GSA） 舌咽神経背側核（GVA）	疑核（SVE） 下唾液核（GVE）
Ⅹ	迷走神経	孤束核（SVA） 迷走神経背側核（SVA） 三叉神経脊髄路核（GSA）	迷走神経背側核（GVE） 疑核（GVE）
Ⅺ	副神経		疑核（SVE） 上部頸髄前角（SE）
Ⅻ	舌下神経		舌下神経核（SE）

・真の末梢神経はⅢ～Ⅻ脳神経なので，嗅神経，視神経はこの表から除いてある．
・三叉神経中脳路核は一次求心性ニューロンの細胞体の集合体であるため，終止核や起始核には分類されない．

SE：体性遠心性，SVE：特殊内臓遠心性，GVE：一般内臓遠心性，SSA：特殊体性求心性，GSA：一般体性求心性，SVA：特殊内臓求心性，GVA：一般内臓求心性

面神経（Ⅶ），舌咽神経（Ⅸ），迷走神経（Ⅹ）には副交感性の成分も含まれ，また感覚性成分を欠くもの，運動性成分を欠くものも存在する．すなわち，各脳神経には成分の偏りがある（**表 14-Ⅱ-1**）．このため，脳神経は支配領域に向かって分枝を繰り返すだけではなく，交通枝によって合流し，同一支配領域に複数の成分を供給する場合が多い．

　脳には脊髄の体性感覚（一般体性求心性 general somatic afferent：GSA），内臓感覚（一般内臓求心性 general visceral afferent：GVA），内臓運動（一般内臓遠心性 general visceral efferent：GVE），体性運動（体性遠心性 somatic efferent：SE）の脳神経核に加え，脳特有の運動核，感覚核がある．このような頭部の特殊な領域を支配するものに，①咀嚼筋などの鰓弓由来の筋を支配する領域（特殊内臓遠心性 special visceral efferent：SVE），②味覚（特殊内臓感覚）にかかわる領域（特殊内臓求心性 special visceral afferent：SVA），③聴覚や平衡覚，すなわち特殊体性感覚にあたる領域（特殊体性求心性 special somatic afferent：SSA）がある．これらは特殊核 special nucleus とよばれる．したがって脳神経の成分は**表 14-Ⅱ-2**にまとめられる．**表 14-Ⅱ-3**に各脳神経の終止核および起始核をまとめる．

　脳神経では特定の神経・神経節がどのような成分を含むかを

列挙したうえで，成分ごとに①支配領域（受容器，受容野あるいは効果器），②起始核または終止核，③（存在するなら）神経節，④末梢経路を説明する必要がある．

顎・顔面・口腔は胎生4～5週に生じる5対の鰓弓（咽頭弓）から形成される．各鰓弓はそれぞれの支配神経（鰓弓神経）をもち，三叉神経，顔面神経，舌咽神経は順に第一，二，三鰓弓由来の構造物を，迷走神経，副神経はあわせて第四，六鰓弓由来の構造物を支配する．

2）各脳神経

(1) 嗅神経（特殊体性求心性）

鼻粘膜は呼吸部と嗅部に分けられ，鼻腔天井に近い鼻粘膜の嗅部に嗅細胞 olfactory cell が存在する．嗅細胞の頂部に嗅細胞の突起である嗅糸があり，ここでにおい物質を感受する．嗅細胞の基底部から伸びる神経線維が嗅神経 olfactory nerve である（☞p.206参照）．この無髄神経線維は，嗅部粘膜内で集まって複数の束（嗅神経：一次ニューロン）を構成し，篩孔を通って前頭蓋窩に入り，直上の嗅球 olfactory bulb（一次ニューロンの終止核）に入る．

(2) 視神経（特殊体性求心性）

視神経 optic nerve は網膜で受容した視覚を脳に伝える神経で，視神経交叉 optic chiasm から起こり，視神経管 optic canal から眼窩 orbit に入り，眼窩の後極近くで強膜を貫く．眼球に入った光刺激の受容器は網膜内の錐状体細胞 cone cell と杆状体細胞 rod cell である．眼球に入った光刺激は錐状体細胞，杆状体細胞で受容され，網膜中層に存在する双極細胞に伝えられ，網膜の最内層の神経（節）細胞層内の神経（節）細胞に伝えられる（☞p.200参照）．神経（節）細胞の軸索は，網膜の最内層を通って視神経円板 optic disc に集まり，ここで太い神経束をつくって視神経を構成する．すなわち，視神経は網膜の視神経細胞の求心性線維の集まりである．

視覚情報はその後，間脳の外側膝状体に伝えられる．外側膝状体のニューロンの軸索は内包の視放線 optic tract を通って後頭葉の視覚野に終わる．

ヒトの場合，視神経は視交叉の中で半交叉を行う．すなわち，網膜の耳側半分からくる線維は交叉することなく，同側の視覚中枢に行き，鼻側半分からくる線維は左右のものが交叉して，反体側の視覚中枢に入る（図14-Ⅱ-1）．

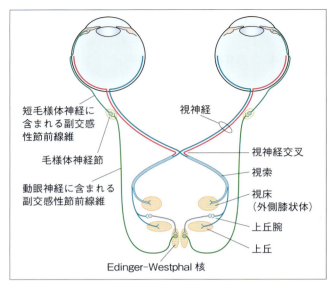

図14-Ⅱ-1 視神経の中枢内投射と瞳孔反射
網膜の視神経細胞から起こる軸索は眼球を出て視神経をつくる．視神経は視神経交叉で半交叉し，外側膝状体，上丘腕，上丘に投射する．毛様体筋および瞳孔括約筋は動眼神経の副交感神経支配を受けるが，対光瞳孔反射は上丘腕から動眼神経副交感核（Edinger-Westphal核）への連絡によって成立する．

(3) 動眼神経〔体性遠心性，副交感性（一般体性遠心性）〕

(a) 体性遠心性

起始核は中脳にある動眼神経核で，中脳から出て上眼窩裂より眼窩に入り，上枝 superior branch と下枝 inferior branch に分かれる．上枝は上眼瞼挙筋と外眼筋の上直筋を，下枝は外眼筋の内側直筋，下直筋，下斜筋を支配する（図14-Ⅱ-2）．

(b) 副交感性

起始核は動眼神経副交感核（Edinger-Westphal核）である．節前線維は下枝から分かれる動眼神経からの根を通って毛様体神経節 ciliary ganglion に入る（☞p.185参照）．節後線維は短毛様体神経 short ciliary nerves によって眼球に運ばれ，瞳孔括約筋と毛様体筋を支配する．

瞳孔括約筋は副交感神経の支配を受けるが，交感神経の支配を欠く．

(c) 障害

動眼神経麻痺では眼瞼下垂，外斜視と複視，散瞳，対光反射の喪失・調節反射の消失がみられる．

(4) 滑車神経（体性遠心性）

滑車神経 trochlear nerve の起始核は中脳にある滑車神経核である．脳の背側から出る唯一の脳神経で，上眼窩裂より眼窩に入り，外眼筋の上斜筋を支配する（図14-Ⅱ-2）．

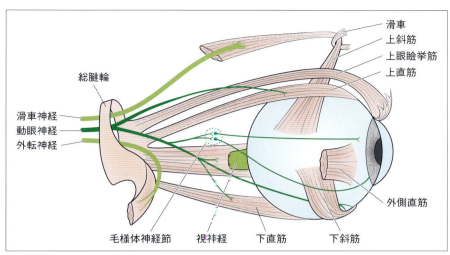

図 14-Ⅱ-2　動眼神経, 滑車神経, 外転神経（右側）（伊藤 隆原著, 高野廣子改訂：解剖学講義. 第2版. 南山堂, 東京, 2001.）

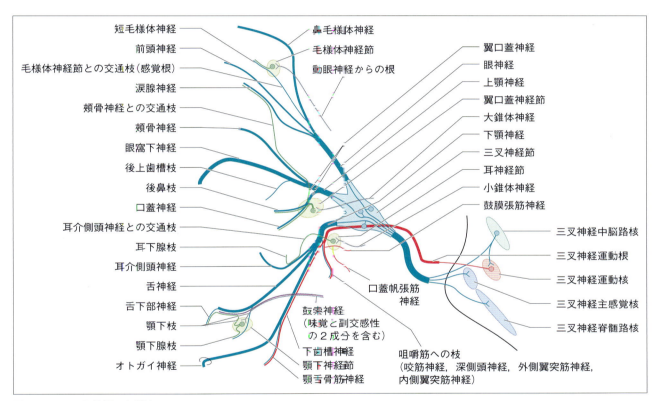

図 14-Ⅱ-3　三叉神経の末梢枝

(5) 三叉神経（一般体性求心性, 特殊内臓遠心性）

(a) 概略

三叉神経 trigeminal nerve（図 14-Ⅱ-3）は第一鰓弓（顎骨弓）由来の混合性神経で, 脳神経の中で最も太い.

側頭骨錐体上の三叉神経節圧痕に三叉神経節 trigeminal ganglion（感覚性）をもつ.

感覚（知覚）根 sensory root（大部：一般体性求心性）と運動根 motor root（小部：特殊内臓遠心性）からなる.

感覚根は三叉神経節のある神経細胞の中枢性の神経線維で, 橋に入り, 三叉神経主感覚核 trigeminal main sensory nucleus と三叉神経脊髄路核 trigeminal spinal nucleus に連絡する. また三叉神経中脳路核 trigeminal mesencephalic nucleus に入るものもあるが, この神経線維の細胞体は三叉神経節にはなく, 三叉神経中脳路核に存在する. 三叉神経中脳路核は感覚性神経節が脳幹に埋め込まれたもので, 感覚性一次ニューロンが中枢内に埋め込まれた唯一のものである.

三叉神経節からは, 眼神経 ophthalmic nerve, 上顎

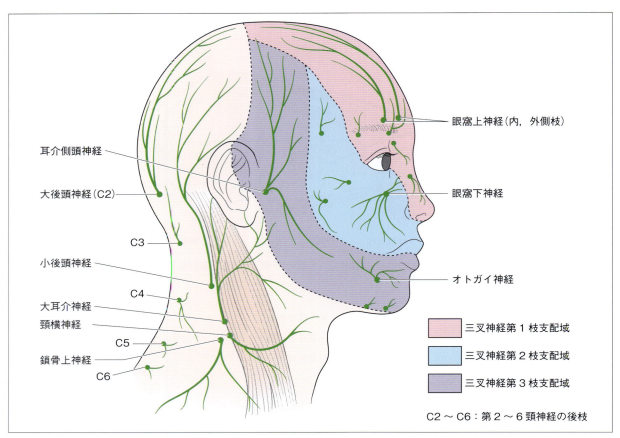

図14-Ⅱ-4　頭頸部に分布する感覚神経の成分

表14-Ⅱ-4　眼神経，上顎神経，下顎神経の主な枝

	硬膜枝	外側枝	中間枝	内側枝
眼神経	テント枝	涙腺神経	前頭神経	鼻毛様体神経
上顎神経	（中）硬膜枝	頰骨神経	眼窩下神経	翼口蓋神経
下顎神経	硬膜枝	頰神経	下歯槽神経	舌神経

神経 maxillary nerve，下顎神経 mandibular nerve の3本の大きな枝が出る．眼神経と上顎神経は純感覚性であるが，下顎神経は感覚性成分に加え（図14-Ⅱ-4），運動成分（特殊内臓遠心性）も含む．

眼神経，上顎神経，下顎神経はそれぞれV₁，V₂，V₃と表記することもある．

眼神経，上顎神経，下顎神経はそれぞれ眼窩上神経 supraorbital nerve，眼窩下神経 infraorbital nerve，オトガイ神経 mental nerve となって，頭蓋の孔（眼窩上孔 supraorbital foramen，眼窩下孔 infraorbital foramen，オトガイ孔 mental foramen）を通り，皮下に現れる（☞ p.109 図9-Ⅴ-2参照）．

頭蓋を前方からみると，この3つの孔は，ほぼ同一直線状に位置する．三叉神経痛の際，これらの部位を皮膚の上から押すと痛みを起こす．これらの点を Valleix の圧痛点という．

三叉神経の3本の大きな枝はそれぞれ硬膜枝をもち，さらに内側枝，顔面前部への枝である中間枝，外側枝（後枝）に分かれる（表14-Ⅱ-4）．三叉神経の大きな3本の枝にはそれぞれ副交感性神経節が付随する．

(b) 眼神経

眼神経 ophthalmic nerve (ophthalmic division)（図14-Ⅱ-5）は感覚性のみで，脳硬膜に分布する**テント枝** tentorial branch を出した後，上眼窩裂を通って頭蓋を去り，眼窩に至る．眼窩内容物，前頭部，鼻腔などからの感覚を伝える．

主な枝として以下のものがある．

(ⅰ) 涙腺神経

涙腺神経 lacrimal nerve は涙腺，外眼角付近の皮膚・

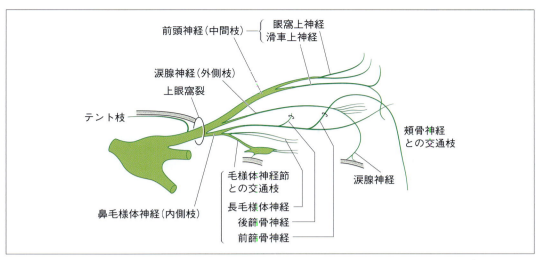

図14-Ⅱ-5 眼神経（上條雍彦：口腔解剖学．4 神経学．アナトーム社，東京，1969．を参考に作成）

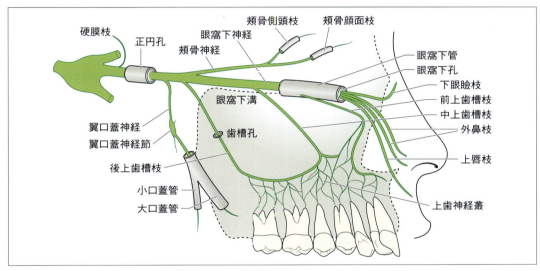

図14-Ⅱ-6 上顎神経（上條雍彦：口腔解剖学．4 神経学．アナトーム社，東京，1969．を参考に作成）

粘膜の感覚を伝えるが涙腺の分泌にはあたらない．

（ⅱ）前頭神経

前頭神経 frontal nerve は眼神経の本幹で，上眼瞼と前頭部の皮膚に分布する．上眼瞼挙筋の上を前方に走り，内側，外側に，滑車上神経 supratrochlear nerve，眼窩上神経 supra-orbital nerve の枝を出す．眼窩上神経はさらに外側枝 lateral branch と内側枝 medial branch に分かれる．

（ⅲ）鼻毛様体神経

鼻毛様体神経 nasociliary nerve は鼻腔粘膜，涙囊，鼻背皮膚に分布する．

長毛様体神経 long ciliary nerves，前篩骨神経と後篩骨神経 anterior/posterior ethmoidal nerve，滑車下神経 infratrochlear nerve，毛様体神経節との交通枝，の枝をもつ．

（c）上顎神経（図14-Ⅱ-6）

上顎神経 maxillary nerve/maxillary division は，純感覚性で，脳硬膜に分布する**硬膜枝** meningeal branch（上顎神経が正円孔 foramen rotundum に入る直前に分かれ，上顎神経から出る硬膜枝と交通する）を出した後，正円孔を通って頭蓋を去り，翼口蓋窩 pterygopalatine fossa に至る．翼口蓋窩で頬骨神経，翼口蓋神経を出し，その後，眼窩下神経 infraorbital nerve となり，下眼窩裂を通り，眼窩内に進む．眼窩下孔 infraorbital foramen から皮下に出る．顔面上部の皮膚，口蓋，上顎の粘膜，上顎の歯・歯肉，鼻腔粘膜などの感覚を伝える．

主な枝として以下のものがある．

（ⅰ）頬骨神経

頬骨神経 zygomatic nerve は頬骨側頭枝 zygomaticotemporal branch と頬骨顔面枝 zygomaticofacial branch に分かれ，側頭部と頬骨部の皮膚に分布する．

涙腺神経と交通し，涙腺に分泌神経を送る．
　（ii）後上歯槽枝
　後上歯槽枝 posterior superior alveolar branches は上顎体後面に沿って下行し，上顎骨の小孔（**歯槽孔** alveolar foramina）から**歯槽管** alveolar canals に入る．上顎歯肉，口腔粘膜の後部，上顎洞の外側壁に分布する．
　眼窩下管 infraorbital canal 内で眼窩下神経から分かれる**中上歯槽枝** middle superior alveolar branch および**前上歯槽枝** anterior superior alveolar branches と後上歯槽枝を合わせて**上歯槽神経** superior alveolar nerves とよび，歯槽管の中で**上歯神経叢** superior dental plexus をつくる．この神経叢から，**上歯枝** superior dental branches，**上歯肉枝** superior gingival branches が出て，それぞれ，上顎歯および歯肉に分布する．

　眼窩下孔から皮下に出た眼窩下神経は，下眼瞼の皮膚（下眼瞼枝 inferior palpebral branch），鼻翼（外鼻枝 external nasal branches），鼻前庭粘膜（内鼻枝 internal nasal branches），上唇（上唇枝 superior labial branches）に分布する．

　（iii）翼口蓋神経
　翼口蓋神経 pterygopalatine nerve は翼口蓋窩で分かれて，**翼口蓋神経節**を通過し，口蓋神経に続く．
　（d）**下顎神経**（図14-Ⅱ-7）
　下顎神経 mandibular nerve は脳硬膜に分布する**硬膜枝** meningeal branch（卵円孔 foramen ovale 直下で起こり，中硬膜動脈とともに**棘孔** foramen spinosum を通り，再度，頭蓋腔内に入る．上顎神経から出る硬膜枝と交通する）を出した後，蝶形骨大翼にある卵円孔を通って頭蓋を去り，側頭下窩 infratemporal fossa に至る．硬膜，側頭部・耳介前部・オトガイ部の皮膚，下顎の歯と歯肉，下唇，舌前2/3からの感覚を伝える．また，下顎神経は三叉神経運動核 trigeminal motor nucleus からの運動神経線維（特殊内臓遠心性）を含み，咀嚼筋，顎二腹筋前腹，顎舌骨筋，鼓膜張筋，口蓋帆張筋の運動を支配する．
　主な枝として以下のものがある．
　（i）頰神経
　頰神経 buccal nerve は外側翼突筋の上頭と下頭の間または下頭の下から外側に出て，頰筋を貫き，頰粘膜に分布する．

　頰筋の運動は顔面神経で支配される．

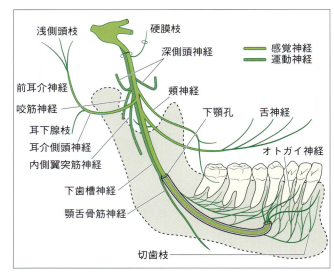

図14-Ⅱ-7　下顎神経（上條雍彦：口腔解剖学．4 神経学．アナトーム社，東京，1969．を参考に作成）

　（ii）下歯槽神経
　下歯槽神経 inferior alveolar nerve は感覚性成分に加え，運動性成分を含む．内・外側翼突筋の間を通り，弓状に前下方に走り，下歯槽動・静脈とともに，下顎孔 mandibular foramen から下顎管 mandibular canal に入る．下歯槽神経はオトガイ孔 mental foramen を出ると，**オトガイ神経** mental nerve と名前を変え，オトガイ部の皮膚（オトガイ枝 mental branches），下唇の粘膜と皮膚（下唇枝 inferior labial branches）に分布する．
　●顎舌骨筋神経
　下歯槽神経が下顎孔に入る直前に顎舌骨筋神経 nerve to mylohyoid が分かれる．これは顎舌骨筋神経溝 mylohyoid groove を通り，顎舌骨筋と顎二腹筋の前腹に分布する．
　●下歯神経叢
　下歯槽神経が下顎管の中を走行中，小さな枝を出し，下歯神経叢 inferior dental plexus をつくる．この神経叢から**下歯枝** inferior dental branches，**下歯肉枝** inferior gingival branches が分かれ，下顎の歯，歯肉に分布する．
　（iii）舌神経
　舌神経 lingual nerve は感覚性であるが，顎下腺，舌下腺の分泌にかかる副交感性成分と舌前2/3の味覚の成分を含む（顔面神経の枝の鼓索神経を経由する）．
　下歯槽神経から分かれ，内・外側翼突筋の間を通り，前下方に向かい，口腔底に達した後，顎舌骨筋の上，舌骨舌筋の外側を前に進む．舌の外側縁で多くの枝に分かれ，口峡および舌体に分布する．側頭下窩を下行中に，後上方から顔面神経に由来する味覚線維と副交感性節前線

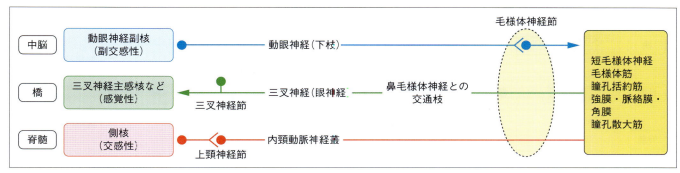

図14-Ⅱ-8　毛様体神経節

維を含む**鼓索神経** chorda tympani が舌神経に合流する.

口峡枝 branches of fauces, 舌下神経との交通枝 communicating branches with hypoglossal nerve, 舌下部神経 sublingual nerve, 顎下枝 submandibular branches（顎下神経節と連絡する）, 舌枝 lingual branches（舌前2/3の粘膜の一般感覚と味覚を感受する）, の枝をもつ.

（ⅳ）耳介側頭神経

感覚性と副交感性成分（耳下腺の分泌）を含む. 卵円孔直下で下顎神経から分かれて後方に走る. 下顎骨関節突起（下顎頸）の内側を通り, 上方に向かい, 多くの枝に分かれ, 外耳道, 鼓膜外面, 耳介前部と側頭部の皮膚に分布する. また耳下腺の分泌にあたる.

外耳道神経 nerve of external acoustic meatus, 耳下腺枝 parotid branches（耳神経節 otic ganglion からの副交感性神経線維を受け, 耳下腺に分布する）, 顔面神経との交通枝 communicating branches with facial nerve, 前耳介神経 anterior auricular nerves, 浅側頭枝 superficial branches, の枝をもつ.

（ⅴ）咀嚼筋に分布する枝（咀嚼筋枝）

● 咬筋神経
咬筋神経 masseteric nerve は下顎切痕, 咬筋下隙を通って下顎枝外面に出て, 咬筋に分布する.

● 内側翼突筋神経
内側翼突筋神経 nerve to medial pterygoid は前下方に向かい, 内側翼突筋に分布する.

● 外側翼突筋神経
外側翼突筋神経 nerve to lateral pterygoid は前方に向かい, 外側翼突筋に分布する.

● 深側頭神経
深側頭神経 deep temporal nerves は前後に分かれて上方に向かい（前・後側頭神経）, 側頭筋に分布する.

（e）三叉神経に付属する副交感性神経節

三叉神経には錐体上に感覚性の三叉神経節 trigeminal ganglion があるが, 加えて副交感性の神経節が存在する.

副交感性神経節では副交感性のニューロンが交代し, 感覚根, 運動根, 交感根は神経節を素通りする. このため, 神経節では神経節に出入りする神経の名前が変わるとともに, 神経節に入る神経（根 root）と出る神経（枝 branch）の成分に注意する必要がある.

三叉神経に付属する副交感神経節には, 毛様体神経節, 翼口蓋神経節, 耳神経節, 顎下神経節がある.

（ⅰ）毛様体神経節（図14-Ⅱ-8）

毛様体神経節 ciliary ganglion は眼神経に付属するもので, 視神経と外側直筋の間に位置する. この神経節から出る短毛様体神経が眼球に進入し, 強膜, 脈絡膜および角膜（感覚性）, 毛様体筋および瞳孔括約筋（副交感性）, 瞳孔散大筋（交感性）に分布する.

（ⅱ）翼口蓋神経節（図14-Ⅱ-9）

翼口蓋神経節 pterygoid ganglion は上顎神経に付属するもので, 翼口蓋窩内（図14-Ⅱ-10）に位置する.
神経節から出る枝には以下のものがある.

● 眼窩枝
眼窩枝 orbital branches は下眼窩裂から眼窩に入り, 後篩骨孔 posterior ethmoidal foramen を通って篩骨洞と蝶形骨洞に分布する.

● 後鼻枝
後鼻枝 posterior nasal branches は数本に分かれて蝶口蓋孔 sphenopalatine foramen から鼻腔に入る.『解剖学用語改訂13版』では, 後鼻枝という用語はなく, 以下のように分けられている.

・内側上後鼻枝 posterior superior medial nasal branches：鼻中隔粘膜に分布する.

・外側上後鼻枝 posterior superior lateral nasal branches

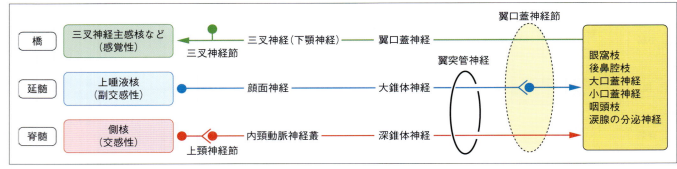

図 14-Ⅱ-9　翼口蓋神経節

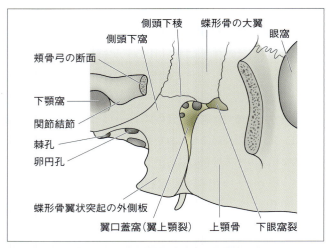

図 14-Ⅱ-10　側頭下窩と翼口蓋窩（伊藤　隆原著，高野廣子改訂：解剖学講義．第2版．南山堂，東京，2001．を参考に作成）頬骨弓を切りとってある．

と外側下後鼻枝 posterior inferior lateral nasal branches：鼻腔外側壁の粘膜に分布する．

・鼻口蓋神経 nasopalatine nerve：切歯管 incisive canal を通って切歯乳頭からその周囲（口蓋粘膜前部）に分布する．

●口蓋神経

口蓋神経 palatine nerve は大口蓋管を通って下行し，大口蓋神経 greater palatine nerve と小口蓋神経 lesser palatine nerves に分かれ，それぞれ大口蓋孔 greater palatine foramen と小口蓋孔 lesser palatine foramina から口蓋に出る．大口蓋神経は硬口蓋に，小口蓋神経は軟口蓋に分布する．

●咽頭枝

咽頭枝 pharyngeal branch は翼突管 pterygoid canal を後方に進み，耳管咽頭口 pharyngeal opening of auditory tube 付近の咽頭粘膜に分布する．

●涙腺の分泌神経（☞ p.193 参照）

翼口蓋神経節から上顎神経，頬骨神経を経て涙腺神経に入り，涙腺に達する．

（iii）耳神経節（図 14-Ⅱ-11）（☞ p.193 参照）

耳神経節 otic ganglion は卵円孔直下にあり，耳下腺の分泌にあたる．

（iv）顎下神経節（図 14-Ⅱ-12）（☞ p.193 参照）

顎下神経節 submandibular ganglion は顎下腺の上にあり，顎下腺および舌下腺の分泌にあたる．

(6)　外転神経（体性遠心性）

外転神経 abducent nerve の起始核は橋にある外転神経核で，橋を出た後，内頸動脈の外側を通って，上眼窩裂より眼窩に入り，外側直筋を支配する（図 14-Ⅱ-2）．

(7)　顔面神経〔特殊内臓遠心性，特殊内臓求心性，（一般体性求心性），副交感性（一般内臓遠心性）〕（図 14-Ⅱ-13）

（a）概略

・顔面神経 facial nerve は第二鰓弓（舌骨弓）に由来する混合性の脳神経である．

・運動性（特殊内臓遠心性；顔面筋などの運動）の神経線維（狭義の顔面神経）に加え，感覚性（特殊内臓求心性；味覚）ならびに副交感性（一般内臓遠心性；顎下腺，舌下腺，涙腺，鼻腔など）の神経線維からなる中間神経 intermediate nerve から構成される．狭義の顔面神経と中間神経を合わせて広義の顔面神経という．

・運動性の神経線維の起始核は顔面神経核(橋から延髄)である．

・感覚性（特殊内臓求心性）の神経線維は舌の前 2/3 の味覚を伝え，顔面神経膝 geniculum にある**膝神経節 geniculate ganglion** に細胞体をもつ．膝神経節の神経細胞は偽単極性で，中枢枝は延髄の**孤束核**に，末梢枝は舌神経となり，舌の味覚情報を伝える．

膝神経節には一般体性求心性線維の細胞体があり，外耳道，耳介後部の一般感覚を伝えるという報告もある．

・副交感性神経線維の節前線維は橋の**上唾液核** superior salvatory nucleus から起こり，**翼口蓋神経節**（涙腺の分泌）または**顎下神経節**（顎下腺，舌下腺の分泌）で節後ニューロンに接続する．

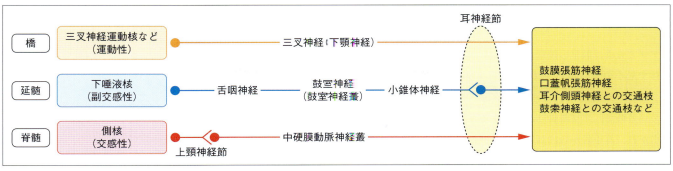

図14-Ⅱ-11　耳神経節

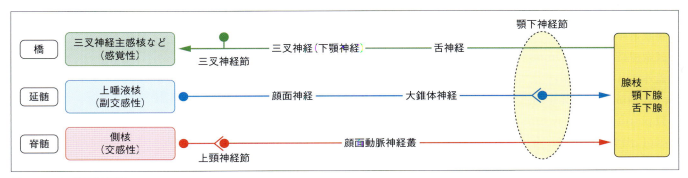

図14-Ⅱ-12　顎下神経節

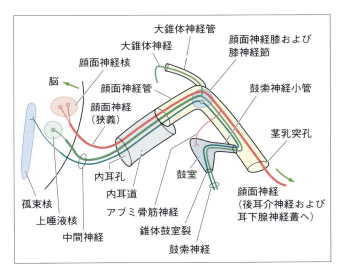

図14-Ⅱ-13　側頭骨内の顔面神経の分岐
一般体性求心性成分は省略する．

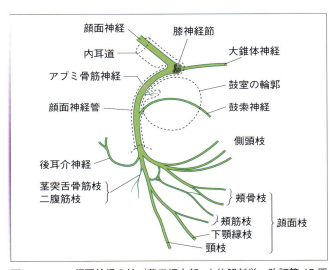

図14-Ⅱ-14　顔面神経の枝（藤田恒太郎：人体解剖学．改訂第42版．南江堂，東京，2003．を参考に作成）

（b）走向

顔面神経は内耳神経とともに内耳道に入り，その後，**顔面神経管** facial canal に入り，**顔面神経管膝** geniculum of facial canal でほぼ直角に後外側下方に曲がり，下行して，**茎乳突孔** stylomastoid foramen から頭蓋の外に出る．

（c）主な枝（図14-Ⅱ-14）

顔面神経から出る枝は2つの領域で分けることができる．

（ⅰ）顔面神経管内で出る枝

●大錐体神経

大錐体神経 greater petrosal nerve は膝神経節から起こり，破裂孔 foramen lacerum を貫いて外頭蓋底に出る．ここで深錐体神経 deep petrosal nerve（交感性）と合流し，翼突管神経 nerve of pterygoid canal となり，翼口蓋神経節（図14-Ⅱ-9）に入る．涙腺や鼻腔・口蓋の腺の分泌線維を含む．

●アブミ骨筋神経

アブミ骨筋神経 nerve to stapedius は神経膝神経節より末梢側の顔面神経管の中から起こるアブミ骨筋に行

187

く小さな枝で，アブミ骨筋の運動を支配する．

アブミ骨筋は鼓室の後壁から起始し，アブミ骨頭に停止する人体で最小の骨格筋で，収縮するとアブミ骨頭を後方に引く．アブミ骨は鼓室（中耳）の壁の前庭窓（第2鼓膜）にはまり込んでいるので，アブミ骨筋が収縮すると，アブミ骨底は鼓室側に引かれ，耳小骨から内耳に伝わる振動を減じる．通常，アブミ骨筋は反射的に収縮し，内耳に過度の振動が伝わらないようにしている．

● 鼓索神経

鼓索神経 chorda tympani は顔面神経が茎乳突孔より頭蓋外に出る直前に出す枝で，**鼓索神経小管** canaliculus for chorda tympani を通って，鼓室内に入り，錐体鼓室裂 petrotympanic fissure より側頭下窩 infratemporal fossa に出て，舌神経に合流する．顎下腺と舌下腺の分泌性線維と膝神経節に由来する舌前 2/3 味覚性線維を含む．

（ⅱ）茎乳突孔を出た後に出る枝（図 14-Ⅱ-15）

● 二腹筋枝

二腹筋枝 digastric branch は顎二腹筋後腹を支配する．舌咽神経との交通枝と茎突舌骨筋を支配する茎突舌骨筋枝 stylohyoid branch を出す．

● 後耳介神経

後耳介神経 posterior auricular nerve は後頭枝 occipital branch，耳介枝 auricular branch に分かれる．

● 顔面枝（耳下腺神経叢 parotid plexus から出る枝）

顔面神経は茎乳突孔を出た後，耳下腺内で吻合を繰り返し，**耳下腺神経叢**をつくる．この神経叢からは顔面筋（表情筋）の運動を支配する神経が出る．神経叢は耳下腺内でつくられるが，耳下腺の分泌には関わらない．側頭枝 temporal branches，頬骨枝 zygomatic branches，頬筋枝 buccal branches，下顎縁枝 marginal mandibular branch，頸枝 cervical branch などがあり，その運動を担う．

（d）顔面神経麻痺と神経分布

顔面神経の傷害により，**顔面神経麻痺** facial nerve paralysis, facial palsy が生じる．これは中枢性と末梢性に分けられるが，末梢性の顔面神経麻痺で起こる症状は顔面神経の走行と密接に関係している．

中枢性と末梢性の顔面神経麻痺の鑑別点は，中枢性では額にシワを寄せることができ，眼輪筋の麻痺の程度も軽いこととされている．これは顔面部の上半分の顔面筋は両側性に支配され

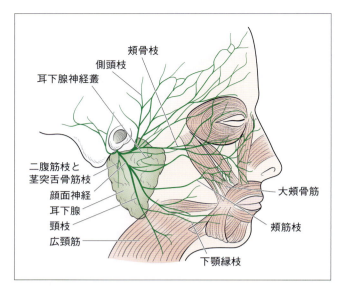

図 14-Ⅱ-15　顔面に分布する顔面神経の枝

ているためであるといわれている．

顔面神経が頭蓋内から出る茎乳突孔付近で，顔面神経が傷害を受けると，患側の顔面筋に障害が現れ，皮膚の緊張が失われ能面のような顔貌となる．眼輪筋が麻痺すると眼瞼を閉じることができず，その結果，眼球が乾燥し，充血を起こす（**兎眼**）．口輪筋が麻痺すると，口裂を閉じることができなくなり，口角が下がるので（**口角下垂**），流涎が起こったり，口笛が吹けなくなったりする．また頬筋が麻痺すると，食物が口腔前庭に貯留し，咀嚼が困難となる．このほか，鼻唇溝が消失または浅くなる．

まぶたを開ける筋は上眼瞼挙筋 levator palpebrae superioris で，動眼神経の支配を受けている．

顔面神経管内で鼓索神経が分岐する前に中枢側で傷害を受けると，上記の症状に加え，舌の 2/3 の味覚障害，顎下腺・舌下腺の分泌障害を生じる．膝神経節と鼓索神経の分岐部の間，すなわちアブミ骨筋神経が分岐するより近位で傷害を受けると，アブミ骨筋が麻痺し，聴覚過敏を生じる．

膝神経節からは大錐体神経が分岐するので，この神経節の近位で傷害を受けると，上記症状に加え，涙腺，鼻腔腺，口蓋腺の分泌も障害される．

(8) 内耳神経（特殊体性求心性）（図 14-Ⅱ-16）

(a) 概要

前庭神経 vestibular nerve（平衡覚）と蝸牛神経 cochlear nerve（聴覚）をあわせて内耳神経 vestibulocochlear nerve とよぶ．内耳神経は橋と延髄の境界から

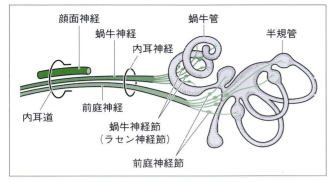

図14-Ⅱ-16　内耳神経の走向

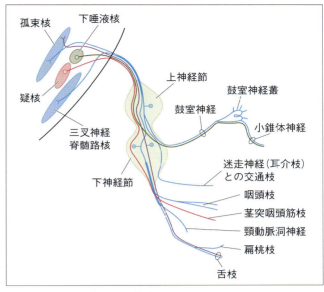

図14-Ⅱ-17　舌咽神経の末梢枝
味覚成分（紫）以外の求心性成分は，体性と内臓性の区別が困難な場合があり，一括して青色で示す．

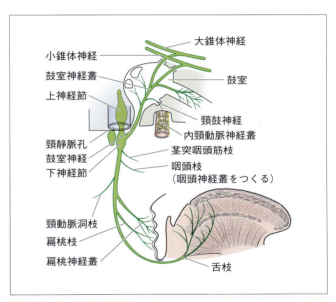

図14-Ⅱ-18　舌咽神経の枝

上根（前庭根 vestibular root）と下根（蝸牛根 cochlear root）として起こる．これらは顔面神経とともに内耳孔から内耳道に入り，内耳道底で前庭神経と蝸牛神経に分かれる．

（b）主な枝

（ⅰ）前庭神経

内耳道底で**前庭神経節** vestibular ganglion をつくり内耳の平衡斑と膨大部稜に分布する．

（ⅱ）蝸牛神経

蝸牛の骨軸中で**蝸牛神経節（ラセン神経節）** spiral ganglion をつくり，ラセン器（Corti 器）に分布する．

これらの両者の神経細胞はともに双極性の神経細胞で，前庭神経と蝸牛神経の終止核はそれぞれ橋の前庭神経核群と蝸牛神経核群である．

（9）舌咽神経〔特殊内臓遠心性，一般内臓求心性，特殊内臓求心性，一般体性求心性，副交感性（一般内臓遠心性）〕（図14-Ⅱ-17）

（a）概略

舌咽神経 glossopharyngeal nerve は第三鰓弓由来で運動性（特殊内臓遠心性；茎突咽頭筋），感覚性（一般内臓求心性；舌の後部，咽頭扁桃，耳管などの粘膜，頸動脈洞，頸動脈小体，特殊内臓求心性；味覚，一般体性求心性；耳介後部），副交感性（一般内臓遠心性；耳下腺）成分を含む混合性の脳神経である．

運動性成分は延髄の疑核から起こり，第三鰓弓由来の茎突咽頭筋に分布する．

感覚性の神経線維を出す神経細胞は**上・下神経節** superior/inferior ganglion にあり，舌の後方1/3，咽頭腔，中耳と耳管の粘膜の体性感覚および舌の後方1/3の味覚を伝える．

副交感性成分の節前ニューロンは延髄の**下唾液核** inferior salivatory nucleus にあり，耳神経節で節後ニューロンに連絡し（図14-Ⅱ-11），下顎神経の耳介側頭神経に載り耳下腺に分布し，耳下腺の分泌を行う．

（b）走向（図14-Ⅱ-18）

迷走神経，副神経とともに頸静脈孔から頭蓋腔を出て，頸静脈孔の内外で上・下神経節をつくる．その後，内頸動・静脈の間を，次いで内頸動脈と茎突咽頭筋の間を下行し，この筋の外側から前方に曲がり，舌根に分布する．

（c）主な枝

（ⅰ）鼓室神経

鼓室神経 tympanic nerve の感覚性の成分は下神経節内にある神経細胞の末梢枝で，鼓室内（岬角）で鼓室神経叢 tympanic plexus をつくり，鼓室粘膜に分布する．

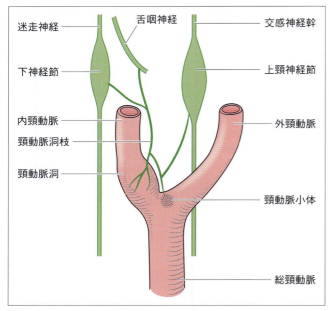

図14-Ⅱ-19 頸動脈洞枝（右側）

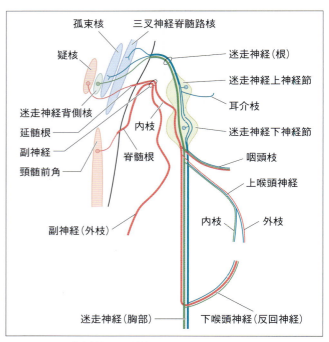

図14-Ⅱ-20 迷走神経と副神経
迷走神経耳介枝以外の求心性成分は，体性と内臓性の区別が困難な場合があり，一括して青色で示す．迷走神経の末梢は，頭頸部を支配する主要な枝だけを示す．迷走神経の副交感性節後ニューロンは肉眼的には神経節を形成しないので，図では省略する．副神経内枝（特殊内臓遠心性）は頭蓋腔を出る前に迷走神経に加わり，咽頭筋，口蓋筋，喉頭筋を支配する．外頭蓋底に出た副神経は外枝の成分（体性遠心性）を含み，胸鎖乳突筋と僧帽筋を支配する．

　この神経の中には副交感性の神経線維も含まれ，この神経を**小錐体神経** lesser petrosal nerve といい，これは蝶錐体裂 sphenopetrosal fissure から頭蓋の外に出て，耳神経節に入る．耳神経節で節後ニューロンと交代し，耳介側頭神経（下顎神経の枝）を介して耳下腺に分布し，その分泌を調節する．

（ⅱ）咽頭枝

　咽頭枝 pharyngeal branches は咽頭の外側を下行し，咽頭壁に分布する．迷走神経，交感神経の枝とともに**咽頭神経叢** pharyngeal plexus をつくる．主に咽頭口部の粘膜の感覚，咽頭腺の分泌，茎突咽頭筋の運動を担う．

　茎突咽頭筋（舌咽神経支配）以外の咽頭筋は咽頭神経叢に入る迷走神経の運動性支配を受ける．また，口蓋帆張筋（下顎神経支配）以外の口蓋筋はすべて咽頭神経叢の枝で支配される．

（ⅲ）茎突咽頭筋枝

　茎突咽頭筋枝 stylopharyngeal branch は茎突咽頭筋とその周囲の粘膜に分布する．

（ⅳ）扁桃枝

　扁桃枝 tonsillar branch は口蓋扁桃，口蓋弓に分布する．

（ⅴ）舌枝

　舌枝 lingual branch は舌咽神経の終枝で，舌骨舌筋の内側を通り，舌内に入る．舌根部の感覚および分界溝のやや前方で有郭乳頭および葉状乳頭がもつ味蕾の味覚を担う．

（ⅵ）頸動脈洞枝（図14-Ⅱ-19）

　頸動脈洞枝 carotid branch は頸動脈洞反射の求心性の神経線維で，頸動脈洞，頸動脈小体に分布する．迷走神経とともに**減圧神経** depressor nerve ともいわれ，反射的に血圧の調節機能を行う．

(10) 迷走神経〔一般内臓求心性，特殊内臓求心性，一般体性求心性，特殊内臓遠心性，副交感性（一般内臓遠心性）〕（図14-Ⅱ-20）

(a) 概要

　迷走神経 vagus nerve は第四～六鰓弓に由来する混合性〔一般内臓求心性；咽頭，喉頭，気管，食道，胸部・腹部内臓，大動脈小体，特殊内臓求心性；味覚，一般体性求心性；耳介，硬膜など，特殊内臓遠心性；咽頭，喉頭，声帯，副交感性（一般内臓遠心性；心筋や内臓の平滑筋）〕の脳神経であるが，主体は副交感性である．

　頭頸部のみならず，胸部・腹部臓器（ほぼ横行結腸まで）の感覚，運動，分泌にあたり，軟口蓋，喉頭蓋の味覚も担う．

　感覚性の神経細胞は頸静脈孔の内外にある**上・下神経節**にある．また味覚の終止核は延髄の**孤束核**である．

　運動性成分は延髄の**疑核**から起こり，主として咽頭・

喉頭の筋の運動を支配する．

副交感性の節前ニューロンは延髄の迷走神経背側核 posterior nucleus of vagus nerve (dorsal nucleus of vagus nerve)，疑核にある．

(b) 走向（図 14-Ⅱ-21）

舌咽神経，副神経とともに頸静脈孔を通り，頭蓋の外に出る．頸静脈孔内で上神経節を，頸静脈孔の下で下神経節をつくる．これらは舌咽神経のものと同様，ほとんど脊髄神経節と同じく感覚性の神経細胞が位置し，ここから感覚性の末梢枝が起こる．その後，頸動脈鞘 carotid sheath の中を内頸動脈（下方では総頸動脈）と内頸静脈とともに下行し，胸腔に入り，右側では右鎖骨下動脈の前を，左側では大動脈弓の前を下行する．次いで食道の両側を走り，徐々に食道の前後に位置するようになり（前迷走神経幹 anterior vagal trunk と後迷走神経幹 posterior vagal trunk），食道とともに横隔膜（**食道裂孔** oesophageal hiatus）を貫いて腹腔に至る．

(c) 主な枝

頭部，頸部，胸部，腹部の4部に分けることができる．

(i) 頭部（下神経節の上端までに出る枝）

●硬膜枝

硬膜枝 meningeal branch は頸静脈孔から再び頭蓋内に入り，脳硬膜に分布する感覚枝である．

●耳介枝

耳介枝 auricular branch は耳介後面と外耳道の皮膚感覚を担う．

(ii) 頸部（下神経節から反回神経の分岐部まで）

●咽頭枝

咽頭枝 pharyngeal branch は下神経節から起こり，咽頭で舌咽神経，交感神経とともに咽頭神経叢をつくる．軟口蓋，咽頭の筋の運動，舌根部，咽頭粘膜の感覚を担う．

●上喉頭神経（運動性，感覚性）

上喉頭神経 superior pharyngeal nerve は内外の2枝に分かれ，外枝 external branch は主として運動性で，輪状甲状筋（喉頭筋の1つ）に分布し，また内枝 internal branch は主として感覚性で，主に咽頭・喉頭部の粘膜，舌根後方中央部の粘膜に分布する．

●上頸心臓枝

上頸心臓枝 superior cervical cardiac branches は，下頸心臓枝 inferior cervical cardiac branch，交感神経線維とともに大動脈弓に沿って心臓神経叢 cardiac plexus をつくり，心臓に枝を出す．

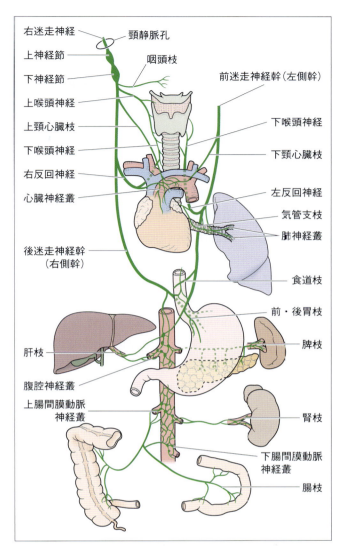

図 14-Ⅱ-21　迷走神経の分布
硬膜枝，耳介枝は省略．

(iii) 胸部（反回神経から食道裂孔まで）

●反回神経（運動性，感覚性）

反回神経 recurrent laryngeal nerve は胸腔内で分枝し，右は右鎖骨下動脈，左は大動脈弓（動脈管索の外側）の下から後方に反転（反回）して，気管食道溝を上行し，**下喉頭神経** inferior laryngeal nerve となる．輪状甲状筋を除くすべての喉頭筋および喉頭の下半分の粘膜に分布する．

反回神経の枝として，心臓神経叢に加わる下頸心臓枝 inferior cervical cardiac branches，胸心臓枝 thoracic cardiac branches，気管枝 tracheal branches，食道枝 oesophageal branches，下喉頭神経 inferior laryngeal nerve がある．

下喉頭神経は運動性および感覚性で，反回神経の終枝である．喉頭で前枝と後枝に分かれる．前枝が喉頭粘膜，

声帯筋などに分布する．

　左反回神経は大動脈弓を反転上行するが，右反回神経より走行距離が長いので，損傷を受けることがある．大動脈瘤や縦隔の病変（肺癌転移によるリンパ節の腫大）などで左反回神経が損傷を受けると，しばしば声帯の麻痺を引き起こし，嗄声をきたす（反回神経麻痺 recurrent laryngeal nerve paralysis）．

●気管支枝，下食道枝
　気管支枝 bronchial branches は肺神経叢 pulmonary plexus を，下食道枝 inferior oesophageal branches は食道神経叢 oesophageal plexus をつくる．
（ⅳ）腹部（終枝）
　前・後迷走神経幹から前胃枝 anterior gastric branches，肝枝 hepatic branches，後胃枝 posterior gastric branches，腎枝 renal branches などが出る．交感神経線維と混じりながら，腹腔動脈と上腸間膜動脈の壁に神経叢をつくり，ほぼ左結腸曲までの内臓に分布する．
　(d) 咽頭神経叢
　咽頭神経叢 pharyngeal plexus は舌咽神経の咽頭枝，迷走神経の咽頭枝および上頸神経節由来の交感神経（喉頭咽頭枝）から構成されている．迷走神経の運動神経線維は咽頭の筋群（上・中・下咽頭収縮筋，口蓋咽頭筋，耳管咽頭筋）に，口蓋の筋（口蓋帆挙筋，口蓋垂筋，口蓋舌筋，口蓋咽頭筋）に枝を送っている．茎突咽頭筋は舌咽神経支配であり，口蓋帆張筋は下顎神経支配である．
　また咽頭の感覚神経支配は部位によって異なり，咽頭鼻部は上顎神経の咽頭枝が，咽頭口部には咽頭神経叢を経て舌咽神経が，咽頭喉頭部には迷走神経が分布している．
(11) 副神経（体性遠心性，特殊内臓遠心性）(図 14-Ⅱ-20)
　副神経 accessory nerve は，延髄（延髄根 cranial roots）と脊髄（脊髄根 spinal roots）から起こる．延髄根と脊髄根が合して，副神経となる．その後，舌咽神経と迷走神経とともに頸静脈孔を通り，頭蓋の外に出る．延髄根に由来する内枝 internal branch は主として喉頭の筋に分布する迷走神経の運動根である．脊髄根に由来する外枝 external branch は胸鎖乳突筋，僧帽筋に分布する．
(12) 舌下神経（体性運動性）(図 14-Ⅱ-22)
　舌下神経 hypoglossal nerve は，延髄の舌下神経核から起こり，舌下神経管 hypoglossal canal を通り，頭蓋の外に出る．外頭蓋底で内頸動・静脈の間を下行し，舌

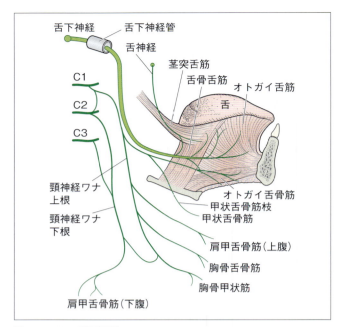

図 14-Ⅱ-22　舌下神経

骨上方で舌の外側を前下方に進み，舌骨舌筋の外側で多数の舌筋枝に分かれて，舌筋の運動を支配する（舌筋枝）．一部のものは舌骨下筋群に枝を送る頸神経ワナと吻合する．脳神経の要点は表 14-Ⅱ-1 を参照のこと．

2. 頭部の自律神経系（☞ p.86 図 6-Ⅴ-8 参照）
1）特徴
　通常，1つの器官は交感神経と副交感神経の二重神経支配を受けているが，瞳孔散大筋，脾臓，立毛筋，汗腺や大部分の血管は交感神経にのみ支配されている．また，瞳孔括約筋や毛様体筋は副交感神経の支配のみ受けている．
　同じ器官に対する交感神経と副交感神経の作用は拮抗するのが普通であるが，唾液腺の分泌は交感および副交感神経の刺激により，ともに促進する．ただし交感神経の刺激で，有機物質の量が高い粘稠な唾液を少量分泌し，副交感神経の刺激で有機物質の量が少なく粘稠度の低い唾液を大量に分泌される．

2）交感神経系
　頭部に分布する交感神経の節後線維は**上頸神経節** superior cervical plexus に由来する．交感神経はその臓器を支配する動脈に沿って分布するので，顔面部では内頸動脈と外頸動脈の周囲に神経叢をつくり，頭部，口腔付近に分布している．すなわち，交感神経の支配域は内頸動脈と外頸動脈の栄養域と考えればよい．

（1）内頸動脈神経叢から出る主な枝

（a）毛様体神経節への交感神経枝

毛様体神経節に入る.

（b）深錐体神経

大錐体神経とともに翼口蓋神経節に入る.

（c）頸鼓神経

頸鼓神経 caroticotympanic nerve は鼓室神経叢に加わる.

（2）外頸動脈神経叢から出る主な枝

（a）顎下神経節への交感神経枝

顔面動脈神経叢からの枝.

（b）耳神経節への交感神経枝

中硬膜動脈神経叢からの枝.

3）副交感神経系

交感神経は独立した経路をもつが，副交感神経は交感神経とは異なり，脳神経および脊髄神経（仙骨神経）の中を通る.副交感神経成分を含む脳神経は動眼神経，顔面神経，舌咽神経，迷走神経である.

（1）動眼神経

毛様体筋と瞳孔括約筋に分布する（毛様体神経節経由）.

（2）顔面神経

涙腺（翼口蓋神経節経由），顎下腺，舌下腺（顎下神経節経由）などに分布する.

（3）舌咽神経

耳下腺に分布する（耳神経節経由）.

（4）迷走神経

頸部，胸部，腹部（骨盤を除く）のすべての内臓に分布する.

4）主な腺の自律神経支配

（1）涙腺

・交感神経：内頸動脈神経叢からの枝→翼口蓋神経節→涙腺

・副交感神経：上唾液核（橋）→顔面神経（中間神経）→大錐体神経→翼口蓋神経節（節後ニューロンに交代）→上顎神経→頬骨神経→頬骨神経との交通枝→涙腺神経→涙腺

・鼻腺は翼口蓋神経節を出た後，後鼻枝により支配される（交感神経は深錐体神経）.

・口蓋腺は翼口蓋神経節を出た後，口蓋神経により支配される（交感神経は深錐体神経）.

・咽頭の腺は翼口蓋神経節を出た後，咽頭枝により支配される（交感神経は咽頭神経叢から）.

（2）顎下腺と舌下腺

・交感神経：顔面動脈神経叢からの枝→顎下神経節→顎下腺および舌下腺

・副交感神経：上唾液核（橋）→顔面神経（中間神経）→鼓索神経→舌神経→顎下神経節（節後ニューロンに交代）→顎下腺および舌下腺

（3）耳下腺

・交感神経：外頸動脈神経叢からの枝

・副交感神経：下唾液核（延髄）→舌咽神経→鼓室神経→小錐体神経→耳神経節（節後ニューロンに交代）→耳介側頭神経との交通枝→耳介側頭神経→耳下腺

5）眼球の自律神経支配

毛様体神経節から短毛様体神経となり眼球に分布するが，部位により成分が異なる.

（1）虹彩

（a）瞳孔散大筋

・交感神経：内頸動脈神経叢からの枝→毛様体神経節→短毛様体神経

・副交感神経：欠

・感覚性：眼神経→鼻毛様体神経→毛様体神経節→短毛様体神経

（b）瞳孔括約筋

・交感神経：欠

・副交感神経：動眼神経→毛様体神経節（節後ニューロンに交代）→短毛様体神経

・感覚性：眼神経→鼻毛様体神経→毛様体神経節→短毛様体神経

（2）毛様体

・交感神経：内頸動脈神経叢からの枝→毛様体神経節→短毛様体神

・副交感神経：動眼神経→毛様体神経節（節後ニューロンに交代）→短毛様体神経

・感覚性：眼神経→鼻毛様体神経→毛様体神経節→短毛様体神経

3．頭頸部に分布する脊髄神経 （図 14-Ⅱ-23）

頭頸部には頸神経 cervical nerves （C1 ～ C8）が分布する（図 14-Ⅱ-4）.

1）脊髄神経前枝

第 1 ～ 4 頸神経（C1 ～ C4）の前枝は頸神経叢 cervical plexus をつくる（図 14-Ⅱ-24）.下位の第 5 ～ 8 頸神経（C5 ～ C8）は第 1 胸神経（Th1）とともに腕神

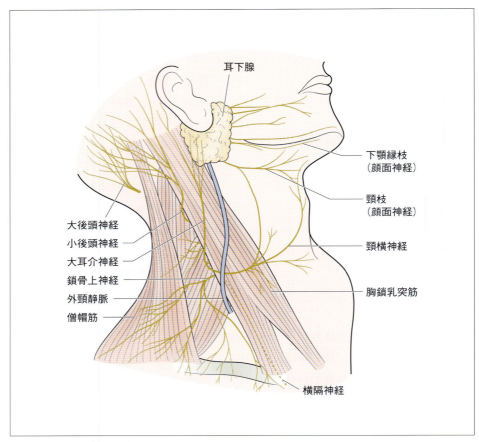

図 14-Ⅱ-23　頸部の神経分布

経叢 brachial plexus をつくる．

(1) 頸神経叢

中斜角筋と肩甲挙筋の起始の前で，胸鎖乳突筋で覆われる．第 1～4 頸神経（C1～C4）の前枝に加え，副神経の枝を受け，交感神経幹と交通する．皮枝と筋枝を区別する．

(a) 皮枝

(ⅰ) 小後頭神経

小後頭神経 lesser occipital nerve は耳の後部，後頭の皮膚に分布する．

(ⅱ) 大耳介神経

大耳介神経 great auricular nerve は耳介前部と耳下腺部の皮膚（前枝），耳介の後および外側の皮膚（後枝）に分布する．

(ⅲ) 頸横神経

頸横神経 transverse cervical nerve は前頸部の皮膚に分布する．

(ⅳ) 鎖骨上神経

鎖骨上神経 supraclavicular nerves は頸下部（内側鎖骨上神経，中間鎖骨上神経 medial/intermediate supraclavicular nerves）および肩甲骨上部（外側鎖骨上

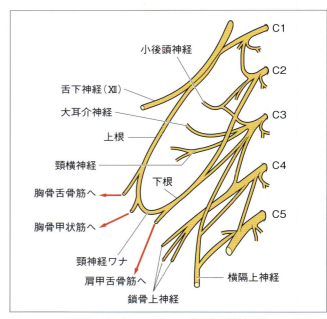

図 14-Ⅱ-24　頸神経叢（金子丑之助原著，金子勝治，穐田真澄改訂：日本人体解剖学上巻．改訂 19 版．南山堂，東京，2000．を参考に作成）
第 1～4 頸神経（C1～C4）の前枝は頸神経叢をつくる．

神経 lateral supraclavicular nerve）の皮膚に分布する．

(b) 筋枝

(ⅰ) 横隔神経

横隔神経 phrenic nerve は主として横隔膜に至る運

動性成分を含み，第3〜5頸神経（C3〜C5）から起こる．

（ⅱ）頸神経ワナ

頸神経ワナ ansa cervicalis は胸鎖乳突筋の内側，内頸静脈の外側で上根（C1，C2）superior root と下根（C2，C3）inferior root に分かれる．上根は舌下神経と一時走向をともにする．下根からは舌骨下筋群（胸骨舌骨筋，肩甲舌骨筋，胸骨甲状筋）を支配する枝が出る．なお頸神経ワナに進まない第1，2頸神経の成分も，甲状舌骨筋枝およびオトガイ舌骨筋枝として舌下神経から分かれる．

（ⅲ）胸鎖乳突筋および僧帽筋への筋枝
（ⅳ）前・中斜角筋および肩甲挙筋への筋枝

(2) 腕神経叢 （☞ p.87 参照）

2）脊髄神経後枝

第1頸神経の後枝を後頭下神経，第2頸神経の後枝を大後頭神経という．通常，脊髄神経は後枝より前枝のほうが太いが，この2つの神経は例外的に前枝より後枝のほうが太い．第4頸神経以下の脊髄神経後枝は，深項筋と頸の背側正中付近の狭い領域の皮膚を支配する．

(1) 後頭下神経

後頭下神経 suboccipital nerve は感覚成分を欠き，運動性成分のみで，項部の筋に分布する．

(2) 大後頭神経

大後頭神経 greater occipital nerve は後頭動脈とともに走り，後頭部から頭頂部にかけての皮膚（感覚性）および深頸筋（運動性）に分布する．

(3) 第3後頭神経

第3後頭神経 the third occipital nerve は後頭部の皮膚（感覚性）および深頸筋（運動性）に分布する．発育が悪く，皮下に出現しないこともある．

（前田健康）

●参考図書

Ⅰ 中枢神経系

1) 堺　章，河野邦雄：解剖学．医歯薬出版，東京，1985．
2) 岩田幸一ほか編：基礎歯科生理学．第7版．医歯薬出版，東京，2020．
3) ジョン・H・マーティン著，野村　嶬，金子武嗣監訳：マーティンカラー神経解剖学．第4版．西村書店，東京，2015．
4) 野村　嶬編：標準理学療法学・作業療法学．解剖学．第5版．医学書院，東京，2020．
5) 重永凱男ほか：細胞内標識法による神経回路の研究．動くシナプスと神経ネットワーク（塩坂貞夫編）．金芳堂，京都，2003．
6) 重永凱男，吉田　篤：三叉神経一次求心線維の三叉神経感覚核および運動核への終止様式．神経進歩，37：728〜745，1993．
7) Penfield W, Rasmussen T : The Cerebral Cortex of Man. Macmillan, New York, 1950.

Ⅱ 末梢神経系

1) 伊藤　隆：解剖学講義．第3版（高野廣子改訂）．南山堂，東京，2012．
2) 金子丑之助：日本人体解剖学　上巻．改訂19版（金子勝治ほか改訂）．南山堂，東京，2000．
3) 佐藤達夫監修：末梢神経解剖学　基礎と発展（堀口正治ほか編）．サイエンス・コミュニケーション・インターナショナル，東京，1995．
4) Norton SN：ネッター頭頸部・口腔顎顔面の臨床解剖学アトラス．原著第3版（前田健康監訳）．医歯薬出版，東京，2018．
5) 脇田　稔ほか編：口腔解剖学．第2版．医歯薬出版，東京，2018．

第15章 頭頸部の感覚器系

chapter 15

I 概説

感覚は，体性感覚 somatic sensation，内臓感覚，特殊感覚に分けられ，体性感覚はさらに皮膚感覚と深部感覚に分けられる．特殊感覚は頭部に存在する受容器で受容される感覚で，視覚，平衡覚，聴覚，味覚，嗅覚があり，これらの感覚情報は固有の脳神経を通して中枢に伝えられる．

脳と脊髄を比較してみると，脊髄では，一般体性求心性 general somatic afferent（GSA），一般内臓求心性 general visceral afferent（GVA），一般内臓遠心性 general visceral efferent（GVE），体性遠心性 somatic efferent（SE）の各領域が背側から腹側に向かって配列している．一方，脳ではこれら4つの領域に加え，頭部に特有の運動核，感覚核があり，これらは**特殊核** special nucleus とよばれる．この特殊核に，特殊内臓感覚すなわち味覚にかかるもの（特殊内臓求心性 special visceral afferent：SVA），特殊体性感覚すなわち，視覚，平衡覚，聴覚，嗅覚にあたるもの（特殊体性求心性 special somatic afferent：SSA）がある．以上のことからも理解できるように，頭部では体性感覚，内臓感覚，特殊感覚のすべてを受容する．

特殊核には，SVA および SSA に加え，鰓弓由来の筋を支配するもの（特殊内臓遠心性 special visceral efferent：SVE）がある．

II 体性感覚

1. 顔面の皮膚および粘膜
1）皮膚感覚（表面感覚）

皮膚感覚 cutaneous sensation（表面感覚 superficial sensation）は，口唇，頰，舌，口蓋，歯肉などで受容する．全身の皮膚同様，触覚，圧覚，温度覚，痛覚が存在する．主に三叉神経が受容し，中枢に伝達しているが，舌後方1/3の部位は舌咽神経が，咽頭粘膜では舌咽神経と迷走神経などでつくられる咽頭神経叢からの枝で支配される．

(1) 皮膚感覚

顔面の皮膚感覚の鋭敏さは，部位による角化度や厚さなど組織学的構造により異なるが，全身のものに比べて鋭敏な感覚を有している．特に口唇部は鋭敏であり，二点識別（弁別）閾や触覚刺激の閾値は指先と同等である．また鼻周囲の皮膚は触覚，痛覚，温覚の閾値が低い．

(2) 粘膜感覚

口腔粘膜は部位により構造的に差があり，**咀嚼粘膜** masticatory mucosa，**被覆粘膜** lining mucosa，**特殊粘膜** specialized mucosa に分けられる．皮膚同様，組織学的構造の差異により，口腔粘膜の感覚点 sensory spot（感覚を認知できる刺激点）の密度は部位によって異なり，感覚点は皮膚同様，痛点の密度が最も高く，軟口蓋移行部，歯肉頰移行部で特に高いことが報告されている（図 15-II-1）．感覚点の分布密度は痛点，触・圧点，冷点，温点の順で低くなるという．また，口角から第二大臼歯にかけての頰粘膜には痛覚受容器の分布密度が非常に低い部位があり，この痛覚が非常に鈍感な部位を **Kiesow の（無痛）領域** Kiesow zone という．

望月（2007）は，口腔粘膜の前方部では温覚，触覚の閾値が後方に比べ低い傾向にあるが，冷覚閾値は頰粘膜後方部を除き，部位間の差がみられなかったこと，また歯肉では温覚，触覚閾値が歯肉以外の部位に比べ，高かったことを報告している[1]．

舌では，舌尖部は二点識別閾で約1 mmと身体でも非常に鋭敏である（表 15-II-1）．舌背では前方が鋭敏で後方に行くに従って，また中央部から舌縁部に行くに従って大きくなる．温覚，冷覚は顔面部皮膚より鈍いが，口腔粘膜の中でも最も閾値が低い．痛覚閾値は舌下面で低く，また舌尖部のほうが舌中央部，舌縁部より小さい．

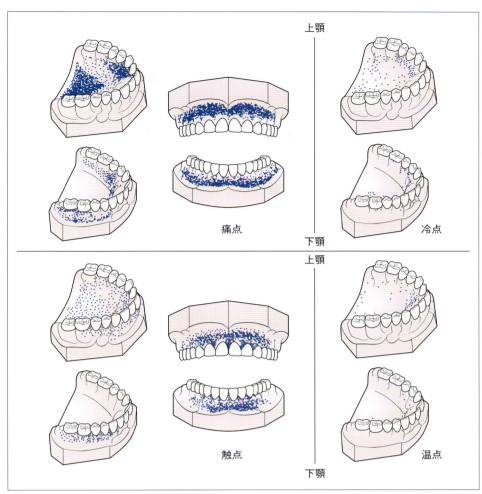

図15-Ⅱ-1 口腔粘膜における感覚点の分布（山田 守：口腔領域における痛みの生理．歯界展望，31：1207～1214，1968．）

図15-Ⅱ-2に歯と歯肉の主な感覚神経支配をまとめる．今のところ，顔面皮膚ならびに口腔粘膜の感覚神経終末に関する詳細かつ網羅的な研究はなされていない．

2. 歯の感覚

1）歯髄の感覚

歯髄に分布する感覚神経は三叉神経節由来であり，すべて自由神経終末として歯髄内，象牙芽細胞層近傍に終わる．また一部の神経線維は象牙質内に100μmを超えない距離で進入する．特殊な神経終末は見当たらない．

2）歯根膜の感覚

歯と歯槽骨の間に介在する歯根膜は歯の支持固定にあたるばかりでなく，豊富な感覚神経支配を受けている．歯根膜に分布する神経線維は三叉神経節および三叉神経中脳路核に由来する2種類がある．前者は痛覚，温度覚や触・圧覚などの機械感覚を伝達し，後者は歯の位置感覚である深部感覚を伝える．

表15-Ⅱ-1 口腔粘膜の二点識別閾（鈴木 隆：顎・口腔・顔面の体性感覚．基礎歯科生理学．第4版．医歯薬出版，東京，2003．）

感覚度順位	二点識別閾部位	触・圧覚 縦（mm）	触・圧覚 横（mm）
1	舌尖	0.8	0.7
2	口唇移行部	1.5	1
4	口唇粘膜部	3.5	2～3
6	軟口蓋	4～5	3
	硬口蓋		
3	切歯乳頭部	2.5～3	2
11	大臼歯部	−	10
5	口（腔）底	3	3～4
4	舌下面	3	2.5
7	歯肉		
	付着歯肉	4	4
8	舌背		
	前方部	4.9	3
9	側縁	7	6
11	中央後部	−	10
10	頰	8.6	8.6
12	Kiesowの領域	−	12～13

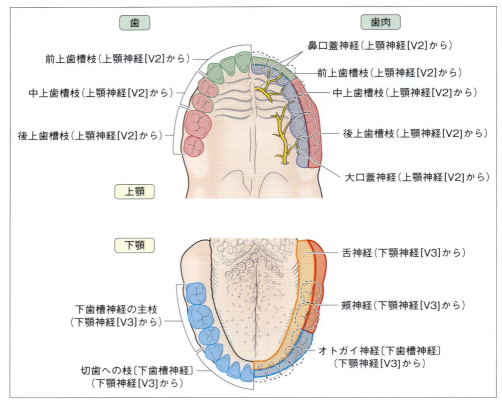

図15-Ⅱ-2　歯と歯肉の感覚神経支配

　ヒトでの詳細は不明であるが，ネコでは，三叉神経節由来の神経線維は歯根膜の全域に，また三叉神経中脳路核由来の神経線維は根尖付近に密に分布するという[2]．

　感覚受容器は臼歯部より切歯部に多く，また自由神経終末に加え，さまざまな機械受容器がみられるが，低閾値遅順応性機械受容器に属するRuffini様神経終末が頻繁にみられる．

3. 顎関節の感覚

　耳介側頭神経，咬筋神経，後深側頭神経の枝が顎関節に分布している．関節包と関節円板の前外側部に神経線維が密に分布している．関節円板の辺縁部にも神経線維が分布するが，円板中央部は神経線維を欠いている．顎関節周囲の軟組織に分布する自由神経終末に加え，機械受容器（関節受容器）としてRuffini様神経終末，Pacini様小体および靱帯に存在するGolgi腱器官が存在する．自由神経終末は痛みを伝える侵害受容器として働き，関節受容器は関節の位置感覚，関節の動き（運動方向や振幅，速度など）を受容する．

4. 筋感覚

　筋紡錘は骨格筋内に位置する固有感覚受容器で四肢では屈筋，伸筋のいずれにも存在するが，咀嚼にかかわる筋では，閉口筋に多く，外側翼突筋や開口筋には少ないかまったく存在しない．筋紡錘を支配する感覚神経の細胞体は三叉神経中脳路核に存在し，この神経核から伸びる中枢性の神経線維は三叉神経運動核と連絡している．筋紡錘は下顎の位置や運動に関する情報を中枢に伝え，閉口筋に伸張反射を誘発する．

　また，舌には筋紡錘に加え，Golgi腱器官やRuffini小体のような固有感覚受容器が存在し，舌の位置感覚を感受している．また舌の形を変える内舌筋には筋紡錘が発達しており，構音機能に関与している．

5. 頭部の体性感覚を伝える神経回路（図15-Ⅱ-3）

　顔面部の痛覚，温度覚，触・圧覚の皮膚感覚は主として三叉神経により伝えられる．一次ニューロンは三叉神経節に位置する偽単極性神経細胞で，その末梢枝が顎顔面に到達し，中枢枝は二次ニューロンに連絡する．

1）温度覚と粗大な触圧覚を伝える伝導路

　一次ニューロンの中枢枝は橋に入り，三叉神経脊髄路中を下行し，三叉神経脊髄路核に終わる．
　二次ニューロンは三叉神経脊髄路核より起こり，反対側に交叉して，三叉神経毛帯を上行して，視床後内側腹

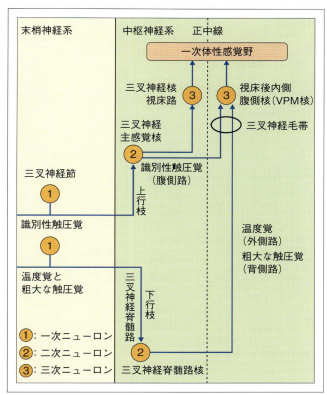

図15-Ⅱ-3 頭部の体性感覚の伝導路(寺島俊雄:神経解剖学講義ノート.金芳堂,京都,2011.を参考に作成)

側核(VPM核)に終わる.温度覚は三叉神経毛帯外側路を,粗大な触圧覚は三叉神経毛帯背側路を通る.

三次ニューロンはVPM核ニューロンから起こり,神経線維は大脳皮質の一次体性感覚野に終わる.

2)識別性触圧覚を伝える伝導路

一次ニューロンの中枢枝は橋に入り,上行して,三叉神経主感覚核に終わる.

二次ニューロンは三叉神経主感覚核より起こり,反対側に交叉して,三叉神経毛帯腹側路を上行して,視床のVPM核に終わる.一部のものは交叉せず同側の背側三叉神経核視床路として上行し,視床のVPM核に終わる.

三次ニューロンはVPM核ニューロンから起こり,神経線維は大脳皮質の一次体性感覚野に終わる.

Ⅲ 特殊感覚

特殊感覚には,視覚,平衡覚,聴覚,味覚および嗅覚があり,それぞれ特殊な受容器が特定の部位に限局している.

1.視覚器

視覚器 visual organ は眼球と眼瞼,結膜,涙器,眼筋などの副眼器からなる(図15-Ⅲ-1).

1)眼球

眼球 eyeball は眼窩の内部を満たし,前端部に半球状の突出部をもつ球状構造物で,その大きさは直径約25 mm,体積約8 cm^{3}である.眼球は光を受容する装置で,脳の突出物である網膜と,光を取り入れ,結像させる光学系,これらを支持,栄養する部分から構成されている.

眼球は後方から視神経管の周囲から起こる眼球鞘(Tenon鞘)によって包まれ,眼球鞘と眼窩壁の間は眼窩脂肪体 orbital fat body で埋められる.

眼球は眼球壁とその中を満たす内容物からなる.眼球壁は,外側から眼球外膜(眼球線維膜 fibrous coat),眼球中膜(眼球血管膜 vascular coat),眼球内膜 internal coat の3層で構成される.眼球中膜と眼球内膜はそれぞれブドウ膜 uvea,網膜 retina ともよばれる.眼球内容物として水晶体 lens,硝子体 vitreous body,眼房水 aqueous humor がある.

(1)眼球外膜

2つの部位から構成され,眼球前方部約1/6部を角膜 cornea,後方部5/6部を強膜 sclera という.角膜は厚さ約1 mmの前方に凸弯した透明な膜で,単に通光系であるばかりでなく,屈折系として働き,固定レンズの機能を果たしている.

角膜は組織学的には角膜上皮,前境界板,角膜固有質,後境界板,角膜内皮の5層に分けられ,角膜上皮は豊富な感覚神経支配を受けている.

強膜は密なコラーゲン線維の組織であり,眼球を機械的に保護し,形状の保持にあたっている.

角膜と強膜の移行部(角膜縁)には眼房水の吸収の場である強膜静脈洞(シュレム管)scleral venous sinus がある.

(2)眼球中膜

脈絡膜 choroidea,毛様体 ciliary body,虹彩 iris の3部からなる.

脈絡膜には多数の血管と色素細胞が含まれ,網膜の栄養に加え,外部からの光を遮断し,眼球内に入射した光を吸収し,散乱を防いでいる.

毛様体は脈絡膜の前方に続く肥厚した部位で,虹彩の

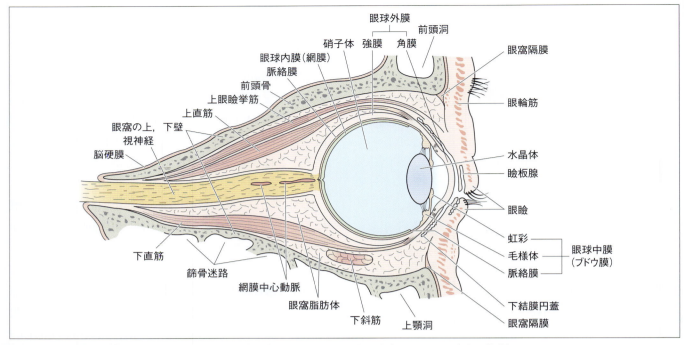

図15-Ⅲ-1 視覚器の構造（藤田恒太郎：人体解剖学．改訂第42版．南江堂，東京，2003．を参考に作成）

付け根までをいう．この中には平滑筋である毛様体筋 ciliary muscle があり，水晶体の厚さを調節する．

虹彩は網様体の前方に続き，水晶体の前面に位置し，その中央部に**瞳孔** pupilla をもつドーナツ型の薄板構造である．虹彩には平滑筋線維からなる**瞳孔括約筋** sphincter pupillae（副交感神経支配）と**瞳孔散大筋** dilator pupillae（交感神経支配）があり，眼球に入る光の量を調節している．

（3）眼球内膜

眼球内膜は広義の網膜で，その外側が脈絡膜に，内側が硝子体に面する薄い膜である．脈絡膜の後ろ3/4部で光を感じる**網膜視部** optic part of retina と，前1/4部で光を感じることのできない**網膜盲部** nonvisual retina に分けられ，この境界部を**鋸状縁** ora serrata という．

網膜はさらに色素上皮層と狭義の網膜（神経層）に分けられる．神経層は組織学的に，脈絡膜側から硝子体側に向かって杆状体・錐状体層，外境界膜，外顆粒層，外網状層，内顆粒層，内網状層，神経細胞層，神経線維層，内境界膜の9層に分類される（図15-Ⅲ-2A）．

光の入射方向は内境界膜→杆状体・錐状体層であるが，視覚の伝達方向は杆状体・錐状体層→内境界膜であることに注意を要する（図15-Ⅲ-2B）．光受容にあたる視細胞は**杆状体（視）細胞** rod cell と**錐状体（視）細胞** cone cell で，前者が明暗の識別に，後者が色の識別にあたる．この2種の細胞は線毛の末端が特殊化した外節 outer segment があり，それぞれ，光化学反応に関与するタンパク質であるロドプシン，ヨドプシンを含んでいる．ニューロンの連鎖という観点から網膜をみてみると，一次ニューロンは杆状体視細胞と錐状体視細胞で，二次ニューロンは内顆粒層に相当する双極神経細胞，三次ニューロンは神経（節）細胞層に相当する視神経（節）細胞である（図15-Ⅲ-2B）．

杆状体視細胞と錐状体視細胞を受容器（細胞）とみなし，双極細胞を一次ニューロン，神経節細胞を二次ニューロンとする考え方もある．

さらに網膜には特殊な部位がある（図15-Ⅲ-3）．1つは**黄斑** macula で，この中心部の陥没した部位が**中心窩** fovea centralis（図15-Ⅲ-3B）である．黄斑は物を最も明瞭にみることができる場であり，特に中心窩は網膜が最も薄く，入射してきた光が，直接，錐状体視細胞に到達するので，最も鋭敏に視覚を感じる．

中心窩でみる視力を中心視力 center visual acuity という．

もう1つは**視神経円板（乳頭）** optic disc（図15-Ⅲ-3A）であり，ここは視神経線維が眼球を出ていく場であるため，視細胞がまったく存在せず，光を感知することはできない．

このため，両目には見ようとする点より耳側に視野の欠けて

200　第Ⅱ編　各論

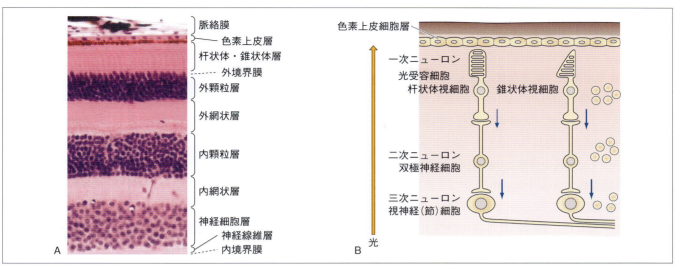

図15-Ⅲ-2 網膜の構造
A：網目の組織構造．
B：オレンジ矢印は刺激の伝達方向を示し，青矢印は視覚の伝導方向を示す．

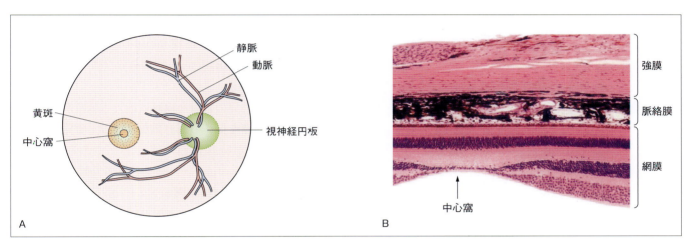

図15-Ⅲ-3 網膜の特殊部位（A）と中心窩の組織構造（B）

いるところが存在する．これをMariotte（マリオット）の盲点という．

2）眼球内容物

水晶体は凸レンズに似た形状で，水晶体と毛様体とを結ぶ**毛様体小帯** ciliary zonule によって保持され，小帯の緊張によってその形を変える．すなわち，毛様体の収縮により，小帯線維は緩み，水晶体自身の弾性によって，より凸になって厚くなり，屈折力が変化する．こうして目の遠近の調節が行われる．

硝子体は水晶体の後方にあり，眼球の大部分を占める無色透明のゼリー状物質で，その99％が水分である．眼球の内圧を保ち，その形態を維持する機能をもっている．

眼房水は前眼房と後眼房を満たす液体で，毛様体の毛細血管の血漿成分に由来する．水晶体，角膜の栄養とともに，眼内圧を一定に保つ．

2．平衡・聴覚器

平衡・聴覚器 organ of equilibration and hearing は側頭骨内部に存在し，身体の位置変化および運動による重力変化を感受する平衡覚器と，空気の振動である音を感受する聴覚器からなる．平衡覚器は内耳にあり，外耳，中耳，内耳は聴覚器として働く（図15-Ⅲ-4）．

1）外耳

外耳 external ear は外界から音を集めて中耳に伝える部分で，集音器である**耳介** auricle と**外耳道** meatus acusticus externus からなる．外耳道は，外側1/3部の外耳道軟骨を支柱とする軟骨性外耳道と，内側2/3部の骨性外耳道に分けられる．

2）中耳

中耳 middle ear は外耳道と**鼓膜** tympanic membrane

で隔てられ，鼓膜より内部を**鼓室** tympanic cavity という．鼓室は咽頭と**耳管** auditory tube で連絡している．外耳から伝わった空気の振動は鼓膜に伝えられ，この振動は**ツチ骨** malleus，**キヌタ骨** incus，**アブミ骨** stapes の3つの**耳小骨** auditory ossicles により増幅されて，内耳に伝えられる．アブミ骨底は鼓室の内側壁である**前庭窓** oval window（内耳への入口）にはまり込んでいる．

耳小骨につく筋を**耳小骨筋** muscles of auditory ossicles といい，**鼓膜張筋** tensor tympani と**アブミ骨筋** stapedius がある．鼓膜張筋は鼓膜張筋半管から起こり，半管の中を走り，ツチ骨につく筋で三叉神経の鼓膜張筋神経で支配される．アブミ骨筋は錐体隆起から起こり，アブミ骨につき，顔面神経のアブミ骨筋神経で支配される．鼓膜張筋は鼓膜を内方に引いて，鼓膜の振動を減じ，またアブミ骨筋は前庭窓にはまっているアブミ骨底を鼓室側に引き，アブミ骨底の振動を減ずる．2つの耳小骨筋は反射的に収縮し，内耳に過度の刺激が加わらないようにしている．

顔面神経麻痺の際，アブミ骨筋神経が障害されると，アブミ骨筋が収縮できず，常に音刺激が内耳に伝わる状態となり，聴覚過敏となる．

3）内耳

内耳 inner ear は骨質内にある**骨迷路** bony labyrinth とその内部にある閉鎖管系の**膜迷路** membranous labyrinth から構成される（**図 15-Ⅲ-5**）．膜迷路内部は**内リンパ** endolymph で，骨迷路と膜迷路の隙間は外リンパ perilymph で満たされている．骨迷路は**前庭** vestibule，**骨半規管** osseous semicircular canals，**蝸牛** cochlea に分けられ，これらに対応して膜迷路には**卵形嚢** utricle，**球形嚢** saccule，**膜半規管** membranous semicircular canals と**蝸牛管** cochlea duct がある（**表 15-Ⅲ-1**）．

（1）聴覚の受容

聴覚機能は外界の音波を内耳に伝える伝音系と，ラセン器とその興奮を伝える感音系からなる．聴覚は蝸牛管の一部の上皮が特殊化した感覚上皮であるラセン器（Corti器 Corti's organ）で感受される．蝸牛の断面をみると1階部分には**鼓室階** scala tympani，2階部分には**前庭階** scala vestibuli（この2つは骨迷路で，外リンパで満たされている）があり，中2階に相当するのが蝸牛管である（**図 15-Ⅲ-6A**）．ラセン器は有毛細胞と支持細胞からなる（**図 15-Ⅲ-6B**）．ラセン器の有毛細胞の

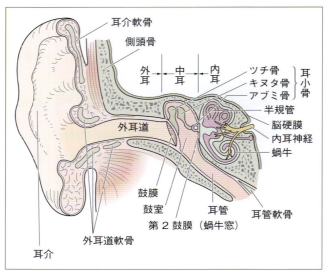

図 15-Ⅲ-4　平衡・聴覚器の構造

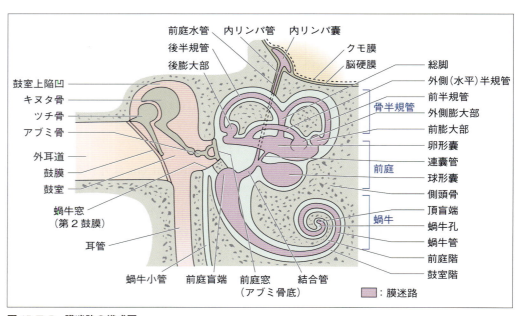

図 15-Ⅲ-5　膜迷路の模式図

表15-Ⅲ-1 骨迷路と膜迷路の関係

	骨迷路	膜迷路
構造	錐体の緻密骨質内の複雑な腔	膜性の閉鎖管系 単層扁平上皮
内容物	外リンパ	内リンパ
構造物の対応	前庭	卵形嚢と球形嚢
	骨半規管（前半規管，後半規管，外側半規管）	膜半規管
	蝸牛	蝸牛管
感覚受容装置	らせん器（コルチ器）	平衡斑（卵形嚢，球形嚢），膨大部稜
受容感覚	聴覚	平衡斑　直進加速度
		膨大部稜　回転加速度

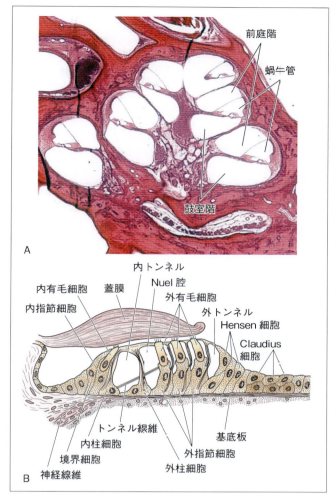

図15-Ⅲ-6 蝸牛の組織像（A）とラセン器の模式図（B）（Bは山田安正：現代の組織学．改訂第3版．金原出版，東京，1994．を参考に作成）

先端と**蓋膜** tectorial membrane は密接な位置関係を保っている．

　外耳を経て空気の振動として鼓膜に伝えられた音波は，鼓膜の機械的振動として耳小骨を介し内耳に伝えられる．中耳は前庭窓（アブミ骨底）で骨迷路である蝸牛に接続しているので，この機械的振動は外リンパの振動に変換される．この液体の振動は前庭階から鼓室階に伝えられると，蝸牛管の下壁のラセン膜の基底板が振動し，その上に位置するラセン器も動き，蓋膜と有毛細胞の位置的変化が生じ，有毛細胞が興奮することで聴覚が感知される（図15-Ⅲ-7）．

(2) 平衡覚の受容

　膜迷路の卵形嚢と球形嚢には感覚細胞が集積した特殊化した感覚上皮があり，それぞれ**卵形嚢斑** macula of utricle，**球形嚢斑** macula of saccule とよび，これらは有毛細胞 hair cell と支持細胞 supporting cell から構成されている．卵形嚢斑と球形嚢斑を合わせて**平衡斑** maculae とよぶ（図15-Ⅲ-8）．この有毛細胞は自由表面に1本の線毛と多数の不動毛（これらを**平衡毛** otolithic hair といい，感覚毛 sensory hair として働く）をもち，これらは平衡斑の表面を覆う**平衡砂膜** otolithic membrane の中に深く入り込んでいる．身体の運動により平衡砂膜と平衡毛の位置関係が乱され平衡毛が変形し，有毛細胞が興奮することによって平衡覚（直線加速度）が受容される（図15-Ⅲ-9）．

　有毛細胞と神経終末の形により，有毛細胞はⅠ型とⅡ型に分けられる．Ⅰ型細胞の周囲の神経終末は有毛細胞を大きく包んでおり，遠心性神経終末である．遠心性神経終末は有毛細胞の感度を調節していると考えられている．Ⅱ型有毛細胞は求心性神経終末と直接接している．

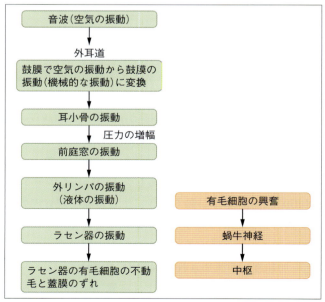

図15-Ⅲ-7 聴覚の受容機構

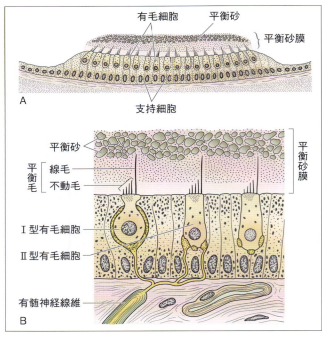

図15-Ⅲ-8 平衡斑の組織像の低拡大像（A）と強拡大像（B）の模式図（山田安正：現代の組織学．改訂第3版．金原出版，東京，1994．を参考に作成）

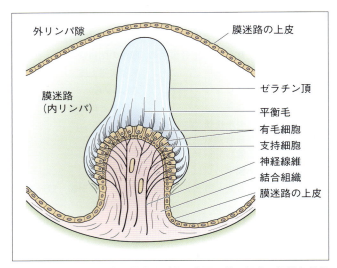

図15-Ⅲ-10 膨大部稜の模式図（藤田尚男，藤田恒夫：標準組織学各論．第4版．医学書院，東京，2010．を参考に作成）

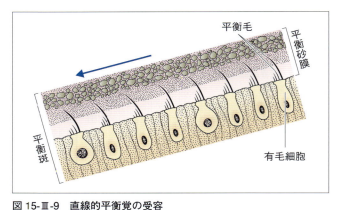

図15-Ⅲ-9 直線的平衡覚の受容
平衡斑が傾くと平衡砂膜中の平衡毛が曲げられて，有毛細胞が興奮する．
矢印は力のかかる方向を示す．

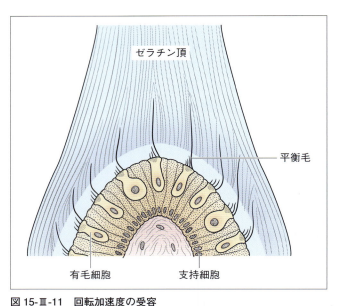

図15-Ⅲ-11 回転加速度の受容
半規管内の内リンパの流れにより，膨大部頂が動き，平衡毛が曲げられることで，有毛細胞が興奮する．

　また平衡覚は膜半規管にある膨大部稜でも受容される．膨大部稜は膜半規管上皮の一部が特殊化した感覚上皮で，平衡斑同様，有毛細胞と支持細胞から構成されている（**図15-Ⅲ-10**）．有毛細胞の自由表面から出る平衡毛はムコ多糖とタンパクからなるゼリー状物質で束ねられ，全体として筆尖状の構造を形成している（ゼラチン頂 gelatin cap）．身体が動くときに生じる膜半規管内の内リンパの動きによりゼラチン頂が傾くことで，平衡毛が変形することにより有毛細胞が興奮し，運動時の加速度（回転加速度）が感知される（**図15-Ⅲ-11**）．

　膨大部稜と平衡斑をあわせて**前庭器** vestibular organとよぶ．平衡覚の受容機構を**図15-Ⅲ-12**にまとめる．

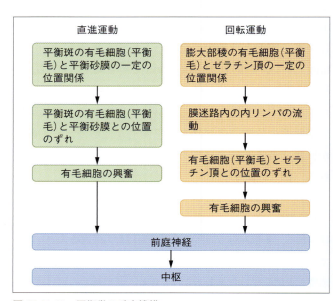

図15-Ⅲ-12 平衡覚の受容機構

204　第Ⅱ編　各論

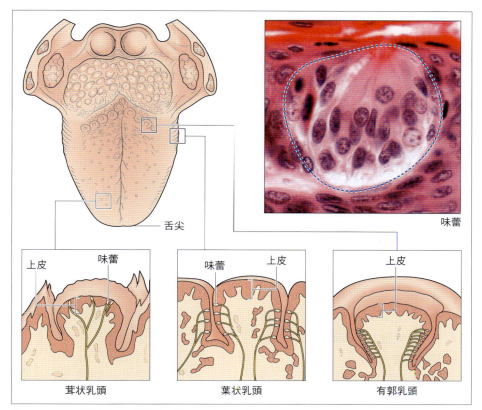

図 15-Ⅲ-13　味蕾をもつ舌乳頭と味蕾の顕微鏡写真
茸状乳頭は舌背全面に散在し，葉状乳頭は舌の外側縁後部に位置する．有郭乳頭は分界溝の前に並ぶ．味蕾は感覚神経が分布する．

3. 味覚器

　味覚 gustatory sensation の受容装置は味蕾 taste bud であり，主として舌の有郭乳頭 vallate papillae，葉状乳頭 foliate papillae，茸状乳頭 fungiform papillae に存在する．このほか，軟口蓋，咽頭，喉頭蓋の上皮にも存在する．

　味蕾は粘膜上皮内に散在して，顕微鏡標本では明るく小さい細胞塊として観察される（**図 15-Ⅲ-13**）．味蕾の上端には**味毛** taste hairs とよばれる多数の長い微絨毛があり，**味孔** taste pore という小孔が粘膜上皮の表面に開口している．味蕾は光学顕微鏡的には3種類の細長い細胞から構成される．すなわち，味細胞 gustatory (taste) cell，支持細胞，基底細胞 basal cell である．味細胞は支持細胞より細く，細胞質は暗調で，細胞頂部に味毛を出しており，唾液に溶解した味物質と直接接触する．味毛の表面に味物質の受容体が局在している．味細胞は感覚神経（Ⅶ，Ⅸ，Ⅹ）とシナプスをつくる．

　電子顕微鏡による観察では，基底細胞（Ⅳ型）の他に，Ⅰ型細胞（暗細胞），Ⅱ型細胞（明細胞），Ⅲ型細胞（中間細胞）の3種類が区別される（**図 15-Ⅲ-14**）．これら3種の細胞の上端には味毛が味孔内に伸びている．

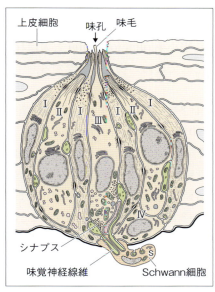

図 15-Ⅲ-14　味蕾の電子顕微鏡像の模式図（Murray RG：The mammalian taste bud typeⅢ cell：a critical analysis. J Ultrastruct Mol Struct Res, 95：175～188, 1986.）
Ⅰ：支持細胞，Ⅱ，Ⅲ：味細胞，Ⅳ：基底細胞

　Ⅰ型細胞（50～70％）は神経線維と関係がないことから支持細胞と考えられる．Ⅱ型細胞（15～30％）は甘味・うま味・苦みの受容体を発現していることが知られ，Ⅱ型細胞の近傍には神経終末が多数みられるが，細胞内にはシナプス小胞が存在

しないので，長年，味覚情報伝達機構は不明であった．しかし，近年の研究でATPが伝達物質として機能していることが示唆されている．III型細胞（5〜15％）には神経線維（味蕾内線維 intragemmal fiber）とのシナプスがみられる．III型細胞には酸味の受容体が発現していることが知られるようになった．

味蕾内の細胞のターンオーバーは早く，細胞の寿命は約10日といわれ，新しい細胞が常に供給されている．

4. 嗅覚器

嗅覚 olfactory sensation の受容装置である嗅覚器 olfactory organ は鼻腔上部の**嗅部** olfactory area に存在する（図15-III-15）．嗅部の粘膜上皮は**嗅上皮** olfactory epithelium とよばれ，嗅覚器を欠く呼吸部 respiratory area の上皮より厚く，やや灰色にみえる．嗅上皮を構成する細胞は3種類あり，嗅細胞 olfactory cell，支持細胞，基底細胞である（図15-III-16）．

嗅細胞は双極性神経細胞で基底側から粘膜固有層へ突起を伸ばし，この突起が集合して嗅神経 olfactory nerve をつくる（図15-III-16）．これらは篩骨篩板を貫いて嗅球 olfactory bulb に達する．すなわち，第I脳神経である嗅神経は嗅細胞の中枢性突起である．嗅細胞の先端は**嗅小胞** olfactory vesicle という膨らみをつくり，ここから**嗅小毛** olfactory cilia とよばれる線毛の一種がでて，ここでにおい物質を感受する．

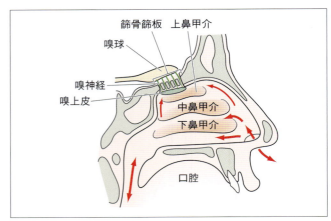

図15-III-15　鼻腔粘膜（村本和世：基礎歯科生理学．第7版．医歯薬出版，東京，2020，345．）

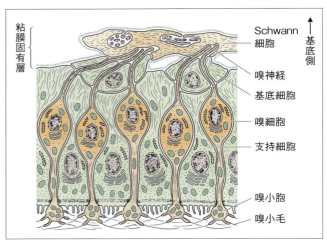

図15-III-16　嗅上皮の模式図（山田安正：現代の組織学．改訂第3版．金原出版，東京，1994．を参考に作成）

におい分子は多種多様で，さまざまな分子構造をもっている．ヒトでは約390種のにおい分子受容体が存在し，1個の嗅細胞には1個の受容体が発現しているという（1嗅細胞−1受容体ルール）．1種類のにおい分子受容体は分子構造が類似したにおい分子と結合する（におい分子受容範囲）ので，1つのにおい分子受容体が多数のにおい分子を感受することができる．におい分子がにおい分子受容体に結合すると，嗅細胞が興奮し，その信号が嗅神経を通り，嗅球に伝えられる．

5. 特殊感覚の主な上行性伝導路

1）視覚の伝導路

一次ニューロンと二次ニューロンは網膜の中に位置する．
視細胞（錐状体細胞，杆状体細胞）（受容器：一次ニューロン）→内顆粒層の双極細胞（二次ニューロン）→神経（節）細胞層の神経（節）細胞（三次ニューロン）→視神経→視交叉（半交叉）→視索→間脳の外側膝状体（4次ニューロン）→内包の視放線→後頭葉の一次視覚野

ヒトを含む霊長類やネコなどの食肉類では50％の視神経が交叉（半交叉 optic chiasm）し，鼻側半の網膜に由来する神経線維は交叉するが，耳側半の網膜に由来する神経線維は交叉しない．一方，魚類，両生類，鳥類の視神経は完全に交叉する．視交叉はトルコ鞍に存在し，この部位にできる腫瘍などの病変により，視野の欠損が起こる．

2）聴覚の伝導路

受容器：Corti器の有毛細胞

蝸牛神経→らせん神経節の神経細胞（一次ニューロン）→内耳神経（VIII）→橋の蝸牛神経核（二次ニューロン）→台形体で交叉→外側毛帯→上オリーブ核→外側毛体核→中脳の下丘→内側膝状体→側頭葉の聴覚野

聴覚路は同側性の投射も多く，また交叉する場所も多い．

3）平衡覚の伝導路

前庭器官からの情報は延髄から橋にかかる前庭神経核に入るが，ここには眼球運動情報，頸部の深部感覚が入

力し，出力として上行性に加え，下行性の経路（前庭脊髄路）もある．

受容器：前庭器（膨大部稜，平衡斑）

前庭神経→前庭神経節（一次ニューロン）→内耳神経（Ⅷ）→前庭神経核（二次ニューロン）→さまざまな部位へ投射（視床→前頭領野，小脳や脳幹に至るもの，動眼・滑車・外転神経核など）

4）味覚の伝導路

顔面神経（Ⅶ），舌咽神経（Ⅸ），迷走神経（Ⅹ）から3つのニューロンを経て大脳皮質に投射する．

受容器：味蕾

Ⅶ，Ⅸ，Ⅹ→膝神経節（Ⅶ）または下神経節（Ⅸ，Ⅹ）のニューロン（一次ニューロン）→孤束核（二次ニューロン）→内側毛帯→視床の後内側腹側核（VPM核）（三次ニューロン）→味覚野

5）嗅覚の伝導路

受容器：嗅細胞（一次ニューロン）

嗅細胞の中枢側の軸索（嗅神経［Ⅰ］）→嗅球（二次ニューロン）→嗅索→大脳の一次嗅覚野（三次ニューロン）→視床→前頭眼窩野

（前田健康，山田 – 佐藤友里恵）

●参考図書

1) 伊藤　隆：解剖学講義．第3版（高野廣子改訂）．南山堂，東京，2012.
2) 岩田幸一ほか編：基礎歯科生理学．第7版．医歯薬出版，東京，2020.
3) 藤田恒太郎：人体解剖学．改訂第42版，南江堂，東京，2003.
4) 藤田尚男ほか：標準組織学 各論．第6版（岩永敏彦ほか改訂）．医学書院，東京，2022.
5) 脇田　稔ほか編：口腔解剖学．第2版．医歯薬出版，東京，2018.

●参考文献

1) 望月美江：口腔粘膜の温覚，冷覚，触覚閾値の定量的評価．口科誌，**56**：275〜284，2007.
2) Byers MR and Dong WK：Comparison of trigeminal receptor location and structure in the periodontal ligament of different types of teeth from the rat, cat, and monkey. *J Comp Neurol*, **279**：117〜127, 1989.

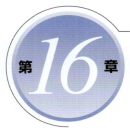

第16章 頭頸部の内臓

chapter 16

I 消化器系

1. 口腔

1）口腔の概要

(1) 口腔の機能

　口腔は消化管の入口で，**摂食**，**咀嚼**，**嚥下**にかかわる多様な組織と器官が付属し，その最たるものが歯である．口腔内は，口を閉じた静止時には，ほとんど空隙がなく，大きな舌がほとんどを占めている．

　器官としての口腔は消化器系に分類されるが，消化器としての機能に加え，食物の味覚を受容する感覚器系，呼吸や発声にかかわる呼吸器系，また食物や外気とともに進入する微生物や異物からの防御機構として働く免疫系の機能も併せもっている．

　口腔内は常に唾液腺から分泌される唾液により潤っており，さらに摂食時には大量の唾液が分泌される．また，歯肉溝や扁桃からも，唾液小体といわれるリンパ球を含む組織液が唾液に加わる．

(2) 口腔の領域と区分

　口腔は顔面との境界部である口唇から，咽頭との境界部である口峡までの領域で，口唇と頬から歯列までの空所を**口腔前庭** oral vestibule，歯列から口峡までの空所を**固有口腔** oral cavity proper として区分する．固有口腔には舌，口腔底（口底），口蓋，口峡が含まれる（図16-I-1）．

　口腔の上下的な境界は，口腔前庭では頬筋または口輪筋が上顎骨や下顎骨に付着する部位で，固有口腔では口蓋と口腔底である．口腔底は主に**口腔隔膜** oral diaphragm ともよばれる**顎舌骨筋** mylohyoid の比較的薄い筋層で構成されている．舌はこの口腔隔膜の上に載っている（図16-I-2）．臨床的にも顎舌骨筋の上方と下方の部位では，病巣の拡大方向や処置の方法が異なる．

(3) 口腔粘膜

　口腔の内面は，歯を除いて口腔粘膜 oral mucosa がくまなく覆っている．粘膜上皮は角化または非角化の重層扁平上皮で，粘膜下は疎性または密性結合組織で構成

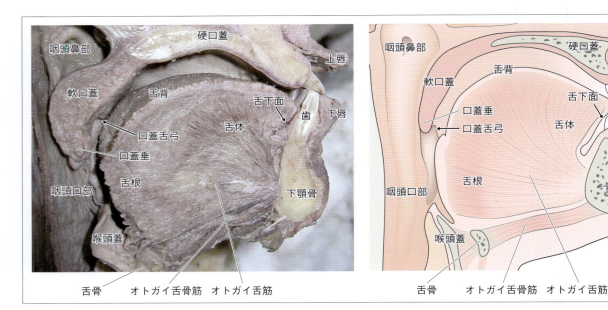

図16-I-1 口腔の正中矢状断面
口腔前庭も固有口腔も閉口時には空間はほとんど存在しない．しかし，周囲や舌が弾力性のある組織で構成されているので，生体では食塊などにより容易に伸展する．

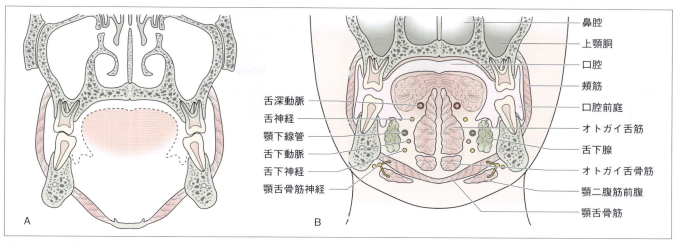

図 16-Ⅰ-2 口腔の前頭断面
A：口腔の境界を構成する骨と筋．B：内臓を付加した状態．
口腔の外側と底面は筋だけで構成され，骨性の境界は存在しない．顎舌骨筋が口腔底を構成している．

された粘膜固有層と粘膜下組織で構成されている．粘膜筋板を欠くために両層の境界は不明瞭で，粘膜下組織を欠く部位もある．

　口腔粘膜はその部位によりその名称を冠して区分される．口腔前庭の粘膜は**口唇粘膜**，**頬粘膜**，**歯槽粘膜**，**歯肉**で覆われ，固有口腔は歯肉と歯槽粘膜に加え，上顎では口蓋粘膜（硬口蓋粘膜と軟口蓋粘膜），下顎では口腔底粘膜と舌粘膜（舌下面粘膜と舌背粘膜）で覆われる．

　これらの粘膜は，機能的に**特殊粘膜**（舌背粘膜），**咀嚼粘膜**（歯肉，硬口蓋粘膜）および**被覆粘膜**（上記以外）に分類される．

2）口唇
(1) 口唇の外形

　口唇 lip は**口裂** oral fissure（口 mouth）を取り囲む部分で，**上唇** upper lip と**下唇** lower lip からなる．口裂を取り囲む，一般に「くちびる」といわれる領域を**赤唇縁（赤唇）**という．口裂の両端部分は**口角** angle of mouth といい，そのやや外方で上唇と下唇が接する部分を**唇交連** labial commissure という．上唇の赤唇縁正中の少し膨らんだ部分を**上唇結節** labial tubercle といい，上唇結節から外鼻孔までの縦走する陥凹部を**人中** philtrum という．

　上唇周囲には鼻唇溝やオトガイ唇溝などの皮膚の特徴が認められる（☞p.107 参照）．

(2) 口唇の組織

　口唇を断面でみると，顔面側の皮膚と口腔側の口唇粘膜に覆われ，赤唇縁で移行する．中央部には**口輪筋** orbicularis oris の筋線維束を芯とした結合組織が充満

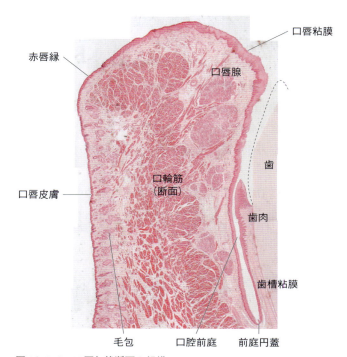

図 16-Ⅰ-3 口唇矢状断面の組織
口輪筋を軸として外側に皮膚組織，内側に小唾液腺を含む粘膜組織が取り囲んでいる．

し，皮膚側の真皮には毛包と皮脂腺が認められる．口腔側の粘膜固有層には小唾液腺である**口唇腺** labial gland とその導管がみられる（図 16-Ⅰ-3）．両側とも重層扁平上皮で覆われるが，皮膚側は角化している．

(3) 赤唇縁

　口唇の皮膚から粘膜への移行部は**赤唇縁** vermilion border（紅唇）という．皮膚側の角化した厚い重層扁平上皮が次第に薄くなり，非角化の粘膜上皮に移行する．上皮層直下の結合組織層には毛細血管のループが多数存

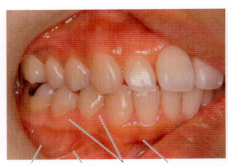
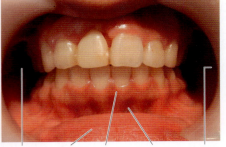

歯槽粘膜　頬小帯　歯肉　粘膜歯肉境　口腔前庭　下唇　歯肉　歯槽粘膜　頬粘膜

図16-Ⅰ-4　口腔前庭
歯列と口唇，頬粘膜に取り囲まれた空間で，下唇との間には頬小帯がある．内側の粘膜は歯肉と歯槽粘膜で構成されているが，その境界は明瞭である．口腔前庭は外側は頬筋と口輪筋，内側は歯が存在し，外側から骨格筋の収縮による圧迫を受けている．

在し，かつそのやや深層には静脈網も発達していることから，血液の色が透けて皮膚側でも赤みが強くみえる．そのため，血中酸素濃度が下がると，くちびるが青ざめてみえる（チアノーゼ）．また感覚神経の分布も密で，感覚が鋭敏である．

　赤唇縁はヒトの特徴で，他の霊長類にはみられない．

(4) 口唇の脈管系

　口唇の毛細血管網は主に**顔面動脈** facial artery から分岐する**上唇動脈** superior labial artery と**下唇動脈** inferior labial artery から構成される．上唇では顎動脈の枝の眼窩下動脈 infraorbital artery の枝が，下唇では顎動脈の枝の**オトガイ動脈** mental artery の枝も関与する．

　口唇の血液は主に顔面静脈 facial vein から内頸静脈 internal jugular vein と腕頭静脈 brachiocephalic vein を経由して上大静脈に合流する．

　口唇のリンパ管は上唇では主に顎下リンパ節 mandibular ganglion，下唇ではオトガイ下リンパ節 submental ganglion に流入する．

(5) 口唇の神経系

　上唇の感覚神経は上顎神経 maxillary nerve の直接枝である眼窩下神経 infraorbital nerve の上唇枝 superior labial branch が，下唇は下顎神経 mandibular nerve の終枝であるオトガイ神経 mental nerve の下唇枝 inferior labial branch が分布する．口角付近では頬神経 buccal nerve の枝も分布する．

3）口腔前庭

　口腔前庭 oral vestibule は，外側は軟らかい口唇粘膜・頬粘膜で覆われた前壁と，固い内側の歯の唇側・頬側面，歯肉および歯槽粘膜に覆われた後壁に囲まれた空間である．

(1) 前庭円蓋

　口唇粘膜・頬粘膜が反転して歯槽粘膜に移行する部位を前庭円蓋 fornix of vestibule という．開口時には外側と内側は密着して空隙がほとんどなくなる．

(a) 上唇小帯，下唇小帯，頬小帯

　上唇正中部に，ちょうど前庭円蓋を横切るように，口唇粘膜と歯槽粘膜を短絡する薄い粘膜ヒダがあり，上唇小帯 frenulum of upper lip という．下唇の正中にも同様の下唇小帯 frenulum of lower lip がある．また頬粘膜の下端部には頬小帯 frenulum of cheek という薄い粘膜のヒダが存在する（図16-Ⅰ-4）．

　これらの小帯は粘膜上皮とわずかな粘膜固有層からなり，可動性に富み，通常は太い脈管・神経を含まないが，上唇小帯では付着部が歯肉まで伸びたり，中切歯間の歯間乳頭を介して切歯乳頭まで連続することがある．

(2) 頬粘膜

(a) 頬粘膜の構成

　頬粘膜 buccal mucosa は固有口腔の前壁の後半を構成し，主に頬筋の内側を覆う口腔粘膜で，粘膜上皮は非角化で，粘膜固有層や筋線維間に小唾液腺の**頬腺** buccal gland が散在し，頬粘膜に導管が開口する．咬合高径の低下や，くいしばり，歯ぎしりなどの習慣があると，上下顎大臼歯の咬合平面に沿って圧痕が生じることがある．

(b) 頬粘膜の脈管・神経

　頬粘膜には**頬動脈** buccal artery の枝が分布する．頬部皮下を走行する顔面動脈の枝との吻合もある．感覚神経は下顎神経の枝の頬神経 buccal nerve が分布する．

(c) 耳下腺乳頭

　頬粘膜の，上顎第一または第二大臼歯の頬側面に面する部位にある，**耳下腺管** parotid duct の開口部の小さな膨隆を耳下腺乳頭 parotid papilla という．耳下腺管は咬筋前縁で内側に曲って頬脂肪体と頬筋を貫通して頬粘膜に開口する（☞ p.220 参照）．

(3) 歯槽粘膜・歯肉

　口腔前庭の後壁は，主に歯槽粘膜，歯肉と歯の唇側面・頬側面で構成され，これらは歯槽骨と連続する上顎骨体・

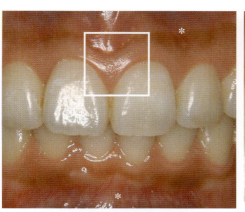
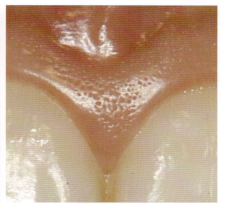

図16-Ⅰ-5　歯槽粘膜・歯肉（明海大学歯学部 林 丈一郎先生のご厚意による）
歯槽粘膜（＊）は非角化で可動性をもち，固有層の血管が透けてみえる．付着歯肉にはスティップリング（拡大像）がある．

下顎体の外面と支持歯槽骨の緻密骨（皮質骨）で支持されている．

（a）歯槽粘膜

歯槽粘膜 alveolar mucosa は柔軟性の高い口唇粘膜または頬粘膜から固い歯肉への移行部に相当し，被覆粘膜に属する．粘膜固有層は密性結合組織で，他の部位に比べると柔軟性に劣るが，歯肉と比べると可動性が高い．歯肉との境界は**粘膜歯肉境** mucogingival junction で，色調が異なることから区別が容易である（図16-Ⅰ-5）．

上顎臼歯部付近の歯槽粘膜では上顎洞 maxillary sinus が直下に存在し，上顎洞前壁に相当する上顎骨前面の緻密骨は比較的薄い．そのため上顎洞炎やインプラントのための上顎洞底挙上術などの手術の際に開窓することがある．

（b）歯肉

歯肉 gingiva の大部分は歯槽骨と線維性に結合して**付着歯肉** attached gingiva とよばれ，特に可動性が乏しく，角化上皮で覆われている．健康な付着歯肉の表面には，付着する歯肉線維による小さな陥凹である**スティップリング** stippling が多数みられる（図16-Ⅰ-5）．

歯槽頂より先端の歯肉は**遊離歯肉** free gingiva で，付着歯肉との間に遊離歯肉溝 free gingival sulcus とよばれる浅い溝を形成する．遊離歯肉は口腔前庭や固有口腔に面する外縁上皮と，歯と面する内縁上皮で覆われ，外縁上皮は角化している．歯と内縁上皮の間を**歯肉溝** gingival sulcus とよぶ（図16-Ⅰ-6）．

歯肉は固有口腔側では歯槽粘膜を介さずに硬口蓋粘膜や口（腔）底粘膜に連続する．

4）固有口腔

固有口腔 oral cavity proper は歯列より後方の領域で，

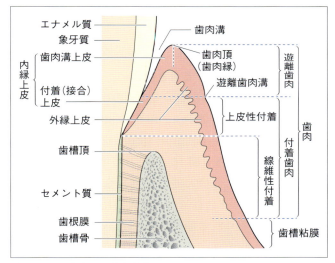

図16-Ⅰ-6　歯肉の区分と名称

上壁は口蓋（硬口蓋と軟口蓋），側壁は歯列，下壁は口腔底と舌，後壁は咽頭と接する口峡である．摂取した食物が唾液と混合して，咀嚼によって食塊が形成されて咽頭に送られる，摂食嚥下の口腔期の場でもある．

（1）口蓋

口蓋 palate は固有口腔の天井を構成し，口腔と鼻腔を隔てている．前方と側方は歯列によって弓状で，後方はドーム状を呈して口峡を構成する．前方 2/3 は上顎骨口蓋突起と口蓋骨水平板による骨性の芯をもつ硬口蓋，後方 1/3 は口蓋筋を芯とした可動性の軟口蓋である．

口蓋は口蓋粘膜 palatal mucosa で覆われ，小唾液腺の口蓋腺 palatal gland が存在する．

（a）硬口蓋

硬口蓋 hard palate は骨性の基盤をもつことから，骨口蓋 bony palate ともいわれる．硬口蓋粘膜には，骨の縫合や孔に由来する構造の他，発音に必要なヒダなど多様な凸部が存在する．

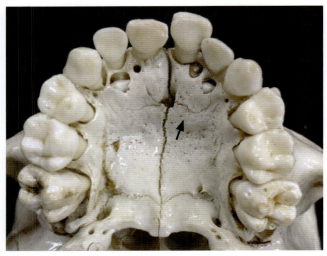

図16-Ⅰ-7　小児の硬口蓋
成人でみられる正中口蓋縫合と横口蓋縫合に加えて，矢印で示す切歯縫合が切歯窩から乳側切歯・乳犬歯間に伸びる．切歯縫合は成人前に閉鎖し，消失する．

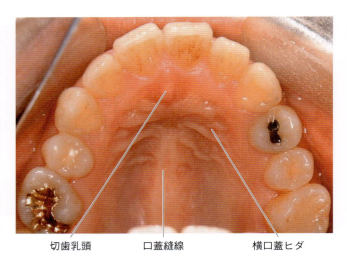

切歯乳頭　　　口蓋縫線　　　横口蓋ヒダ

図16-Ⅰ-8　硬口蓋粘膜
切歯乳頭，口蓋縫線，横口蓋ヒダが認められ，義歯でもこれらの構造は再現される．

（ⅰ）硬口蓋を構成する骨と縫合

硬口蓋の基盤である左右の上顎骨の口蓋突起と口蓋骨水平板は，正中口蓋縫合 median palatine suture と**横口蓋縫合** transverse palatine suture を構成し，両者は十字に交叉している（図16-Ⅰ-7）．若年者では切歯窩から乳側切歯・乳犬歯間に走る**切歯縫合** incisure suture（ゲーテ縫合）がみられるが，成人前に閉鎖する．切歯縫合は動物でみられる顎間骨 intermaxillary bone（切歯骨 incisive bone）の名残で，内側鼻突起に由来する**一次口蓋** primary palate の領域である．切歯縫合より後方の領域は**二次口蓋** secondary palate に由来する．

正中口蓋縫合の前方部には**切歯管** incisive canal とその開口部の**切歯窩** incisive fossa が，横口蓋縫合の外側端付近には，**大口蓋孔** greater palatine foramen と**小口蓋孔** lessor palatine foramen が存在する．

（ⅱ）硬口蓋粘膜

硬口蓋粘膜 hard palatal mucosa は上顎骨と口蓋骨の骨組織と線維性に結合した硬口蓋粘膜で覆われている．粘膜上皮は角化して咀嚼粘膜に属し，粘膜固有層には骨組織に埋入した Sharpey 線維と連続したコラーゲン線維束が発達して粘膜の可動性を強く抑制している．また固有層内には粘液性の強い混合腺の口蓋腺が多数存在するが，主に大臼歯部から軟口蓋で発達している．

（ⅲ）口蓋縫線・横口蓋ヒダ

正中口蓋縫合の直上の粘膜には縦走する凸状のヒダの口蓋縫線 palatine raphe が存在する．さらに前歯付近には横に数列に走る横口蓋ヒダ transverse palatine fold があり（図16-Ⅰ-8），舌尖で触れて発音に寄与するため，上顎義歯でも再現される．

（ⅳ）切歯乳頭

口蓋縫線の前方で，中切歯間の歯間乳頭の後方にある円形の小さな粘膜の凸部を切歯乳頭 incisive papilla とよぶ．

（ⅴ）口蓋小窩

口蓋縫線の後端付近に左右1対ある小さなへこみを口蓋小窩 palatine foveola といい，口蓋腺の開口部にもなっている．上顎の総義歯（全部床義歯）では硬口蓋粘膜をなるべく広く覆うため，口蓋小窩が硬口蓋後端部にほぼ一致することから，義歯後縁の設定のためのランドマークとなる．

（ⅵ）脈管・神経

硬口蓋の動脈は顎動脈の枝で，翼口蓋窩で分岐して大口蓋管を通る**下行口蓋動脈** descending palatine artery の枝で大口蓋孔から出る**大口蓋動脈** greater palatine artery と，**蝶口蓋動脈** sphenopalatine artery の枝で切歯窩から出る**鼻口蓋動脈** nasopalatine artery が分布する．大口蓋動脈は歯列弓に沿って硬口蓋粘膜内を前方に進み，鼻口蓋動脈と吻合する．

感覚神経も大口蓋孔から出る**大口蓋神経** greater palatine nerve と，切歯窩から出る**鼻口蓋神経** nasopalatine nerve が分布する（図16-Ⅰ-9）．前者は主に二次口蓋由来の領域，後者は一次口蓋由来の領域に分布する．

(b) 軟口蓋

軟口蓋 soft palate は硬口蓋の後方の可動性の口蓋で，後方端は細く伸びた口蓋垂 uvula で終わり，口峡の上壁を構成する．軟口蓋は口蓋筋の筋線維と腱（口蓋腱膜）

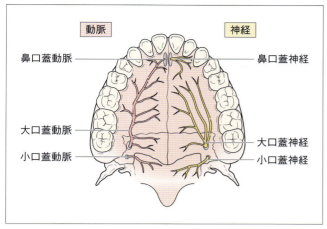

図 16-Ⅰ-9　口蓋の動脈と神経
硬口蓋へは，後方の大口蓋孔から同名の動脈および神経が分布し，前方の切歯孔から鼻口蓋動脈および神経が分布する．軟口蓋は小口蓋孔から同名の動脈および神経が分布する．

を芯として，軟口蓋粘膜で覆われている．粘膜上皮は非角化重層扁平上皮で，鼻腔側は多列線毛上皮である．粘膜固有層と粘膜下組織は境界不明瞭で，疎性結合組織で構成され，多数の口蓋腺を含む．

（ⅰ）口蓋帆，口蓋垂
軟口蓋の主要部を**口蓋帆** palatine velum とよぶが，多くの場合，軟口蓋と同義に用いられている．口蓋帆の後端正中に口蓋垂が伸びている．口蓋帆は嚥下時は挙上して口蓋垂を含む後端部が咽頭後壁と接触し，鼻咽腔閉鎖に寄与する．

（ⅱ）脈管・神経
軟口蓋に分布する動脈は，顎動脈の枝で大口蓋管を経由して**小口蓋孔**から出る**小口蓋動脈** lesser palatine artery が分布し，さらに口峡付近は顔面動脈の枝の**上行口蓋動脈** ascending palatine artery が分布する．

感覚神経は，小口蓋孔から出る上顎神経の枝の小口蓋神経 lessor palatine nerve と，舌咽神経 glossopharyngeal nerve と迷走神経 vagus nerve の枝から構成される咽頭神経叢 pharyngeal plexus の枝が分布する．咽頭神経叢の枝は軟口蓋筋の運動もつかさどる．

（ⅲ）口蓋腱膜
口蓋腱膜 palatine aponeurosis は，主に両側の口蓋帆挙筋の筋線維と腱が広く三角形に広がった膜状の構造物をいう．口蓋帆張筋の線維も合流する．

（ⅳ）軟口蓋の筋（図 16-Ⅰ-10）
軟口蓋には軟口蓋の挙上と緊張，口峡の閉鎖をつかさどる筋が存在し，下顎神経（口蓋帆張筋神経 nerve to tensor veli palatini）支配の口蓋帆張筋を除いて，咽頭神経叢経由の迷走神経の枝に支配される．

①口蓋帆挙筋
口蓋帆挙筋 levator veli palatini は口蓋帆張筋とともに軟口蓋の運動に働く筋で，側頭骨岩様部と耳管軟骨から起始し，口蓋腱膜に広く放散して停止する．軟口蓋後部の挙上により鼻咽腔閉鎖に働く．咽頭神経叢を経由する迷走神経の支配を受ける．

②口蓋帆張筋
口蓋帆張筋 tensor veli palatini は蝶形骨の舟状窩や耳管膜性部に起始し，途中で蝶形骨の翼突鈎 pterygoid hamulus で走行方向を内側に変え，口蓋腱膜と口蓋骨水平板に停止する．
軟口蓋の緊張（水平化）により鼻咽腔・耳管の開放に働く．下顎神経の枝の口蓋帆張筋神経の支配を受ける．

③口蓋垂筋
口蓋垂筋 musculus uvulae は口蓋垂を構成する筋で，口蓋骨後鼻棘に起始して口蓋垂粘膜に停止する．口蓋垂を挙上し，鼻咽腔閉鎖に働く．咽頭神経叢を経由する迷走神経の支配を受ける．

④口蓋舌筋
口蓋舌筋 palatoglossus は口峡の口蓋舌弓 glossopharyngeal arch を構成する．口蓋腱膜の口腔面から起始し，舌縁と舌背辺縁部に停止する．舌根の挙上による口峡の閉鎖に働く．咽頭神経叢を経由する迷走神経の支配を受ける．

⑤口蓋咽頭筋
口蓋咽頭筋 palatopharyngeus は口峡の口蓋咽頭弓 palatopharyngeal arch を構成する．口蓋腱膜の鼻腔面から起始して甲状軟骨後縁や咽頭縫線に停止する．口峡の閉鎖とともに咽頭の挙上にも働く咽頭挙筋の1つである．咽頭神経叢を経由する迷走神経の支配を受ける．

(2) 口峡
口峡 fauces は軟口蓋が上・側壁を，舌根が下壁を構成する，口腔の最後部で咽頭との境界である．

(a) 口蓋舌弓
軟口蓋から舌根の舌縁に至る前後のアーチ状のヒダの前方を口蓋舌弓 palatoglossal arch という．口蓋舌筋が芯となって，同筋の収縮により口峡が狭まる（図 16-Ⅰ-10）．

(b) 口蓋咽頭弓
後方のアーチ状のヒダを口蓋咽頭弓 palatopharyngeal arch という．口蓋咽頭筋が芯となっていて，口蓋舌弓よりも狭い（図 16-Ⅰ-10）．

(c) 口蓋扁桃
口蓋舌弓と口蓋咽頭弓の間の陥凹を扁桃窩 tonsillar

213

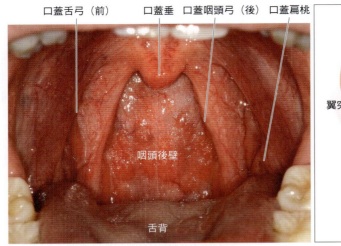
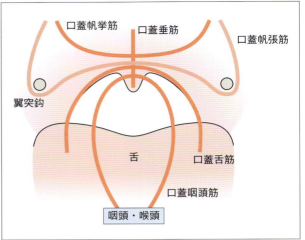

図 16-Ⅰ-10 口峡を通して中喉頭後壁を臨む
口峡は軟口蓋から続く口蓋舌弓，口蓋咽頭弓で構成され，両者の間に口蓋扁桃が存在する．咀嚼，嚥下，呼吸，発声などでは軟口蓋の挙上による鼻咽頭との交通路を遮断するため，挙上，下制のための骨格筋が発達している．

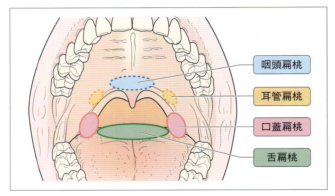

図 16-Ⅰ-11 Waldeyer の咽頭輪

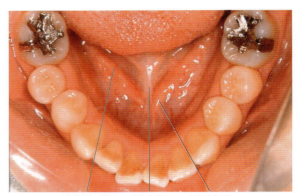

図 16-Ⅰ-12 口底粘膜
正中には歯槽粘膜と舌下面をつなぐ舌小帯があり，その基部には顎下腺管と大舌下腺管の開口部である舌下小丘がある．さらに後外側には小舌下腺管の開口部となっている舌下ヒダが続いている．口底粘膜は特に薄く，弾力性に富んでいる．血管が透けて青黒くみえることもある．

fossa といい，口蓋扁桃 palatine tonsil が存在する（図 16-Ⅰ-11，☞ p.168，224 参照）．Waldeyer（ワルダイエル）の咽頭輪 Waldeyer's ring を構成する．

(d) 口峡峡部
口峡峡部 isthmus of fauces は口蓋舌弓と口蓋咽頭弓により口腔と咽頭の交通路が最も狭くなる部分である．

5）口腔底（口底）

(a) 口腔底と舌下面
口腔の底部を口腔底 oral floor というが，臨床的には口底が多く用いられている．下顎歯列の内側から舌の基部までの半円形の領域で，全体を覆う**口底粘膜** oral floor mucosa は非常に薄く，下部の血管が透けてみえる．またそのために薬物が吸収されやすい．

口底粘膜は舌下面までほぼ連続して舌下面粘膜とほぼ一体となって舌下部 sublingual region ともよばれている．そのため，本書では舌下面の構造物についてもここで記載する．

(b) 口腔隔膜
断面でみると，口腔の最低部は顎舌骨筋が顎舌骨筋線と舌骨の間にハンモック状に張っていて，口腔の内外を規定する口腔隔膜 oral diaphragm を構成している（広義の口腔底）．口腔隔膜の上方にオトガイ舌骨筋，オトガイ舌筋および舌下隙があり，臨床的に口腔内からアプローチする（図 16-Ⅰ-2）．

(c) 舌小帯
舌小帯 frenulum of tongue は，正中で下顎中切歯間から舌下面に張った薄い粘膜のヒダで，短いと舌運動が障害されることがある（図 16-Ⅰ-12）．

(d) 舌下小丘
舌下小丘 sublingual caruncle は舌小帯の基部にある1対の粘膜の凸部で（図 16-Ⅰ-12），顎下腺管と大舌下腺管（☞ p.222 参照）が開口する．

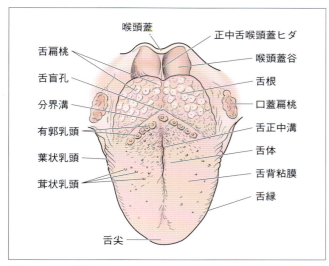

図 16-Ⅰ-13　舌背
分界溝で舌体と舌根に区分され，発生や神経支配も異なる．

(e) 舌下ヒダ

舌下ヒダ sublingual fold は舌下小丘から下顎歯列弓内側に沿って後方に伸びる粘膜の膨隆部で（図 16-Ⅰ-13），直下に舌下腺が存在する．表面に小舌下腺管の開口部が多数みられる．

(f) 采状ヒダ

采状ヒダ fimbriated fold は舌下面の舌小帯の両側にある小さな膨隆である．

(g) 舌下隙

上面を口底粘膜，下面を顎舌骨筋，外側面を下顎骨内面，内側面を舌筋とオトガイ舌骨筋に囲まれた疎性結合組織の領域を舌下隙 sublingual space という（☞ p.259 図 18-Ⅲ-3 参照）．

主要部は舌下腺が占め，その外側面は下顎骨内面の舌下腺窩に接し，上面は舌下ヒダとして口腔内に突出している．後方には顎下腺の深部があり，顎下腺管 submandibular duct が舌下小丘までほぼ縦走する．さらに**舌神経**と**舌動脈**も隙を走行する．歯・歯周組織の感染・炎症も顎舌骨筋より上部で骨外に漏出すると舌下隙に波及する．

6）舌

舌はほとんどが骨格筋でできた器官で，複雑な運動が可能である．動物には長く伸びて餌を巻きつけて捕らえるものもあるが，人間では咀嚼や発音のために運動している．咀嚼中は，舌は食物を歯や口蓋に押しつけて食塊を形成し，さらに咽頭へ送りこむのに働く．そのため舌背粘膜は特にザラザラして食塊が滑り落ちないような構造をもっている．また食塊から唾液中にしみ出た味物質が味蕾に届き，味覚を感じる．

(1) 舌の区分

舌の前約 2/3 を占める主要部分を**舌体** body といい，その先端部を**舌尖** apex という．咽頭に近い後約 1/3 の部分は**舌根** root で，舌体と舌根は分界溝で仕切られている．舌根には舌扁桃がある．

舌体のザラザラした上面を**舌背** dorsum といい，角化した舌背粘膜で覆われている．舌の辺縁を**舌縁** margin といい，舌尖・舌縁と口腔底との間を**舌下面** inferior surface of tongue という．口腔底から舌下面にわたる部位を舌下部 sublingual region とよび，口底粘膜と舌下面粘膜は連続し，両者は非常に薄く軟らかい（図 16-Ⅰ-13）．

(2) 舌背と舌根の粘膜

舌背粘膜は舌乳頭で覆われ，舌根粘膜には舌小胞が多数存在している．また舌や関連器官の発生に伴う痕跡的な構造物もみられる．舌乳頭以外には次のような構造物が存在する（図 16-Ⅰ-13）．

(a) 舌盲孔

舌盲孔 foramen caecum は舌の正中で舌体と舌根との境界部にあるへこみで，甲状腺原基の名残である．

(b) 分界溝

分界溝 terminal sulcus of tongue は舌盲孔から両側の舌縁に向かって斜め前方に走る溝で，舌体と舌根の境界である．分界溝に沿ってその直前には数個の有郭乳頭が並んでいる．

(c) 舌正中溝

舌正中溝 midline groove of tongue は舌尖付近から舌盲孔までの正中にある線状の浅いへこみである（図 16-Ⅰ-13）．

(d) 舌扁桃，舌小胞

舌根の粘膜表面に散在する小さなドーム状の突起を舌小胞 lingual follicle といい，内部に舌扁桃 lingual tonsil のリンパ組織を含む．

(e) 後舌腺，舌小窩

舌小胞の間は舌小窩という小さなへこみがあり，後舌腺 posterior lingual gland の開口部になっている．

(3) 舌乳頭

舌背から舌縁の領域には，咀嚼や味覚受容にかかわる舌に特徴的な 4 種類の舌乳頭がある．

(a) 糸状乳頭

糸状乳頭 filiform papilla は舌背全域に分布している小型の舌乳頭で，その頭部は強く角化して硬く，舌のザラザラ感の本体である．

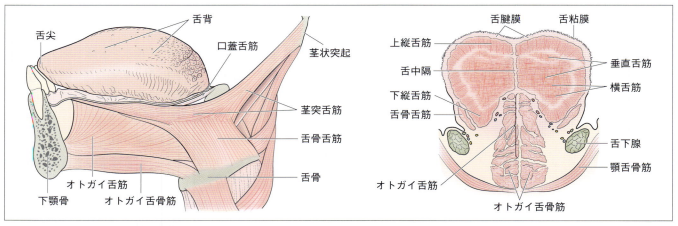

図16-Ⅰ-14　舌筋の側面観と前頭断面
舌のほとんどが骨格筋の舌筋で占められている．粘膜下や正中には舌筋の付着部で腱膜状の舌腱膜や舌中隔がある．

(b) 茸状乳頭

茸状乳頭 fungiform papilla は糸状乳頭の間に散在しているドーム状の舌乳頭で，角化の程度は弱い．少数の味蕾を含む．味蕾には鼓索神経経由で舌神経に合流した顔面神経（中間神経）の感覚神経線維が分布する．

(c) 有郭乳頭

分界溝に沿って，その直前部に並ぶ最大の舌乳頭を有郭乳頭 circumvallate papilla という．周囲の溝に面する上皮内に多数の味蕾がある．直下の粘膜固有層に漿液性のEbner腺が発達して溝に開口する．味蕾には舌咽神経舌枝の感覚神経線維が分布する．

(d) 葉状乳頭

葉状乳頭 foliate papilla は舌根に近い舌縁のヒダで構成され，ヒダの上皮内に多数の味蕾がある．舌体の味蕾には顔面神経と鼓索神経を経由する感覚神経線維が，舌根に近い部位では舌咽神経舌枝の感覚神経線維が分布する．直下の粘膜内にEbner腺が発達してヒダに開口する．

(4) 舌腺

舌腺 lingual gland には，舌粘膜の舌尖にある前舌腺（Blandin-Nuhn腺），葉状乳頭と有郭乳頭下にあるEbner腺（中舌腺に相当），舌根にある後舌腺がある（☞p.222参照）．

(5) 舌腱膜，舌中隔

舌背粘膜の粘膜固有層の深部は密性結合組織で構成され，舌筋の筋線維と強く結合して舌腱膜 aponeurosis of tongue とよばれる．

舌の正中線上にある膜状の密性結合組織を舌中隔 lingual septum という．舌原基である外側舌隆起が癒合した名残と考えられており，舌組織を左右に隔てている（図16-Ⅰ-14）．

(6) 舌筋

舌筋には，舌外から伸びてきて舌内に終わり，舌の大きな運動に関与する**外舌筋** extrinsic muscle of tongue と，舌内にある小さな**内舌筋** intrinsic muscle of tongue がある．すべての舌筋は舌下神経 hypoglossal nerve に支配される（図16-Ⅰ-14）．ただし，口峡の口蓋舌筋は舌筋には分類されない（☞p.213参照）．

(a) 外舌筋

①オトガイ舌筋

オトガイ舌筋 genioglossus はオトガイ棘から起始して広く舌内に広がり，舌中隔付近に放散して停止する．舌を前方へ牽引し，突出に働く．

②舌骨舌筋

舌骨舌筋 hyoglossus は舌骨体，大角および小角から起始してオトガイ舌筋の外側を通り，舌背の舌腱膜に放散して停止する．舌全体を下方へ牽引し，舌の低下に働く．

③茎突舌筋

茎突舌筋 styloglossus は茎状突起から起始して舌骨舌筋の外側を通り，舌尖の舌腱膜に放散して停止する．舌の後上方へ牽引し，舌を丸めて中央部をくぼませる．

(b) 内舌筋

①上縦舌筋，下縦舌筋

上縦舌筋 superior longitudinal muscle は舌背粘膜下を，下縦舌筋 inferior longitudinal muscle はそれより下方のオトガイ舌筋と舌骨舌筋の筋束間を矢状方向に縦走する筋束で，舌の短縮に作用する．

②横舌筋

横舌筋 transverse muscle は舌中隔から舌縁にかけて横走する筋束で，舌の幅径の短縮に作用する．

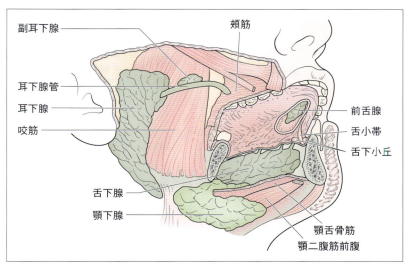

図16-I-15 大唾液腺の場所を示す模式図
この図では耳下腺管に沿って副耳下腺が描かれている．また大唾液腺はそれぞれ独立しているが，顎下腺と耳下腺，顎下腺と舌下腺は近接していることにも注意する．

③垂直舌筋

舌内を垂直方向に走行する筋束で，舌背の平坦化に作用する．

(7) 脈管・神経

(a) 血管

舌の栄養は外頸動脈の直接枝の**舌動脈** lingual artery により供給される．舌動脈は舌尖に向かう本幹の**舌深動脈** deep lingual artery と，口腔底に向かう**舌下動脈** sublingual artery に分かれる．舌深動脈からは上行して舌背に分布する**舌背枝** dorsal lingual branch が分岐する．

(b) リンパ管

舌はリンパ管が発達している．舌尖はオトガイ下リンパ節に，その他の部位は顎下リンパ節や深頸リンパ節にリンパが流入する．

(c) 神経

舌の一般体性感覚は有郭乳頭付近を除く舌体（前2/3）は三叉神経の舌神経 lingual nerve が，舌根を含む有郭乳頭付近より後方（後1/3）が舌咽神経舌枝がつかさどる．

味蕾に分布する味神経は，前2/3が鼓索神経経由の顔面神経，後1/3が舌咽神経舌枝である．

(8) 舌下面

☞ p.214 参照

（天野　修，﨑山浩司）

2. 唾液腺

1）唾液，唾液腺

唾液 saliva は唾液腺 salivary gland から分泌され，常に口腔粘膜と歯を潤している．さまざまな原因で唾液分泌量が低下すると，歯や口腔粘膜に多様な影響を及ぼし，他の疾患の原因になるとともに，著しいQOLの低下をきたす．恒常的に口腔粘膜を覆う唾液は，歯肉を除く口腔粘膜各部に分布している小唾液腺 minor salivary gland から分泌される．小唾液腺は1日の唾液分泌量の約5％を分泌する．

約95％を分泌するのは，独立した器官の大唾液腺 major salivary gland である．大唾液腺には，1対の耳下腺，顎下腺，舌下腺があり，開口部からやや離れた場所に存在するので，肉眼的に確認できる長い唾液腺管が付属する（**図16-I-15**）．

2）大唾液腺

(1) 被膜

唾液腺の表面は疎性結合組織の被膜 capsule によって覆われ，さらに腺内にヒダのように伸びて進入し，腺組織を小葉 lobule に分けている．また，被膜は筋膜 fascia の一部分を構成している場合があり，周囲の結合組織と連続している．このことは，細菌感染や炎症が生じた場合，被膜が隔壁となって唾液腺内への波及を防止する反面，腺内から筋膜や隙を介して周囲や遠隔器官に波及させることもある．

(2) 腺組織

腺組織の実質 parenchyma は上皮性の腺組織で，腺

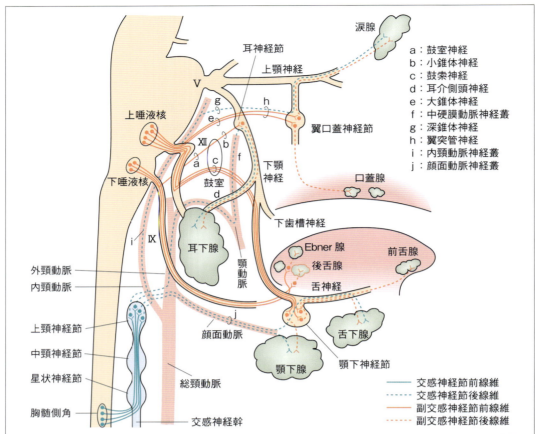

図 16-Ⅰ-16　唾液腺の自律神経支配
交感神経系については小唾液腺支配を省略している．

房 acinus（終末部）と導管 duct から構成されている．腺房細胞には漿液細胞 serous cell と粘液細胞 mucous cell があり，腺房はこの2タイプの腺細胞の組み合わせでできている．大唾液腺は漿液腺または混合腺である．

　導管は，腺房側から介在部導管 intercalated duct，線条部 striated duct，排出導管 excretory duct の順に配列・分類される．導管は各所で合流して次第に太くなり，腺門で1本の主導管（唾液腺管）となる．

(3) 唾液腺管

　唾液腺管 salivary duct は唾液腺から口腔内の開口部まで伸びる太い導管で，筋層は存在しない．この管に沿って副唾液腺 accessory salivary gland が存在することがある．唾液腺管は直径数 mm で，周囲組織や筋の運動に応じて唾液の分泌が障害されないような柔軟性をもっている．開口部には括約筋は存在しない．

3）唾液腺の神経支配
(1) 自律神経系の二重支配

　唾液腺は交感神経と副交感神経の二重支配を受けている．これは唾液腺の機能的な特徴の1つで，交感神経の興奮によって，ムチンなどのタンパク質を多量に含む粘性の高い唾液が少量分泌される．副交感神経の興奮によって水とイオンを多量に含む漿液性の唾液が多量に分泌される．

　大唾液腺の自律神経支配を図 16-Ⅰ-16，17 に示す．自律神経系の神経線維は，唾液腺に分布する末梢神経を経由する．

(2) 副交感神経

　副交感性節後線維は比較的短く，神経節から起始して近傍の唾液腺に到達し，分布する．

　(a) 顔面神経系

　顎下腺と舌下腺支配の副交感性節前線維は，延髄との境界に近い橋の**上唾液核** superior salivary nucleus に起始して**顔面神経** facial nerve とその枝の**鼓索神経**を経由し，舌神経に付属する**顎下神経節** submandibular ganglion に到達する．

　(b) 舌咽神経系

　耳下腺支配の副交感性節前線維は，延髄の**下唾液核** inferior salivary nucleus に起始して**舌咽神経**を経由し，下顎神経に付属する**耳神経節** otic ganglion に到達する．

(3) 交感神経

　大唾液腺支配の交感性節前線維は，胸髄側角に起始して**上頸神経節** superior cervical ganglion に到達する．節後線維は上頸神経節に起始し，その後の経路は腺に

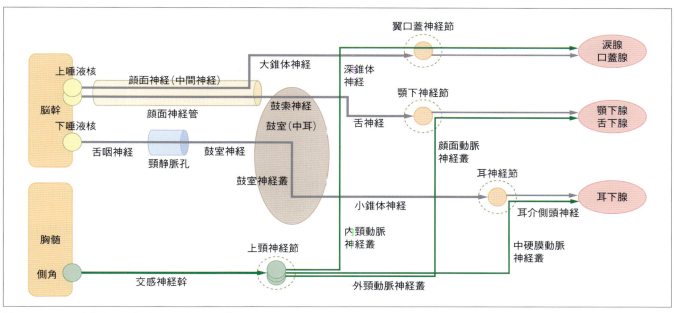

図16-Ⅰ-17 大唾液腺と涙腺の節前・節後自律神経経路

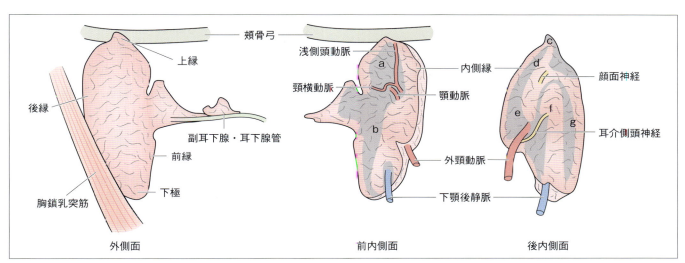

図16-Ⅰ-18 耳下腺の外側面と内側面
耳下腺の内部や内側には重要な脈管，神経が通過したり近接していることに注意する．a〜gは周辺器官との接触部位．
a：顎関節外側靱帯，b：下顎枝後縁，c：筋突起，d：外耳道，e：茎状突起と筋，f：顎二腹筋後腹，g：胸鎖乳突筋前縁

よって異なり，主に頭頸部に分布する動脈壁内の神経叢を経由して腺に到達し，分布する．

4）耳下腺
（1）位置・大きさ・辺縁
　耳下腺 parotid gland は最大の大唾液腺であり，重さ約15〜30 g，大きさは約6×3〜4 cmある．外耳孔の前下方，頬部皮膚の直下にあり，外側面はほぼ逆三角形を呈する（図16-Ⅰ-18）．外形は上縁，前縁，後縁および内側縁により，外側面，前内側面および後内側面に区分される．

　上縁は外耳道の前方，頬骨弓の下部にあり，下顎枝と咬筋を覆う．後縁は胸鎖乳突筋の一部を，前縁は咬筋の後約1/5を覆っている．前縁と後縁が接する尖 apex（下極 inferior pole）は下顎角付近にある．

（2）隣接構造物
　内側面（前内側面・後内側面）は外側面を底面とした背の低い三角錐で，頂点は顎関節付近にある．前内側面は咬筋後縁，下顎枝後縁，内側翼突筋後縁に接している．後内側面は乳様突起と胸鎖乳突筋に広く接するほか，顎二腹筋後腹，茎状突起と同部に起始する筋に接している．また，この面に沿って顔面神経，外頸動脈，下顎後静脈が走行し，一部を耳下腺が取り囲み，外頸動脈の枝と顔面神経が腺内に入る．

　内側縁は茎状突起より下方では**頸動脈鞘**と咽頭壁に近接している（図16-Ⅰ-19）．

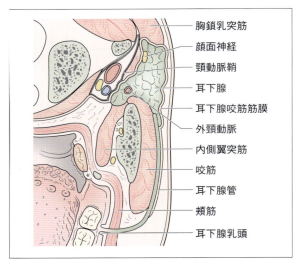

図 16-Ⅰ-19　耳下腺を含む頭部咬合平面における水平断
耳下腺被膜が筋膜の一部を構成していることに注意する．

(3) 被膜，筋膜

耳下腺外側面の被膜は頸筋膜浅葉を，内側面の被膜は**耳下腺咬筋筋膜** parotid masseteric fascia の一部を構成している．両者の間隙は**耳下腺隙** parotid space となり，耳下腺全部と顔面神経，外頸動脈，下顎後静脈が含まれる（図 16-Ⅰ-19）．

(4) 浅部，深部，耳下腺神経叢

顔面神経の本幹が耳下腺の後縁から腺内に進入し，腺体内で複雑に分岐吻合して**耳下腺神経叢** parotid plexus を形成する（☞ p.188 図 14-Ⅱ-15 参照）．耳下腺神経叢を含む断面よりも外側を浅部 superficial part（浅葉）といい，内側を深部 deep part（深葉）と区別する．しかし組織構造や機能上の違いはなく，境界部にも明瞭な隔膜は存在しない（図 16-Ⅰ-19）．

耳下腺上縁から側頭枝と頬骨枝が，前縁から頬筋枝と下顎縁枝が，尖付近から頸枝が出る．

(5) 耳下腺管（ステンセン管 Stensen 管）

耳下腺の主導管である耳下腺管 parotid duct（Stensen 管 Stensen's duct）は，耳下腺前縁の上 1/3 付近から出てそのまま水平に咬筋表面を横断し，咬筋前縁で内側に屈曲して頬筋と頬脂肪体を貫いて，頬粘膜の**耳下腺乳頭** parotid papilla に開口する．耳下腺乳頭は，上顎第一または第二大臼歯の頬側面に面している（図 16-Ⅰ-19）．

(6) 副耳下腺

耳下腺管に沿って小さな副耳下腺 associate parotid gland が約 20％の頻度で出現する（図 16-Ⅰ-18）．

(7) 脈管

耳下腺には外頸動脈と浅側頭動脈の直接枝や，後耳介動脈，浅側頭動脈の枝の顔面横動脈が分布する．これらの枝は耳下腺の内側面から耳下腺内に入る．静脈は基本的に動脈に伴走し，主に外頸静脈に流入する．

浅耳下腺リンパ節 superficial parotid nodes や深耳下腺リンパ節 deep parotid nodes が耳下腺筋膜や腺組織内に存在して耳下腺内のリンパを集める．さらに深頸リンパ節の上深頸リンパ節 superior deep cervical node に流入する．

(8) 神経支配

(a) 副交感神経

耳下腺に分布する副交感性神経線維は舌咽神経に由来する．

(ⅰ) 節前線維

延髄の**下唾液核**から起始して舌咽神経とその枝の**鼓室神経** tympanic nerve を経由して鼓室に入る．鼓室内の**鼓室神経叢**と**小錐体神経** lessor petrosal nerve を経由して下顎神経に付属する**耳神経節**に到達する．

(ⅱ) 節後線維

耳神経節に起始する節後線維は，下顎神経の枝である**耳介側頭神経** auriculotemporal nerve を経由して耳下腺に到達し，分布する（図 16-Ⅰ-16，17）．

(b) 交感神経

(ⅰ) 節前線維

胸髄側角から起始し，**交感神経幹** sympathetic stem を上行して最上端にある上頸神経節に到達する．

(ⅱ) 節後線維

上頸神経節に起始し，**中硬膜動脈神経叢**を経由して耳下腺に到達する（図 16-Ⅰ-16，17）．

(c) 感覚神経

感覚神経線維は下顎神経に由来し，**耳介側頭神経**を経由して耳下腺内に分布する．

5）顎下腺

(1) 位置・大きさ

顎下腺 submandibular gland の主要部は**顎下三角** submandibular triangle と顎舌骨筋の外側面（下面）に囲まれた**顎下隙** submandibular space に存在する．外側からみると，内外側に圧平された円盤型で，前後約 4 cm，上下約 3 cm で厚さ約 1.5 cm である．一見は卵形だが U 字型である（図 16-Ⅰ-20）．

(2) 浅部，深部

顎下隙に存在する顎下腺の主要部を浅部 superficial part（浅葉）といい，顎舌骨筋後縁から舌下隙に伸びる部位を深部 deep part（深葉）という（図 16-Ⅰ-20）．

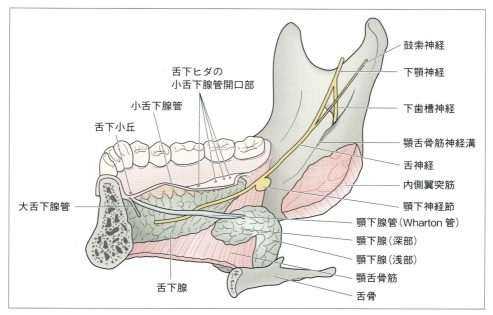

図16-Ⅰ-20　舌下腺と顎下腺の位置と関係を示す模式図
顎下腺の深部は顎舌骨筋上にあり，舌下腺と近接していること，小舌下腺の多数の短い導管の存在に注意．

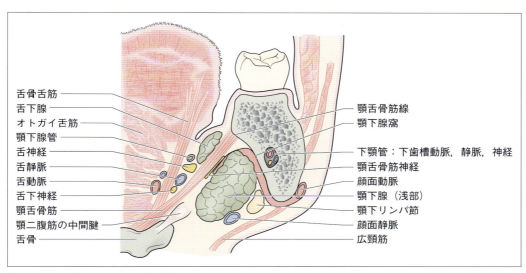

図16-Ⅰ-21　第一大臼歯部の前頭断面の模式図
顎舌骨筋を挟んで上下に配列する顎下腺と舌下腺の関係，舌下腺に近接する顎下腺管と脈管神経の関係に注意．

浅部の上面は下顎骨の顎下腺窩と顎舌骨筋に接し，下面は広頸筋で覆われている（図16-Ⅰ-21）．深部は顎舌骨筋とオトガイ舌筋に接している．浅部と深部の構造的・機能的な違いはない．

(3) 被膜

顎下腺の被膜は深頸筋膜と線維性の連結はないので，手術や解剖などでは周囲組織からの剥離が比較的容易である．

(4) 顎下腺管（Wharton管）

顎下腺管 submandibular duct（Wharton管 Wharton's duct）は顎下腺深部から出てすぐに顎舌骨筋の上側を舌下腺の内側とオトガイ舌筋の外側の間隙を前進し，舌下小丘に開口する．全長約5～6 cm，直径約1.5 mmである．途中で舌神経が近接する（図16-Ⅰ-20）

(5) 脈管

顔面動脈の直接枝（腺枝）が分布するが，顔面動脈の枝のオトガイ下動脈や上行口蓋動脈の枝，舌動脈の枝が分布することもある．静脈は基本的に動脈に伴走する．

顎下腺のリンパ管は顎下リンパ節 submandibular node から上深頸リンパ節 superior deep cervical node に流入する．

（6）神経支配

（a）副交感神経

顎下腺に分布する副交感性神経線維は顔面神経に由来する．

（ⅰ）節前線維

橋の**上唾液核**に起始し，顔面神経（中間神経）と**鼓索神経** chorda tympani nerve を経由して下顎神経の枝の**舌神経** lingual nerve に合流し，舌骨舌筋の前縁付近にある**顎下神経節** submandibular ganglion に到達する．

（ⅱ）節後線維

短い節後線維は，**顎下神経節**に起始して再度舌神経を経由して近傍の顎下腺に到達し，分布する（**図 16-Ⅰ-16，17**）．

（b）交感神経

節前線維は他の大唾液腺と同じく（☞ p.218 参照）上頸神経節に起始し，外頸動脈神経叢 external carotid plexus，**顔面動脈神経叢** facial artery plexus，**顎下神経節**を経由して顎下腺に到達し，分布する．

（c）感覚神経

感覚神経は三叉神経由来で，下顎神経，舌神経を経由する．

6）舌下腺

（1）位置・大きさ・隣接構造物

舌下腺 sublingual gland は舌下隙に存在し，前後径3〜4cm，幅および厚さ約1cmで，全体に薄く，外側に膨らんでいる．大唾液腺の中では一番小さい．

上面は口底粘膜に接し，口腔内に突出して**舌下ヒダ** sublingual fold を形成している．下面は顎舌骨筋，外側面は下顎骨の**舌下腺窩** sublingual fossa，内側面は舌骨舌筋，オトガイ舌筋，舌神経と顎下腺管に接している．後部は顎下腺の深部と近接する（**図 16-Ⅰ-20**）．

（2）被膜

舌下腺の被膜は深筋膜とは関連せず，舌下隙の疎性結合組織と緩く連続している．

（3）舌下腺管

（a）大舌下腺管

大舌下腺管 greater sublingual duct は舌下腺の前縁から出て前進し，顎下腺管とともに舌下小丘に開口する．大舌下腺管につながる小葉群を**大舌下腺** greater sublingual gland とよぶことがある．

（b）小舌下腺管

小舌下腺管 lesser sublingual duct は約10〜20本あり，個別に舌下ヒダに開口する．小舌下腺管につなが

る小葉群を**小舌下腺** lesser sublingual gland とよぶことがある．

（4）脈管

主に舌動脈の枝の舌下動脈と顔面動脈の枝のオトガイ下動脈 submental artery の枝が分布する．静脈は動脈に伴走し，顔面静脈または舌静脈に注ぐ．

舌下腺からのリンパは顎下リンパ節またはオトガイ下リンパ節から上深頸リンパ節に流入する．

（5）神経支配

自律神経系は，基本的に顎下腺と同じである（**図 16-Ⅰ-16，17**）．感覚性神経線維は三叉神経由来で，舌神経を経由する．

7）小唾液腺

（1）口唇腺

口唇腺 labial gland は上唇および下唇の粘膜下に広範囲に存在する混合腺で，数本の導管が口唇粘膜に開口する．

（2）頰腺

頰腺 buccal gland は耳下腺乳頭付近の頰粘膜の粘膜下に存在する混合腺で，導管は頰粘膜に数か所で開口する．頰筋の筋線維間や外側に腺組織が認められることもある．粘液性の高い混合腺である．

（3）口蓋腺

口蓋腺 palatine gland は硬口蓋と軟口蓋の粘膜下に存在する混合腺で，口蓋粘膜に多数の開口部を有する．硬口蓋では前側 1/3 と正中部，軟口蓋では正中部と周辺部にはほとんどない．粘液性が非常に高い唾液を分泌する混合腺である．

（4）臼歯腺

臼歯腺 molar gland（**臼後腺** retromolar gland）は最後大臼歯の後方の**臼後三角** retromolar triangle にあるレトロモラーパッド retromolar pad 内にある小唾液腺で，粘液性が高い唾液を分泌する．

（5）舌腺

舌粘膜に存在する小唾液腺を舌腺 lingual gland と総称する．舌尖部，舌体と舌根の境界部，舌根部の粘膜下に独立した小唾液腺群が存在し，それぞれを前舌腺，Ebner 腺，後舌腺という．

（a）前舌腺（Blandin-Nuhn 腺）

前舌腺 anterior lingual gland は舌尖部付近の左右の舌下面粘膜下に存在する粘液性の高い混合腺である．Blandin-Nuhn 腺ともいう．片側の腺組織からは4〜5本の導管が舌下面に開口する．

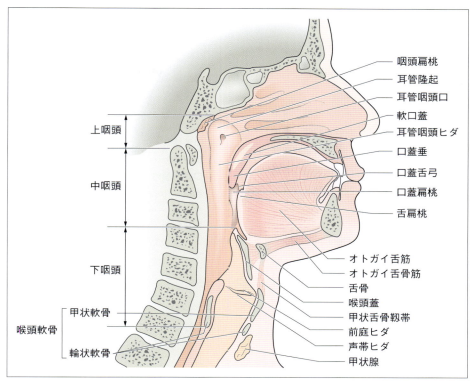

図 16-Ⅰ-22　鼻腔，口腔，咽頭の正中矢状断

(b) Ebner 腺（エブネル）

Ebner 腺 Ebner gland は**中舌腺**に相当し，**有郭乳頭**および**葉状乳頭**付近の粘膜下に発達した純漿液腺で，導管は乳頭周囲の溝の底部に開口する．

(c) 後舌腺

後舌腺 deep posterior lingual gland は分界溝より後部の舌縁部の粘膜下で，舌扁桃に付随するように存在する粘液腺で，その開口部は**舌小窩** lingual pit とよばれる．

（天野　修）

3. 咽　頭

咽頭 pharynx は鼻腔，口腔，喉頭の後に位置する筋性・膜性の管で，消化管と気道が交差する（図 16-Ⅰ-22〜24）．咽頭の上端は，蝶形骨体の後部と後頭骨の底部に接し，下端は第 6 頸椎または輪状軟骨下縁の高さで食道に移行する．長さは 12〜14 cm で，幅は上端が広く 3.5 cm，下端は 1.5 cm と狭い．機能的には食物を食道に，空気を喉頭に送る管である．咽頭の後壁は椎前筋膜と接しており，両者の間に**咽頭後隙** retropharyngeal space が存在する．咽頭鼻部には耳管が耳管咽頭口に開口しており，左右耳管咽頭口の間では上方にリンパ組織の咽頭扁桃があり，幼年ではよく発達している．前壁に相当する部位には，後鼻孔，口峡，および喉頭口が存在し，食物および空気の通路となる．咽頭壁の筋層には，上・中・下の咽頭収縮筋および咽頭挙筋群があり，水や食塊が咽頭粘膜に触れると嚥下運動が反射的に起こる．通常，前後に圧平されている．

咽頭は鼻部，口部，喉頭部に区分される．

1）咽頭鼻部（上咽頭）

咽頭鼻部 nasopharynx は気道の一部であり，軟口蓋の上で鼻腔より後鼻孔を介して後方に連なる．咽頭鼻部の上壁は円盤状を呈し，**咽頭円蓋** vault of pharynx とよばれ，上壁と後壁にある粘膜にはリンパ組織があり，**咽頭扁桃** pharyngeal tonsil という．

(1) 耳管咽頭口

咽頭鼻部の側壁で，下鼻甲介の 1〜1.5 cm 後方に耳管咽頭口 pharyngeal opening of auditory tube が開口する．耳管咽頭口は，**耳管隆起** torus tubarius の直下に開口する（図 16-Ⅰ-22）．耳管隆起は耳管軟骨部の先が突出して形成されたものである．耳管隆起より下方に伸びるヒダは**耳管咽頭ヒダ** salpingopharyngeal fold という（図 16-Ⅰ-24）．このヒダの深層に耳管咽頭筋があり，嚥下の間に耳管咽頭口が開く．さらに，耳管咽頭口の後部の粘膜下にはリンパ組織が発達しており，**耳管扁桃** tubal tonsil とよばれる．耳管と耳管咽頭ヒダの後に**咽頭陥凹** pharyngeal recess とよばれる切れ込みがみられる．

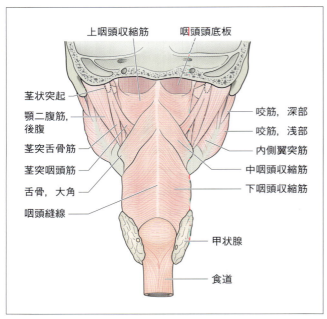

図16-I-23 咽頭を後方よりみた図

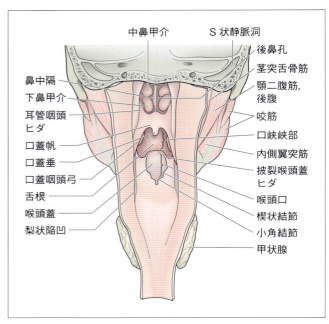

図16-I-24 咽頭後壁を正中で切り開き，後方よりみた図

咽頭鼻部は粘膜の形態や神経支配，骨性の壁などの違いがあるため，鼻腔の延長とみる考えや，器官として独立させるべきとの考えもある．ヒトを除く哺乳類では，喉頭口が直接，咽頭鼻部に連続する形をとる．

2）咽頭口部（中咽頭）

咽頭口部 oropharynx は消化管の一部であり，口峡を介して，口腔から続く．上縁は軟口蓋，下縁は舌，側縁は口蓋舌弓と口蓋咽頭弓により囲まれ，軟口蓋より，喉頭蓋上縁までの範囲を示す．

(1) 口蓋扁桃

口蓋扁桃 palatine tonsil は口蓋舌弓と口蓋咽頭弓の間にはさまれた扁桃である．両弓の間の三角形の陥凹を扁桃窩（扁桃洞 tonsillar sinus）という（☞p.213 参照）．口蓋扁桃の大きさは個人差がある．小児期の口蓋扁桃は通常大きいが，老年期では小さく，ほとんど目立たない．口蓋扁桃はほとんど軟口蓋に埋まっているので実際の大きさはわかりづらいが成人の口蓋扁桃の大きさは約2 cm である．扁桃内裂は軟口蓋に埋入している部分で，胎生期の第2咽頭嚢の遺残である．口蓋扁桃が表面に露出しているところでは**扁桃小窩** tonsillar pits という小さな孔がみられる．扁桃小窩に続く腔所を**扁桃陰窩** tonsillar crypts という．

口蓋扁桃の所属が口腔か咽頭口部かはさまざまな説がある．

(2) 扁桃窩

扁桃窩は口蓋舌弓と口蓋咽頭弓に囲まれた陥凹である．両弓の深層には口蓋舌筋と口蓋咽頭筋がある．扁桃動脈は顔面動脈の枝で，上咽頭収縮筋を通り口蓋扁桃の下極に分布する．扁桃窩には上行口蓋動脈，舌動脈，下行口蓋動脈，上行咽頭動脈からの枝も分布する．外口蓋静脈は太い静脈で，軟口蓋より下行し，咽頭静脈叢に流れ込む前に扁桃外側に分布する．口蓋扁桃の神経は舌咽神経と迷走神経から支配される．中咽頭収縮筋に分布する咽頭神経叢よりも枝を受ける．

口蓋扁桃よりのリンパ管は下顎角の近くで頸静脈二腹筋リンパ節に流れ込む．扁桃炎において，頸静脈二腹筋リンパ節の肥大を認めることより，扁桃リンパ節ともよばれている．口蓋扁桃，舌扁桃，咽頭扁桃は咽頭上方で，リング状にリンパ組織が集合しているので，これを**Waldeyer の咽頭輪**（ワルダイエル）という（図16-I-11）．この咽頭輪の前下方は舌扁桃に，外側部は口蓋扁桃に，後上方は咽頭扁桃により占められる．

3）咽頭喉頭部（下咽頭）

咽頭喉頭部 laryngopharynx（下咽頭 hypopharynx）は消化管の一部であり，喉頭蓋上縁から輪状軟骨下縁までを示す．咽頭喉頭部の下端は狭くなっており，下咽頭収縮筋の下端部は輪状咽頭部または輪状咽頭筋ともよばれる．咽頭喉頭部は第4～6頸椎の高さに位置し，前方は喉頭口を介して喉頭に，下方は食道に続く．咽頭喉頭部の後壁と側壁は中・下咽頭収縮筋，口蓋咽頭筋，茎

突咽頭筋により囲まれる．喉頭口の両側に**梨状陥凹**（リ ジョウ）piriform fossa, piriform recess という西洋梨状の凹みがある．これは甲状舌骨膜，甲状軟骨内面と**披裂喉頭蓋ヒダ** ary-epiglottic fold との間にある陥凹で，粘膜によって覆われている．この粘膜の深層に上喉頭神経の内枝と反回神経の枝が走行する．喉頭神経ヒダが梨状陥凹の粘膜にできるヒダである．喉頭蓋と舌根の間に**正中舌喉頭蓋ヒダ** median glosso-epiglottic fold があり，その両側に**喉頭蓋谷** epiglottic vallecula がある．魚の小骨などは梨状陥凹にかかることが多い．喉頭が咽頭喉頭部に飛び出しているため，咽頭喉頭部での食物の通路は喉頭蓋の両側に流れ，食道へと進む．咽頭喉頭部では食物は外側を通過するので外側の食物路という．

乳児やイヌなどの四足獣では一般に喉頭蓋がさらに高く突き出して，軟口蓋に触れて気道を確保しているので，喉頭蓋の両側への食物の振り分けが可能で，乳児では母乳を吸いながら呼吸も可能になっている．

4）咽頭の神経

咽頭の運動と体性感覚の神経は**咽頭神経叢**の枝が分布する．咽頭神経叢は舌咽神経（Ⅸ）の咽頭枝，迷走神経（Ⅹ）の咽頭枝と上頸神経節（交感神経）から構成されている．咽頭神経叢の運動神経線維は迷走神経に由来して茎突咽頭筋（舌咽神経支配），口蓋帆張筋（三叉神経第3枝：下顎神経）を除く咽頭や軟口蓋に運ばれる．咽頭神経叢の感覚神経は主に舌咽神経（Ⅸ）に由来する．舌咽神経は咽頭口部と喉頭部にくまなく分布するが，咽頭鼻部の粘膜は上顎神経（三叉神経第2枝）が分布する（図 16-Ⅰ-25，表 16-Ⅰ-1）．

5）咽頭の脈管

咽頭の主要部には外頸動脈の枝の上行咽頭動脈が，咽頭口部には顔面動脈の枝の上行口蓋動脈が分布する（☞ p.156 参照）．静脈は部位により，翼突筋静脈叢，顔面静脈または内頸静脈に流入する（☞ p.163 図 13-Ⅰ-14 参照）．

リンパは咽頭後リンパ節から上深頸リンパ節に注ぐ（☞ p.166 図 13-Ⅰ-2 参照）．

6）咽頭筋

咽頭筋 pharyngeal muscles はすべて横紋筋である．咽頭の外壁を構成する咽頭収縮筋と咽頭内部を構成する咽頭挙筋に分けられる．

（1）咽頭収縮筋（図 16-Ⅰ-23）

咽頭の外壁を構成する輪走筋で，上咽頭収縮筋，中咽頭収縮筋，下咽頭収縮筋よりなる．上咽頭収縮筋から下咽頭収縮筋に向かって，背側から屋根瓦状に重なり，下咽頭収縮筋が一番浅い．これらの配置により，上咽頭収縮筋より下咽頭収縮筋に向かって連続で自動収縮することで食物を食道に送ることになる．これらの筋はすべて，咽頭神経叢を構成する迷走神経により支配される．

（a）上咽頭収縮筋

上咽頭収縮筋 superior constrictor の起始は幅が広く，翼突鈎，翼突下顎縫線，顎舌骨筋線（下顎骨），下顎第三大臼歯後方，舌の側縁（横舌筋）から起こる．翼突下顎縫線は頰筋と上咽頭収縮筋の間にできる線維性結合組織である．上咽頭収縮筋の走行は咽頭を囲むように後方に進み，**咽頭縫線** pharyngeal raphe に停止する．上咽頭収縮筋の最上部筋線維は頭蓋の**咽頭結節** pharyngeal tubercle（☞ p.121 参照）に停止する．

（b）中咽頭収縮筋

中咽頭収縮筋 middle constrictor の起始は茎突舌骨靱帯の下端，舌骨の大角，小角である．筋線維の走行は咽頭を囲むように後方に進み，上咽頭収縮筋の下部を後ろより覆いつつ咽頭縫線に停止する．

（c）下咽頭収縮筋

下咽頭収縮筋 inferior constrictor の起始は甲状軟骨の斜線，輪状軟骨や輪状甲状筋の筋膜である．筋線維の走行は上方，水平，下方で咽頭を囲むように後ろに進み，中咽頭収縮筋の下部を後ろより覆いつつ咽頭縫線に停止する．特に輪状軟骨より起始する筋線維が括約筋として働き，空気が食道に入るのを防いでいる．嚥下の際にはこの筋線維は緩む．

3つの咽頭収縮筋がずれて配置しているため，以下のような咽頭筋の欠落している隙間が存在する．

（ⅰ）上咽頭収縮筋の上方にある隙間

口蓋帆挙筋，耳管，上行口蓋動脈は上咽頭収縮筋と頭蓋の隙間を通る．上咽頭収縮筋の上縁の上にある咽頭頭底板が，頰咽頭筋膜に続き咽頭陥凹の薄い粘膜をつくる．

（ⅱ）上咽頭収縮筋と中咽頭収縮筋との間にある隙間

この隙間は口腔への通路である．茎突咽頭筋，舌咽神経（Ⅸ），茎突舌骨靱帯が通る．

（ⅲ）中咽頭収縮筋と下咽頭収縮筋との間にある隙間

この隙間は喉頭への通路で，上喉頭神経の内枝，上喉頭動静脈が通る．

（ⅳ）下咽頭収縮筋の下方にある隙間

反回神経（迷走神経の枝）と下喉頭動脈がこの隙間を

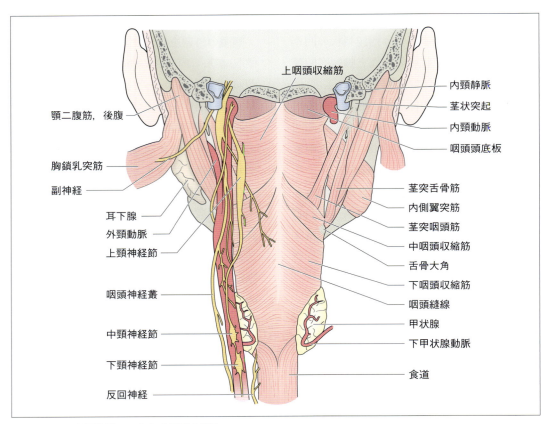

図 16-Ⅰ-25　咽頭後壁にみられる周辺の構造

表 16-Ⅰ-1　咽頭の神経

	筋，部位		支配神経
運動	咽頭筋	咽頭収縮筋：上咽頭収縮筋／中咽頭収縮筋／下咽頭収縮筋	迷走神経* （副神経の延髄根由来）
		咽頭挙筋：口蓋咽頭筋／耳管咽頭筋	
		茎突咽頭筋	舌咽神経*
	口蓋帆張筋		三叉神経第3枝：下顎神経
体性感覚	咽頭鼻部		三叉神経第2枝
	咽頭口部		舌咽神経*
	咽頭喉頭部		舌咽神経*

*咽頭神経叢を経由

通り，喉頭に進入する．

(2) 咽頭挙筋（図 16-Ⅰ-23，25）

咽頭内部を構成する筋として3つの縦走筋から構成される．これらの筋は嚥下や会話の際に喉頭と咽頭を挙上する．

(a) 茎突咽頭筋

茎突咽頭筋 stylopharyngeus は長く円錐形で，側頭骨の茎状突起より起始し，外頸動脈と内頸動脈の間を下行し，上咽頭収縮筋と中咽頭収縮筋の間を通過し，甲状軟骨の上縁と後縁に，一部は喉頭蓋の外側縁に停止する．支配神経は舌咽神経である．作用は嚥下の瞬間に咽頭と喉頭をもちあげ，咽頭を横に広げることにより食塊を通しやすくすることである．

(b) 口蓋咽頭筋

口蓋咽頭筋 palatopharyngeus は硬口蓋と口蓋腱膜より起始し，甲状軟骨の後縁と咽頭と食道に停止する．筋は薄く，粘膜に裏打ちされ，口蓋咽頭弓を形成する．

(c) 耳管咽頭筋

耳管咽頭筋 salpingopharyngeus は耳管の軟骨部より起始し，口蓋咽頭筋に交じり合うように停止する．この細い筋は咽頭側壁を下行し，粘膜である耳管咽頭ヒダにより囲まれる．作用は咽頭と喉頭を挙上し，嚥下中に耳管咽頭口を開く．

（影山幾男）

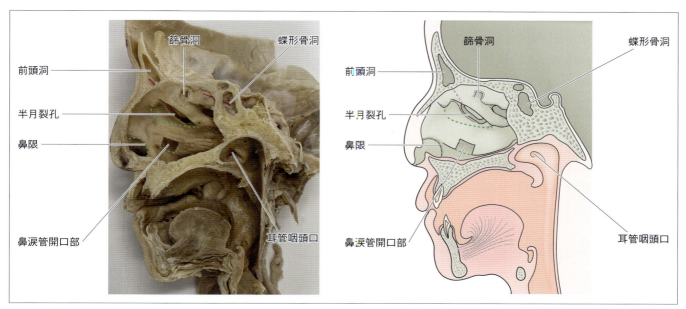

図 16-Ⅱ-1　鼻腔

Ⅱ 呼吸器系

1. 鼻　腔

　鼻腔 nasal cavity は気道 airway の入口で，骨や軟骨，結合組織からなる複雑な鼻腔壁を鼻粘膜が覆う左右1対の空気の通路で，口腔と比較すると上下方向に大きく水平方向には狭い空洞である．鼻腔は外鼻孔 nares によって外界と通じ，後方は後鼻孔 choanal を境界として咽頭に交通する（図 16-Ⅱ-1）．外鼻孔から1 cm ほど後方に軟骨性の弓形の隆線である鼻限があり，外鼻孔から鼻限までを鼻前庭 nasal vestibule とよぶ．

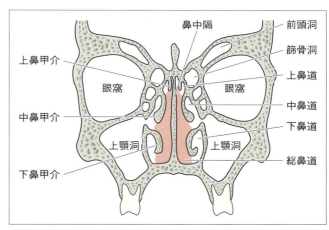

図 16-Ⅱ-2　上鼻道，中鼻道，下鼻道

1）鼻腔を構成する骨と軟骨

　鼻腔は上壁，下壁，前壁，後壁，内側壁，外側壁をもつ六面体の腔で，上顎骨，口蓋骨，鋤骨，篩骨，下鼻甲介，蝶形骨，前頭骨，鼻骨，涙骨の9つの骨と軟骨が以下のように構成している．

(1) 上壁

　篩骨篩板，前頭骨の鼻部，蝶形骨体

(2) 下壁

　上顎骨の口蓋突起，口蓋骨の水平板

(3) 前壁

　前壁上部は鼻骨，前壁下部は骨性に大きく梨状孔が開くが，生体では梨状孔を大・小・外側鼻軟骨（外鼻孔を除く）が埋める．

(4) 後壁

　後壁上部は蝶形骨体，後壁下部は後鼻孔が咽頭へ開放している．

(5) 内側壁

　篩骨の垂直板と鋤骨と鼻中隔軟骨からなる鼻中隔 nasal septum が左右それぞれの内側壁となる．

(6) 外側壁

　涙骨，篩骨迷路，上顎骨体内側面，上顎骨前頭突起，口蓋骨水直板，蝶形骨翼状突起

　外側壁には上から上鼻甲介（篩骨の一部），中鼻甲介（篩骨の一部），下鼻甲介（独立した骨）の3～4対の突起が内下方に突出する．この鼻甲介に挟まれた空洞は空気の通り道であり，上・中・下鼻道とよばれる（図 16-Ⅱ-2）．上鼻甲介の上を最上鼻道とよぶことがある．外鼻孔から吸入された空気は，鼻道を通過する間に，その粘膜の豊富な静脈と，粘液によって加温，加湿され，また，多列線毛上皮の線毛により小さな異物が除去されることにより，より理想的な状態で肺へと送られる．各鼻道は

鼻中隔の両側に上下の方向に伸びる総鼻道に続く．

鼻腔は以下のような交通路をもつ．

① 前方では外鼻孔を介して外界と連絡
② 後方は後鼻孔を通り咽頭部へ移行
③ 上方は篩骨の篩板に開く篩孔から頭蓋腔（前頭蓋窩）と交通
④ 下方は切歯管で口腔と連絡
⑤ 外方は蝶口蓋孔で翼口蓋窩と交通
⑥ 下鼻道に開口する鼻涙管で眼窩と連絡
⑦ 鼻腔の後方の上咽頭では，耳管咽頭口で中耳（鼓室）と連絡
⑧ 4つの副鼻腔と交通（後述）

2）鼻腔の神経

鼻腔に分布する神経は大きく嗅神経 olfactory nerve，前篩骨神経 anterior ethmoidal nerve，後鼻枝 posterior nasal nerves の3種類である．

第Ⅰ脳神経である嗅神経は，特殊感覚の1つである嗅覚を受容する．鼻腔上部の嗅部に嗅細胞が分布し，その軸索で構成される嗅神経は篩骨篩板の篩孔を通過して頭蓋に入り，前脳部下面ある嗅球に達する純感覚性の神経である．

前篩骨神経は三叉神経第1枝である眼神経 ophthalmic nerve の分枝であり，ほぼ純粋な感覚神経である．

後鼻枝は感覚神経，交感神経，副交感神経の混合性神経である．そのうち感覚神経は第Ⅴ脳神経である三叉神経の第2枝である上顎神経 maxillary nerve の枝である．交感神経は交感神経幹である上頸神経節からの節後線維が深錐体神経として蝶形骨の翼突管に入り，翼突管神経として翼口蓋窩に到達する．副交感神経は延髄の上唾液核から顔面神経の大錐体神経を経由し，深錐体神経と合して翼突管神経となって翼口蓋窩に到達し，翼口蓋神経節でシナプスを形成し，節後線維になる．これらの3要素の神経線維が一体化して蝶口蓋孔から鼻腔に進入し，後鼻神経として粘膜の感覚や鼻腺の分泌を支配する．

3）鼻腔の脈管

動脈は，主に顎動脈の分岐である蝶口蓋動脈 sphenopalatine artery と，眼動脈の枝である前・後篩骨動脈 anterior/posterior ethmoidal artery が分布する．静脈は鼻甲介に豊富で，特に下鼻甲介では鼻甲介海綿叢とよばれる静脈叢を形成する．これらの血液は顔面静脈や篩骨静脈に注ぐ．鼻中隔の前下部は Kiesselbach 部位 Kiesselbach's area とよばれ，毛細血管網が形成されている．この部位は出血しやすく，鼻血はこの部位から起こることが多い．また，リンパ管は深頸リンパ節に注ぐ．

4）鼻腔の粘膜

鼻前庭の表面は皮膚の続きで短剛な鼻毛を有し，重層扁平上皮で覆われる．

鼻限よりも後方の固有鼻腔の粘膜のほとんどは粘液を分泌する杯細胞が多く含まれる多列線毛上皮で覆われるが，鼻腔上部の嗅部では杯細胞は少なくなり，神経細胞である嗅細胞を含む整然とした多列線毛上皮で覆われる．

2．副鼻腔

副鼻腔 paranasal sinuses は鼻腔を取り囲む含気骨中の空洞で，①前頭洞，②蝶形骨洞，③篩骨洞（篩骨蜂巣），④上顎洞の4つからなる（図16-Ⅱ-3）．副鼻腔内面は鼻腔同様に多列線毛上皮の粘膜で覆われ，鼻腔と交通する．副鼻腔の生理学的意義として，頭蓋骨の軽量化，発声時の共鳴，吸気の保温・保湿などが考えられているが，不明な点が多い．

鼻腔と副鼻腔の交通路（図16-Ⅱ-4）は上鼻道からは

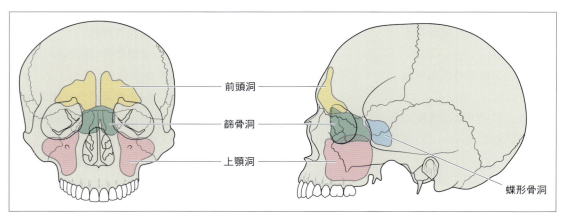

図16-Ⅱ-3　副鼻腔

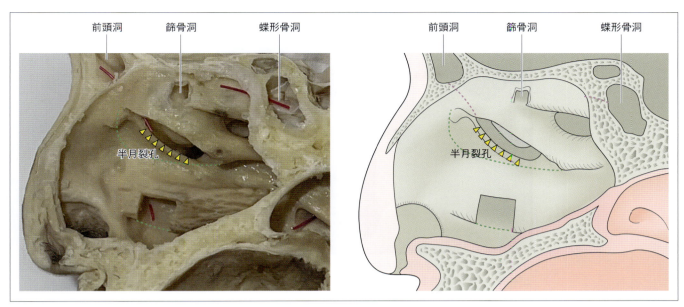

図16-Ⅱ-4　鼻腔と副鼻腔の交通路
----は切除部位を示す.

蝶形骨洞と篩骨洞後部，中鼻道からは前頭洞，上顎洞と篩骨洞前部と中部が開口する．上顎洞開口部を骨部では**上顎洞裂孔** maxillary hiatus，粘膜などが覆い被さった状態では**半月裂孔** semilunar hiatus とよぶ．

1) 前頭洞

前頭骨前頭鱗から眉間付近の空洞を前頭洞 frontal sinus とよぶ．左右に1対あり，上方は眉間上方と左右眼窩上縁結合線を結ぶ三角形をなすことが多いが，個人差が大きい．開口部は篩骨漏斗を経て半月裂孔で中鼻道と交通する．前頭洞粘膜には三叉神経第1枝である眼神経の枝，眼窩上神経 supraorbital nerve が分布する．

2) 蝶形骨洞

蝶形骨内部に左右1対ある空洞を蝶形骨洞 sphenoidal sinus とよぶ．蝶形骨洞の正中にある隔壁により左右に分けられる．開口部は骨部では蝶形骨前面にある蝶形骨洞孔で，蝶篩陥凹の下方に開口し，上鼻道の後上部に交通する．蝶形骨洞の粘膜には眼神経の枝である鼻毛様体神経の分枝枝の後篩骨神経 posterior ethmoidal nerve が分布する．

3) 篩骨洞（篩骨蜂巣）

篩骨迷路の中にある含気性の骨塊で形成される小さな空洞の総称を篩骨洞 ethmoidal sinus とよぶ．篩骨中央にある鶏冠と篩骨篩板の両側に6～20個の小さな蜂の巣状の空洞をなしているため篩骨蜂巣 ethmoidal air cells ともよばれる．大きく前部，中部，後部の3つに分けられ，開口部は前部と中部は中鼻道，後部は上鼻道に開く．篩骨洞の粘膜には眼神経の枝である鼻毛様体神経の分枝枝の前・後篩骨神経が分布する．

4) 上顎洞

上顎骨体の外形を一回り小さくした逆ピラミッド型の空洞を上顎洞 maxillary sinus とよぶ．その体積は副鼻腔中で最大（男性18～20 mL，女性15～16 mL）である．上顎骨体の鼻腔に面する大きな上顎洞裂孔は，口蓋骨垂直板，篩骨の鉤状突起，篩骨の篩骨胞，下鼻甲介によって狭められ，さらに粘膜に覆われて，細長い鎌状の半月裂孔をなし，鼻腔と上顎洞の交通路となる．臨床では半月裂孔を自然孔とよぶことがある．

上顎洞を囲む壁の厚さは場所によって大きく異なり，内側壁や前壁などできわめて薄い部位が存在する（図16-Ⅱ-5）．

また，空洞は単一なものではなく，2～3個の隔壁（出現率は約30％）という仕切りにより分けられる場合もある．上顎洞下壁である上顎洞底と歯根の間の骨は比較的薄く，後方部（臼歯部）では歯根の根尖が露出することもある．その洞底は第一・第二大臼歯付近で最も深い．

上顎洞の神経は三叉神経の第2枝の上顎神経が正円孔から翼口蓋窩に出た後，後上歯槽枝 posterior superior alveolar branches として分岐し，上顎結節後面の歯槽孔より骨壁を帯のように通り粘膜に分布する．

上顎洞の動脈は翼口蓋窩に達した顎動脈から後上歯槽

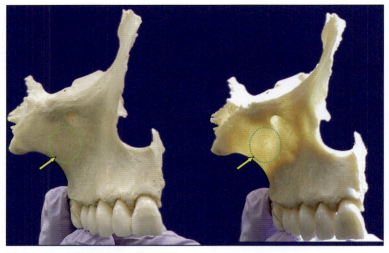

図 16-Ⅱ-5　上顎骨前壁の菲薄な部位
上顎洞内に向けて照明を当てることで，骨の菲薄な部位が観察できる．

動脈が分岐して，神経と同様の経路で分布する．

　上顎洞の粘膜は臨床ではSchneider膜 Schneiderian membraneとよばれ，インプラントの治療などにおけるサイナスリフト，ソケットリフトなどの手技においてこのSchneider膜の保存がきわめて重要な意味をもつ．また上顎洞は歯性上顎洞炎，抜歯時の歯根迷入など歯科治療におけるさまざまな偶発症に関係するため臨床との関連が深い．

（薗村貴弘）

3. 喉　頭

　喉頭 larynxは前頸部にある中空の器官で，気道の一部（下気道の入口）であるとともに発声器でもある．喉頭は第4〜6頸椎の高さにあるが，小児では比較的高い位置にある．喉頭の前方は舌骨下筋群に覆われ，後方は咽頭喉頭部と接する．上方は咽頭腔に突出して喉頭口をなし，下方は気管に続いている．

　喉頭は数種類の喉頭軟骨，喉頭軟骨間あるいは喉頭軟骨と舌骨とを連結する靱帯，喉頭軟骨に付着し声門裂の開閉や発声にあずかる**喉頭筋** laryngeal musclesおよび内腔を覆う粘膜で構成される．

1）喉頭軟骨

　喉頭軟骨 laryngeal cartilagesは，大型で不対性の甲状軟骨・輪状軟骨・喉頭蓋軟骨と，小型で有対性の披裂軟骨・楔状軟骨・小角軟骨で構成される．各軟骨は靱帯あるいは関節で連結されている．

(1) 甲状軟骨

　甲状軟骨 thyroid cartilageは喉頭軟骨の中で最も大きく，喉頭の前および外側壁をなしている（図 16-Ⅱ-6A）．正中部の最上方の喉頭隆起 laryngeal prominence（別名アダムのリンゴ Adam's apple，喉仏）が前方に突出している．喉頭隆起の上方に上甲状切痕 superior thyroid notchといわれる切れ込みをつくっている．喉頭隆起と上甲状切痕は，体表から容易に触診可能である．軟骨の後縁は上下に細い突起を伸ばして，上角 superior hornと下角 inferior hornをつくっている．上方にある舌骨とは甲状舌骨膜 thyrohyoid membraneで連結している．

(2) 輪状軟骨

　輪状軟骨 cricoid cartilageは甲状軟骨の下に位置する輪状の軟骨で，前方および外側面は輪状甲状靱帯 cricothyroid ligamentで甲状軟骨と連結している．また甲状軟骨の下角と関節を形成する（輪状甲状関節）（図 16-Ⅱ-6A）．

(3) 披裂軟骨

　披裂軟骨 arytenoid cartilageは左右1対の三角錐状の軟骨で輪状軟骨の後上部で輪状披裂関節を形成する．上方と下方にそれぞれ披裂軟骨尖 apex of arytenoid cartilage，披裂軟骨底 base of arytenoid cartilageがある．さらに下部からは前方と外側方にそれぞれ声帯突起 vocal processと筋突起 muscular processが伸び出している（図 16-Ⅱ-7A）．披裂軟骨の上には小角軟骨 corniculate cartilageが載り，披裂喉頭蓋ヒダが付着する．楔状軟骨 cuneiform cartilageは小角軟骨の前上方で披裂喉頭蓋ヒダの中に位置する．

(4) 喉頭蓋軟骨

　喉頭蓋軟骨 epiglottic cartilageは舌根と舌骨の後方

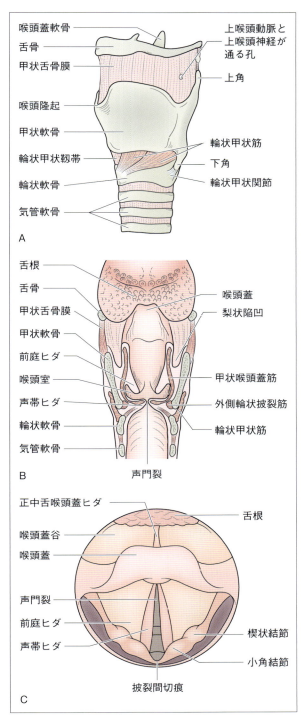

図16-Ⅱ-6 喉頭の構造
A：喉頭の軟骨と連結（前外側面）．
B：喉頭の前頭断面（後方から観察）．
C：声門（喉頭鏡により上方から観察）．
（B, C は口腔解剖学．第1版, 第2版. 医歯薬出版, 東京. を参考に作成）

2）喉頭腔，喉頭蓋

上は喉頭口 laryngeal inlet，下は輪状軟骨の下で気管の直上までの空間を喉頭腔 laryngeal cavity といい，内面は粘膜で覆われている（図16-Ⅱ-6B, C）．喉頭口は前上方を喉頭蓋 epiglottis の上縁，側方を披裂喉頭蓋ヒダ，後方を左右の披裂軟骨間の粘膜ヒダで囲まれている．喉頭口の後縁を形成する粘膜ヒダは正中で披裂間切痕 interarytenoid notch という溝をつくっている．披裂喉頭蓋ヒダの外側には甲状軟骨の後方に向かって梨状陥凹という溝状のへこみがある．嚥下の際には舌骨とともに喉頭が引き上げられ，前方へ移動する．この動作により喉頭蓋は後方に倒れ，喉頭口を閉じ，食塊や液体は喉頭蓋上面と梨状陥凹を通って食道に流れる．

喉頭腔には近接した2対の粘膜ヒダがある（図16-Ⅱ-6B, C）．上方のヒダを**前庭ヒダ**（室ヒダ）vestibular fold，下方のヒダを**声帯ヒダ** vocal fold という．左右の前庭ヒダの間を喉頭前庭裂 rima vestibuli，左右の声帯ヒダの間を声門裂 rima glottides といい，片方の前庭ヒダと声帯ヒダの間の腔所を喉頭室 laryngeal ventricle という．また，声帯ヒダと声門裂を合わせて**声門** glottis という．前庭ヒダの粘膜内部には四角膜 quadrangular membrane（喉頭弾性膜の上部構造）の下縁肥厚部である室靱帯（前庭靱帯）vestibular ligament が含まれる．声帯ヒダの粘膜内部には弾性円錐（喉頭弾性膜の下部構造）の上縁肥厚部である声帯靱帯 vocal ligament が含まれる．

声門裂は喉頭腔で最も狭く，呼吸時には開いているが，意識的に閉鎖することが可能である．また発声時にはいったん声門裂を閉鎖し，続いて呼気が声門裂を通過する際に声帯ヒダの緊張を調節することで声帯ヒダが振動して音を発する．声帯ヒダの緊張度や声門裂の開閉は喉頭筋によって調節される．

3）喉頭筋（表16-Ⅱ-1）

(1) 輪状甲状筋（図16-Ⅱ-6A, 7B）

輪状甲状筋 cricothyroid は輪状軟骨から後上方に走行し，甲状軟骨につく筋で，収縮により輪状甲状関節を軸（水平軸）として甲状軟骨が前方に傾くため，甲状軟骨後面につく声帯ヒダが緊張する．臨床的には前筋ともいう．

(2) 後輪状披裂筋（図16-Ⅱ-7）

後輪状披裂筋 posterior crico-arytenoid は輪状軟骨後面から外側上方に走行し，披裂軟骨の筋突起につく筋で，収縮により輪状披裂関節を軸（垂直軸）に披裂軟骨

に位置する喉頭蓋の支柱をなす木の葉状の軟骨で，甲状軟骨の正中後面の上部と甲状喉頭蓋靱帯 thyroepiglottic ligament で連結している（図16-Ⅱ-6A）．また舌骨とは舌骨喉頭蓋靱帯 hyoepiglottic ligament で連結している．

表 16-Ⅱ-1　喉頭筋の支配神経と作用

筋	支配神経	作用
輪状甲状筋	上喉頭神経外枝	甲状軟骨の前屈（声帯ヒダの緊張）
後輪状披裂筋	下喉頭神経（反回神経）	披裂軟骨の外旋（声門裂を開く）
外側輪状披裂筋	下喉頭神経（反回神経）	披裂軟骨の内旋（声門裂を閉じる）
横披裂筋	下喉頭神経（反回神経）	披裂軟骨の内転（声門裂を閉じる）
斜披裂筋	下喉頭神経（反回神経）	披裂軟骨の内転（声門裂を閉じる）
披裂喉頭蓋筋	下喉頭神経（反回神経）	喉頭蓋を後下方に引く（喉頭口を閉じる）
甲状披裂筋	下喉頭神経（反回神経）	喉頭腔を狭める
声帯筋	下喉頭神経（反回神経）	声帯ヒダの緊張を調節する

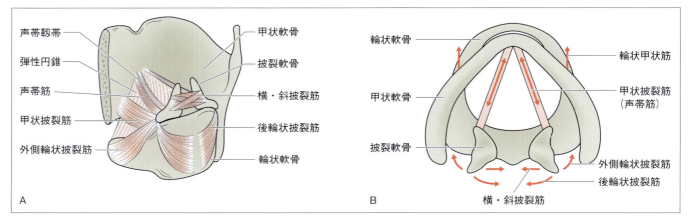

図 16-Ⅱ-7　喉頭筋
A：後外側方向から観察．
B：各喉頭筋の作用を示す模式図．
（B は口腔解剖学．第 1 版，第 2 版，医歯薬出版，東京．を参考に作成）

が外側に回転（外旋）し，声門裂を開く．声門裂を開く唯一の筋であるため，両側麻痺では呼吸困難が生じる．臨床的には後筋ともいう．

(3) 外側輪状披裂筋（図 16-Ⅱ-6B，7）

外側輪状披裂筋 lateral crico-arytenoid は輪状軟骨の外側面から後上方に走行し，披裂軟骨の筋突起につく筋で，収縮により輪状披裂関節を軸に披裂軟骨が内側に回転（内旋）し，声門裂を閉じる．臨床的には側筋ともいう．

(4) 横披裂筋，斜披裂筋（図 16-Ⅱ-7）

横披裂筋 transverse arytenoid，斜披裂筋 oblique arytenoid は左右の披裂軟骨間の後面で水平・斜方向に走行する筋で，収縮により披裂軟骨を互いに近づけ（内転），声門裂を閉じる．斜披裂筋の筋線維の一部は披裂喉頭蓋ヒダの中を走行し，披裂喉頭蓋筋 aryepiglotticus に続く．臨床的には横筋ともいう．

(5) 甲状披裂筋（図 16-Ⅱ-7）

甲状披裂筋 thyro-arytenoid は甲状軟骨の後面正中部から披裂軟骨の前外側面に向かって後方に走行する．筋線維の一部は，後上方に走行し，披裂喉頭蓋ヒダの中に入る．四角膜および弾性円錐の外側を取り囲む幅の広い

筋で，収縮により喉頭腔を狭くする．甲状披裂筋の内側には声帯靱帯と平行に走行する細長い筋である声帯筋 vocalis があり，この筋は声帯ヒダの緊張を調節している．臨床的には内筋ともいう．

4）喉頭の脈管・神経

(1) 動脈

喉頭上部には上甲状腺動脈の枝である上喉頭動脈が分布し，下部には下甲状腺動脈（甲状頸動脈の枝）の枝である下喉頭動脈が分布する．

(2) 静脈

上部は上甲状腺静脈から内頸静脈に，下部は下甲状腺静脈から腕頭静脈に注ぐ．

(3) リンパ系

声帯ヒダより上方のリンパ管は上深頸リンパ節に，声帯ヒダより下方のリンパ管は喉頭前リンパ節および気管前リンパ節から深前頸リンパ節に注ぐ．

(4) 神経

喉頭筋はすべて迷走神経に支配される．輪状甲状筋は上喉頭神経外枝，その他の筋は反回神経由来の下喉頭神経に支配される．

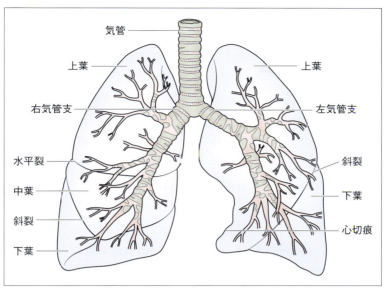

図 16-Ⅱ-8　気管・気管支・肺

声門より上部の喉頭粘膜の感覚は上喉頭神経の内枝，下部は下喉頭神経に支配される．

4. 気　管

気管 trachea は第6頸椎の高さで喉頭に続く，長さ10～13 cm，横径1.5～2 cmの管状の器官である．上半部は頸部にあるが，下半部は胸郭の正中部で左右の肺の間の領域である縦隔 mediastinum の上部にある．下端は第5胸椎の高さで左右の気管支に分かれる（図16-Ⅱ-8）．気管は16～20個の後方に開いた馬蹄形の気管軟骨 tracheal cartilage と軟骨間を縦に連結する輪状靱帯および内腔の粘膜で構成される．気管の後壁は軟骨を欠き，平滑筋束が膜性壁 membranous wall をつくっている．この膜性壁の後ろに食道が接している．左右の気管支に分かれる下端の気管軟骨の中央部分は内腔側に稜状に突出しており，この突出部を気管竜骨 carina of trachea という．この部位の粘膜は感覚が鋭敏で刺激を受けると反射的に激しい咳が起こる．気管内面の粘膜上皮は多列線毛上皮であり，多数の杯細胞が存在し，粘膜下には気管腺 tracheal gland がある．これらの分泌物は気管に吸入されたほこりをからめとり，咽頭へと送り出されて痰 sputum となる．

気管切開は上気道閉塞による呼吸困難に対して気道の確保を目的として行われ，通常第2～4気管軟骨を切開し，カニューレを挿入する．

1）気管の脈管・神経
（1）動脈
甲状頸動脈の枝である下甲状腺動脈が分布する．
（2）静脈
下甲状腺静脈から腕頭静脈に注ぐ．
（3）リンパ系
気管気管支リンパ節や気管リンパ節に注ぐ．
（4）神経
反回神経由来の下喉頭神経（感覚および副交感神経線維を含む）と下頸神経節および上位胸神経節由来の交感神経が分布する．交感神経が優位に働くと平滑筋が弛緩して気管の内腔が広がるとともに腺分泌が抑制され換気量が増大する．一方，副交感神経が優位に働くと平滑筋が緊張して内腔が狭くなるので換気量が減少する．

気管支喘息 asthma では気管や気管支粘膜の炎症による浮腫・腺の分泌の増加に伴い気道が狭くなるため，「ぜいぜい」という喘鳴を引き起こす．夜から朝方に発作が起きやすいのは，この時間帯は副交感神経が優位に作用するためである．

5. 気管支と肺

第5胸椎の高さで気管の下端は気管分岐部 bifurcation of trachea として左右の気管支に分かれる．右の気管支は左に比べ太くて短く，垂直軸に対する傾斜角が小さく，垂直に近い走行をしているが，左の気管支は垂直軸に対する傾斜角が大きく，水平に近い走行をしている（図16-Ⅱ-8）．

誤嚥などによる気管内異物（歯科診療では抜去歯や充

填物，小器具など）のほとんどは右気管支に入るが，これは上記の気管支の解剖学的な左右差に起因する．

1）気管支

左右の気管支 bronchus（主気管支 main bronchus）は肺の内側面の肺門から肺に入り，右では上・中・下3本，左では上・下2本の葉気管支 lobar bronchus に分かれ，それぞれの肺葉に分布する．葉気管支はさらに区域気管支 segmental bronchus に分かれ，それぞれの肺区域に分布する（右は10区域，左は8区域）．区域気管支は肺区域内でさらに枝分かれを繰り返し，軟骨が消失して細気管支 bronchiole となり，終末細気管支 terminal bronchiole，呼吸細気管支 respiratory bronchiole を経て肺胞 alveolus に終わる．

気管支内面の粘膜上皮は気管と同様に多列線毛上皮で，多数の杯細胞が存在し，粘膜下には気管支腺 bronchial gland がある．細気管支の粘膜上皮は単層円柱上皮や単層扁平上皮となる．

2）気管支の脈管・神経

(1) 動脈

左右2本ずつの気管支動脈（胸大動脈，鎖骨下動脈あるいは肋間動脈の枝）が分布する．

(2) 静脈

右の気管支静脈は奇静脈，左の気管支静脈は副半奇静脈に注ぐ．

(3) リンパ系 （3）肺を参照）

(4) 神経

気管と同様に下喉頭神経と交感神経が分布する．

3）肺

肺 lung は胸腔 thoracic cavity の大部分を占める実質性器官である．左右の肺の間にある心臓が左に偏在するため左肺は右肺より小さい．肺の上端部を肺尖 apex of lung といい，鎖骨の後方に位置し，鎖骨よりも2〜3cm上方に突出している．下端部の肺底 base of lung はやや凹んだ平らな面となっていて横隔膜に接している．胸壁に面する外側を肋骨面，縦隔に面する内側を内側面あるいは縦隔面という．左右の肺の内側面で心臓に接する部分は心圧痕 cardiac impression として凹んでおり，左肺の前面には心切痕 cardiac notch がみられる．心圧痕の後上方には気管支・脈管・神経が出入りする肺門 hilum of lung がある．右肺は水平裂と斜裂によって上・中・下葉に分けられ，左肺は斜裂により上・下葉に分け

られる（図16-Ⅱ-8）．

肺の表面と胸壁の内面は漿膜である胸膜 pleura で覆われている．肺の表面を覆うのは肺胸膜（臓側胸膜），胸壁内面を覆うのは壁側胸膜であり，これらの胸膜の間の狭い隙間を胸膜腔という．これらの胸膜は肺門で折れかえって互いに連続し，肺門を出入りする構造物を包んで肺根 root of lung を形成するとともに，2葉が重なって下方に垂れ下がり，肺間膜を形成する．

(1) 脈管

肺の血管には肺循環を構成する機能血管系と体循環の一部である栄養血管系がある．機能血管系には肺動脈 pulmonary artery と肺静脈 pulmonary vein が含まれ，栄養血管系には気管支や肺組織を栄養する気管支動静脈が含まれる．

(2) リンパ系

肺内のリンパ管は気管支の分枝に沿って合流し，肺内リンパ節を経て肺門に向かう．肺門の内外にあるリンパ節をまとめて気管支肺リンパ節 bronchopulmonary nodes という．

(3) 神経

肺根周囲に存在する肺神経叢 pulmonary plexus からの神経が分布する．肺神経叢は迷走神経由来の副交感神経と胸神経節由来の交感神経で構成される．

（寺山隆司）

Ⅲ 内分泌系

1．頭頸部に存在する内分泌腺の概要

内分泌腺 endocrine gland は導管がなく，分泌する物質はホルモン hormone として，血管やリンパ管に入り，体内を循環する．頭頸部の内分泌器官としては，脳に存在するものは視床下部からぶら下がる下垂体 pituitary gland，第三脳室の後方にある松果体 pineal gland, pineal body があり，前頸部に存在する甲状腺 thyroid gland，甲状腺の後面に存在する上皮小体（副甲状腺）parathyroid gland（図16-Ⅲ-1）がある．

2．各内分泌腺について

1）下垂体

下垂体（図16-Ⅲ-2B）は，視床下部 hypothalamus から下垂体茎 pituitary stalk で下がり蝶形骨体 body of sphenoid bone 上面のトルコ鞍 sella turcica（図16-Ⅲ-2A）のくぼみの下垂体窩 hypophysial fossa に入り込む実質器官であり，前葉 anterior lobe，中間部 pars intermedia と後葉 posterior lobe に分けられる．下垂体の大きさは小指頭大で，前後径 8～9 mm，幅 10～14 mm，高さ約 8 mm で，重量は 0.7 g 程度である．

下垂体の発生は，前葉は口腔上皮の外胚葉由来，後葉は間脳の神経外胚葉由来で，両者が一緒になり下垂体をつくる．

下垂体に近接する動脈は，海綿静脈洞内を通る内頸動脈で，神経は動眼神経，滑車神経，外転神経，三叉神経の眼神経と上顎神経である．

下垂体からは，**下垂体前葉ホルモン**と**下垂体後葉ホルモン**を分泌する．下垂体の前葉，中間部と隆起部 pars tuberalis で構成される部は，**腺性下垂体** adenohypophysis である．また後葉（神経葉 neural lobe）と漏斗 infundibulum から構成される部は，**神経性下垂体** neurohypophysis である．前葉は腺組織で，視床下部の神経細胞により調節される．視床下部から分泌された視床下部ホルモンは**下垂体門脈系** hypophyseal portal system（毛細血管網の間に形成される静脈路）を介して前葉に運ばれ，前葉の腺細胞を刺激または抑制する．刺激によって分泌された下垂体前葉ホルモンは，海綿静脈洞を通じて全身に運ばれる．後葉は神経組織で，視床下部の神経細胞核（視索上核 supraoptic nucleus・室傍核 paraventricular nucleus）でつくられた下垂体後葉ホルモンは，神経線維を通り後葉に運ばれ分泌される．このように神経細胞が分泌作用を営むことを**神経分泌** neurosecretion という．下垂体前葉からは，成長ホルモン，甲状腺刺激ホルモン，乳腺刺激ホルモン，副甲状腺刺激ホルモン，性腺刺激ホルモンなどを分泌する．成長ホルモンは，骨端軟骨に作用し，骨の成長を促し，過剰分泌では巨人症，分泌の不足では小人症を呈する．甲状腺刺激ホルモンは，甲状腺の分泌機能を促進する．下垂体後葉から，バソプレシン，オキシトシンを分泌する．

2）松果体

松果体（図 16-Ⅲ-3）は，左右の大脳半球の間で，脳の中央線上で第三脳室の後壁にある隆起で，松ぼっくり様の形態を呈する．大きさは，長さ約 1 cm，重量は 0.2 g 程度である．

松果体からのホルモンは，**メラトニン** melatonin を分泌する．メラトニンは概日リズム（サーカディアンリズム circadian rhythm）の調節作用がある．

3）甲状腺

甲状腺は前頸部で，第 5 頸椎から第 1 胸椎の高さで，甲状軟骨 thyroid cartilage の下部から第 5 気管軟骨付近に位置している．通常，**左葉** left lobe と**右葉** right lobe の 2 葉に分かれ，2 葉をつなぐ部分は**峡部** isthmus として区分される．甲状腺の形態としては，全形は H 型または U 型を呈し，峡部からは上方に向かって**錐体**

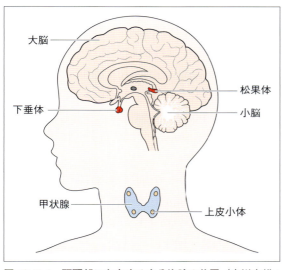

図 16-Ⅲ-1　頭頸部に存在する内分泌腺の位置（吉川文雄：人体系統解剖学．南山堂，東京，1984, p.464. を参考に作成）

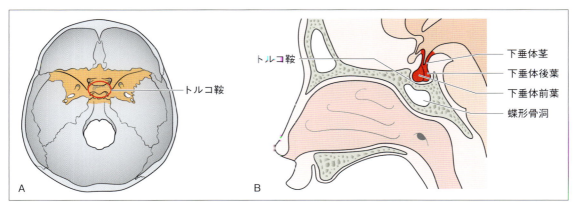

図 16-Ⅲ-2　下垂体（吉川文雄：人体系統解剖学．南山堂，東京，1984, p.105, 464. を参考に作成）
A：内頭蓋底のトルコ鞍の位置．B：下垂体（矢状断面）．

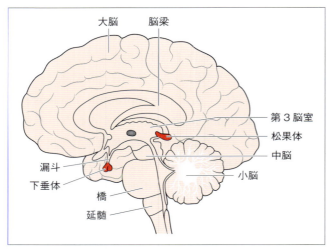

図16-Ⅲ-3　松果体（矢状断面）（吉川文雄：人体系統解剖学．南山堂，東京，1984，p.602．を参考に作成）

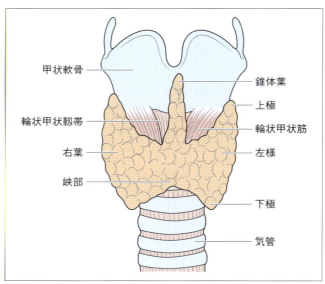

図16-Ⅲ-4　甲状腺前面（池田やよい：口腔解剖学．第2版．医歯薬出版，東京，2018，p.199．を参考に作成）

葉 pyramidal lobe（図16-Ⅲ-4）が伸びることがある．

　甲状腺の発生原基は内胚葉性由来で，胎生3〜4週頃に無対舌結節とコプラの間に内胚葉上皮が肥厚することによる．続いて甲状腺の原基は膨らみ，甲状腺憩室を形成し，咽頭の前面の正中に沿って下降すると**甲状舌管** thyroglossal duct を形成する．甲状舌管は舌と咽頭腔を連結している．その後に甲状舌管は消失し，甲状腺の原基部は**舌盲孔**として遺残する．甲状腺は独立した器官となり，発生が進むと甲状軟骨の前面を下降し，胎生7週までには2葉に分かれて最終的に気管の前部に到達する（図16-Ⅲ-5）．左葉と右葉の大きさは，個体差，男女差，左右差があるが，成人の正常値としては，それぞれ上下の長さ（長径）は約5 cm，幅（横径）は約3〜4 cm，厚みは約2 cm，重量は15〜25 gである．

　動脈（図16-Ⅲ-6A）は，**上甲状腺動脈** superior thyroid artery と**下甲状腺動脈** inferior thyroid artery があり，上甲状腺動脈は外頸動脈の起始部から出る枝で，上縁に**前腺枝** anterior glandular branch，後面に**後腺枝** posterior glandular branch に分かれる．甲状腺に分布し血液の供給を受ける．下甲状腺動脈は，鎖骨下動脈の甲状頸動脈 thyrocervical trunk の枝で，甲状腺の後面に分布し血液の供給を受ける．

　静脈（図16-Ⅲ-6A）に関しては，その形態は変異に富んでいる．基本的には，**上甲状腺静脈** superior thyroid vein，**中甲状腺静脈** middle thyroid vein，**下甲状腺静脈** inferior thyroid vein があり，これらが静脈叢をつくり**甲状腺静脈叢** thyroid plexus of vein を形成している．

　甲状腺に近接する神経（図16-Ⅲ-6A）は，迷走神経の**反回神経** recurrent laryngeal nerve が左葉と右葉の後面内側に接し上行する．反回神経は甲状腺の後面を通過する（図16-Ⅲ-6B）ので，これらの部位の確認は甲状腺の手術の際などで重要である．

　甲状腺からのホルモンは，**サイロキシン** thyroxine（T4），**カルシトニン** calcitonin，トリヨードサイロニン triiodothyronine（T3）を分泌する．甲状腺ホルモンが過剰に分泌される**甲状腺機能亢進症** hyperthyroidism の**バセドウ病** Basedow disease の症状としては，眼球の突出を呈する．甲状腺ホルモンが低下した場合は**甲状腺機能低下症** hypothyroidism で，新生児に発症した場合の**クレチン病** cretinism では低身長や精神遅滞の症状が起きる．

　甲状腺の組織構造は，表面は薄い線維性被膜で包まれ，実質は球状の**濾胞** follicle の集まりで構成されている．濾胞の内部は褐色の**コロイド** colloid で満たされており，外側面は毛細血管で囲まれている．濾胞は，濾胞腔とそれを囲む単層立方上皮または扁平上皮からなる**濾胞上皮細胞** follicular epithelial cell で構成され，濾胞間にはまばらに存在する**傍濾胞細胞** parafollicular cell（C細胞 clear cell）がある．

　濾胞上皮細胞は，サイロキシンとトリヨードサイロニンを分泌し，細胞の新陳代謝を高める働きがある．傍濾胞細胞は，カルシトニンを分泌し，骨吸収の抑制，血中カルシウム濃度を低下させる．

4）上皮小体（副甲状腺）

　上皮小体（副甲状腺）は，甲状腺の左葉と右葉の後面で上端と下端に各1対存在し，米粒大で通常4個付着（図16-Ⅲ-7）している．上端のものは**上上皮小体** superior parathyroid gland，下端のものは**下上皮小体** inferior

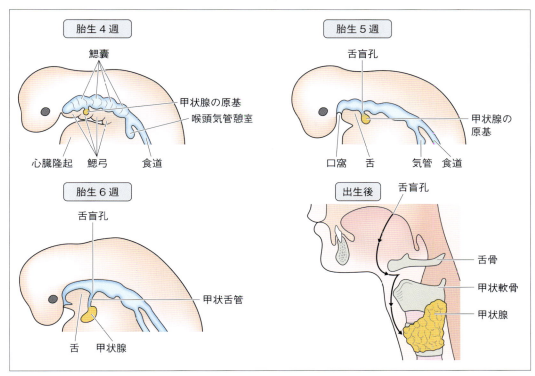

図16-Ⅲ-5　甲状腺の発生（滝口励司ほか：口腔発生学．第1版．学建書院，東京，1993，23．を参考に作成）

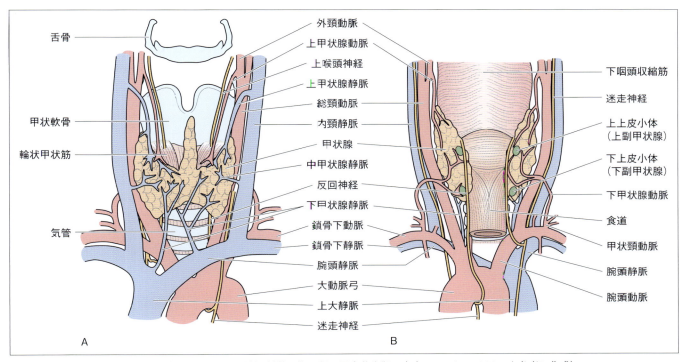

図16-Ⅲ-6　甲状腺の脈管と神経（池田やよい：口腔解剖学．第2版．医歯薬出版，東京，2018，p.200．を参考に作成）
A：前面．B：後面．

parathyroid glandである．
　上上皮小体の原基は第4咽頭嚢から，下上皮小体の原基は第3咽頭嚢から，胎生5〜12週に発生し，さらに神経堤細胞も上皮小体の発生に関与している（**図16-Ⅲ-8**）．
　動脈（**図16-Ⅲ-6B**）は，上上皮小体は上甲状腺動脈から，下上皮小体は下甲状腺動脈から血液の供給を受ける．
　静脈（**図16-Ⅲ-6B**）は，上上皮小体は上甲状腺静脈に，下上皮小体は下甲状腺静脈に注ぐ．
　上皮小体からのホルモンは，**パラトルモン**（副甲状腺ホルモン）parathormone（PTH）を分泌する．パラトルモンは，骨吸収を促進し，カルシウム濃度を正常まで

237

上昇させる．副甲状腺機能亢進症 hyperparathyroidism では骨が脆くなり，**副甲状腺機能低下症** hypoparathyroidism では血中カルシウム濃度の低下により，神経細胞や筋線維の興奮性が亢進し，四肢末端や口裂周囲の筋肉に硬直・痙攣を生じる**テタニー** tetany 症状が現れる．

上皮小体の組織構造は，**主細胞** principal cell（chief cell）と**酸好性細胞** oxyphil cell からなり，パラトルモンは主細胞から分泌される．

3. 口腔領域に重要なホルモン

下垂体前葉から分泌される成長ホルモンは，骨の成長発育に影響を与え，口腔領域では顎骨の成長に関与する．甲状腺からのカルシトニン（血中カルシウム濃度の低下）と上皮小体（副甲状腺）からのパラトルモン（血中カルシウム濃度の上昇）は，血中カルシウム濃度を調節し，歯の石灰化に関係が深く，歯の形成時期に内分泌の異常があると歯質の性状に影響を与えることがある．

ヒトの血清カルシウム濃度はきわめて厳格に約 10 mg/dL（2.5 mM）に保たれている．カルシウムの恒常性は十二指腸（カルシウムの吸収），骨（カルシウムの貯蔵），腎臓（カルシウムの排泄）の 3 つの臓器とパラトルモン，活性型ビタミン D_3（$1\alpha, 25(OH)_2D_3$），カルシトニンの 3 つのホルモンによって維持されている（図 16-Ⅲ-9）．

PTH は 84 個のアミノ酸で構成されるペプチドホルモンで，上皮小体から分泌される．PTH は骨組織に対し骨吸収を誘導し，腎臓の近位尿細管においてカルシウムの再吸収を促進するとともにリン酸の再吸収を抑制する．

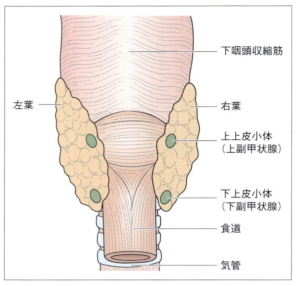

図 16-Ⅲ-7　上皮小体（副甲状腺）（池田やよい：口腔解剖学．第 2 版．医歯薬出版，東京，2018, p.199. を参考に作成）甲状腺後面から観察．

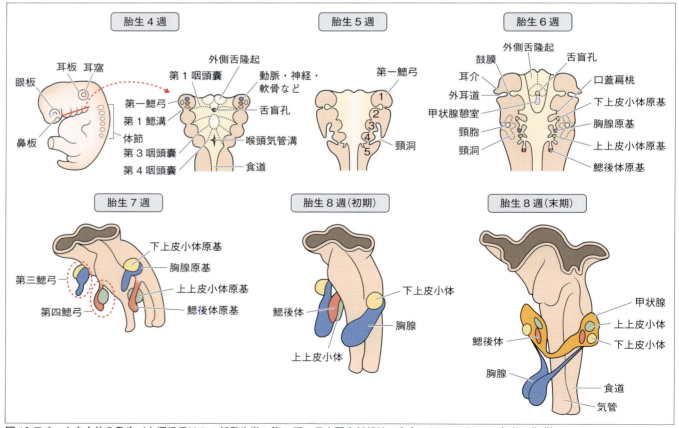

図 16-Ⅲ-8　上皮小体の発生（白澤信行ほか：新発生学．第 4 版．日本医事新報社，東京，2016, 29. を参考に作成）

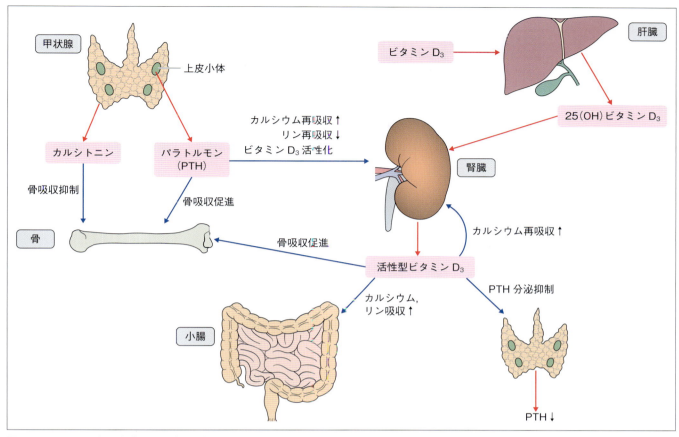

図 16-Ⅲ-9　カルシウム代謝の調節（早川太郎ほか：口腔生化学．第 6 版．医歯薬出版，東京，2023，222．を参考に作成）

また腎臓で活性型ビタミン D_3 の合成を促進する．

カルシトニンは 32 個のアミノ酸からなるペプチドホルモンで，甲状腺から分泌され，破骨細胞に直接作用し骨吸収を抑制する．

活性型ビタミン D_3 はステロイドホルモンで，脂溶性ビタミンのビタミン D が肝臓と腎臓で代謝されて産生する．十二指腸で食事からのカルシウムの吸収を促進するとともに，骨のリモデリング（改造現象）を賦活する．

他に内分泌腺としての臓器は，胸腺 thymus，副腎 adrenal gland，膵臓 pancreas と，男性では精巣 testis，女性では卵巣 ovary がある．また，消化管と膵臓の Langerhans 島にも内分泌細胞が存在し，これらは胃腸膵内分泌系とよばれる．

（野中直子）

● 参考図書

消化器系

1. 口腔

1) Standring S：Gray's Anatomy：The Anotomical Basis of Clinical Pactice. 40th ed. Elsevier, New York, 2008.
2) 下郷和雄，瀬戸一郎訳：グラフィックス フェイス 臨床解剖図譜．クインテッセンス出版，東京，2013．
3) 坂井建雄：標準解剖学．医学書院，東京，2017．
4) 坂井建雄，天野　修監訳：プロメテウス解剖学アトラス 口腔・頭頸部．第 2 版．医学書院，東京，2018．
5) 天野　修ほか：舌の不思議．小児歯科臨床，12：18～26，2016．

2. 唾液腺

1) Standring S：Gray's Anatomy：The Anotomical Basis of Clinical Pactice. 40th ed. Elsevier, New York, 2008, 495～497, 520～523.
2) Saracco CG and Crabill EV：Anatomy of the human salivary gland. In：Biology of the salivary glands.（Dobrosielsiki-Vergona ed.）, CRC Press, Boca Raton, 1993, 1～14.
3) 天野　修，草間　薫編：口腔生物学各論 唾液腺．学建書院，東京，2006，2～30．
4) 天野　修：唾液腺―臨床と研究のための解剖学―．日口外誌，57：384～393，2011．

Ⅲ 内分泌系

1) 磯川桂太郎ほか：組織学・口腔組織学．第 4 版．わかば出版，東京，2020．
2) 吉川文雄：人体系統解剖学．第 1 版．南山堂，東京，2018．
3) Norton NS：ネッター　頭頸部・口腔顎顔面の臨床解剖学アトラス．原著第 1 版．医歯薬出版，東京，2012．
4) Drake RL ほか，秋田恵一訳：グレイ解剖学．原著第 4 版．エルゼビア・ジャパン，東京，2019．
5) 須田立雄・早川太郎監修，髙橋信博ほか編：口腔生化学．第 6 版．医歯薬出版，東京，2023．

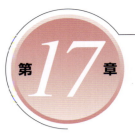

第17章 画像解剖学

chapter 17

I 口内法エックス線画像の正常像
（図 17-I-1～7）

本撮影法は，歯と歯周組織を対象としたもので，検出器（フィルム，センサー，イメージングプレートなど）を口腔内に挿入して撮影を行う．歯軸と検出器とのなす角度の二等分線上の面を想定してこの面に対して垂直にエックス線を入射する二等分法，歯軸と検出器を平行にしてエックス線を両者に垂直に入射する平行法，検出器にタブ（翼）を貼り付けてこれを咬ませて撮影する咬翼法，さらにやや大きな咬合型の検出器を軽く咬んだ状態で上顎あるいは下顎を撮影する咬合法がある．歯ではエナメル質（EN），象牙質（DE），歯髄腔（DP）が確認できるが，セメント質は象牙質と区別するのは困難である．歯周組織では歯根膜腔（PLS），歯槽硬線（LA），骨梁（BT）が確認できる．口内法エックス線画像で描出される周囲解剖構造として，上顎では前鼻棘（ANS），切歯管（孔）（IF），正中口蓋縫合（MPS），鼻腔および鼻腔底（NF），上顎洞（MS）および上顎洞底（FL），頬骨突起（ZP）など，下顎ではオトガイ棘（SM），オトガイ孔（ME），下顎管（MC），外斜線（EO）などがある．

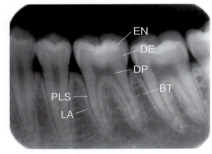

図 17-I-1　口内法エックス線画像
BT：骨梁，DE：象牙質，DP：歯髄腔，EN：エナメル質，LA：歯槽硬線，PLS：歯根膜腔

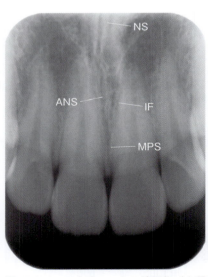

図 17-I-2　口内法エックス線画像（上顎前歯部）
ANS：前鼻棘，IF：切歯孔，MPS：正中口蓋縫合，NS：鼻中隔

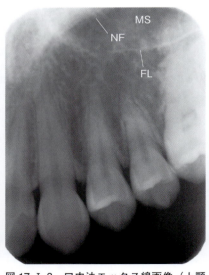

図 17-I-3　口内法エックス線画像（上顎小臼歯部）
FL：上顎洞底，MS：上顎洞，NF：鼻腔底

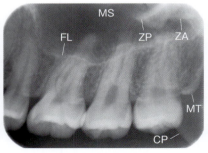

図 17-I-4　口内法エックス線画像（上顎大臼歯部）
CP：筋突起，FL：上顎洞底，MS：上顎洞，MT：上顎結節，ZA：頬骨弓，ZP：頬骨突起

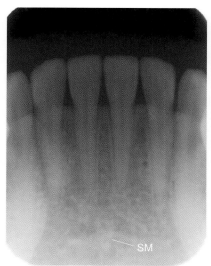

図 17-Ⅰ-5 口内法エックス線画像（下顎前歯部）
SM：オトガイ棘

図 17-Ⅰ-6 口内法エックス線画像（下顎小臼歯部）
ME：オトガイ孔

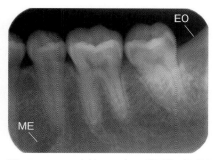

図 17-Ⅰ-7 口内法エックス線画像（下顎大臼歯部）
EO：外斜線，ME：オトガイ孔

パノラマエックス線画像の正常像
（図 17-Ⅱ-1）

本撮影法は，上下顎骨および周囲隣接組織の総覧像を得られる点に特徴があり，前歯部付近では正面像に近い像，臼歯部から後方では側面像に近い画像となる．パノラマ無名線（IL）は本撮影法で認められる特徴的な正常解剖構造の1つであり，エックス線入射に対する上顎骨頰骨突起と頰骨後面の接線効果により描出される．無名線と上顎洞後壁（PW），上顎洞底（FL）は悪性腫瘍などの重大な疾患の発見に特に重要である．下顎部では，下顎頭（CO）は顎関節疾患で，下顎管（MC）は下顎骨内に生じるさまざまな病変で異常を呈することが多く，下顎骨下縁緻密骨（皮質骨）（CB）や歯槽頂の骨辺縁の状態は，炎症の広がりや程度，腫瘍の良性と悪性の鑑別や加齢変化の評価にきわめて重要である．

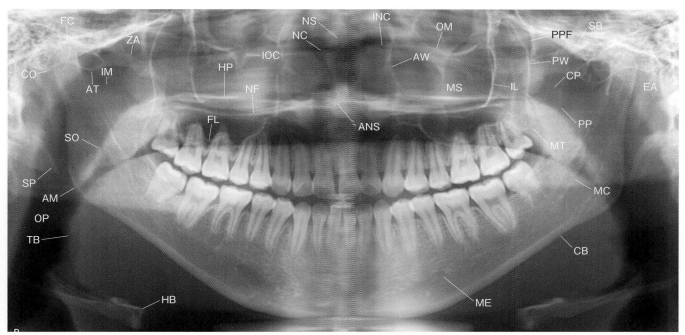

図 17-Ⅱ-1 パノラマエックス線画像
AM：下顎角，ANS：前鼻棘，AT：関節結節，AW：上顎洞前壁，CB：下顎骨下縁緻密骨，CO：下顎頭，CP：筋突起，EA：外耳孔，FC：下顎窩，FL：上顎洞底，HB：舌骨，HP：硬口蓋，IL：パノラマ無名線，IM：下顎切痕，INC：下鼻甲介，IOC：眼窩下管，MC：下顎管，ME：オトガイ孔，MS：上顎洞，MT：上顎結節，NC：鼻腔，NF：鼻腔底，NS：鼻中隔，OM：眼窩下縁，OP：中咽頭腔，PP：翼状突起，PPF：翼口蓋窩，PW：上顎洞後壁，SB：頭蓋底，SO：軟口蓋，SP：茎状突起，TB：舌根，ZA：頰骨弓

III 頭部エックス線画像の正常像

1. 頭部後前方向 posterior-anterior（PA）撮影法（図17-Ⅲ-1）

本撮影法は，頭蓋の後方から前方に向かってエックス線を入射した頭部正面像である．顎骨の正中部付近は頸椎が，顎関節は側頭骨が重なって投影されるため，明瞭な像を得ることができないが，前後的に骨の重積の少ない上顎骨外側部や，下顎枝の病変の発見に有用である．前頭洞（FS），篩骨洞（ES），上顎洞（MS）や眼窩（OR）などの観察もできる．

2. 頭部側方向撮影法（図17-Ⅲ-2）

本撮影法は，観察したい側に向かって対側の側方からエックス線を入射した頭部側面像である．規格化された投影条件を用いて，前述の頭部後前方向撮影法とともに矯正歯科の診断に必要なセファログラムとして利用されている．副鼻腔や硬口蓋（HP），咽頭部の軟組織の観察にも用いられる．

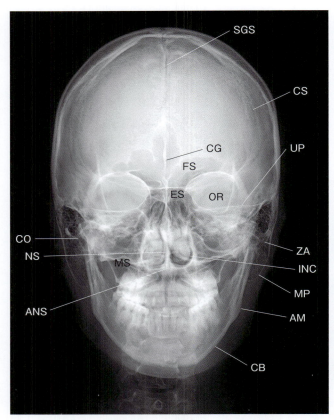

図17-Ⅲ-1 頭部後前方向撮影法（頭部エックス線規格写真正面像）
AM：下顎角，ANS：前鼻棘，CB：下顎骨下縁緻密骨，CG：鶏冠，CO：下顎頭，CS：冠状縫合，ES：篩骨洞（篩骨蜂巣），FS：前頭洞，INC：下鼻甲介，MP：乳様突起，MS：上顎洞，NS：鼻中隔，OR：眼窩，SGS：矢状縫合，UP：側頭骨錐体部上縁，ZA：頬骨弓

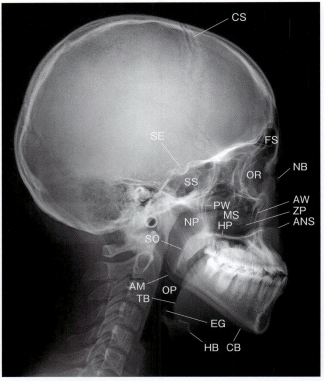

図17-Ⅲ-2 頭部側方向撮影法（頭部エックス線規格写真側面像）
AM：下顎角，ANS：前鼻棘，AW：上顎洞前壁，CB：下顎骨下縁緻密骨，CS：冠状縫合，EG：喉頭蓋，FS：前頭洞，HB：舌骨，HP：硬口蓋，MS：上顎洞，NB：鼻骨，NP：上咽頭腔，OP：中咽頭腔，OR：眼窩，PW：上顎洞後壁，SE：トルコ鞍，SO：軟口蓋，SS：蝶形骨洞，TB：舌根，ZP：頬骨突起

IV MRIの正常像（図17-IV-1～13）

軟組織分解能に優れた断層像を得られる撮影法であり基本的な撮影方法として脂肪組織が高信号となる**T1強調像**と水が高信号となる**T2強調像**がある．最近では拡散強調画像も多用される．病変の検出には脂肪抑制法が併用される場合が多く，必要に応じて造影剤を経静脈的に投与して病変のコントラストを増強する．歯や緻密骨などの硬組織は無信号として黒く描出され，血管は内部の血流の状態で無信号から高信号まで多様となる．T1強調像では筋肉は中等度信号，顎下腺は筋よりやや高信号，耳下腺はさらにやや高信号を呈する．脂肪に浮腫が生じるとT1強調像で信号強度は低下しT2強調像で上昇するが，特に骨髄の異常の検出の場合に有用である．

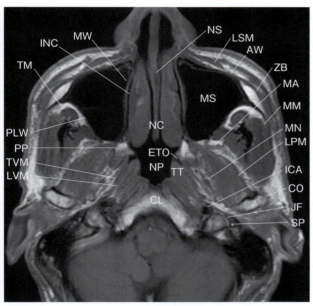
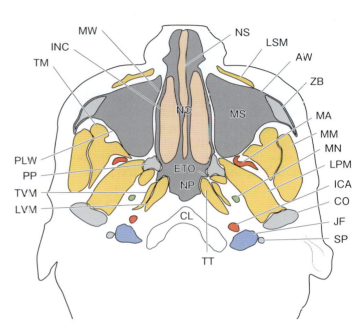

図17-IV-1　T1強調MR横断像（下顎頭レベル）とシェーマ
AW：上顎洞前壁，CL：斜台，CO：下顎頭，ETO：耳管咽頭口，ICA：内頸動脈，INC：下鼻甲介，JF：頸静脈孔，LPM：外側翼突筋，LSM：上唇挙筋，LVM：口蓋帆挙筋，MA：顎動脈，MM：咬筋，MN：下顎神経，MS：上顎洞，MW：上顎洞鼻腔壁，NC：鼻腔，NP：上咽頭腔，NS：鼻中隔，PLW：上顎洞後外側壁，PP：翼状突起，SP：茎状突起，TT：耳管隆起，TVM：口蓋帆張筋，TM：側頭筋，ZB：頬骨

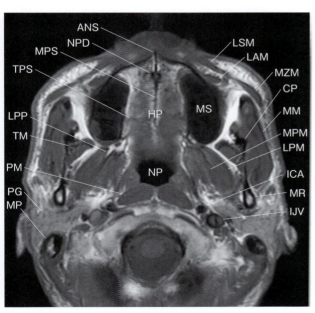
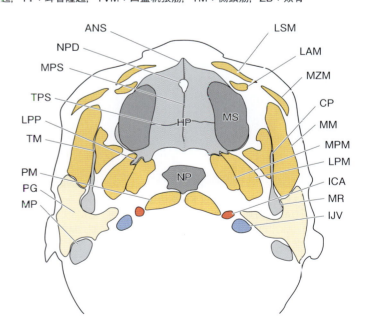

図17-IV-2　T1強調MR横断像（口蓋レベル）とシェーマ
ANS：前鼻棘，HP：硬口蓋，CP：筋突起，ICA：内頸動脈，IJV：内頸静脈，LAM：口角挙筋，LPM：外側翼突筋，LPP：翼状突起外側板，LSM：上唇挙筋，MM：咬筋，MP：乳様突起，MPM：内側翼突筋，MPS：正中口蓋縫合，MR：下顎枝，MS：上顎洞，MZM：大頬骨筋，NP：上咽頭腔，NPD：鼻口蓋管，PG：耳下腺，PM：椎前筋，TPS：横口蓋縫合，TM：側頭筋

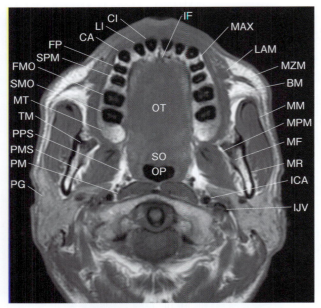
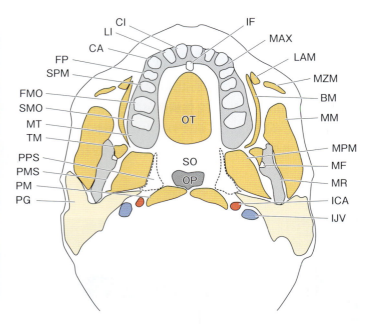

図 17-Ⅳ-3　T1 強調 MR 横断像（上顎歯槽骨レベル）とシェーマ
BM：頰筋，CA：犬歯，CI：中切歯，FMO：第一大臼歯，FP：第一小臼歯，ICA：内頸動脈，IF：切歯孔，IJV：内頸静脈，LAM：口角挙筋，LI：側切歯，MAX：上顎骨，MF：下顎孔，MM：咬筋，MPM：内側翼突筋，MR：下顎枝，MT：上顎結節，MZM：大頰骨筋，OP：中咽頭腔，OT：舌，PG：耳下腺，PM：椎前筋，PMS：翼突下顎隙，PPS：傍咽頭隙，SMO：第二大臼歯，SO：軟口蓋，SPM：第二小臼歯，TM：側頭筋

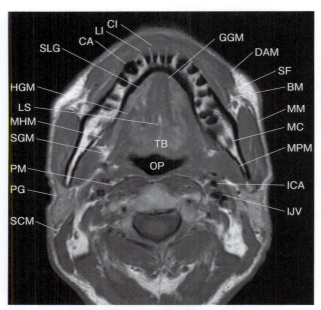
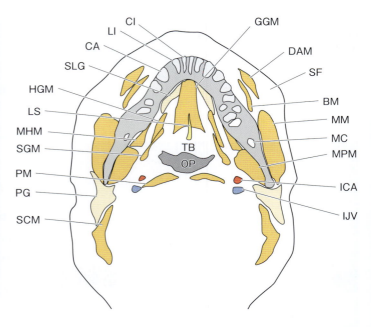

図 17-Ⅳ-4　T1 強調 MR 横断像（下顎歯槽骨レベル）とシェーマ
BM：頰筋，DAM：口角下制筋，GGM：オトガイ舌筋，CA：犬歯，CI：中切歯，HGM：舌骨舌筋，ICA：内頸動脈，IJV：内頸静脈，LI：側切歯，LS：舌中隔，MC：下顎管，MHM：顎舌骨筋，MM：咬筋，MPM：内側翼突筋，OP：中咽頭腔，PG：耳下腺，PM：椎前筋，SCM：胸鎖乳突筋，SGM：茎突舌筋，SF：皮下脂肪，SLG：舌下腺，TB：舌根

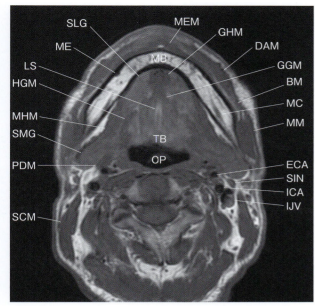
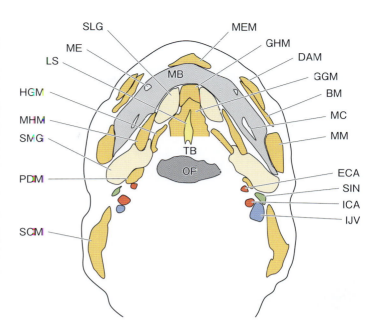

図 17-Ⅳ-5　T1 強調 MR 横断像（口腔底レベル）とシェーマ
BM：頰筋，DAM：口角下制筋，ECA：外頸動脈，GGM：オトガイ舌筋，GHM：オトガイ舌骨筋，HGM：舌骨舌筋，ICA：内頸動脈，IJV：内頸静脈，LS：舌中隔，MB：下顎骨，MC：下顎管，ME：オトガイ孔，MEM：オトガイ筋，MHM：顎舌骨筋，MM：咬筋，OP：中咽頭腔，PDM：顎二腹筋後腹，SCM：胸鎖乳突筋，SIN：上内深頸リンパ節，SMG：顎下腺，SLG：舌下腺，TB：舌根

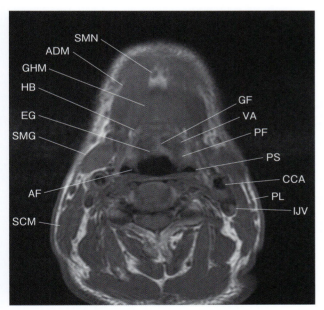
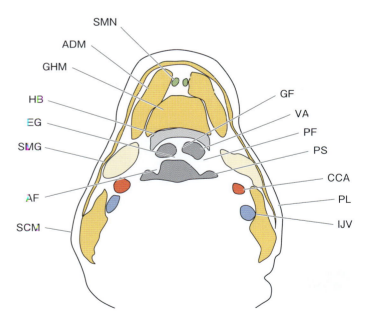

図 17-Ⅳ-6　T1 強調 MR 横断像（舌骨レベル）とシェーマ
ADM：顎二腹筋前腹，AF：被裂喉頭蓋ヒダ，CCA：総頸動脈，EG：喉頭蓋，GF：正中舌喉頭蓋ヒダ，GHM：オトガイ舌骨筋，HB：舌骨，IJV：内頸静脈，PF：咽頭喉頭蓋ヒダ，PL：広頸筋，PS：梨状窩，SCM：胸鎖乳突筋，SMG：顎下腺，SMN：オトガイ下リンパ節，VA：喉頭蓋谷

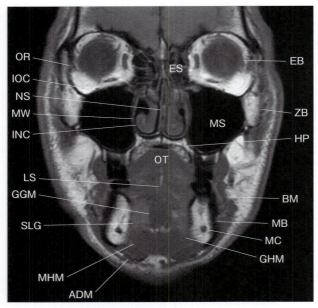
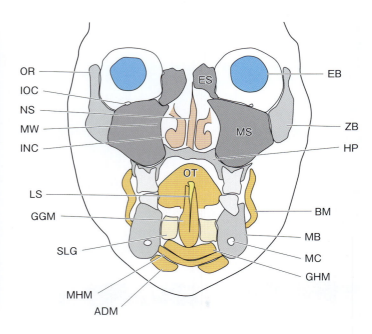

図17-Ⅳ-7　T1強調MR前頭断像とシェーマ
ADM：顎二腹筋前腹，BM：頬筋，EB：眼球，ES：篩骨洞，GGM：オトガイ舌筋，GHM：オトガイ舌骨筋，HP：硬口蓋，INC：下鼻甲介，IOC：眼窩下管，LS：舌中隔，MB：下顎骨，MHM：顎舌骨筋，MW：上顎洞鼻腔側壁，MC：下顎管，MS：上顎洞，NS：鼻中隔，OR：眼窩，OT：舌，SLG：舌下腺，ZB：頬骨

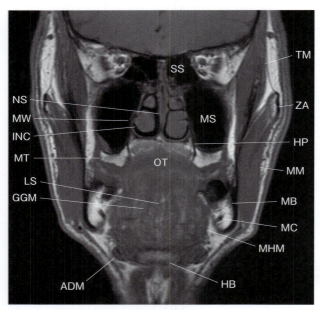
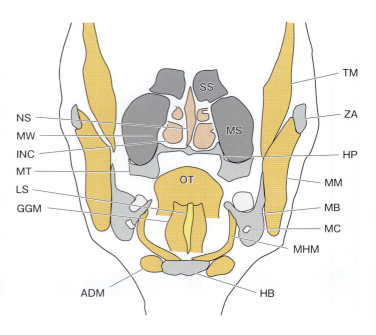

図17-Ⅳ-8　T1強調MR前頭断像とシェーマ
ADM：顎二腹筋前腹，GGM：オトガイ舌筋，HB：舌骨，HP：硬口蓋，INC：下鼻甲介，LS：舌中隔，MB：下顎骨，MC：下顎管，MHM：顎舌骨筋，MM：咬筋，MS：上顎洞，MT：上顎結節，MW：上顎洞鼻腔側壁，NS：鼻中隔，OT：舌，SS：蝶形骨洞，TM：側頭筋，ZA：頬骨弓

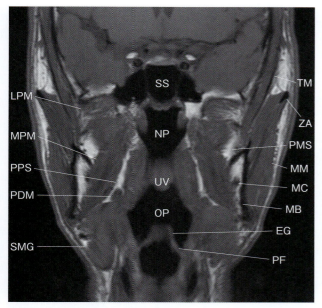
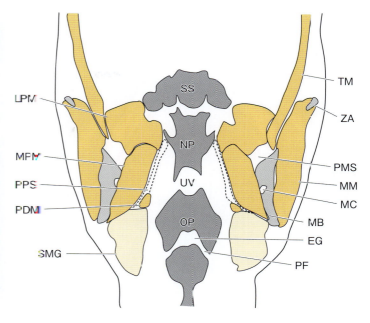

図 17-Ⅳ-9　T1強調MR前頭断像とシェーマ
EG：喉頭蓋，LPM：外側翼突筋，MB：下顎骨，MC：下顎管，MM：咬筋，MPM：内側翼突筋，NP：上咽頭腔，OP：中咽頭腔，PDM：顎二腹筋後腹，PF：咽頭喉頭蓋ヒダ，PMS：翼突下顎隙，PPS：傍咽頭隙，SMG：顎下腺，SS：蝶形骨洞，TM：側頭筋，UV：口蓋垂，ZA：頬骨弓

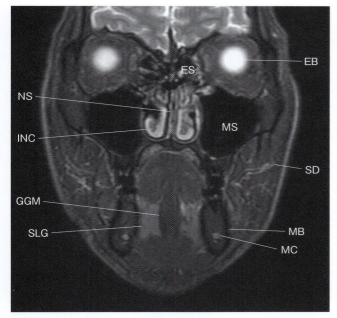

図 17-Ⅳ-10　脂肪抑制T2強調MR前頭断像
EB：眼球，ES：篩骨洞，GGM：オトガイ舌筋，INC：下鼻甲介，MB：下顎骨，MC：下顎管，MS：上顎洞，NS：鼻中隔，SD：耳下腺管，SLG：舌下腺

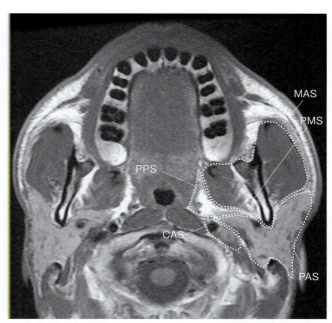

図 17-Ⅳ-11　T1強調MR横断像（上顎歯槽骨レベルにおける隙）
CAS：頸動脈隙，MAS：咀嚼筋隙，PAS：耳下腺隙，PMS：翼突下顎隙，PPS：傍咽頭隙

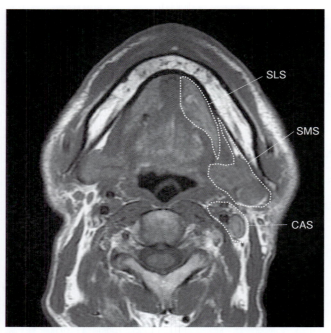

図17-Ⅳ-12　T1強調MR横断像（オトガイ孔レベルにおける隙）
CAS：頸動脈隙，SLS：舌下隙，SMS：顎下隙

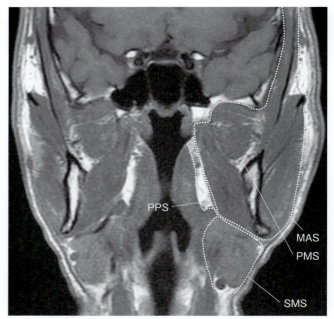

図17-Ⅳ-13　T1強調MR前頭断像における隙
MAS：咀嚼筋隙，PMS：翼突下顎隙，PPS：傍咽頭隙，SMS：顎下隙

Ⅴ　CT・歯科用コーンビームCTの正常像
（図17-Ⅴ-1〜16）

　CTは空間分解能に優れた断層像を得られる撮影法であり，被写体の周囲を回転して画像データを収集するため顎顔面領域では水平断が基本となるが，画素単位は直方体あるいは立方体で，多断面再構成（構築）画像 multiplanar reconstruction にてさまざまな方向の断面画像が得られる．脂肪は低濃度（吸収）域，筋肉は中等度の濃度域，歯や骨は高濃度域となる．一般的に軟組織表示と骨表示の両方の画像を用いて観察を行い，必要に応じて造影剤を経静脈的に投与して病変のコントラストを増強する．また三次元（3D）表示画像も多用される．歯科用コーンビームCTは硬組織の三次元的な画像データを得られる撮影法であり，視野を限定することでCTよりも低い患者被曝線量で高い空間分解能が得られるが，画像濃度は被写体の影響を受ける．

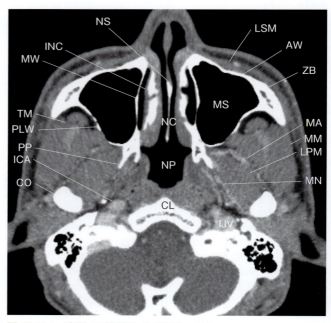

図17-Ⅴ-1　造影CT横断像（下顎頭レベル）
AW：上顎洞前壁，CL：斜台，CO：下顎頭，ICA：内頸動脈，INC：下鼻甲介，IJV：内頸静脈，LPM：外側翼突筋，LSM：上唇挙筋，MA：顎動脈，MM：咬筋，MN：下顎神経，MS：上顎洞，MW：上顎洞鼻腔側壁，NC：鼻腔，NP：上咽頭腔，NS：鼻中隔，PLW：上顎洞後外側壁，PP：翼状突起，TM：側頭筋，ZB：頬骨

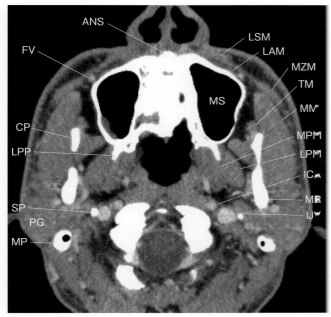

図17-V-2 造影CT横断像（口蓋レベル）
ANS：前鼻棘，CP：筋突起，FV：顔面静脈，ICA：内頸動脈，IJV：内頸静脈，LAM：口角挙筋，LPM：外側翼突筋，LPP：翼状突起外側板，LSM：上唇挙筋，MM：咬筋，MP：乳様突起，MPM：内側翼突筋，MR：下顎枝，MS：上顎洞，MZM：大頬骨筋，PG：耳下腺，SP：茎状突起，TM：側頭筋

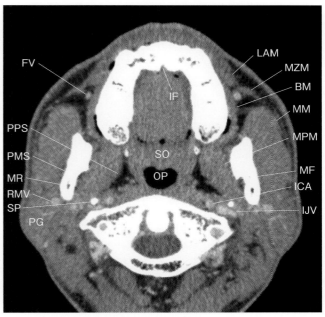

図17-V-3 造影CT横断像（上顎歯槽骨レベル）
BM：頬筋，FV：顔面静脈，ICA：内頸動脈，IF：切歯孔，IJV：内頸静脈，LAM：口角挙筋，MF：下顎孔，MM：咬筋，MPM：内側翼突筋，MR：下顎枝，MZM：大頬骨筋，OP：中咽頭腔，PG：耳下腺，PMS：翼突下顎隙，PPS：傍咽頭隙，RMV：下顎後静脈，SO：軟口蓋，SP：茎状突起

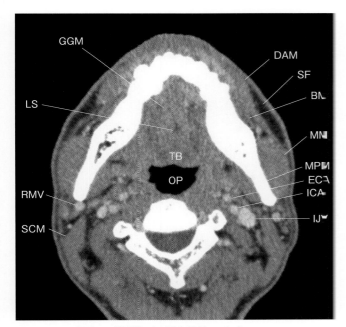

図17-V-4 造影CT横断像（下顎歯槽骨レベル）
BM：頬筋，DAM：口角下制筋，ECA：外頸動脈，GGM：オトガイ舌筋，ICA：内頸動脈，IJV：内頸静脈，LS：舌中隔，MM：咬筋，MPM：内側翼突筋，OP：中咽頭腔，RMV：下顎後静脈，SCM：胸鎖乳突筋，SF：皮下脂肪，TB：舌根

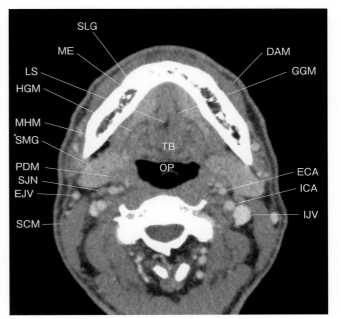

図17-V-5 造影CT横断像（口腔底レベル）
DAM：口角下制筋，ECA：外頸動脈，EJV：外頸静脈，GGM：オトガイ舌筋，HGM：舌骨舌筋，ICA：内頸動脈，IJV：内頸静脈，LS：舌中隔，ME：オトガイ孔，MHM：顎舌骨筋，OP：中咽頭腔，PDM：顎二腹筋後腹，SCM：胸鎖乳突筋，SJN：上（内）深頸リンパ節，SLG：舌下腺，SMG：顎下腺，TB：舌根

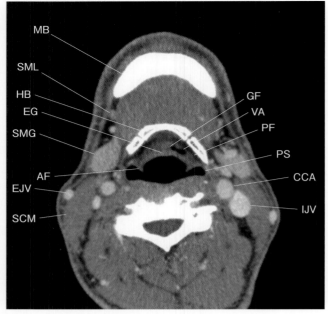

図17-V-6　造影CT横断像（舌骨レベル）
AF：被裂喉頭蓋ヒダ，CCA：総頸動脈，EG：喉頭蓋，EJV：外頸静脈，GF：正中舌喉頭蓋ヒダ，HB：舌骨，IJV：内頸静脈，MB：下顎骨，PF：咽頭喉頭蓋ヒダ，PS：梨状窩，SCM：胸鎖乳突筋，SMG：顎下腺，SML：顎下リンパ節，VA：喉頭蓋谷

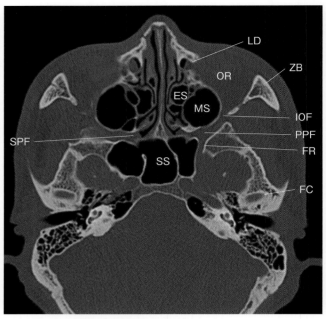

図17-V-7　CT横断像骨表示（下顎窩レベル）
ES：篩骨洞，FC：下顎窩，FR：正円孔，IOF：下眼窩裂，MS：上顎洞，LD：鼻涙管，OR：眼窩，PPF：翼口蓋窩，SPF：蝶口蓋孔，SS：蝶形骨洞，ZB：頬骨

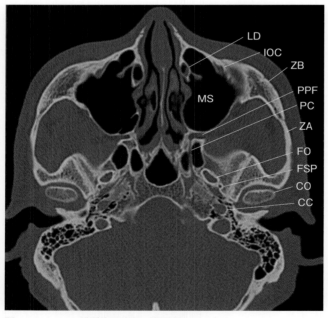

図17-V-8　CT横断像骨表示（頬骨弓レベル）
CC：頸動脈管，CO：下顎頭，FO：卵円孔，FSP：棘孔，IOC：眼窩下管，LD：鼻涙管，MS：上顎洞，PC：翼突管，PPF：翼口蓋窩，ZA：頬骨弓，ZB：頬骨

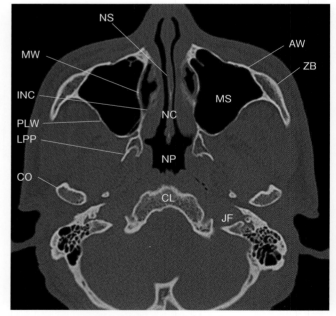

図17-V-9　CT横断像骨表示（下顎頭レベル）
AW：上顎洞前壁，CL：斜台，CO：下顎頭，INC：下鼻甲介，JF：頸静脈孔，LPP：翼状突起外側板，MS：上顎洞，MW：上顎洞鼻腔側壁，NC：鼻腔，NP：上咽頭腔，NS：鼻中隔，PLW：上顎洞後外側壁，ZB：頬骨

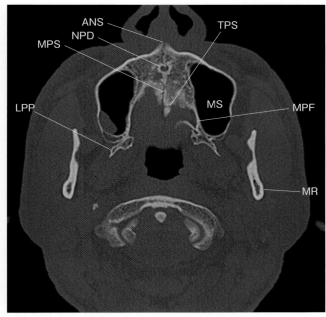

図17-V-10　CT横断像骨表示（口蓋レベル）
ANS：前鼻棘，LPP：翼状突起外側板，MR：下顎枝，MPF：大口蓋孔，MPS：正中口蓋縫合，MS：上顎洞，NPD：鼻口蓋管，TPS：横口蓋縫合

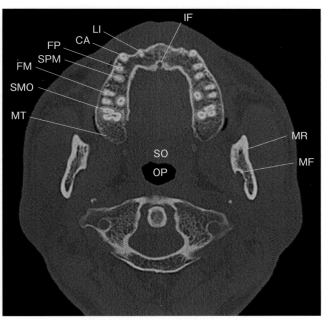

図17-V-11　CT横断像骨表示（上顎歯槽骨レベル）
CA：犬歯，FM：第一大臼歯，FP：第一小臼歯，IF：切歯孔，LI：側切歯，MF：下顎孔，MR：下顎枝，MT：上顎結節，OP：中咽頭腔，SMO：第二大臼歯，SO：軟口蓋，SPM：第二小臼歯

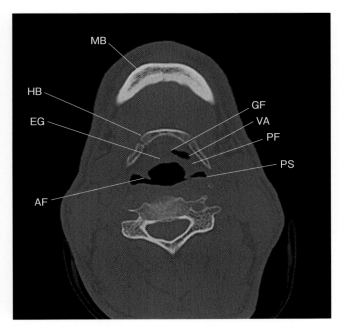

図17-V-12　CT横断像骨表示（舌骨レベル）
AF：被裂喉頭蓋ヒダ，EG：喉頭蓋，GF：正中舌喉頭蓋ヒダ，HB：舌骨，MB：下顎骨，PF：咽頭喉頭蓋ヒダ，PS：梨状窩，VA：喉頭蓋谷

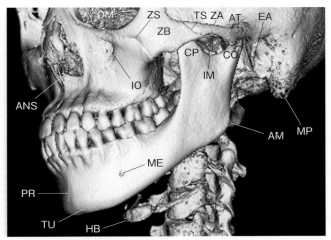

図17-V-13　3D-CT像
AM：下顎角，ANS：前鼻棘，AT：関節結節，CO：下顎頭，CP：筋突起，EA：外耳孔，HB：舌骨，IM：下顎切痕，IO：眼窩下孔，ME：オトガイ孔，MP：乳様突起，OM：眼窩下縁，PR：オトガイ隆起，TS：側頭頬骨縫合，TU：オトガイ結節，ZA：頬骨弓，ZB：頬骨，ZS：頬骨上顎縫合

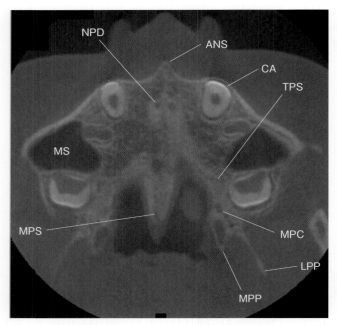

図17-V-14 歯科用コーンビームCT（上顎洞底レベル）
ANS：前鼻棘，CA：犬歯，LPP：翼状突起外側板，MPC：大口蓋管，MPP：翼状突起内側板，MPS：正中口蓋縫合，MS：上顎洞，NPD：鼻口蓋管，TPS：横口蓋縫合

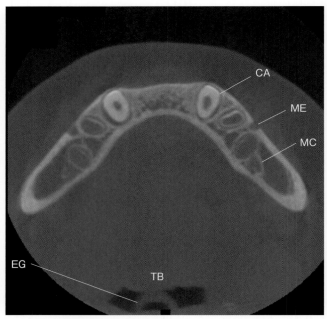

図17-V-15 歯科用コーンビームCT（オトガイ孔レベル）
CA：犬歯，EG：喉頭蓋，MC：下顎管，ME：オトガイ孔，TB：舌根

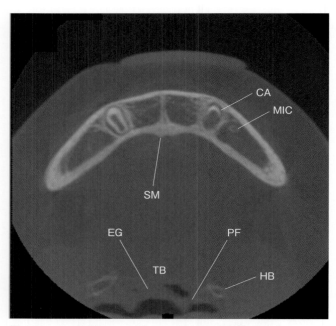

図17-V-16 歯科用コーンビームCT（オトガイ棘レベル）
CA：犬歯，EG：喉頭蓋，HB：舌骨，MIC：下顎切歯管，PF：咽頭喉頭蓋ヒダ，SM：オトガイ棘，TB：舌根

VI 超音波断層像（超音波検査）の正常像
（図 17-VI-1 ～ 5）

　軟組織の空間分解能に優れた断層像を得られる撮影法であり，装置が小型，簡便でリアルタイムの観察が可能である．探触子を目的の部位に当てて撮影するが，顔面や頸部の皮膚面に当てる方法と口腔内に当てる方法とがあり，撮像断面の自由度も高いが，視野が限定されるため扱いには慣れを要する．硬組織や空気が存在すると，それよりも深部の情報は得られない欠点を有する．筋肉は低エコー，歯や骨は表面高エコー・内部無エコーで，顎下腺は筋肉よりも高エコーで耳下腺はさらに高エコーを呈する．血管内は低エコーだが，ドプラ法にて血球成分の移動を検出して血流を画像化できる．また組織の硬さを画像化する方法も利用されている（超音波エラストグラフィ）．

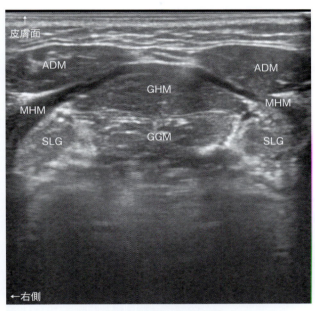
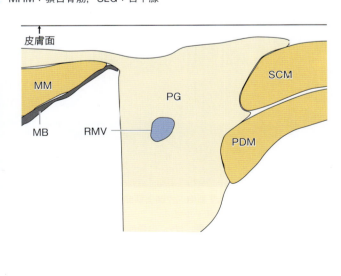

図 17-VI-1　超音波断層像前頭断像（口腔底部）とシェーマ
ADM：顎二腹筋前腹，GGM：オトガイ舌筋，GHM：オトガイ舌骨筋，MHM：顎舌骨筋，SLG：舌下腺

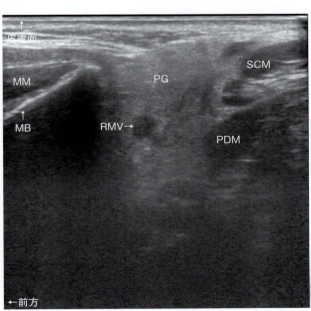

図 17-VI-2　超音波断層像水平断像（左側耳下腺部）とシェーマ
MB：下顎骨（表面），MM：咬筋，PDM：顎二腹筋後腹，PG：耳下腺，RMV：下顎後静脈，SCM：胸鎖乳突筋

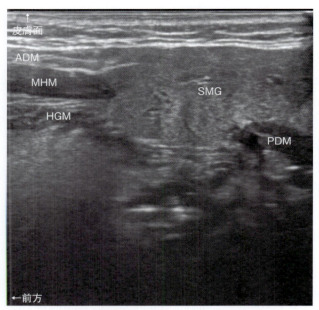
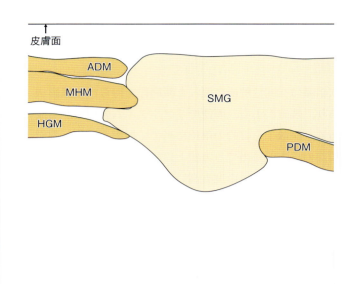

図17-Ⅵ-3 超音波断層像矢状断像（左側顎下腺部）とシェーマ
ADM：顎二腹筋前腹，HGM：舌骨舌筋，MHM：顎舌骨筋，SMG：顎下腺，PDM：顎二腹筋後腹

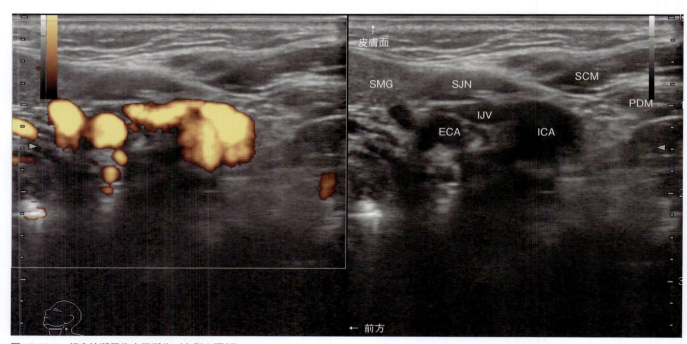

図17-Ⅵ-4 超音波断層像水平断像（左側上頸部）
左：パワードプラ法，右：Bモード法．
ECA：外頸動脈，ICA：内頸動脈，IJV：内頸静脈，SJN：上（内）深頸リンパ節，SMG：顎下腺，PDM：顎二腹筋後腹，SCM：胸鎖乳突筋

254　第Ⅲ編　歯科応用解剖学

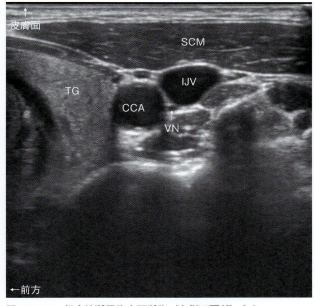
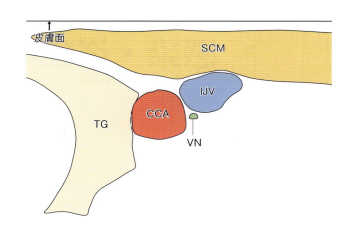

図17-Ⅵ-5 超音波断層像水平断像（左側下顎部）とシェーマ
CCA：総頸動脈，IJV：内頸静脈，SCM：胸鎖乳突筋，TG：甲状腺，VN：迷走神経

Ⅶ 核医学検査の正常像 （図17-Ⅶ-1）

　核医学検査には，骨シンチグラフィ，^{67}Gaシンチグラフィ，唾液腺シンチグラフィ，シングルフォトンエミッションCT single photon emission CT（SPECT）やポジトロンエミッション断層撮影法 positron emission tomography（PET）などがある．放射線同位元素を使用した放射線医薬品の体内分布を画像化する検査法であり，一般的な画像検査で異常所見が認められた場合に必要に応じて適用される．利用頻度の高いFDG-PETでは，口蓋扁桃（PT）や舌下腺などへの生理的集積が左右対称性に臓器の部位に一致してみられることがある．

（林　孝文）

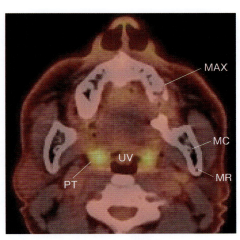

図17-Ⅶ-1 FDG-PET/CT横断像
MAX：上顎骨，MC：下顎管，MR：下顎枝，PT：口蓋扁桃，UV：口蓋垂

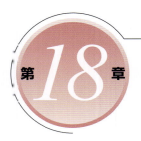

感染・炎症の波及と隙

chapter 18

筋膜隙の臨床的な意義

通常，骨格筋は結合組織性の筋膜で包まれており，それぞれの筋の筋膜の間を**筋膜隙**とよぶ．この筋膜隙は，脂肪組織を含む疎性結合組織で埋められ，比較的太い血管，神経束が走行する．細菌感染やそれに伴う炎症は，血管やリンパ管を介して広がるほか，このような筋膜隙の疎性結合組織中を広がることがあり，この隙の立体的な理解は，臨床上重要であり，特にCTやMRIの読影の際のポイントとなる．

頸部の筋・筋膜と筋膜隙（図18-Ⅱ-1～3）

頸部の筋のうち，**広頸筋** platysma は皮筋であるため筋膜をもたないが，その他の筋は筋膜をもつ．皮下の最も浅い位置にあるのが，広頸筋であり，左右の筋束からなるが，上方は下顎底を越えしばしば口角の筋と交織する．下方は鎖骨を越え広がる．オトガイ部では左右の筋束は交叉するが頸部正中には存在しない．

この広頸筋直下に広がる結合組織が**頸筋膜浅葉** superficial layer of cervical fascia である．頸筋膜浅葉は，水平的には頸部（腹側）から項部（背側）にかけて連続的に広がるが，途中で胸鎖乳突筋を包み，項部においては僧帽筋上部を包んで項靱帯に至る．また垂直的には，上方は舌骨に付着しながら下顎底を経て，咬筋筋膜に続く．顎下三角では顎下腺を包む．下方は胸骨および鎖骨上縁につく．なお，外頸静脈は胸鎖乳突筋を包む浅葉の上を走行する．

さらに浅葉の深層に存在するのが**気管前葉** pretracheal layer である．気管前葉は，舌骨下筋を包む筋膜であり，

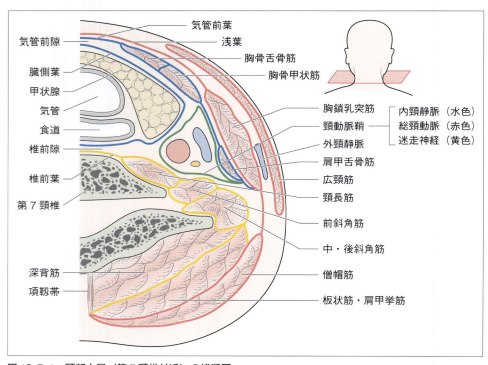

図18-Ⅱ-1　頸部中層（第7頸椎付近）の横断図
頸筋膜は浅層（浅葉：赤），中層（気管前葉，臓側葉：青），深層（椎前葉：黄）の3層から構成される．

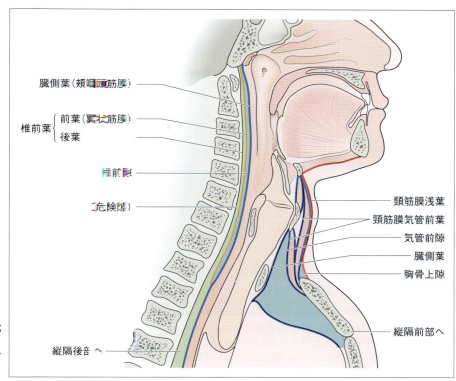

図 18-Ⅱ-2　頭頸部の正中矢状断図
気管前隙，椎前隙はそれぞれ縦隔の前部，後部に通じている．椎前隙は翼状筋膜によってさらに前後部に分けられ，後部は特に危険隙とよばれる．

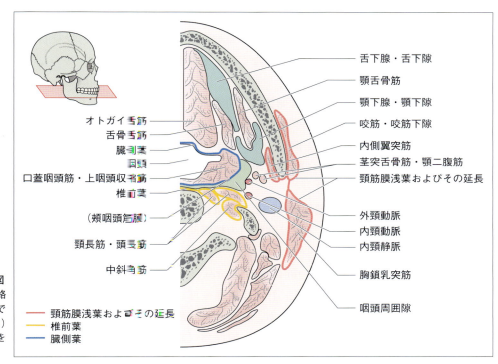

図 18-Ⅱ-3　下顎体を通る部位の横断図
舌下隙，顎下隙が顎舌骨筋後縁で連絡している．またこれらの隙は上内方では咽頭周囲隙（咽頭側隙，咽頭後隙）に連絡している．臓側葉のうち咽頭を包むものを頰咽頭筋膜という．

項部では前述の頸筋膜浅葉に合流する．上方は舌骨に付着し，下方は胸骨および鎖骨上縁にとまる．

　気管前葉より背側には，咽頭，喉頭，気管，食道，甲状腺などの頸部臓器が結合組織に包まれて存在し，これを**臓側葉 visceral layer** とよぶ．

　頸部内臓の背側には脊柱が，腹側には頭長筋，頸長筋，前斜角筋，中斜角筋，後斜角筋が存在する．これらの筋を包むのが，**椎前葉 prevertebral fascia** であり，後部では固有背筋（深背筋）を包む項筋膜に移行する．上方は頭蓋底に付着し，下方は胸腔内に続く．なお，前斜角筋と中斜角筋の間を腕神経叢および鎖骨下動脈が走行し，椎前葉の一部はこれらを包み，腋窩へと続く．

　咽頭，喉頭，気管および食道の両側には，総頸動脈（頸部上方では外頸動脈と内頸動脈）が，さらにその外側を内頸静脈が上下に走行し，その背側には迷走神経が走行するが，これらの動・静脈および神経は**頸動脈鞘**

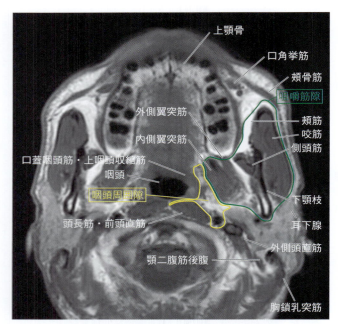

図18-Ⅱ-4　咀嚼筋隙と咽頭周囲隙（上顎歯槽骨の高さでのMRI）（新潟大学大学院　林 孝文先生のご厚意による）
咀嚼筋および下顎骨で構成される咀嚼筋隙（緑）および咽頭周囲隙（咽頭側隙および咽頭後隙）（黄）を示す．

carotid sheathという結合組織に包まれる．頸動脈鞘は気管前葉と頸筋膜浅葉および椎前葉をつなぐ結合組織より構成される．

また，**頸筋膜浅葉，気管前葉，臓側葉，椎前葉**の筋膜の間には，以下に述べるような筋膜隙が存在する．

頸筋膜浅葉と**気管前葉**は舌骨と胸骨の間で大半が癒着しているが，胸骨に近い部分に**胸骨上隙** suprasternal space（図18-Ⅱ-2）が存在する．

気管前葉と頸部内臓を包む**臓側葉**の間には，**気管前隙** pretracheal spaceが存在し，下方は胸腔内の**縦隔前部**へと至る．

食道の背側の**臓側葉**と**椎前葉**の間は**椎前隙** prevertebral spaceであり，上方が頭蓋底，下方は縦隔後部へと至る．椎前葉は，前葉と後葉に分かれ，前葉を**翼状筋膜** alar fasciaとよび，第2胸椎の高さで，臓側葉（**頰咽頭筋膜** buccopharyngeal fascia）と癒合する．**翼状筋膜**によって**椎前隙**は前・後部に分けられる．後部は頭蓋底から縦隔を横隔膜に至るまで広がる感染経路となりうるため，**危険隙** danger spaceとよばれる（図18-Ⅱ-2）．

上方の咽頭の周囲においては，咽頭の臓側葉の両外側を**咽頭側隙** parapharyngeal space, lateral pharyngeal space（咽頭傍隙），背側を**咽頭後隙** retropharyngeal space（椎前隙の一部）とよび，あわせて**咽頭周囲隙** peripharyngeal space（図18-Ⅱ-3, 4）という．口腔領域の炎症が縦隔に波及する可能性もあり，重要である．

口腔周囲の筋膜と筋膜隙

1. 咀嚼筋隙（図18-Ⅱ-4，図18-Ⅲ-1）

咀嚼筋隙 masticator spaceは，前述の頸筋膜浅葉の頭部への延長部分でもある咀嚼筋の筋膜によって囲まれる隙である．

頸筋膜浅葉は，顎下三角の部位で顎下腺を包んだ後，下顎底で外葉と内葉に分かれる．外葉は，**咬筋筋膜**となり，頰骨弓外面を越えて**側頭筋膜**へと続く．側頭筋膜には頰骨弓内面から起こるものがあり，外葉と内葉の間には脂肪組織が認められる．一方，下顎底からの内葉は，**内側翼突筋筋膜**となり頭蓋底に至る．

咀嚼筋隙には，下顎智歯抜歯に伴う炎症の波及がしばしば認められる．

1）翼突下顎隙（図18-Ⅲ-1, 2）

翼突下顎隙 pterygomandibular spaceは，下顎枝とその内側に位置する内側翼突筋および外側翼突筋の間に生じる間隙である．垂直方向では，頭蓋底から下顎角の間に，前方は咬筋前縁（翼突下顎縫線）付近で頰脂肪体が存在し，後方は下顎枝後縁で耳下腺深部が存在する．翼突下顎隙には内側翼突筋と外側翼突筋下頭の間から**下歯槽神経**と**舌神経**が入り，下顎孔および舌へと進む．また下顎頸の高さで，後方から**顎動脈**が入り，分枝しながら翼口蓋窩へと進む．顎動脈からは下顎孔を経て下顎管に入る**下歯槽動脈**が分枝する．また**翼突筋静脈叢**も存在する．臨床的には，下顎孔伝達麻酔の注入部位となり，神経や動静脈の走行に注意が必要である．

2）側頭下隙

側頭下隙 infratemporal spaceは翼突下顎隙の後上方にあり，側頭下窩に相当する．

3）咬筋下隙

咬筋下隙 submasseteric spaceは下顎枝外側面と咬筋との間の隙である．咬筋は浅層と深層の筋束が前後的にずれて下顎枝に付着するため，筋束間に隙が生じる．支配神経および咬筋動脈は下顎切痕を通り，咬筋下隙に入る．

4）側頭隙

側頭隙 temporal space（図18-Ⅲ-1）は側頭筋の外側で浅層，深層の側頭筋膜の間の隙である．なお，側頭筋の筋突起から下顎枝の停止部は，咬筋と位置的に近接し，

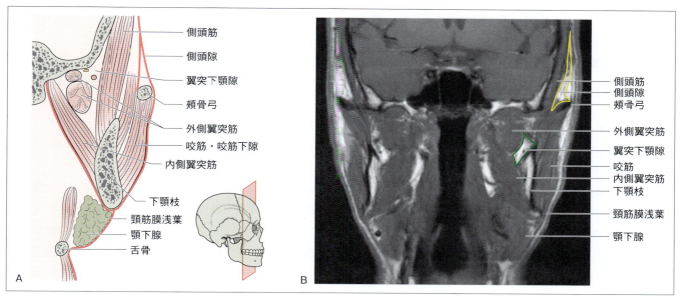

図 18-Ⅲ-1　咀嚼筋隙の範囲を示す下顎体部の前頭断図
A：翼突下顎隙，側頭隙，咬筋下隙などは咀嚼筋隙に含まれる．
B：前後的に咽頭の高さでの MRI．咀嚼筋および下顎骨で構成される咀嚼筋隙（黄）と内外の側頭筋膜と頰骨弓で囲まれる側頭隙（緑）を示す（B は新潟大学大学院 林 孝文先生のご厚意による）．

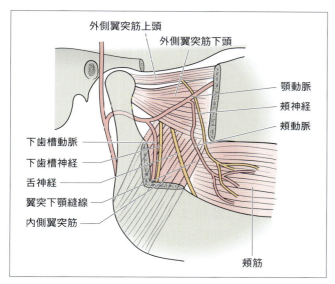

図 18-Ⅲ-2　翼突下顎隙の範囲
翼突下顎隙は内・外側翼突筋と下顎枝に囲まれた範囲で舌神経，下歯槽神経などの下顎神経の枝，顎動脈，翼突筋静脈叢を含む．前方は翼突下顎縫線を越えて浅顔面隙（頰隙）へ続く．

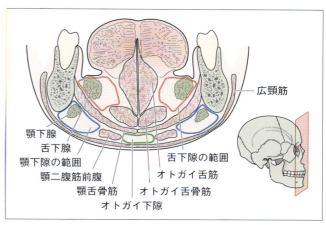

図 18-Ⅲ-3　顎下隙，舌下隙の範囲
顎舌骨筋を境として，上方は舌下粘膜との間が舌下隙，下方は顎二腹筋表面（ここに頸筋膜浅葉の延長部分が続く）との間が顎下隙となる．

側頭隙において側頭筋膜内面および側頭筋から起きる筋束が咬筋と合流する．

2. 顎下隙（顎下三角隙）

　顎下隙 submandibular space（顎下三角隙 submandibular triangle space）（図 18-Ⅲ-3）は顎舌骨筋の下で，**顎二腹筋前腹**および**後腹**と**下顎底**によって区画される**顎下三角** submandibular triangle にある隙である．顎二腹筋後腹には茎突舌骨筋が近接している．顎下隙は頸筋膜浅葉に覆われる．**顎下腺の浅部**，**顎下リンパ節**が存在

し，**顔面動脈**が通過し，オトガイ下動脈を分枝する．総顔面静脈も通過する．

3. オトガイ下隙（オトガイ下三角隙）（図 18-Ⅲ-3, 4）

　オトガイ下隙 submental space（オトガイ下三角隙）は顎舌骨筋の下で，**左右の顎二腹筋前腹**および舌骨体で区分される**オトガイ下三角** submental triangle にある隙である．顎下隙と同様に頸筋膜浅葉に覆われる．顎下隙とオトガイ下隙は交通している．**オトガイ下リンパ節**が存在する．

4. 舌下隙（図 18-Ⅲ-3）

　舌下隙 sublingual space は顎舌骨筋より上で口腔粘

膜に覆われる．前方から側方は下顎骨体に囲まれ，後方は顎舌骨筋後縁の舌骨付着部位である．**顎下腺深部，舌下腺，顎下腺管，舌神経，舌下神経，舌動脈，舌静脈**がある．

5．耳下腺隙

耳下腺隙 parotid space は前方は下顎枝後縁，後方から下方は茎状突起と茎突舌筋，顎二腹筋後腹と胸鎖乳突筋で区分され，ここに**耳下腺**および**耳下腺リンパ節**が存在する．垂直方向には，**外頸動脈，下顎後静脈**が走り，茎乳突孔からは**顔面神経**が出て耳下腺内で**耳下腺神経叢**をつくる．

6．浅顔面隙

浅顔面隙 superficial facial space は顔面の皮下全体に広がる隙で，後方は耳下腺，上方は眼窩下縁と頬骨弓，下顎は下顎下縁であり，多くの表情筋を含む．特に頬筋の表層部には**頬隙** buccal space があり，後方は翼突下顎縫線，前方は口輪筋と口角結節の領域になり，頬脂肪体を含むとともに，耳下腺管，顔面動脈の枝が走行する．また眼窩の下方には，**眼窩下隙** suborbital space が存在し，ここは上唇挙筋と口角挙筋の起始にはさまれる部で，眼窩下神経と顔面神経頬筋枝が神経叢を形成する．

7．扁桃周囲隙

扁桃周囲隙は咽頭壁と口峡粘膜の間の隙で，上方は軟口蓋中で，口蓋帆張筋が存在する．口蓋扁桃周囲の炎症は，扁桃周囲隙内を広がるが，ときとして咽頭から咽頭側隙に至る．

扁桃周囲隙は『解剖学用語改訂13版』には収載されていない．

IV 口腔周囲の隙の周囲への連絡（図18-IV-1）

1．翼突下顎隙の交通先

① 内方で咽頭周囲隙（側隙，傍隙）に連絡する．
② 前下方で顎下隙，舌下隙に連絡する．
③ 前方は頬動脈，頬静脈，頬神経に沿って浅顔面隙（頬隙）へ連絡する（図18-III-2）．
④ 後上方で翼突筋静脈叢，卵円孔静脈叢の静脈に沿って頭蓋腔の海綿静脈洞へと連絡する．この海綿静脈洞付近は多くの脳神経が通過するため，感染の波及は重篤な症状を引き起こす．
⑤ 後内方は翼突筋静脈叢から下眼静脈への血管に沿って，翼口蓋窩→下眼窩裂→眼窩へと連絡する．
⑥ 後方は耳下腺隙へ連絡する．

これらの連絡から考えると抜歯の際に生じる咀嚼筋隙の炎症は，頭蓋腔内や眼窩内に波及するほか，顎下隙あるいは咽頭側隙から縦隔へと至る可能性がある．

2．顎下隙（顎下三角隙）の交通先

① 顎舌骨筋の後縁を経て舌下隙に連絡する．顎下隙と舌下隙は顎舌骨筋の筋線維の間の裂隙を通じても交通する（図8-II-3）．
② 後上方は咀嚼筋隙へ，さらに顔面静脈に沿って耳下腺隙へ連絡する（図18-II-3，4）．
③ 顔面動脈および静脈に沿って上方の浅顔面隙へ連絡する．

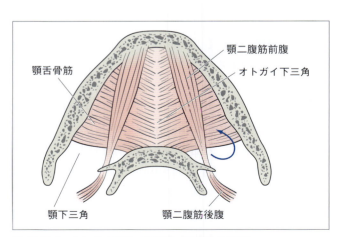

図18-III-4　オトガイ下隙，顎下隙（下方より観察）
両側の顎二腹筋前腹，舌骨で囲まれた範囲がオトガイ下三角で，ここにオトガイ下隙が存在する．顎二腹筋前腹，後腹と下顎骨間が顎下三角で，ここに顎下隙が存在する．顎舌骨筋の後端を通じて舌下隙と顎下隙が交通していることに注意する．

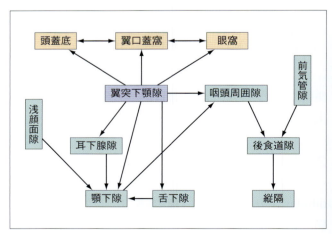

図18-IV-1　隙の連絡

④ 舌下神経，茎突舌骨筋に沿って，咽頭周囲隙（側隙）上部へ連絡する（図 18-Ⅱ-3）．
⑤ 前内方は顎二腹筋前腹を越えて，オトガイ下隙へ連絡する（図 18-Ⅲ-4）．

　下顎第三大臼歯の舌側は，顎舌骨筋の後方の口腔底の筋がない部分であり，第三大臼歯周囲組織の炎症は，舌下隙，顎下隙，オトガイ下隙，咽頭周囲隙（側隙），扁桃周囲隙に波及する可能性がある．

口底蜂窩織炎（Ludwig アンギーナ ルードヴィッヒ Ludwig's angina）
　後述の歯性病巣感染などに続いて起こる疾患であり，舌下隙，顎下隙，オトガイ下隙に急速に炎症が波及し，咽頭周囲隙に至る場合もある．症状の悪化に伴い口底部，頸部に強い腫脹をもたらし，気道の圧迫から呼吸困難を引き起こす可能性がある．

3. 舌下隙の交通先
① 舌神経に沿って後上方の翼突下顎隙へ連絡する．
② 茎突舌筋に沿って咽頭周囲隙（側隙）上部へ連絡する．
③ 口峡を構成する口蓋舌筋に沿って扁桃周囲隙へ連絡する．
④ 顎下隙（前述）

4. 耳下腺隙の交通先
① 耳下腺が下顎枝の後ろで内方に深く入り込んでいるため，これに沿って咽頭周囲隙（側隙）に至る（図 18-Ⅱ-4）．
② 内前方は翼突下顎隙に続く．
③ 前下方は顎下隙に続く．

　耳下腺表面を覆う結合組織（耳下腺筋膜）は頸筋膜浅葉の延長である咬筋筋膜と重なるため，**耳下腺咬筋筋膜**とよぶ場合もある．この筋膜は比較的強靱な構造で，耳下腺周囲の炎症は内方に波及することが多い．

歯性病巣感染の広がりと膿瘍形成部位

　歯根周囲の感染などが起こった場合，感染・炎症波及の最初のバリアとなるのは歯槽骨であるが，感染・炎症が非常に活発な場合，**緻密骨（皮質骨）**を穿孔することがある．通常は病巣から最も近い骨表面に生じる．穿孔により感染・炎症は軟組織中へと広がり，波及先が口腔の壁を構成する筋（頬筋，顎舌骨筋などの表情筋）より内側の粘膜下であれば**口腔内膿瘍**，外側の皮下であれば**口腔外膿瘍（皮下膿瘍）**とよばれる．

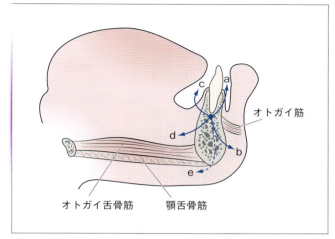

図 18-Ⅴ-1　下顎前歯部の膿瘍の広がり

1. 下顎前歯，小臼歯部
　唇側および頬側では，下唇下制筋，口角下制筋，オトガイ筋，舌側では顎舌骨筋の付着部位が口腔内と口腔外の膿瘍を分ける境界となる．頬舌側ともこれらの筋は，歯槽部より下方に付着するため，多くの場合，穿孔は付着部より上方で生じ，感染・炎症は粘膜下に広がり口腔内膿瘍となり（図 18-Ⅴ-1a），しばしば粘膜に瘻孔をつくる．ただし，切歯部ではオトガイ筋の付着は上方になっており，この付着より下方で穿孔すれば口腔外膿瘍（皮下膿瘍）となる可能性がある（図 18-Ⅴ-1b，e）．
　舌側では顎舌骨筋の付着部位が境界になるが，前歯部，小臼歯部ではその位置は下顎底に近く，切歯，犬歯，小臼歯の根尖の位置はこれより上方になるため，骨穿孔から粘膜に瘻孔を形成するか（図 18-Ⅴ-1c），舌下隙の口腔内膿瘍となる（図 18-Ⅴ-1d）．

2. 下顎大臼歯部
　頬側では，頬筋の付着部（口腔前庭の底）が境界となる．頬筋は通常，歯槽部基部に付着しており，これより上部に先行すれば口腔前庭部の口腔内膿瘍となり（図 18-Ⅴ-2a），しばしば粘膜に瘻孔を形成する．一方，歯根が長いなどの理由で頬筋付着より下方に穿孔すれば口腔外膿瘍（図 18-Ⅴ-2b）となり皮下膿瘍や皮膚への瘻孔を形成する可能性はあるが，下顎骨の頬側緻密骨は厚いためまれである．
　舌側では，顎舌骨筋の付着部（顎舌骨筋線）が境界となる．この顎舌骨筋線は第三大臼歯付近では，歯槽部基部に近く，オトガイ付近では下顎底に近くなる．そして穿孔がこれより上方であれば口腔内膿瘍となり，固有口腔に瘻孔をつくるか舌下部の膿瘍を形成し（図 18-Ⅴ

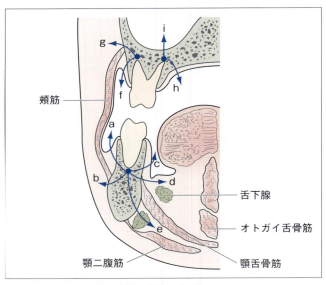

図 18-V-2　上・下顎臼歯部の膿瘍の広がり

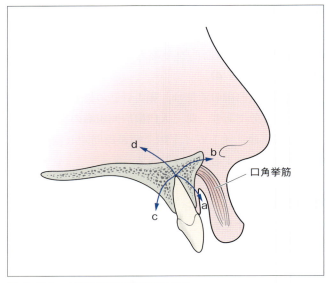

図 18-V-3　上顎前歯部の膿瘍の広がり

-2c, d)，これより下であれば口腔外膿瘍（皮下膿瘍）となり（図 18-V-2e），頸部かつ舌骨上部の皮下膿瘍となる．なお，第三大臼歯より後方では顎舌骨筋がないため，舌下部膿瘍が顎下隙へと波及する可能性がある．

3. 上顎切歯，犬歯，小臼歯部

　唇側および頬側では，上唇鼻翼挙筋，上唇挙筋，口角挙筋の付着部が境界となり，これらの筋の起始はそれぞれ，上顎骨前頭突起，眼窩下縁付近，**犬歯窩**であるため，この部の歯の根尖より上方となり，口腔内膿瘍を形成する場合が多い（図 18-V-3a）．まれに犬歯の歯根が長い場合には犬歯窩より上方に穿孔し，口角挙筋と上唇挙筋の間（眼窩下隙）に膿瘍が広がる場合もある（図 18-V-3b）．

　舌側は，硬口蓋であり，筋付着がないため，口蓋部の膿瘍となる（図 18-V-3c）．これが上方に拡大すると鼻腔に波及する（図 18-V-3d）．ただし切歯部では，唇側の骨が薄いため，唇側に穿孔するのが一般的である．

4. 上顎大臼歯

　頬側は下顎と同じく頬筋の付着部位が境界となる．穿孔がこれより下であれば口腔内膿瘍（図 18-V-2f）となるが，上方であれば頬部の皮下膿瘍となる（図 18-V-2g）．

　舌側は筋付着がないため穿孔した場合は，口蓋部の**口腔内膿瘍**となる（図 18-V-2h）．特に舌側根は口蓋側の緻密骨に近いため，口蓋部の膿瘍をつくりやすい．また根尖（特に第一大臼歯）が上顎洞底に近いため，上顎洞内への感染の波及の可能性もある（図 18-V-2i）．

（馬場麻人）

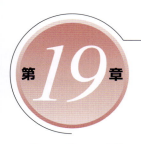

第19章 口腔内小手術・口腔インプラント治療のための解剖学

chapter 19

　口腔内小手術・口腔インプラント治療を学ぶために必要な解剖学的基礎知識として，その対象となる部位の骨の構造，付着する筋，周囲に分布する脈管・神経の走行状態などを十分に理解することが重要となる．

下顎骨内部および下顎骨周囲に分布する神経と脈管

翼突下顎隙を走行する下歯槽神経と下歯槽動・静脈

　下顎神経は卵円孔を通って頭蓋腔を出た後，側頭下窩（側頭下隙）を経由し下顎枝内面，すなわち翼突下顎隙内部を下走する．そして下歯槽神経として下顎孔から下顎骨へ進入する前に，各咀嚼筋への運動神経を出す．さらに感覚神経として，頬粘膜に分布する頬神経，耳介側頭部の皮膚へ分布する耳介側頭神経，舌へ向かう舌神経が分岐する．この中で，口腔内小手術・口腔インプラント治療時に特に注意が必要な**下歯槽神経** inferior alveolar nerve，**オトガイ神経** mental nerve，**舌神経** lingual nerve，**頬神経** buccal nerve について解説する．

1）下顎骨内部を走行する下歯槽神経

　下歯槽神経は，下顎枝内面のほぼ中央にある下顎孔に入り，下顎管の経過と一致して顎骨内を経過する．すなわち，下顎孔より下前方に向かい，第二大臼歯の歯根尖の下方約6 mm前後に達する．ここで屈曲して前方に向きを変え，下顎底とほぼ平行して下顎体の下1/3のところを前走する．この際，大臼歯部までは下顎骨舌側壁近くを走行するが，そこから外方（頬側壁）に向かう．そして第一小臼歯と第二小臼歯の間で向きを後上方，外方に変え，第二小臼歯付近でオトガイ孔より出る．この経過中，歯および歯周組織などに分布する枝を出す．すなわち，後方の枝は，臼後枝と名づけ，下顎骨に入った直後に分枝する．前方の枝は，切歯枝と名づけ，オトガイ孔より外に出る直前に分枝する．そして，中間の枝は臼歯枝と名づけ，下顎管のほぼ中央で起こる．これらの枝は，下顎管のすぐ上でお互いに吻合し**下歯神経叢** inferior dental plexus をつくる．この神経叢より下歯枝，下歯肉枝が出て，歯，歯周組織などに分布する（図19-Ⅰ-1）．

　下歯槽神経本幹は，エックス線に下顎管が写るためその走行を把握できるが，下歯槽神経より出た臼後枝，臼歯枝，切歯枝はエックス線では把握できない．

　また，下顎管の走行にはさまざまな型があることから，CTによる頬舌的な位置関係の特定が重要となる．さらに正中より犬歯，第一小臼歯まで分布する左右切歯枝の間には，しばしば結合枝があって吻合する．移植する骨を下顎骨のオトガイ部から採取する場合がある．下顎骨のオトガイ部には下歯槽神経の切歯枝が多く分布していることにも注意を払う必要がある．

2）下歯槽動・静脈

　顎動脈の枝である下歯槽動脈 inferior alveolar artery は，下歯槽神経とともに，下顎孔に進入する．この際，下歯槽神経の下方に位置するが，下顎管へ侵入後その位置関係は逆転し，下歯槽神経の上方を走行する（図19-Ⅰ-1）．

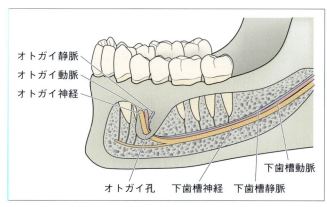

図19-Ⅰ-1　下顎管内部を走行する神経と脈管
一般的に動・静脈は神経の上位を走行する場合が多い．

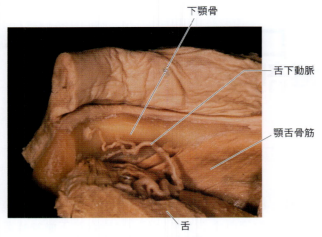

図19-Ⅰ-2　舌下腺を除去した舌下隙内部の解剖（右側）
歯を喪失し，歯槽部の骨が顎舌骨筋線まで吸収した下顎骨．舌動脈から分岐した舌下動脈は，舌下腺の下部を通り，下顎前歯部舌側領域に分布する．また舌下動脈はオトガイ下動脈と吻合する場合，下顎骨内部に進入する場合など，さまざまな分布形態を呈する．

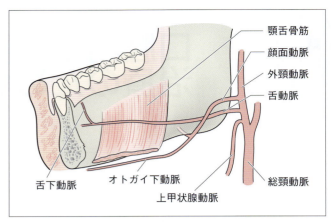

図19-Ⅰ-3　顎下隙と舌下隙を前走する動脈（右側）
下顎骨内面では，顎舌骨筋の上部（舌下隙）と下部（顎下隙）に，それぞれ舌下動脈，オトガイ下動脈が前走する．

3）オトガイ神経

下歯槽神経はオトガイ孔を出ると**オトガイ神経**となり，ただちに3～4本の終末枝に分かれ，扇状をなして上方に放散し，オトガイと下唇の皮膚に分布する．オトガイ神経は広域に分布するが，分布範囲によって下唇枝，オトガイ枝，口角枝に細分する．そのため，粘膜切開の際には，神経の走行範囲を十分に理解する必要がある．オトガイ神経を切断した場合は，下唇の感覚麻痺が生じる可能性がある．

4）舌下隙を走行する舌神経と舌下動脈

下顎神経が卵円孔を通過すると，耳神経節の付近で下歯槽神経と舌神経に分かれる．舌神経は，下歯槽神経の前内側をしばらく密接して翼突下顎隙内部を下行する．次いで外側翼突筋下縁付近で，耳神経節の少し下方（耳神経節と下顎孔の間の上1/3付近）で鼓索神経（顔面神経の枝）と鋭角に合う．その後，内側翼突筋前縁より翼突下顎隙から出て，口腔に現れる．この部位で舌神経はときとして，下顎骨内面に沿うように走行するため，大臼歯後方への口腔内小手術・口腔インプラント治療の際には，歯肉の遠心切開を舌側に設計してはならない．口腔に出ると，顎下腺深部上端を通り，顎舌骨筋上面に入る．その後，**顎下腺管**（ワルトン管　Wharton's duct）の下部を近接して走行後，舌下腺後縁に沿って，舌骨舌筋外面上を前走し舌内部へ進入，分布する．

また，舌動脈の分枝である**舌下動脈** sublingual artery は舌下腺の下部を前走し，最終的に下顎前歯部舌側歯肉の中に進入するため，下顎前歯部舌側歯肉の剝離の際には注意が必要である（図19-Ⅰ-2）．この舌下動脈が分布する下顎前歯部舌側領域では，顎下隙（顎舌骨筋の下部の空隙）からオトガイ下隙に向かい，顔面動脈の**オトガイ下動脈** submental artery が前走し，舌下動脈としばしば吻合する（図19-Ⅰ-3）．口腔インプラント治療で，下顎前歯部においてインプラント体を舌側へ穿孔すると，**舌下隙**では**舌下動脈**，**顎下隙**では**オトガイ下動脈**を損傷する可能性がある．

5）下顎枝前縁付近を走行する頬神経

頬神経は下顎神経が卵円孔を通過した後に分岐し，一般的には外側翼突筋上頭と下頭の間を通過する感覚神経である．側頭下隙を前下走し，頬筋外面の浅顔面隙に達し，頬筋を貫き頬粘膜から下顎大臼歯部頬側歯肉に広く分布する．この経過中，下顎枝前縁付近を通過することが臨床上重要な点である．すなわち顎骨の部分的骨吸収部位に骨移植を行う際，移植する骨を下顎枝前縁から採取する場合がある．この施術に際し，頬神経を損傷しないための十分な注意が必要となる．

Ⅱ　上顎骨内部および上顎骨周囲に分布する神経と脈管

上顎骨は上顎洞を有する．上顎洞は上顎骨体と類似の形態を呈し，尖端が後方の頬骨突起側に向かった錐体形をなしており，一般に第一小臼歯近心側から第三大臼歯遠心側まで広がっている．**上顎洞底**は上顎第一大臼歯，第二大臼歯付近で最も下方へ下がるため上顎大臼歯の根端は上顎洞底ときわめて近接する．歯を喪失すると上顎洞を囲む骨壁はさらに薄くなる（☞第21章参照）．そのため上顎臼歯部への口腔インプラント治療は，上顎結節部を利用する場合がある．また上顎洞内部には，し

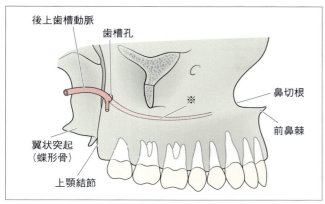

図 19-Ⅱ-1 上顎洞内部に侵入する後上歯槽動脈（右側）
歯槽孔から進入した後上歯槽動脈（※）は，主に上顎大臼歯に枝を出す．さらに上顎洞外側壁を前走し，眼窩下動脈の枝（前上歯槽動脈）と吻合する．

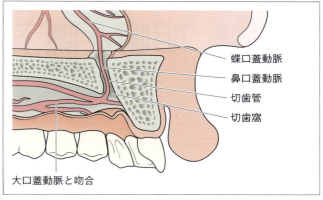

図 19-Ⅱ-2 切歯管を通り口蓋に出る鼻口蓋動脈（鼻腔に分布する蝶口蓋動脈の枝）の枝

ばしば隔壁 septa が存在する．隔壁は骨の突出により形成される場合，粘膜の肥厚によるものがある．

1. 上顎結節部に分布する神経と動・静脈

　上顎神経は感覚神経である．翼口蓋窩で上顎神経の本幹，すなわち眼窩下神経より**後上歯槽枝** posterior superior alveolar branches が起始する．起始後，下方または前下方に向かい，上顎骨後壁に沿って経過する．この経過の途中で分岐し，上顎結節上付近にある歯槽孔に向かう．そして，上顎結節，最後臼歯の後上部ならびに眼窩下溝入口の下方にある数個の歯槽孔より骨中に入る．骨中に入った神経の一部は，上顎洞粘膜と上顎骨に分布するが，上顎骨内部で前上歯槽枝，中上歯槽枝と吻合し，上歯神経叢を構成した後，これより起始する枝が下行し，主として大臼歯，一部小臼歯の歯ならびに歯周組織にも分布する．なお，後上歯槽枝が歯槽孔に入る前に分かれた枝が，上顎骨面上をさらに下走し，上顎大臼歯頬側歯肉と頬粘膜の一部に分布する．

　歯槽孔へは上顎神経の後上歯槽枝とともに翼口蓋窩で分岐した顎動脈の枝である**後上歯槽動脈** posterior superior alveolar artery も進入し（図 19-Ⅱ-1），上顎大臼歯と周囲の歯周組織，および上顎洞に分布する．後上歯槽動脈は，上顎洞外壁内面を後方から前方に走行することから，サイナスリフト（上顎洞底挙上術）を行う際には注意が必要である．そのほか歯槽孔より進入せず上顎骨に沿って走行するものには太い分枝があり，同部位が出血した際の止血は困難であるため，浸潤麻酔時や口腔内小手術・口腔インプラント治療の際には十分な注意を要する．また後上歯槽動脈は上顎洞内部で，前上歯槽動脈と吻合する．静脈は動脈にほぼ伴行し，側頭下隙から翼突下顎隙に存在する**翼突筋静脈叢** pterygoid plexus に主に流入する．

2. 上顎小臼歯部，前歯部に分布する神経と動・静脈

　上顎神経の本幹である**眼窩下神経** infra-orbital nerve は，後上歯槽枝を翼口蓋窩で分岐させた後，下眼窩裂から眼窩に進入し，眼球下部に存在する眼窩下溝，眼窩下管を前走する．この経過中，中上歯槽枝，前上歯槽枝を分岐し，後上歯槽枝とともに形成された上歯神経叢を形成し，主に小臼歯，前歯および周囲歯周組織などに分布する．翼口蓋窩で分岐した眼窩下動脈も，神経とほぼ同様の経過を通り，**後上歯槽動脈，中上歯槽動脈** middle superior alveolar artery，**前上歯槽動脈** anterior superior alveolar artery を分岐して，それぞれの歯と周囲の歯周組織などに分布する．静脈は動脈に伴行する．

　顎骨は歯の喪失に伴い，形態が大きく変化する（☞第21章参照）．顎骨に付着する筋，顎骨周囲に走行する脈管，神経についても，歯を喪失後の顎骨の形態変化，特に上顎洞との位置関係に関連づけて理解する必要がある．

3. 口蓋に分布する神経と動・静脈

　口蓋は，前方と後方からの血流と神経支配を受ける．前方，主に切歯乳頭付近では，切歯管を通る**鼻口蓋神経** nasopalatine nerve と**鼻口蓋動脈** nasopalatine artery の分枝が分布する（図 19-Ⅱ-2）．また後方では，大口蓋孔から出た**大口蓋神経** greater palatine nerve，**大口蓋動・静脈** greater palatine artery/vein が口蓋溝を前走する．特に大口蓋動脈は，切歯管から出た鼻口蓋動脈の枝と吻合する．

　上顎への口腔内小手術・口腔インプラント治療を安全確実に行うため，これらの神経，動・静脈を理解することが重要となる．

（阿部伸一，廣内英智）

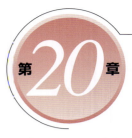

第20章 咀嚼と嚥下の解剖学

chapter 20

摂食行動は，食物を認識し，食物が口腔に入り，胃に至るまでの動作で，この大部分を**咀嚼** mastication と**嚥下** swallowing が占めている．摂食行動は食物が口腔に入ることにより，口腔粘膜に分布する感覚神経が刺激され，興奮が中枢に伝達，処理され，次いで運動神経を介して咀嚼・嚥下に関与する筋が活動するという中枢神経と末梢効果器の総合的なシステムの働きによって行われる．それゆえ，咀嚼システムのいずれかの場所に障害が生じるとシステム全体の働きが低下し，咀嚼・嚥下障害が惹起されることとなる．

I 摂食行動の機序

摂食行動を嚥下を基準とした5期モデル（**表 20-Ⅰ-1**，**図 20-Ⅰ-1**）で解説する．この中で口腔期，咽頭期，食道期が嚥下領域に相当する．この嚥下のステージは，食塊に造影剤を混入させて行う嚥下造影検査 videofluoroscopic examination of swallowing（VF）によって，検査可能となる（**図 20-Ⅰ-2**）．

1. 食物の認識（先行期／認知期）

食物を見た瞬間に，味，硬さなどを連想する．空腹を感じるのは**視床下部** hypothalamus の機能であり，食欲を感じるのは**大脳皮質** cerebrum cortex の機能である．そして食べ始める前に唾液，胃液の分泌がさかんになり，反射的に食べる準備が整えられる（**図 20-Ⅰ-1A**）．

2. 口腔への取り込み（準備期①）

口唇，歯で食物の取り込みが行われる（**図 20-Ⅰ-1B**）．この動作には主に**咀嚼筋** masticatory muscles，**舌骨上筋群**による下顎運動が関与し，口唇の閉鎖には**顔面筋** facial muscles（**表情筋** mimetic muscles）が関与する．よって，食物の口腔への取り込みに関与する運動は，**三叉神経** trigeminal nerve，**顔面神経** facial nerve が主に支配する．

表 20-Ⅰ-1　嚥下のステージ（5期モデル）

先行期	食物の認識
準備期	口腔への取り込み
	咀嚼と食塊形成
口腔期	舌根部，咽頭への送り込み
咽頭期	咽頭通過，食道への送り込み
食道期	食道通過

（口腔期・咽頭期・食道期＝嚥下）

3. 咀嚼と食塊形成（準備期②）

食物を口腔内でかみ砕き，嚥下するための食塊を形成する過程を総称して**咀嚼**とよぶ．この咀嚼を顎運動としてとらえると，上顎骨に対し，下顎骨を上下，前後，左右に動かし，上下顎の歯または補綴装置によってかみ砕き，すり合わせることといえる．この大きな下顎の動きは，主として**咀嚼筋，舌骨上筋群**が機能することによるものであるが，実際の咀嚼には口唇，頰，舌，硬口蓋後縁から軟口蓋，その他の部位の粘膜が，下顎の大きな動きに協調的に動き，また可動しない咀嚼粘膜である**硬口蓋中央部，歯肉**なども一定の役割を担い咀嚼が行われていく（**図 20-Ⅰ-3**）．さらにタイミングよく出る唾液の役割も大きい．

嚥下に関与する器官（口腔粘膜，舌，咀嚼筋）に分布する感覚神経が働いて咀嚼中の食塊の状態を脳に送り，脳は情報を即座に分析して咀嚼筋や他の筋群を動かす．咀嚼された食物は唾液と混和され食塊が形成される（**図 20-Ⅰ-1C**）．主に**三叉神経**が下顎運動を，**舌下神経**が舌の運動をそれぞれ支配する．また，唾液の分泌は**顔面神経，舌咽神経** glossopharyngeal nerve が支配している．

4. 舌根部，咽頭への送り込み（嚥下，口腔期）

咀嚼運動によってつくられた食塊は，舌の運動により口唇から舌根部へと移動する．この動作は随意的にコントロールできる．顎舌骨筋の作用により**口腔底** oral floor が挙上し，内舌筋の作用により舌が硬口蓋を前方から後方に圧する．そして外舌筋の作用により舌根部が

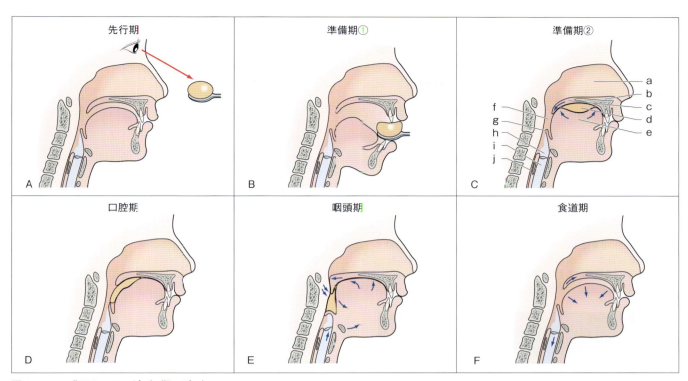

図 20-Ⅰ-1 嚥下のステージ（5期モデル）
A：先行期．食物の認識．
B：準備期①．口腔への送り込み．
C：準備期②．咀嚼と食塊形成．a：鼻腔，b：硬口蓋，c：軟口蓋，d：食塊，e：舌，f：咽頭，g：喉頭蓋，h：喉頭，i：気管，j：食道．軟口蓋が引き下げられる．舌が軟口蓋のほうへ引き上げられる．通常，咀嚼時に十分粉砕された食塊は中咽頭に送られる．
D：口腔期．舌根部，咽頭への送り込み．舌により食塊が中咽頭へ送り込まれる．軟口蓋が挙上を始め，上咽頭収縮筋の収縮と鼻腔と咽頭腔を閉鎖し始める（鼻咽腔閉鎖の開始）．口腔期までが随意領域．
E：咽頭期．咽頭通過，食道への送り込み．完全な鼻咽腔閉鎖．咽頭期後期では，軟口蓋が下降する．咽頭筋の蠕動運動により食塊を下方へ移送する．舌根が軟口蓋と咽頭に近づく．喉頭が挙上し，喉頭口が喉頭蓋の反転により閉鎖される．咽頭期からは不随意領域．
F：食道期．食道通過．軟口蓋，舌，舌骨が静止位まで戻る．喉頭が下降し，喉頭口は再び開く．

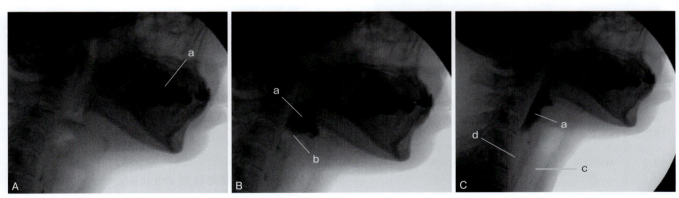

図 20-Ⅰ-2 嚥下造影検査による嚥下中の食塊の位置の変化（東京歯科大学 石田 瞭先生のご厚意による）
咀嚼中（A）の食塊（a）は，咽頭（B）から食道へ向かう（C）．
a：食塊（造影剤混入），b：喉頭蓋，c：気管，d：食道

下がり，舌圧で食塊が咽頭腔に入る（図 20-Ⅰ-1D）．歯列弓の外側では，歯列弓を帯状に取り囲む口輪筋，頰筋，上咽頭収縮筋が，内側からの舌圧に拮抗して歯列の保持に関与している．この頰筋機能機構を**バクシネーターメカニズム**とよぶ．

口腔底の挙上には**顎舌骨筋** mylohyoid が作用する．次に，舌が硬口蓋を前方から後方に圧する．この動きに

は**内舌筋**が作用する．そして**外舌筋**の作用によって舌根部が下がる．食塊は舌圧で咽頭腔 pharynx に入る．

この一連の動きに関与する運動神経には，舌の運動を支配する**舌下神経** hypoglossal nerve，下顎を固定する**三叉神経**，そして口唇を閉鎖するために機能する顔面筋を支配する**顔面神経**，さらには咽頭，軟口蓋の多くの筋群を支配する**舌咽神経**，**迷走神経** vagus nerve などがある．

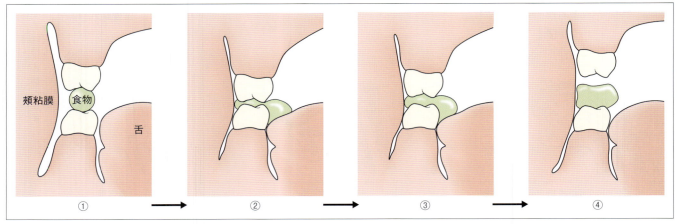

図20-Ⅰ-3 咀嚼運動中の頰と舌の動き（阿部伸一：基本のきほん 摂食嚥下の機能解剖．医歯薬出版，東京，2014．を参考に作成）
口腔内に取り込まれた食物は，頰と舌によって歯の上に運ばれ（①），上下の歯によって咬断される（すりつぶされる）．このとき頰は，咬断された食物の一部が口腔前庭に落ちないよう壁をつくり（②→③→④），舌側に落ちた食物を舌が受けとめる．このとき主に舌下部から排出された唾液が混入し，嚥下しやすい食塊が形成される．

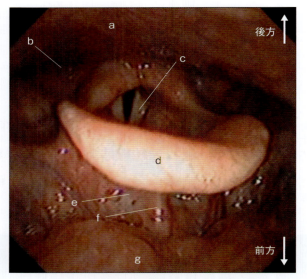

図20-Ⅰ-4 VEで観察した喉頭上部（東京歯科大学 石田 瞭先生のご厚意による）
口腔から送られた食塊の一部は，嚥下反射が生じるまで喉頭蓋谷および梨状陥凹に一時的に貯留する．食塊の一部が声門裂（左右声帯ヒダの間）の上部に入ると喉頭侵入（喉頭流入），声門裂を越えると誤嚥となる．
a：咽頭後壁，b：梨状陥凹（梨状窩），c：声帯ヒダ，d：喉頭蓋，e：喉頭蓋谷，f：正中舌喉頭蓋ヒダ，g：舌根

5. 咽頭通過，食道への送り込み（嚥下，咽頭期）

舌根部，**喉頭蓋谷** epiglottic vallecula，さらに梨状陥凹まで食塊が送られると，通常，嚥下運動が起こる．これは**嚥下反射**として無意識のうちに起こる**不随意運動**である．また，嚥下内視鏡検査 videoendoscopic examination of swallowing（VE）によって，嚥下前に食塊の一部が貯留する喉頭蓋谷，梨状陥凹（梨状窩）の状態を調べることができる（図20-Ⅰ-4）．

嚥下運動の開始時に，軟口蓋が後上方へ引き上げられる．これは軟口蓋を構成する筋のうち，主に**口蓋帆挙筋**

levator veli palatini の収縮によるものである．さらに**口蓋咽頭筋** palatopharyngeus の収縮によって，咽頭後壁の粘膜が前方に引かれ，**上咽頭収縮筋** superior constrictor の収縮も咽頭後壁の膨らみに関係して，しっかりと鼻腔と咽頭の境界部，すなわち鼻咽腔が閉鎖される．このため，嚥下運動の間，呼吸は停止している（嚥下性無呼吸）．食塊の通過後，口峡部は閉じ，食塊の口腔内への逆流を防ぐ．この口峡部分の閉鎖は，軟口蓋を下方へ引く**口蓋舌筋** palatoglossus，**口蓋咽頭筋**の強い収縮と舌筋群の収縮によって可能となっている．食塊が咽頭を通過するのに合わせて喉頭が挙上し，結果的に**喉頭蓋** epiglottis が後方へ倒れ，気管への食塊の流入を防ぐ．そして，舌根と咽頭後壁が密接し，食塊は食道へ送り込まれる．この食塊が咽頭を通過する時間は0.5〜1秒程度である（図20-Ⅰ-1E，5，6）．

喉頭 larynx の外枠を構成する軟骨に種々の筋が付着し，喉頭の動きを調節している．この喉頭筋には，声帯を緊張させる**輪状甲状筋** cricothyroid，声門を開く**後輪状披裂筋** posterior crico-arytenoid，声門を閉鎖する外側輪状披裂筋，披裂筋，甲状披裂筋などがある．この中で，輪状甲状筋のみ喉頭軟骨の外側に位置し，迷走神経の**上喉頭神経** superior laryngeal nerve に支配されるが，その他は喉頭軟骨の内側を走行し，迷走神経の**下喉頭神経** inferior laryngeal nerve（**反回神経** recurrent laryngeal nerve の分枝）支配である．嚥下の際には，舌骨・甲状軟骨がこれらに付着する筋の収縮により引き上げられ，喉頭蓋が喉頭口を閉じて食物が気道に入らないようにする．この動作のタイミングがずれると**誤嚥**が生じる．

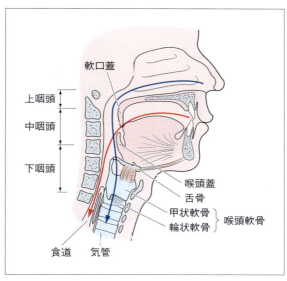

図20-Ⅰ-5 頭部矢状断の模式図
青線：空気の通り道，赤線：飲食物の通り道

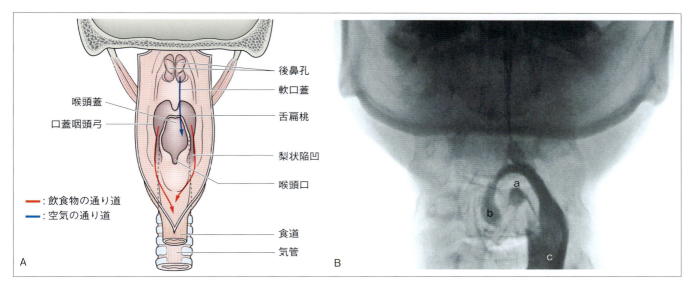

図20-Ⅰ-6 食塊経路
A：咽頭腔を後方から観察．食塊が咽頭を通過する際には，前方に位置する喉頭蓋が後方へ倒れることにより，喉頭の入口である喉頭口を塞ぎ，食塊は喉頭蓋谷，左右の梨状陥凹（梨状窩）を経て食道へと誘導される．この一連の動作に多くの筋が関与している．
B：嚥下の様子をVFで撮影．食塊が喉頭蓋の両側を通って食道に流れていく直前の写真．
a：喉頭蓋，b：梨状陥凹（梨状窩），c：食道に流入する食塊

6. 食道通過（嚥下，食道期）

　食道入口部より胃までの食塊の移動で，蠕動運動と重力により行われる．食道の**蠕動運動**には，**迷走神経**（Auerbach神経叢 Auerbach's plexus）が関与する．口腔，咽頭領域の筋群，喉頭蓋などは元の位置に戻る（図20-Ⅰ-1F）．

　食道の入口には食道括約筋が存在し，通常は収縮し食道は閉じている．嚥下の瞬間，喉頭の前上方への大きな動きに合わせ，食道括約筋（下咽頭収縮筋の一部である輪状咽頭筋）は弛緩し，食道の入口は大きく開く．舌骨は馬蹄形を呈しているが，ここに喉頭がはまり込む．この喉頭を挟み込むように位置する舌骨が，喉頭を嚥下の際に前上方へ引き上げる．そして嚥下動作が口腔，咽頭の動作，喉頭蓋の動きなどと協調していれば正常に食塊・水分は食道へすべて進入し，正常な食道の蠕動運動によって胃に運ばれる．蠕動運動は，食塊の進む前方の筋が弛緩すると同時に食塊後方の筋が収縮することにより食塊を順次，胃の方向に押し進める運動である．仰臥位でも食塊が送られるのは，この蠕動運動による．食道の上部に始まった蠕動波は，5～6秒で胃に達するため，嚥下した食塊は5～6秒で胃に到達する．液体は約1秒で胃に達する．その後，食塊・水分が逆流しないように食道括約筋が収縮し，胃からの逆流を防ぐ．

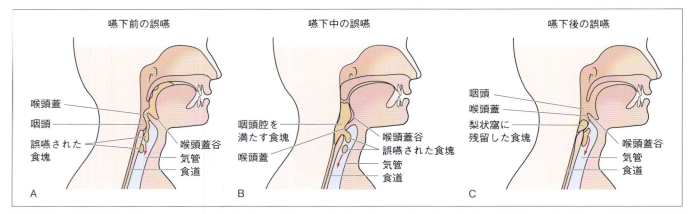

図20-Ⅱ-1　誤嚥のタイプ（Logemann JA：Evaluation and treatment of swallowing disorders. College Hill Press, San Diego, 1983. を参考に作成）
A：嚥下前の誤嚥．嚥下反射時，通常は舌骨・喉頭の前上方の移動によって食道が開くが，なんらかの理由で食道入口部が開かない場合，食塊の一部が喉頭に進入し，誤嚥を生じる．
B：嚥下中の誤嚥．嚥下反射時，食道入口部が開いても，食塊の一部が喉頭に進入すると誤嚥を生じる．
C：嚥下後の誤嚥．嚥下反射後，食塊は食道へ向かうが，食塊の一部が喉頭蓋谷・梨状陥凹などに残留し，嚥下後に食塊の一部が喉頭に進入すると誤嚥を生じる．

Ⅱ 嚥下障害

　以上のように，咀嚼から嚥下に至る運動は，多くの筋および関係組織がタイミングよく協調することにより正常に機能する．嚥下障害の原因はさまざまであり，食塊が移動する通路の異常はもちろん，食塊の運搬動作の異常によっても生じる．食塊の一部または胃からの内容物の一部が，なんらかの原因で気管に入ることを**誤嚥**とよぶ．誤嚥の一般的な分類として**Logemannの分類（1983）**が知られ，これは嚥下前，嚥下中，嚥下後の3つに分類したものである（図20-Ⅱ-1）．嚥下の正常なメカニズムを理解することによって，生体のどこに異常が生じているか診断の糸口をつかむことができる．

　前述の通り，嚥下は口腔，咽頭領域を支配する三叉神経，舌咽神経，迷走神経によって引き起こされる反射運動であり，この反射を**嚥下反射**という．咀嚼によってつくられた食塊は，**随意運動**によって舌の上に集められ，後方の咽頭に送られる．この経過中に嚥下反射が惹起されるわけであるが，嚥下反射は**不随意運動**である．すなわち，摂食という一連の行動の中で嚥下反射が起こる瞬間は，随意運動から不随意運動へ変化する瞬間でもある．随意運動は大脳からのさまざまなコントロールを受けているが，不随意運動である嚥下は**延髄 medulla oblongata**のみが関与している．よって，食塊の運搬動作の異常には，**球麻痺**と**仮性球麻痺**によるものが考えられる．球麻痺は延髄そのものが原因となり，延髄から出ている脳神経の障害によって起こる運動麻痺をいう．一方，仮性球麻痺は，延髄より高位に位置するさまざまな部位の病変による運動障害である．病態は，両者ともに嚥下時の各筋の協調運動および筋緊張度の異常であるが，球麻痺と仮性球麻痺の違いは「完全な球麻痺」では嚥下反射がまったくみられないことである．このことから中枢神経系の疾患をもつ患者は嚥下障害を惹起する可能性があり，治療・リハビリの際には十分考慮し，誤嚥を防がねばならない．

（山本将仁，阿部伸一）

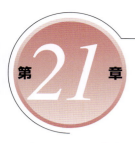

第21章 chapter 21

加齢と歯の喪失に伴う顎骨の変化

上顎骨と下顎骨は，歯を介して体外からの機能圧を直接，支持，緩衝する特異な骨である．そのため顎骨は成長発育や老化，歯の喪失などの影響を受けて，乳児から幼児，成人から老人など，加齢とともにその外形や内部構造が大きく変化する．

口腔・顎顔面領域の成長発育

上顎と下顎の成長曲線は，**神経型と一般型の中間**に位置し，双方の影響を受ける（図21-Ⅰ-1）．上顎は脳頭蓋底に近接していることから，神経型に近似した型を示す．これに対し，下顎は上顎よりも緩やかな成長を示し，一般型に類似したシグモイド曲線となる．思春期における成長スパートは上顎より下顎に強く認められ，下顔面の高さと深さが増大することで，成人顔貌へと近づいていく．

1. 上顎の成長発育

眼窩，**鼻腔**，**口腔**を構成する**上顎骨**は，隣接する鼻骨，涙骨，篩骨，口蓋骨，頰骨，鋤骨と互いに縫合で連結している．上顎の成長発育には，（鼻）**上顎複合体**とよばれるこれらの骨が複雑に関連しており，上顎全体として①縫合部での成長，②骨の新生添加および吸収，③歯の萌出に伴う歯槽突起の骨添加によって形態的に大きく成長する．

1）縫合部での成長

胎生期から生後3年までは各縫合部での成長が最も活発な時期であり，成長中の脳，眼球，頭蓋底軟骨，鼻中隔軟骨が頭蓋骨，顔面骨を離開させ，縫合部での添加成長と上顎複合体の位置移動が生じる．**前頭上顎縫合 frontomaxillary suture**（前頭骨と上顎骨の前頭突起），**頰骨側頭縫合 temporozygomatic suture**（頰骨側頭突起と側頭骨の頰骨突起），**頰骨上顎縫合 zygomaticomaxillary suture**（頰骨上顎突起と上顎骨頰骨突起），**翼突口蓋縫合 pterygopalatine suture**（蝶形骨翼状突起と口蓋骨錐体突起）はいずれも**前上方から後下方へ走行**している．骨添加による成長の方向は，縫合の走行方向に対してほぼ直角であることから，これらの縫合が発育することで，**上顎は前下方に成長し**，高さと奥行きが増加する．

正中口蓋縫合 median palatine suture の成長（2歳頃まで）に伴って上顎は**側方**に成長する．一方，上顎骨と口蓋骨からなる**横口蓋縫合 transverse palatine suture** は，口蓋の**前後的**な成長にかかわる（図21-Ⅰ-2，3）．また，切歯を内包する歯槽突起は，出生時には左右の上顎骨とは独立しており，切歯骨とよばれる．この切歯骨と上顎骨の結合部は**切歯縫合 incisive suture** とよばれ，前方への成長に関与する．切歯縫合は，30歳を過ぎるとほとんどが消失するため，年齢推定などに用いられることがある．

2）骨の新生添加および吸収による成長

上顎結節後面における骨の添加と，唇側歯槽表面における**吸収**および舌側歯槽表面での骨添加によって，**上顎歯列弓は後方に成長**する．歯列弓は，後方に向かってV字型を呈する．口蓋部では骨の添加が起こり，一方で**鼻腔底部では吸収**が起こるため，**鼻腔が拡大され口蓋は下**

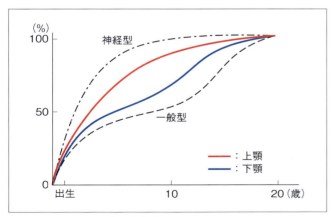

図21-Ⅰ-1　上下顎の成長曲線（Proffit WR：Contenporary orthodontics. CV Mosby, St. Louis, 1986. より改変）
上顎は神経型に近似した神経型／一般型の中間曲線を描き，下顎は一般型に近似した曲線を描く．

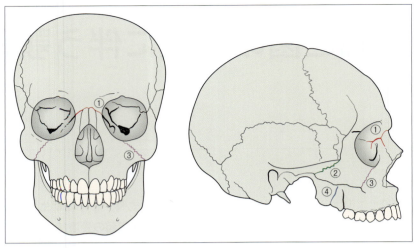

図21-Ⅰ-2　縫合部の成長
①前頭上顎縫合，②頬骨側頭縫合，③頬骨上顎縫合，④翼突口蓋縫合

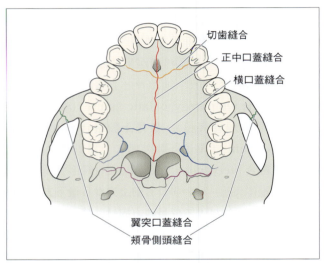

図21-Ⅰ-3　（鼻）上顎複合体の縫合（下方から観察）

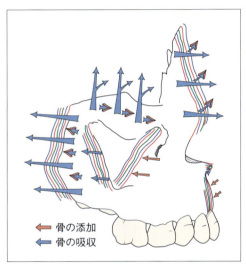

図21-Ⅰ-4　上顎骨の成長方向（Enlow DH：Handbook of faicial growth. WB Saunders Co., Philadelphia, 1975）

方に成長する（図21-Ⅰ-4）．

3）歯槽突起の発育

　歯の発育に伴って歯槽骨が添加され，**上顎高径は増加**する．歯槽突起の発育は，乳歯の萌出，後継永久歯の発育・萌出の影響を受けて時期により変化がみられるが，全体としては**唇頬側に骨添加**が，**舌側で吸収**が生じ，幅径・前後径が増加するとともに，口蓋高径も増加する（図21-Ⅰ-5）．

2．下顎の成長発育

　下顎骨は出生時，左右に分かれており，線維軟骨結合によって連結している．この結合は，1歳の終わりまでに癒合して1つの骨となる．その後，下顎は小児期から成人期に至る間に最も成長し，①**下顎頭における骨端軟骨の骨化**および**骨の添加**，②**下顎枝前縁の骨吸収**および後縁の骨添加，③**下顎体外面の骨添加**および**内面の骨吸収**，④歯の萌出に伴い形成される**歯槽骨の発育**によって成長する．下顎骨が後上方に向かって成長することで，結果的に下顎は頭蓋底に対して経年的に**前下方**へと成長する．

1）下顎頭

　下顎頭上面の骨端部では**軟骨内骨化**が起こる．また下顎頭の外表面では骨吸収が，内部では骨添加が起こり，その結果，下顎頭は後上方へ発育する（図21-Ⅰ-6）．下顎頭の成長は思春期に増大して，12〜14歳時にピークを示し，通常20歳頃成長が終わる．

2）下顎枝

　関節突起と筋突起前縁では骨吸収が，筋突起後縁では

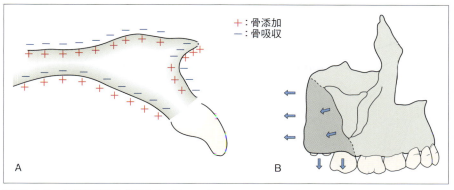

図21-Ⅰ-5 上顎歯槽部の成長方向（Enlow DH：Handbook of facial growth. WB Saunders Co., Philadelphia, 1975.）
A：骨口蓋の成長様式．B：上顎骨後面の成長様式．
骨口蓋（上顎骨口蓋突起および口蓋骨水平板で構成）の口蓋側では骨が添加し，鼻腔側では骨吸収が起こり，鼻腔の拡大と口蓋の下方への移動を生じる．

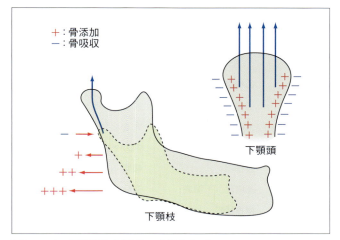

図21-Ⅰ-6 下顎頭と下顎枝の成長方向（Enlow DH：Handbook of facial growth. WB Saunders Co., Philadelphia, 1975. より改変）

骨が添加され，後方へ成長する．下顎枝後縁への骨添加は上半部より下半部で大きいため，下顎枝は次第に直立し下顎角は直角に近づく（図21-Ⅰ-6）．同時に下顎枝外面では骨添加が，内面では骨吸収が生じ，下顎枝は側方へと成長する（図21-Ⅰ-7）．

3）下顎体

下顎体の成長は，部分的な骨添加と骨吸収によって行われる．**下顎体下縁における骨添加**によって，下顎体の高径は増加する．下顎体の中央（前歯部）では，外面上方（左右犬歯間の根尖部付近）の骨吸収および下方の骨添加が起こることで，**オトガイ部が突出**する．これにより，正中にオトガイ隆起が，底辺の左右両端にオトガイ結節ができる．一方，下顎体後方（小臼歯より後方）では外面における骨添加と内面における骨吸収が起こることで下顎の幅径が増加し，**下顎が側方に拡大**する（図21-Ⅰ-7）．

4）歯槽部

歯槽部の発育変化は上顎の場合と同様で，歯の発育に伴って歯槽部が形成され，**下顎高径は増加**する（図21-Ⅰ-6）．特に永久歯の交換時期において歯槽部は大きく成長する．逆に，外胚葉異形成症など多数の歯が先天的に欠如した場合には，歯槽部の成長に大きな影響が出ることに留意すべきである．

Ⅱ 口腔・顎顔面領域の老化と歯の喪失に伴う変化

骨は吸収と形成が繰り返され，常に新しい骨組織に置換される**リモデリング**（骨の改造）が繰り返されている．この骨の改造を調節する因子はさまざまであるが，骨吸収と骨形成のバランスが崩れると外部形態および内部構造に変化が生じる．一般的に骨の老化は，加齢という因子が大きく影響する．歩行などの運動機能や腎機能をはじめとする身体機能，生理機能は年齢とともに低下していき，サルコペニアや骨粗鬆症などの筋骨格系の異常として，体幹，体肢の骨に大きな影響を与える．

これに対し，歯が植立し咬合力を負担する顎骨は，歯を介してさまざまな機能圧が直接骨内部にまで作用する．そのため，歯が機能している顎骨において，加齢の影響は他の骨よりも軽微である．しかし，若年者であっても歯を喪失すると，顎骨の恒常性維持に不可欠な機械的刺激が減少し，顎骨の外形や内部構造は大きく変化する．

一般的に高齢者における歯の喪失率が高いことから，歯の喪失は老化の1つとして語られることが多い．しかしながら，顎骨において歯の喪失と老化は必ずしも同時期に起きるものではなく，分けて考えるべきであること

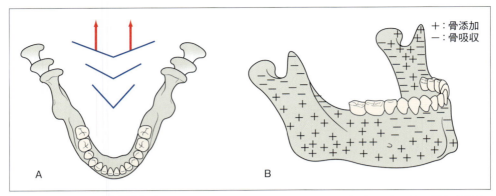

図21-Ⅰ-7　下顎体の成長変化（Enlow DH：Handbook of facial growth. WB Saunders Co., Philadelphia, 1975.）
A：成長期における下顎体は，部分的な骨添加と骨吸収がみられる．下顎枝前縁・内面の吸収，下顎枝外面・下顎体下縁の骨添加によって，下顎の幅径が増加しながら側方へ拡大していく．
B：下顎前歯における歯槽部では，唇側の吸収と舌側の骨添加がみられる．

を理解し，それぞれの特徴を把握することが重要である．

1. 顎骨の老化

顎骨も自重や筋の機能圧をはじめとするさまざまな機械的刺激や調節機構の影響を受けることから，体幹・体肢の骨と同様に老化に伴う変化が起きる．上下顎ともに，**緻密骨（皮質骨）が菲薄化**し，海綿骨の骨梁が疎になるが，その影響は一般的に軽微である．

1）上顎骨

歯槽突起および骨口蓋部の緻密骨が菲薄化し，骨梁の細小化や数の減少が30歳代から軽度ながら認められ，60歳以上ではその程度は著しくなる．また，老化に伴って上顎洞底は歯根尖側に近づき，骨壁は菲薄化し，**上顎洞はやや拡張**する．骨組織が吸収するのに対応して，口蓋粘膜は脂肪組織が増加し，結合組織の軽度な増生が認められる．

2）下顎骨

下顎体歯槽部および下顎頭で緻密骨の菲薄化と骨梁減少が認められるが，下顎頭を除く下顎枝と下顎体基底部での骨吸収は軽度である．下顎骨と体幹・四肢の老化の関連性を調べたところ，第2中手骨との関連性は認められたが腸骨とは関連性がなかったという．骨髄の脂肪化は前歯部に初発し，下顎体・下顎枝へと広がる．

2. 歯の喪失に伴う顎骨の変化（表21-Ⅱ-1）

1）上顎骨

歯を喪失した後，**歯槽突起に顕著な吸収**をきたす．上顎骨では下顎骨と比べて骨吸収の進度が急速で，歯槽突

表21-Ⅱ-1　加齢・歯の喪失に伴う顎骨の形態変化

部位		変化
上顎	歯槽突起	吸収
	切歯窩	大きくなる
	大口蓋孔	大きくなる
	歯槽頂線	内方へ移動
下顎	歯槽部	吸収
	基底部（下顎底）	変化は少ない
	歯槽頂線	外方へ拡大
顎関節	関節結節	吸収（平坦化）
	関節隆起	吸収（平坦化）
	下顎頭	吸収（萎縮）

起のほとんどが消失してしまう．歯槽突起の吸収が進むと，口蓋突起との高さの差がほとんどなくなり，後方では翼状突起と接する上顎結節部が若干高く残るのみとなる．歯槽突起の吸収は全体的に唇（頬）側から起こるため，**無歯顎になると歯槽頂が舌側に移動**し，歯槽頂線がつくるU字型は有歯顎に比べて小さくなる．また，歯槽突起の吸収とともに，上顎骨体内側面の下部から内方に突出する骨板である口蓋突起も菲薄化する．前方の切歯部には上顎神経の枝で鼻口蓋神経が通る切歯管の開口部（切歯窩）が，後方の口蓋骨との境には大口蓋神経が通る大口蓋管の開口部（大口蓋孔）がみられるが，これらは無歯顎になると拡大する（図21-Ⅱ-1）．

2）下顎骨

歯の喪失に伴い歯槽部が次第に消失し，頬側では**外斜線**まで，舌側臼歯部では顎舌骨筋が付着する顎舌骨筋線，

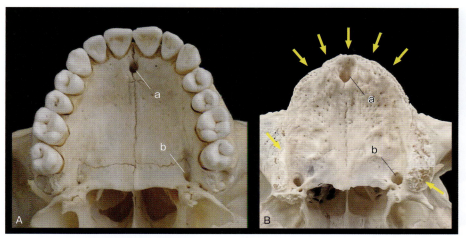

図21-Ⅱ-1 上顎骨の歯の喪失後の変化（下方より観察）
歯の喪失により，歯の周囲の歯槽骨（歯槽突起）が吸収する．上唇は裏から切歯およびその周囲の歯槽骨が支える（リップサポート）が，歯を喪失すると切歯窩より前方の歯槽骨，臼歯部歯槽突起，上顎結節部などが大きく吸収する（黄色の矢印）．その結果，歯槽頂線が内側へ移動する．
A：有歯顎．B：無歯顎．
a：切歯窩，b：大口蓋孔

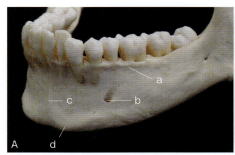
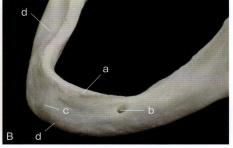

図21-Ⅱ-2 下顎骨の歯の喪失後の変化
歯の喪失により，歯の周囲の歯槽骨（歯槽部）が吸収する．特にオトガイ孔より上部の骨が吸収する．その結果，歯槽頂線は外方へ広がる．
A：有歯顎．B：無歯顎．
a：歯槽部．無歯顎では大きく吸収する，b：オトガイ孔．歯槽部の吸収が大きいとオトガイ孔は歯槽頂線の上部に位置する場合がある，c：オトガイ隆起，d：オトガイ結節

オトガイ舌骨筋が付着するオトガイ棘の位置まで著しく吸収され，有歯顎の約1/3の高さになる．この吸収は前歯部では唇側上方から起こり，基底部および舌側においては比較的吸収が少なく，臼歯部では上方から水平的な吸収が起こることが多い．これに対し，前歯部唇側下方のオトガイ隆起付近ではむしろ骨の添加が認められ，前歯部歯槽頂が舌側に移動し下顎底部が前方に向かい突出する．この結果，**下顎の歯槽頂線は，上顎骨の歯槽頂線より大きな外形を呈する**ようになる．オトガイ孔は，上顎骨における切歯窩，大口蓋孔と同様に拡大する（図21-Ⅱ-2）．

3）顎関節の骨部

顎関節の骨部は顎骨の加齢変化と同様，特に歯の喪失により，形態を変化させる場合が多い．下顎窩には変化

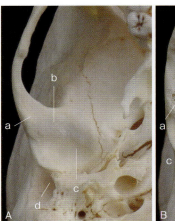
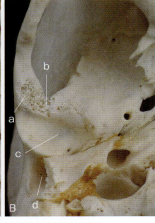

図21-Ⅱ-3 関節結節・関節隆起部の歯の喪失後の変化
歯の喪失により関節結節・関節隆起部の骨が吸収し，高さを減じ平坦となる．
A：有歯顎．B：無歯顎．
a：関節結節，b：関節隆起，c：下顎窩，d：外耳孔

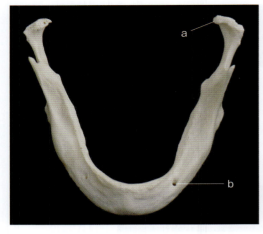

図21-Ⅱ-4　下顎骨の歯の喪失後の変化（上方より観察）
歯の喪失により下顎頭は小さくなる（萎縮する）。この標本のように、片側の下顎頭のみに変形がみられる場合もある。
a：歯の吸収により大きさを減じた下顎頭，b：オトガイ孔

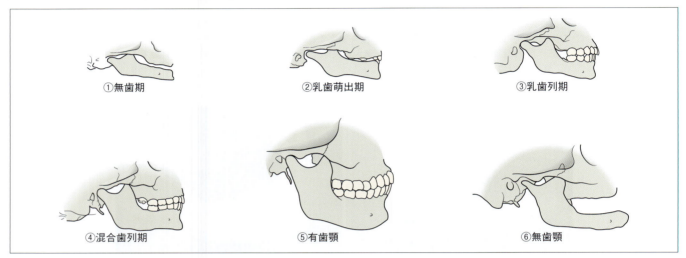

図21-Ⅱ-5　歯列の変化と顎関節の形態変化
顎骨は歯の萌出とともに成長し，加齢による変化以上に，歯の喪失の影響を受け，形態が変化（老化）する．特に歯の周囲の歯槽骨は歯の有無に影響を受け，大きく変化する．また顎関節は，無歯期（①）では下顎窩も浅いが，乳歯の萌出によって（②→③）下顎窩も深くなり，顎位が安定していく．咬合歯列期から有歯顎の時期では，下顎窩は最も深く，下顎窩で関節する下顎頭も大きく成長する（④→⑤）．そして歯を喪失する過程で歯の周囲の歯槽骨は吸収し，無歯顎（⑥）で下顎体部の大きな形態変化を生じると，関節結節は吸収し（下顎窩が浅くなり），下顎頭も小さくなり，顎位は不安定となる．

がほとんどみられないが，関節結節から関節隆起に至る部位の吸収が大きい．その結果，下顎窩前方部は平坦となる（図21-Ⅱ-3）．歯の喪失により，下顎頭は大きさを減じる（萎縮）（図21-Ⅱ-4）．

顎関節の成長過程において，歯の萌出とともに下顎頭は丸く大きく成長し，下顎窩は深くなる．よって有歯顎時の顎関節は，下顎頭と下顎窩がしっかりと嵌合し，強い咬合力を発揮できる形態を獲得する．しかし加齢・歯の喪失により生じる下顎頭の萎縮および関節結節・関節隆起の平坦化によって，不安定でラフな形態へと変化する．すなわち顎関節の形態は，一生を通じて歯槽部の形態変化に影響を受け，その形を変化させる（図21-Ⅱ-5）．

（塩崎一成，阿部伸一）

● 参考図書

1) Proffit WR：Contenporary orthodontics. CV Mosby, St. Louis, 1986.
2) Enlow DH：Handbook of facial growth. WB Saunders Co., Philadelphia, 1975.
3) 上條雍彦：口腔解剖学．1 骨学（臨床編）．第1版．アナトーム社，東京，1965，207～215．
4) 浦郷篤史：口腔諸組織の加齢変化．第1版．クインテッセンス出版，東京，1991，28～47．
5) 須田立雄ほか：新骨の科学．第2版．医歯薬出版，東京，2016，318～320．

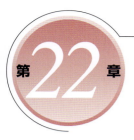

第22章 義歯と筋

chapter 22

I 無歯顎の解剖

歯を喪失した顎を**無歯顎** edentulous とよぶ．歯の喪失後は，歯槽突起が吸収するため，上顎骨，下顎骨ともに形態変化が大きい（図22-I-1，2，☞第21章参照）．しかし，変化の程度は一様ではなく，変化が少ない部位もある．上顎では口蓋や**上顎結節**部は形態変化が少ない．下顎では大臼歯部に**頬棚** buccal shelf とよばれる形態変化が少なく平坦な部位がある．歯槽部の骨吸収が進行すると，筋の付着部位であるオトガイ棘，顎舌骨筋線と頬棚が残存するため，下顎臼歯部の歯槽部は頬舌的に陥凹することがある（図22-I-3）．

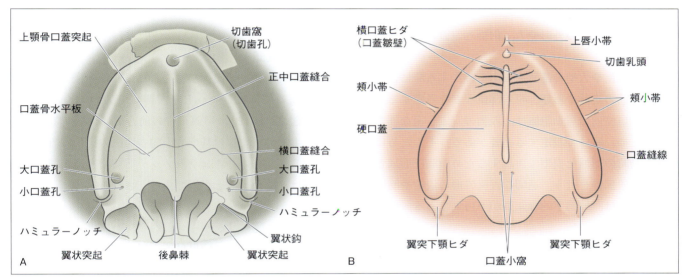

図22-I-1　無歯顎の上顎
A：骨．B：粘膜．

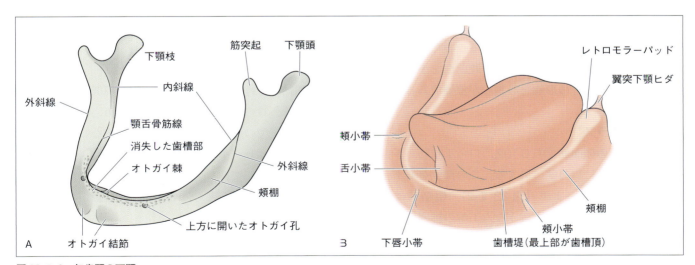

図22-I-2　無歯顎の下顎
A：骨．B：粘膜．

277

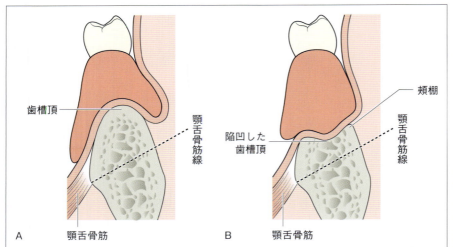

図22-Ⅰ-3 歯槽部（顎堤）の吸収と義歯床の形態の模式図（下顎大臼歯部）
A：歯槽部の吸収が少ない場合．
B：吸収が進むと顎舌骨筋線と頬棚が残存し，歯槽頂部が陥凹する．そのため，義歯床は船底型の形態となる．

Ⅱ 義歯のための解剖

無歯顎の診察の際には，有歯顎時と形態や位置の変化が少ない部位が重要な指標となる．義歯を製作する際には，それらが義歯の外形や人工歯排列位置の決定の参考になる．

全部床義歯や大型の部分床義歯を製作する際には，義歯周囲の筋の走行や形態，付着部位などを考慮する必要がある．口腔内の可動組織は，義歯の安定を損なうことがあるため，避けて設定する必要がある．そのためには，機能運動時の形態を模型に再現するための筋圧形成とよばれる印象採得を行う．適切な義歯外形の決定や筋圧形成のためには，解剖学的な知識が不可欠である．

1．顔　面
1）頬筋

頬筋は広く大きい筋肉で，頬部の大部分を占める（図22-Ⅱ-1）．頬に一定の緊張を与え，開口時には弛緩しているが，閉口とともに収縮することで咀嚼時の歯による損傷を防ぐ．嚥下時には強く収縮する．また，口角を外後方に引き，口裂を一直線として口腔前庭を小さくする．そのため，義歯床との形態との調和が重要である．

2）モダイオラス*

頬筋は，他の顔面筋である笑筋，口角下制筋，下唇下制筋などとともに口角部に集まる．この部位をモダイオラス（口角結節）とよぶ（図22-Ⅱ-2）．咀嚼時にモダイオラスがスムーズに動くような人工歯の排列位置の設定と義歯床の形態にする必要がある．印象採得時の具体的な方法として，「いー」，「うー」，「おー」などと発音させることで，頬筋から口輪筋，そしてモダイオラスに集まる顔面筋群の機能解剖学的な形態が採得できる．

2．上　顎
1）切歯乳頭

切歯乳頭は，切歯管を通過した鼻口蓋神経や鼻口蓋動脈が通る切歯窩（☞p.128参照）前方のふくらみであり（図22-Ⅰ-1B），口蓋正中の前方部に位置することから，上顎の正中線の基準や上顎中切歯の排列位置の参考となる．左右のハミュラーノッチと切歯乳頭を結ぶ HIP 平面は，咬合平面と平行であるとされる．

2）口蓋小窩*

硬口蓋と軟口蓋の境目付近の正中部に位置する左右一対の小窩で（図22-Ⅰ-1B），口蓋腺の開口部である．上顎正中の基準となる．また，左右側のハミュラーノッチと口蓋小窩を結んだ線は，上顎義歯床後縁の位置の基準となる．

3）ハミュラーノッチ（翼突上顎切痕）

上顎結節と蝶形骨翼状突起内側板の翼突鈎との間の切痕である．骨の結合部の切痕であるため，粘膜上からの視診や手指での触診では位置を確認できない．上顎結節から翼突下顎ヒダへと移行する付近に対し，診察用器具を用いて触診して押し込まれる位置がハミュラーノッチである．口蓋小窩とともに上顎義歯床後縁の決定に用いられる．

---

*：これらは『解剖学用語改訂13版』には収載されていないが，歯科臨床では頻用されている．

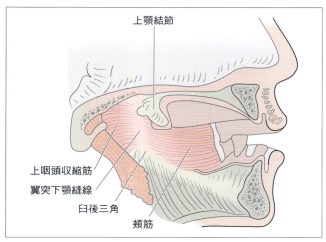

図 22-Ⅱ-1　口腔内からみた頬筋の走行状態
頬筋は咀嚼，嚥下などさまざまな重要な機能を司るため，頬筋の機能解剖学的な形態を考慮した義歯との調和が重要である．翼突下顎縫線からは前方に頬筋が起始，前走し，後方へは上咽頭収縮筋が起始，後走する．この両筋は嚥下時に強く収縮し，上下顎の義歯を包み込む．

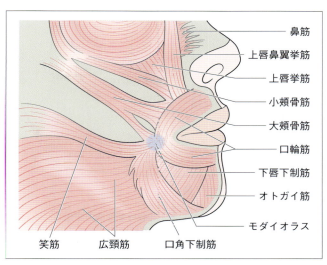

図 22-Ⅱ-2　モダイオラス

4）上顎結節

最後臼歯の喪失後に上顎臼歯部後方にみられる隆起である．被覆粘膜は薄く，義歯の支持に適しているため，全部床義歯では上顎結節を床で被覆する．元々歯の存在していない最後臼歯のさらに後方部分から上顎結節にかけては形態変化が少ない．その理由として頬筋の起始であること，内側翼突筋，外側翼突筋の起始の一部でもあるため，筋からの牽引力が常に作用しているためと考えられる．

3．下　顎

1）レトロモラーパッド*

下顎最後臼歯の後方に存在する洋梨状の小隆起である．レトロモラーパッドの前方 1/2～2/3 の粘膜下は強靱な結合組織のみで腺組織はなく，被圧変位量は小さい．そのため，前方は義歯床の支持のために有効で，部分床義歯ではこの部分が床で被覆される．後方では，組織学的に疎な結合組織と粘液線（臼後腺）を含み，被圧変位量が大きい．後方部分は弾性に富むため加圧することで辺縁封鎖が可能になる．そのため，全部床義歯では，維持を高めるために床でレトロモラーパッド全体が被覆される．また，レトロモラーパッドは顎堤の吸収の影響を受けず，無歯顎になっても形態の変化が少ないため，仮想咬合平面の高さの決定の基準となる．

2）内斜線*

下顎骨筋突起前縁から始まり，レトロモラーパッドの舌側を経て顎舌骨筋線へと移行する骨上の隆線である

（図 22-Ⅰ-2A）．

3）外斜線*

下顎骨筋突起前縁から始まり，レトロモラーパッドの頬側を経て下顎体外面へと移行する骨上の隆線である（図 22-Ⅰ-2A）．解剖学用語の斜線に相当する（☞ p.134 参照）．

4）頬棚*

歯の喪失後，下顎大臼歯部頬側に現れる緻密骨に支えられた比較的平坦な部位で，義歯の支持に適している．外斜線，歯槽頂，頬小帯に囲まれた部位の臨床的名称である．

5）顎舌骨筋線

舌骨上筋群の 1 つである顎舌骨筋の付着部位である顎舌骨筋線部まで歯槽部は吸収する（図 22-Ⅱ-3）．顎舌骨筋は嚥下時に口腔底全体を挙上させるため，印象採得時には顎舌骨筋部の機能的形態を印記する必要がある．

6）オトガイ棘

オトガイ棘には，オトガイ舌筋とオトガイ舌骨筋が付着しているため，吸収が少ない部位である（図 22-Ⅱ-3）．

7）オトガイ孔

歯槽部の吸収に伴って相対的に上方へ移動し，開口方向も側方から上方で変化する（図 22-Ⅱ-4）．パノラマエックス線画像で，下顎体におけるオトガイ孔の上下的な位置により顎堤の吸収程度を評価する．オトガイ神経の出口であるため，歯槽部の吸収が顕著な場合には義歯床に

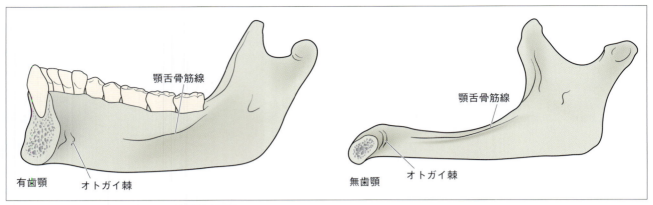

図22-Ⅱ-3　舌側から観察した下顎骨外部形態の変化
歯槽部は顎舌骨筋の付着する顎舌骨筋線まで大きく吸収する．オトガイ舌筋およびオトガイ舌骨筋が付着するオトガイ棘の位置は無歯顎では歯槽堤の上面近くに位置する．

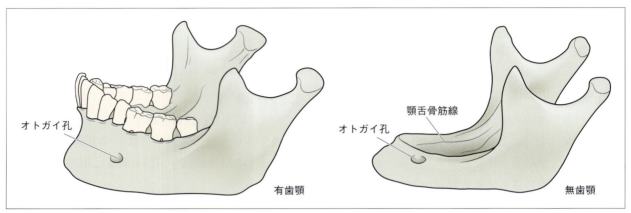

図22-Ⅱ-4　オトガイ孔の開口方向の変化
歯の喪失後の歯槽部の吸収に伴い，オトガイ孔の相対的位置が上方に移動する．また，開口方向も上方に変化する．

よるオトガイ孔部の圧迫により疼痛を生じる．そのため，印象採得や義歯装着時に加圧しないようにする．

8）オトガイ筋

下顎前歯部唇側にはオトガイ筋が付着しており，嚥下時に強く収縮して義歯へ離脱力を与える．筋圧形成時にはオトガイ筋を印記し，オトガイ筋を避けて床縁を設定する．

9）咬筋

閉口筋である咬筋は，咀嚼時に収縮して膨隆する．これは，下顎最後臼歯頬側遠心部で触診することができる．この膨隆は，義歯床に対して水平方向に力を与えるため，義歯に離脱力を生じさせる．そのため，筋圧形成時には閉口運動をさせて咬筋の膨隆を印記して義歯床を避ける必要がある．

4．上下顎に共通するもの

1）翼突下顎ヒダ

上顎結節後方からレトロモラーパッド後方へとつながる粘膜のヒダである．大開口時に緊張するため，義歯床の外形に影響を与える．

2）小帯

頬粘膜と歯槽粘膜との移行部に上唇小帯，下唇小帯，頬小帯が存在する．頬小帯は左右側小臼歯部を中心に複数存在するのが一般的である．粘膜の過剰な運動を抑制している．義歯床は小帯を避けて設定する．筋圧形成の際，患者自身の機能運動だけでは小帯の印記ができない場合が多いため，手で頬を引っ張ることで印象採得することがある．

舌小帯は，下顎前歯部歯槽部と舌下面をつなぐ小帯である．舌運動により動くため，筋圧形成の際には舌運動をさせることにより，義歯床が舌小帯の可動域を避けるように設定される．

（上田貴之，阿部伸一）

第23章 骨折の解剖学

I 顎骨骨折の病因

　顎骨骨折とは，外傷や疾患などの原因により，上顎骨あるいは下顎骨が骨の連続性を失った状態のことであり，形態的な異常に加え，咬合を含むさまざまな顎口腔機能の異常を引き起こす．外傷による骨折の原因として，交通事故や転倒，転落，暴力による殴打，スポーツなど動作中の他者との衝突や，ボールや器具による顔面の打撲などがあげられる．また，顎骨に発生した腫瘍や囊胞，歯肉などの口腔粘膜に発生した悪性腫瘍の顎骨への浸潤により，顎骨骨折を引き起こすことがあり，この骨折を病的骨折という．

II 顎骨骨折の臨床所見と画像検査

1．臨床所見

　顎骨骨折において最も重要な臨床所見の1つに咬合異常がある．咬合異常は患者が自覚しやすい症状の1つであるが，歯や歯槽骨の損傷を併発していると自覚的，他覚的にも評価が難しい場合がある．この咬合異常は骨折によりその骨に付着している筋の走向により，骨片が移動することにより生じる．その他，顎骨骨折による症状としては，疼痛，周囲組織の腫脹，開口障害，神経障害などを認めることが多い．また，顎骨内からの出血が多い場合は気道閉塞による呼吸障害をきたすこともあるので注意が必要である．

2．画像検査

　顎骨骨折の診断において，最も頻繁に用いられる画像検査法はパノラマエックス線検査である．歯の破折や脱臼，歯槽骨骨折の診断においては，口内法エックス線撮影が用いられる．近年では，多くの症例でCT検査が併用され，三次元構築された画像により，立体的な骨折線や移動骨片の評価が可能であり，パノラマエックス線検査や単純エックス線検査では評価が難しい頰舌方向の骨折線や関節頭骨折における骨片の内方偏位などについても，より詳細に確認が可能となっている．

III 骨折の分類

　骨折は以下のように分類される（表23-III-1）．

1．創部との交通の有無による分類

1）開放性骨折

　骨折部と創部である皮膚や口腔粘膜が交通しているものを開放性骨折 open fracture または複雑骨折 compound fracture という．骨折部の感染をきたす場合は，感染性骨折 contaminated fracture ともいう．

2）閉鎖性骨折

　骨折部と体表の皮膚や粘膜の創部とが交通していないものを閉鎖性骨折 closed fracture という．単純骨折 simple fracture ともいう．

2．外力の作用部位による分類

1）直達骨折

　外力が直接作用した部位に骨折を認めるものを直達骨

表23-III-1　骨折の分類

創部との交通による分類	開放性骨折
	閉鎖性骨折
外力の作用部位による分類	直達骨折
	介達骨折
骨折の状態による分類	不完全骨折
	完全骨折
骨折線数による分類	単骨折
	重骨折
	粉砕骨折
受傷からの期間による分類	新鮮骨折
	陳旧性骨折

折 direct fracture という．

2）介達骨折
外力の作用した部位から離れた部位に骨折を認めるものを介達骨折 indirect fracture という．下顎骨の関節突起骨折などでみられる．

3. 骨折の状態による分類
1）不完全骨折
完全な骨片の離断のないものを不完全骨折 incomplete fracture という．画像では骨折線を認めるものの，骨片の離断がない亀裂骨折 crack fracture や，小児で多くみられる若木骨折 green stick fracture などがこれにあたる．不完全骨折では咬合の異常を認めないこともある．

2）完全骨折
骨片が完全に離断したものを完全骨折 complete fracture という．咬合の異常を認めるものが多い．

4. 骨折線数による分類
1）単骨折
骨折線が 1 つのものを単骨折 simple fracture という．

2）重骨折
骨折線が複数あるものを重骨折 complex fracture という．

3）粉砕骨折
骨折線が細かく粉砕したものを粉砕骨折 comminuted fracture という．

5. 受傷からの期間による分類
1）新鮮骨折
受傷後，比較的早期のものを新鮮骨折 fresh fracture という．骨折に対しては多くの場合，積極的な治療が行われる．

2）陳旧性骨折
受傷してから一定期間が経過したものを陳旧性骨折 chronic fracture という．明確な基準はないが，2 週間以上が経過したものや，骨折部位の仮骨形成期以降のものとされる．骨折に対する治療が行われないこともある．

Ⅳ 下顎骨骨折

1. 骨折部位による分類 （図 23-Ⅳ-1）
1）切歯部・オトガイ部骨折
下顎の左右側切歯の遠心部までの間における切歯部の骨折（図 23-Ⅳ-2）．

2）犬歯部骨折
下顎の犬歯部遠心側における骨折（図 23-Ⅳ-3）．

3）骨体部骨折
下顎の小臼歯部および大臼歯部の骨折．

4）下顎角・智歯部骨折
下顎の智歯部より後方の下顎角部周囲の骨折（図 23-Ⅳ-4）．

5）下顎枝骨折
下顎枝部の骨折．

図 23-Ⅳ-1　下顎骨骨折の好発部位（榎本昭二ほか監修：最新口腔外科学．第 5 版．医歯薬出版，2017，p166．を参考に作成）

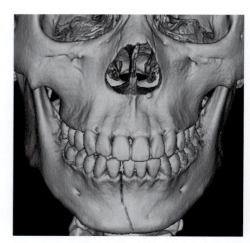

図 23-Ⅳ-2　下顎前歯部の骨折（富山赤十字病院 石戸克尚先生のご厚意による）
単骨折の場合，筋の牽引による骨片の偏位は少ない．

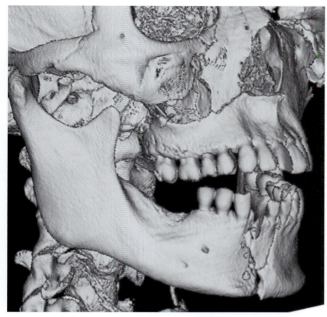

図23-Ⅳ-3　下顎犬歯部骨折（富山赤十字病院 石戸克尚先生のご厚意による）
犬歯の歯根は長いために応力が集中しやすく骨折の好発部位となる．

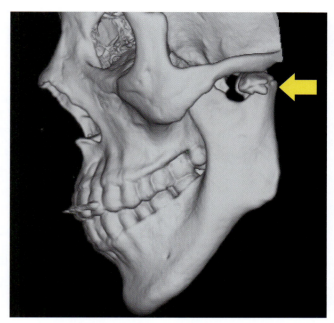

図23-Ⅳ-5　関節包内骨折（富山赤十字病院 石戸克尚先生のご厚意による）

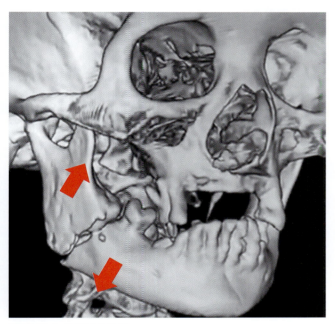

図23-Ⅳ-4　下顎角部骨折
埋伏智歯部には応力が集中しやすい．近位骨片は閉口筋の影響で上方へ偏位し，遠位骨片は顎舌骨筋の影響で後下方へ偏位する．

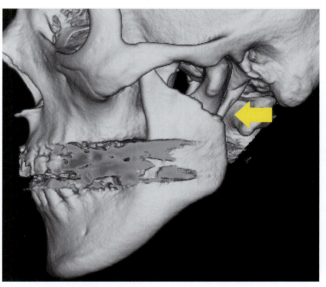

図23-Ⅳ-6　関節突起頸部骨折（富山赤十字病院 石戸克尚先生のご厚意による）

6）筋突起骨折

筋突起部の骨折．

7）関節突起骨折

関節突起部の骨折で，関節包内骨折（図23-Ⅳ-5），関節突起頸部骨折（図23-Ⅳ-6），関節突起基底部骨折がある．

2. 好発部位

下顎骨の骨折部位の特徴としては，直接的な外力を受けやすい部位や外力に対して脆弱となりやすい部位に骨折を生じることが多い．

交通事故や転倒では，前方からの外力を受けやすく，切歯部や犬歯部に骨折を認めることが多い．また，暴力による打撲やスポーツなどによる外傷では，下顎角・智歯部での骨折が多い．関節突起は構造的に脆弱な形態をしているので関節突起に応力が集中し，下顎の前方や側方からの外力によって介達性に骨折を生じることがほとんどである．下顎角・智歯部は，埋伏智歯の存在により，また歯根が長い犬歯やオトガイ孔近くの小臼歯部位でも構造上，脆弱となりやすいので，これらは下顎骨骨折の好発部位である．

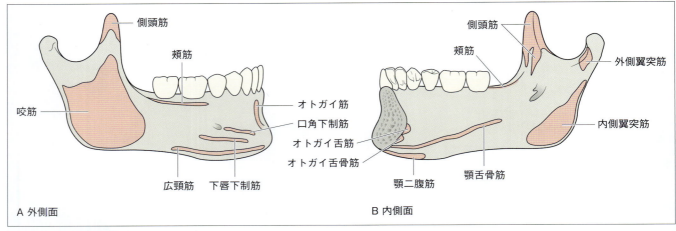

図 23-Ⅳ-7 下顎骨の筋の付着部位（右側）
A：下顎骨の外面には，咬筋，側頭筋，頰筋，広頸筋，下唇下制筋，口角下制筋，オトガイ筋が付着する．
B：下顎骨の内面には，内側翼突筋，側頭筋，外側翼突筋，顎舌骨筋，顎二腹筋，オトガイ舌筋，オトガイ舌骨筋が付着する．

3. 骨折好発部位における骨片の偏位

下顎骨骨折による骨片は付着する筋の停止部位および走向により偏位する．図 23-Ⅳ-7 に下顎骨に付着する筋の付着部位を示す．筋の走向を考慮し，代表的な骨折による骨片の偏位を考える．

筋には**起始** fixed end と**停止** mobile end があり，停止部位（一般に筋尾）が起始（一般に筋頭）に近づくということを念頭に置いておくと骨片の変位する方向を理解しやすい．

下顎角外面には咬筋 masseter が，同内面には内側翼突筋 medial pterygoid が，下顎枝前上方にある筋突起には側頭筋 temporalis が停止する（図 23-Ⅳ-7）．これらの筋は閉口筋すなわち抗重力筋であり，その走向は主として上下方向である．また，下顎骨体内面には下顎骨内面の顎舌骨筋線 mylohyoid line から起始する顎舌骨筋 mylohyoid が付着しており，内面前方では二腹筋窩 digastric fossa から顎二腹筋 digastric が，オトガイ棘 mental (genial) spine からオトガイ舌骨筋 geniohyoid が起始する．これらの舌骨上筋は舌骨に停止する．

1) 切歯部・オトガイ部骨折

下顎の正中部骨折では骨片はほとんど偏位しないが，開閉口運動とともに骨片も上下に動く（骨呼吸）．重複骨折では，小骨片がオトガイ舌骨筋や顎二腹筋により，舌骨方向すなわち下内方へ偏位する（図 23-Ⅳ-8A）．これにより，舌根沈下をきたすことがある．

2) 犬歯部骨折

大骨片は舌骨上筋群の収縮と舌骨下筋群の収縮または緊張による舌骨の下制，固定により下内方に偏位する．小骨片は閉口筋（咬筋，内側翼突筋，側頭筋）により上内方に偏位する．

3) 骨体部骨折

大骨片は舌骨上筋群の収縮と舌骨下筋群の収縮または緊張による舌骨の下制，固定により下内方に偏位する．小骨片は閉口筋（咬筋，内側翼突筋，側頭筋）により上内方に偏位する．

4) 下顎角・智歯部骨折

閉口筋の作用を最も強く受けやすく，小骨片は咀嚼筋により上内方に偏位し，大骨片は舌骨上筋群により下内方へ偏位し，また，犬歯部，骨体部骨折を含めて，骨折線が近心側から遠心側に斜走するものでは，閉口筋と舌骨上筋群により骨片は強く牽引され，偏位が大きい（図 23-Ⅳ-4，8B）．一方で，骨折線が遠心方向から近心方向へ斜走するものでは，閉口筋と舌骨上筋の牽引力が相殺されて，骨片の偏位は小さい（図 23-Ⅳ-8C）．

5) 下顎枝骨折

小骨片は咬筋，内側翼突筋，側頭筋により上内方に偏位する．

6) 筋突起部骨折

小骨片は側頭筋の作用により上方に偏位する．他の部位の偏位はほとんどない．

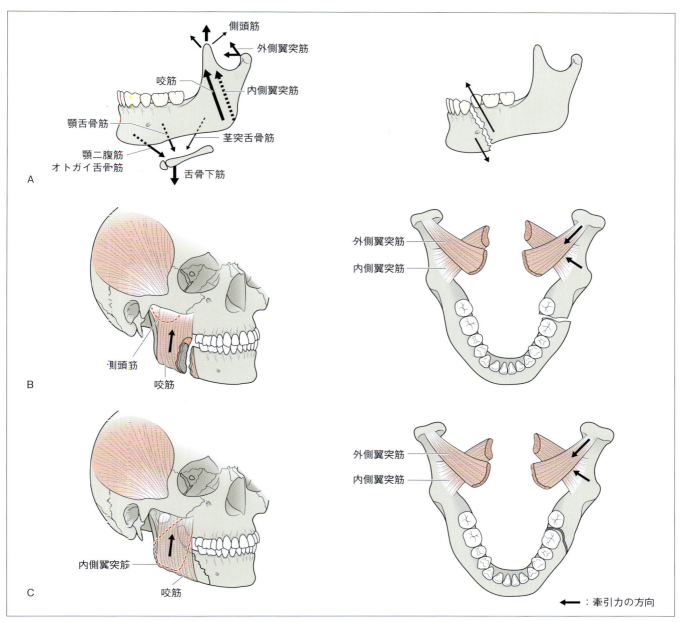

図 23-Ⅳ-8　下顎に付着する筋の牽引方向（榎本昭二ほか監修：最新口腔外科学．第5版．医歯薬出版，2017，p.167．および Kademani D, Tiwana P：ATLAS OF ORAL & MAXILLOFACIAL SURGERY，ELSEVIER，Missouri，2016，p.697，p.698．を参考に作成）
A：下顎骨，舌骨に付着する筋の牽引方向（左）と，下顎骨体部骨折による骨片偏位の方向（右）．
B：骨片偏位の大きい下顎角部骨折．
C：骨片偏位の小さい下顎角部骨折．

7）関節突起部骨折

　関節突起の翼突筋窩 pterygoid fovea には水平方向に走る外側翼突筋 lateral pterygoid が停止しているので，関節突起頸部の骨折では，この筋の牽引力により，小骨片は前内方へ偏位する．下顎角の外・内面には咬筋および内側翼突筋が停止しているため，大骨片が上方に偏位する．このため，片側性の骨折では下顎の正中が患側に偏位する．両側性の骨折では舌骨上筋群により，前歯部の開咬となることがある．

上顎骨骨折

1．骨折部位による分類

　上顎骨の骨折は René Le Fort が以下のように分類している（図 23-Ⅴ-1）．

1）Le Fort Ⅰ型骨折

　骨折線が上顎骨中央部の梨状口外側縁から翼口蓋窩までを横走するもの（図 23-Ⅴ-1A）．

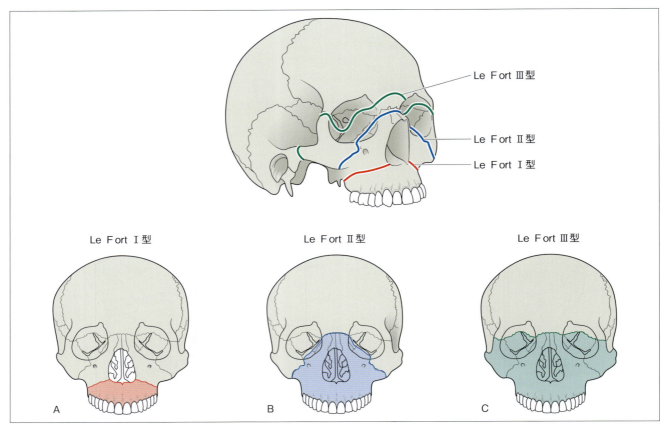

図23-V-1　上顎骨骨折の骨折部位による分類（Kademani D, Tiwana P：Atras of Oral & Maxillofacial Surgery. Elsevier, Missouri, 2016, 797. および James R et al.：CONTEMPORARY ORAL and MAXILLOFACIAL SURGERY. SEVENTH EDITION. ELSEVIER, Philadelphia, 2019, p.529. を参考に作成）
A：Le Fort Ⅰ型骨折．B：Le Fort Ⅱ型骨折．C：Le Fort Ⅲ型骨折．

2）Le Fort Ⅱ型骨折

鼻骨と上顎骨とが一体となり，骨片分離する骨折である．骨折線は鼻骨および上顎骨前頭突起の中央部または前頭骨との縫合部を横断し，涙骨・篩骨を横走して下眼窩裂に至る．下眼窩裂からは眼窩底を前方へ走行し，頰骨上顎縫合に沿って上顎骨外側壁を後外方へと走行し，翼口蓋窩，翼状突起中央部に至る．骨片の輪郭が錐体状になることから錐体骨折ともいう（図 23-V-1B）．

3）Le Fort Ⅲ型骨折

中顔面を構成する鼻骨，口蓋骨，頰骨の顔面骨が一体として頭蓋底から分離する骨折であり，上顎骨完全骨折とよばれる．骨折線は前頭鼻骨縫合ならびに前頭上顎縫合から涙骨・篩骨を横走して下眼窩裂へ至る．下眼窩裂からは上前方へは眼窩外側壁を経て頰骨前頭縫合へ至り，後下方へは翼口蓋窩，翼状突起基部に至る（図 23-V-1C）．

4）縦骨折

Le Fort 型骨折に合併し上顎骨が縦方向（矢状方向）に骨折するもので，骨折線は，上顎骨歯槽突起の前歯部から後方へ，上顎骨口蓋突起から口蓋骨へと矢状面に生じる．

顎変形症における上顎骨の Le Fort Ⅰ型骨切り術は，人為的に上顎骨を骨折させ，目的とする位置に変位させる術式である．この人為的な骨折線は Le Fort Ⅰ型骨折に準じる．

2. 骨片の偏位

上顎骨骨折では，下顎骨骨折のような筋による強い牽引力が作用せず，受傷原因となった外力の方向に骨片は移動しやすい．

Le Fort Ⅰ型骨折の場合，軟口蓋に付着する口蓋舌筋などの作用によって，骨片は後下方へわずかに移動することがある．Le Fort Ⅰ型骨折または Le Fort Ⅱ型骨折では，外力により上顎骨が後方に移動すると，顔貌は平坦化や陥没を認める．Le Fort Ⅲ型骨折では，骨片の下方への移動により顔面の上下径が延長する．上顎洞壁は薄いため，中顔面の前方や側方からの外力により容易に骨折し，骨片は上顎洞内方に偏位することが多い．

顔面骨には圧縮力を負担する 6 つの主要な応力線で

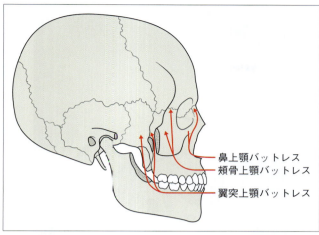

図23-V-2　上顎骨のバットレス（James R et al.：CONTEMPORARY ORAL and MAXILLOFACIAL SURGERY. SEVENTH EDITION, ELSEVIER, Philadelphia, 2019, p.529. を参考に作成）

あるバットレス buttress の構造があり，上顎骨には，周囲骨から連続して縦走する3対のバットレスが存在し，咀嚼力などの圧縮力を支持している（図23-V-2）．バットレス構造は，応力を安定的に負担できるため，上顎骨骨折の治療上，重要な構造である．

VI 頬骨・頬骨弓骨折

　頬骨は眼窩の下外側に位置する骨で，頬骨弓をつくる側頭突起と，前頭骨の頬骨突起と結合する前頭突起をもつ．頬骨はきわめて頑丈なため，骨折は主に外力による直達骨折として，隣接する骨との縫合部位すなわち上顎骨との縫合部と前頭骨との縫合部での骨折が多い（図23-VI-1A）．

　頬骨弓は頬骨の側頭突起と側頭骨の頬骨突起からつくられるが，骨折は顔面外側からの外力により，頬骨弓の側頭頬骨縫合部の骨折が多い（図23-VI-1B）．骨片は外方からの圧迫により内方に偏位する．ときに開口障害をきたすことがある．

　頬骨・頬骨弓骨折は，単純エックス線写真やパノラマエックス線写真では診断が難しく，CTの軸位像や，三次元構築したCT画像が診断に有用である．頬骨・頬骨弓骨折では，Knight and North 分類（表23-VI-1）を用いることが一般的であり，骨片偏位の有無と偏位の様態により6群に分類される．

VII 眼窩壁吹き抜け骨折

　眼窩壁吹き抜け骨折 blowout fracture は，眼窩下壁

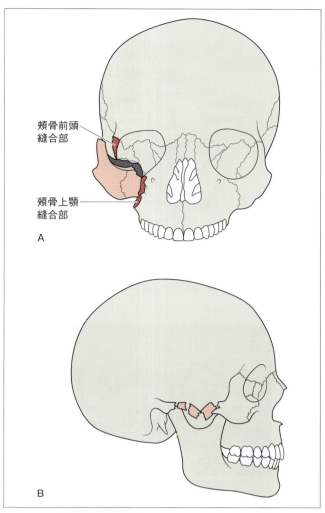

図23-VI-1　頬骨骨折の好発部位（James R et al.：CONTEMPORARY ORAL and MAXILLOFACIAL SURGERY. SEVENTH EDITION, ELSEVIER, Philadelphia, 2019, p.528. を参考に作成）
A：骨縫合部における骨折．頬骨は一塊として外下方に偏位する．
B：頬骨弓骨折．

表23-VI-1　Knight and North 分類

I群	転位のない骨体部骨折
II群	頬骨弓骨折
III群	回転のない骨体部骨折
IV群	内転性骨体部骨折
V群	外転性骨体部骨折
VI群	粉砕骨折

や眼窩内側壁に生じる骨折で，眼窩縁または眼球への直接的な外力により眼窩の内圧が上昇することにより，眼窩底部が骨折したものである（図23-VII-1）．

　眼窩下壁は上顎骨からできているが，前外側は頬骨が，後端部には口蓋骨がわずかにかかわる．内側壁は最も骨壁が薄く，主に篩骨でできているが，前端部には前頭骨，涙骨，上顎骨がかかわる．

　眼窩壁の吹き抜け骨折では眼窩内容組織が上顎洞内に

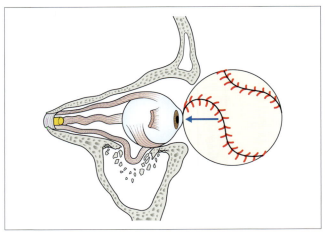

図 23-Ⅶ-1 吹き抜け骨折の発生機序（James R et al.：CONTEMPORARY ORAL and MAXILLOFACIAL SURGERY. SEVENTH EDITION, ELSEVIER, Philadelphia, 2019, p.529. を参考に作成）
眼球への外圧によって眼窩内圧が亢進し，骨壁の薄い眼窩底の骨折が生じる．

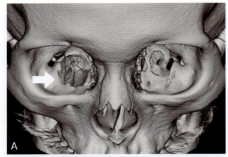
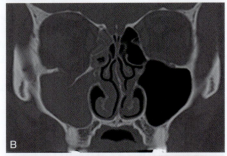
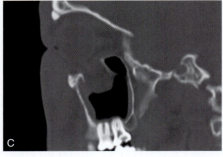

図 23-Ⅶ-2 右眼窩壁の吹き抜け骨折（富山赤十字病院 石戸克尚先生のご厚意による）
A：眼窩壁の骨（矢印）にのみ骨折を認める真性型吹き抜け骨折．
B：眼窩底骨壁の下方偏位．
C：眼窩内容組織の上顎洞内への逸脱．

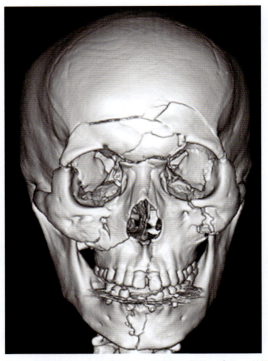

図 23-Ⅷ-1 交通事故による下顎骨，上顎骨，頬骨，鼻骨，前頭骨の多発性骨折（富山赤十字病院 石戸克尚先生のご厚意による）

逸脱することがあり，眼球の陥没や突出，眼球の運動障害による複視などの症状をきたすことがある（図 23-Ⅶ-2）．

眼窩下縁に骨折のないものを pure blowout fracture とよび，一方，上顎骨や頬骨など周囲骨の骨折と連続して眼窩底部が骨折するものを impure blowout fracture と区別してよぶこともある．

Ⅷ 顔面多発骨折（図 23-Ⅷ-1）

複数の顔面骨に同時に骨折を生じるもので，交通事故や高所からの転落，暴力による激しい殴打など，受傷原因の外力が著しく強い場合に発生する．顔面多発骨折では，皮膚や粘膜などの軟組織を含めた顔面多発性外傷に加え，頭部外傷や全身性外傷と合併していることが多いため，全身検索と救命処置が優先されることもある．強い外力により顎骨の粉砕骨折や複雑骨折をきたすものでは，大量出血などにより緊急処置を要することもある．

（冨原　圭，前田健康）

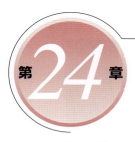

第24章 局所麻酔，神経損傷と神経ブロック

chapter 24

I 歯科における局所麻酔法の種類

歯科臨床で用いられる局所麻酔法には，表面麻酔法，浸潤麻酔法および伝達麻酔法がある．

1. 表面麻酔法

粘膜または皮膚表面に局所麻酔薬を塗布や貼付することによって作用させ，粘膜または皮膚表層の短時間の麻酔効果を得る方法である．浸潤麻酔などの際に，針刺入の痛みを軽減させるために用いられるほか，アフタ性口内炎などの除痛や印象採得時の嘔吐反射の予防にも用いられる．

2. 浸潤麻酔法

注射で組織内に局所麻酔薬を浸潤させ，注射した部位の麻酔効果を得る方法である．一般的な歯科治療の際に最も広く用いられる．特殊な方法として，歯根膜内麻酔法や歯髄腔内麻酔法などがある．

3. 伝達麻酔法

局所麻酔薬を神経幹の周囲に浸潤させ，麻酔効果を得る方法である．浸潤麻酔よりも広範囲の麻酔効果が得られる（図24-I-1）．ペインクリニック（痛みや麻痺，しびれの治療）で用いられる神経ブロックも伝達麻酔法の一種である．

II 表面麻酔のための解剖学

歯肉粘膜と歯槽粘膜とを比較すると，歯槽粘膜は角化層が薄くかつ角化度が低いため，表面麻酔薬の組織内への浸透は歯槽粘膜のほうが歯肉粘膜よりもすみやかであると考えられる．

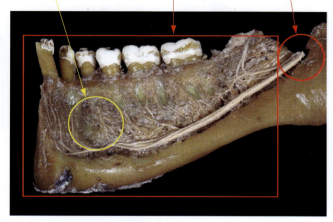

図24-I-1　浸潤麻酔と伝達麻酔の違い
（東京歯科大学 井出吉信先生のご厚意による）

III 浸潤麻酔のための解剖学

浸潤麻酔の針の刺入部位は，治療内容のほか，痛点の分布（p.197 図15-II-1参照），薬液注入のしやすさ，骨小孔の程度などの条件を元に選択する．

1）歯肉

歯肉は粘膜上皮に痛点が少ないが，粘膜下組織を欠くために薬液の注入圧が高くなりやすく，注入時痛を起こしやすい．

2）歯槽粘膜

歯槽粘膜は粘膜上皮に痛点が多いが，粘膜下組織があるので薬液注入時の抵抗が少ない．痛点は前歯部に多く，臼歯部に少ない．

3）硬口蓋粘膜

硬口蓋粘膜は粘膜上皮に痛点が少ないが，粘膜下組織を欠くために薬液の注入圧が高くなりやすく，注入時痛を起こしやすい．

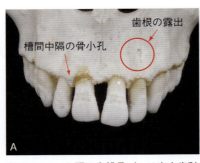
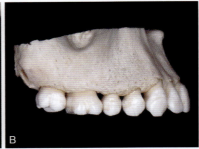
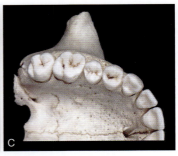

図24-Ⅲ-1　上顎の歯槽骨（Aは東京歯科大学　阿部伸一先生，B，Cは井出吉信先生のご厚意による）
A：前歯部．B：臼歯部．C：口蓋側．

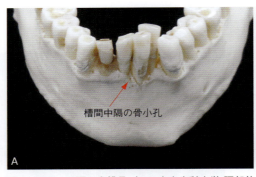
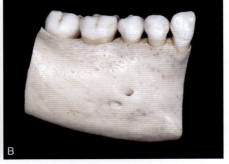

図24-Ⅲ-2　下顎の歯槽骨（Aは東京歯科大学　阿部伸一先生，Bは井出吉信先生のご厚意による）
A：前歯部．B：臼歯部．

4）上顎歯槽骨

上顎の歯槽骨は緻密骨（皮質骨）が薄く，全体に多孔性であり，局所麻酔薬が浸潤しやすい．特に歯肉乳頭部直下の槽間中隔部は骨小孔が多い．前歯部から小臼歯部にかけては唇・頬側の緻密骨に穿孔部があり，骨面に歯根の一部が露出していることがある（図24-Ⅲ-1）．

5）下顎歯槽骨

下顎の歯槽骨は，特に大臼歯部で頬側の緻密骨が厚く，骨小孔も少ないので，局所麻酔薬が浸潤しにくい．一方，前歯部から小臼歯部にかけては唇・頬側の緻密骨に穿孔部があり，骨面に歯根の一部が露出していることがある．歯肉乳頭部直下の槽間中隔部は前歯部，臼歯部とも骨小孔が比較的多い（図24-Ⅲ-2）．

6）緻密骨表面から根尖までの距離

各歯の根尖相当部の緻密骨の厚さと緻密骨表面から根尖までの距離を表24-Ⅲ-1に示す．同じ厚さであっても，下顎骨は上顎骨に比べて骨が緻密で局所麻酔薬が浸潤しにくい（図24-Ⅲ-3）．

7）口腔底部

口腔底部は舌骨上筋群の間に疎な結合組織がいくつかの隙を構成しており，この部位に感染が起こると広範囲に炎症が波及しやすい．したがって，下顎舌側の浸潤麻酔は避けるのが安全である．

Ⅳ　伝達麻酔のための解剖学

伝達麻酔の際に針先を到達させる部位は，神経が骨孔に入るか骨孔から出るところである．伝達麻酔は少量の薬液で広範囲かつ長時間の麻酔効果が得られるが，血管損傷や神経損傷を起こす危険性がある．針の刺入後，所定の深さまで進めたところで局所麻酔薬の血管内誤注を防ぐために内筒を吸引し，血液の逆流がないことを確認する（**吸引テスト**）．

上顎の伝達麻酔には，**正円孔**（上顎神経），**眼窩下孔**（眼窩下神経），**歯槽孔**（上顎結節：後上歯槽枝），**大口蓋孔**（大口蓋神経），**切歯孔**（鼻口蓋神経）などがある．下顎の伝達麻酔には，**卵円孔**（下顎神経），**下顎孔**（下歯槽神経），**オトガイ孔**（オトガイ神経）がある．

日常臨床で一般的に行われる伝達麻酔は，下顎孔部および眼窩下孔部での伝達麻酔である．麻酔される神経は前者が下歯槽神経とその直前を下行する舌神経であり，後者が眼窩下神経と前上歯槽枝である．

表 24-Ⅲ-1 歯槽骨外壁から根突部までの距離（mm）

	上顎				下顎				
歯種	緻密骨の厚さ		平均	最小	最大	緻密骨の厚さ			平均	最小	最大
						歯槽縁下方5mm	下顎体中央			
1	0.5		1.9	0.8	4.0	0.6	1.8		1.6	0.6	2.9
2	0.5		2.1	0.6	3.0	0.7	1.8		1.9	0.5	3.8
3	0.5		2.4	0.8	3.5	0.6	1.8		2.4	1.3	4.2
4	0.5		1.9	0.4	4.1	0.6	1.9		2.8	1.5	5.4
5	1.5		3.0	1.8	4.3	1.0	2.3		3.6	1.4	5.8
6	1.5	MB	2.5	0.9	5.4	1.4	2.6	M	3.7	1.2	6.6
		DB	2.7	1.3	4.2			D	4.4	1.9	8.8
		P	3.8	2.3	5.9						
7	2.0	MB	4.8	3.4	6.2	2.2	2.8	M	8.1	4.8	11.6
		DB	3.5	1.5	4.8			D	8.5	4.0	12.5
		P	3.5	1.3	5.8						
8	2.0	MB	4.5	2.0	9.0	2.8	2.9	M	9.3	7.8	11.6
		DB	3.0	2.0	4.6			D	8.0	5.7	10.9
		P	3.6	1.7	5.7						

口蓋根では舌側歯槽骨，その他は唇・頬側歯槽骨．MB：近心頬側，DB：遠心頬側，P：口蓋側，M：近心側，D：遠心側

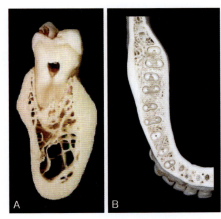

図 24-Ⅲ-3 下顎の緻密骨（東京歯科大学 井出吉信先生のご厚意による）
A：前頭断．B：水平断．

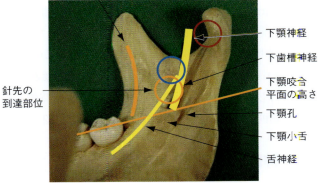

図 24-Ⅳ-1 下顎孔の位置
○：Gow-Gates 法
○：Akinosi 法
○：下顎孔伝達麻酔

1. 下顎孔伝達麻酔に関連した解剖学

1）下顎孔

下顎孔は下顎枝内面の上下・前後的の中央で，下顎の咬合平面とほぼ同じ高さにある．下顎孔の直前には**下顎小舌**があり，**蝶下顎靱帯**が停止する．下顎小舌と下顎枝**内斜線**との距離は約 13 mm であり，内斜線と粘膜表面との距離は 2 ～ 6 mm である（図 24-Ⅳ-1）．

2）針の刺入部位

上下的には下顎の咬合平面の 10 mm 上方で，左右的には内斜線と**翼突下顎縫線** pterygomandibular raphe（**翼突下顎ヒダ**）との中央である．内斜線と翼突下顎縫線との間はくぼみ状になっており，刺入部位はこのくぼみの最深部付近である．

3）方法

大開口させて刺入点に針を刺入した後，注射筒を反対側の下顎小臼歯付近に接しながら針を進める．刺入点から 15 ～ 20 mm ほどで下顎孔上方の下顎枝内面の骨面に針先が触れる．針先をわずかに引き戻し，吸引テストを行った後，局所麻酔薬を 1 ～ 1.5 mL 注入する（図 24-Ⅳ-2）．針先が蝶下顎靱帯よりも内側（咽頭側）に進んだ場合，靱帯によって局所麻酔薬の下歯槽神経や舌神経への到達が妨げられる可能性があるので，針先が骨面に接したのを確認することが重要である（図 24-Ⅳ-3）．

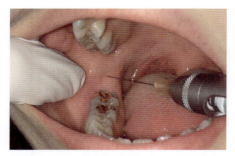

図24-Ⅳ-2　下顎孔伝達麻酔

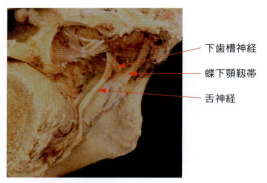

図24-Ⅳ-3　下歯槽神経と舌神経の走行および蝶下顎靱帯

4）奏効部位

麻酔が奏効すると，下歯槽神経が支配する同側の歯の歯髄，歯根膜，小臼歯より後方の舌側歯槽骨と歯肉，前歯部唇・舌側歯槽骨と歯肉，口唇粘膜，口唇皮膚，オトガイ部皮膚，および舌神経が支配する同側の舌前方2/3（分界溝より手前）の粘膜，口腔底粘膜の感覚が消失する．ただし，前歯歯髄は反対側の下歯槽神経からの吻合枝により，第三大臼歯歯髄は他の神経からの吻合枝により，完全な麻酔効果が得られないことがある．下顎臼歯部頬側の歯肉は頬神経の支配のため，麻酔効果が得られない．

5）Gow-Gates法とAkinosi法

下顎孔伝達麻酔の変法として，Gow-Gates法とAkinosi法がある．Gow-Gates法は針先を下顎骨翼突筋窩付近に到達させる方法で，下歯槽神経と舌神経だけでなく，頬神経や耳介側頭神経が麻酔される．Akinosi法は針先を下顎切痕付近に到達させる方法で，下歯槽神経と舌神経の他に頬神経が麻酔される（図24-Ⅳ-1）．

2. 眼窩下孔伝達麻酔に関連した解剖学

1）眼窩下孔

眼窩下孔は眼窩下縁の中央から5～10 mm下方にあり，下内方に開口している．眼窩底を走行した眼窩下神経が眼窩下管を通過して眼窩下孔から出るが，その直前で上顎前歯歯髄を支配する前上歯槽枝を分枝する．

2）針の刺入部位

上顎第二小臼歯に相当する歯肉頬移行部で，やや頬側寄りの部分である．

3）方法

体表から眼窩下孔を触知してその部分に指先を当てながら小開口させて口角を牽引し，刺入部位を明示する．刺入点に針を刺入した後，眼窩下孔を触知している指先に向けて針を進める．刺入点から10 mmほどで犬歯窩に針先が到達するので，針先をやや上方に向け，さらに5 mm進める．吸引テストを行った後，局所麻酔薬を1～1.5 mL注入する（図24-Ⅳ-4）．針先が適切な部位に到達していれば，眼窩下孔を触知している指先で薬液が組織内に注入される感触がわかる．

4）奏効部位

麻酔が奏効すると，眼窩下神経が支配する同側の下眼瞼，鼻翼，前頬部，上唇の皮膚と粘膜，および前上歯槽枝が支配する同側の上顎前歯歯髄，前歯部唇側の歯肉・歯槽骨の感覚が消失する．

Ⅴ　神経損傷と解剖学

抜歯やインプラント手術などの手術操作に伴い，付近を走行する神経を損傷することがある．神経損傷が起こりやすいのは，下歯槽神経では下顎第三大臼歯の抜去や下顎大臼歯部のインプラント手術，オトガイ孔付近の手術操作などであるが，根管治療で貼薬した消毒薬が根尖から数mm離れた下歯槽神経に到達して下歯槽神経感覚障害を起こしたと考えられる症例も報告されている．舌神経は下顎第三大臼歯付近では舌側歯槽骨頂から2～3 mmの深さで舌側緻密骨から0.5～2 mm離れた部分を走行しているので，下顎第三大臼歯の抜去時の遠心側歯肉切開や舌側緻密骨部での損傷が多い（図24-Ⅳ-3）．

Ⅵ　神経ブロックと解剖学

ペインクリニックにおける治療の1つとして神経ブロックが行われる．神経ブロックとは伝達麻酔の方法に準じて針先を神経へと到達させ，薬物を注入する方法である．三叉神経痛の場合には，ブロックの部位として眼

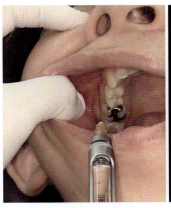
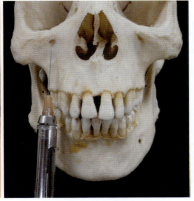

図 24-Ⅳ-4　眼窩下孔伝達麻酔

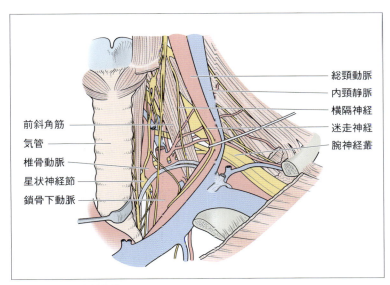

図 24-Ⅵ-1　星状神経節

窩下孔，正円孔，オトガイ孔，卵円孔などが対象となり，アルコールなどの神経破壊薬が注入される．顔面神経麻痺や三叉神経損傷による感覚障害，帯状疱疹後神経痛などの場合には，下頸交感神経節と第一胸部交感神経節が癒合した星状神経節付近に局所麻酔薬を注入する**星状神経節ブロック**が行われる（**図24-Ⅵ-1**）．星状神経節ブロックの場合には，傍気管アプローチによって針先を第6頸椎横突起に到達させる方法が一般的である．

（一戸達也）

●参考図書

1) 上條雍彦：1.骨学．口腔解剖学．第2版．アナトーム社，東京，1993，141～184．
2) Shiozaki H et al.: Macroscopic anatomy of the sphenomandibular ligament related to the inferior alveolar nerve block. *Cranio*, 25：160～165, 2007.
3) Yatsuhashi T et al.: Inferior alveolar nerve paresthesia relieved by microscopic endodontic treatment. *Bull Tokyo Dent Coll*, 44：209～212, 2004.

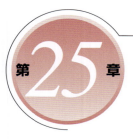

第25章 止血と脈拍

chapter 25

I 出血

　出血 hemorrhage とは血液が血管内から流出することをいい，一般的には破綻性出血と漏出性出血の2種類に分類される．破綻性出血とは，打撲や切創などの外傷や動脈硬化，動脈瘤，潰瘍などにより血管壁が破れることで出血するものである．一方，漏出性出血とは，うっ血，薬物，黄疸，出血性素因などにより毛細血管壁が異常を起こすことで出血に至る現象である．

　粘膜や皮下でみられる出血を，形状や大きさ，数の違いにより点状出血や斑状出血などといい，組織内に血液が貯留し，血腫や嚢状に血液が貯留したものを血瘤という．また，血液が体外もしくは組織内や体腔内へ出血することを外出血や内出血といい，出血した部位によっても喀血や下血，吐血，血尿などに分類される．

　一般的に 250 mL までの出血量は，健康な成人では異常がみられないが，500 mL を超えると血圧の低下がみられるようになり，さらに出血が持続すると出血性ショックなど命にかかわる重篤な症状を引き起こす．多量の出血を伴う治療を施す際には，出血のコントロールと輸液や輸血など循環血液量の補正が重要である．歯科医療の現場においての出血は，破綻性出血によるものが多い．

　口腔粘膜下は血管が非常に豊富であるため，出血のコントロールはきわめて重要となる．予期せぬ出血に遭遇する場合があるが，あわてず冷静に対処する必要がある．また，出血量によっては生命を脅かす重篤な状態に陥る場合もあり，施術後においても出血の経過を観察する必要がある．

　一般歯科治療ではスケーリング時や麻酔抜髄時では一時的に微小血管からの出血を伴うが，圧迫することで血液凝固機転が加味され自然止血を得られる．一方，抜歯や歯周外科治療などの外科的処置で，口腔粘膜の切開や剥離を施した場合においては，持続的な出血を伴う．この場合，圧迫止血だけでなく縫合による永久的封鎖が必要である．

II 止血

　止血 hemostasis とは血管から血液が流出するのを最小限にとどめるよう①血管壁と周囲の組織，②血小板の機能，③血液凝固因子，④線維素溶解の機能の4タイプの止血因子が相互作用することによって自然に血液が止まることをいう．

　しかし，これらのうち1つでも機能が低下もしくは不能に陥った場合は出血しやすくなり，外傷や観血的処置などの際には大量の出血をきたす．

　また，血管の損傷なく自然に出血が発生し，継続的に出血を伴う疾患の場合，さらに止血は困難となる．このように一度出血が起きると容易に止血しない状態を，出血傾向もしくは**出血性素因** hemorrhagic diathesis という．

1. 止血機構

　出血性素因は病因的機構によって分類がなされており，先天性（遺伝性）または後天性（二次性）により発症する．なかでも歯科領域で関係する出血性素因には，①皮膚や粘膜の多発性毛細血管拡張を示す**先天性出血性毛細血管拡張症（Osler病）**，②アレルギーや自己赤血球の感作，高齢者の栄養不良，感染症，線維素溶解などが原因となり皮膚や粘膜に自然的に出血斑をきたす**紫斑病**，③血液活性トロンボプラスチンの生成傷害によって血液の凝固異常を示す血友病，④第Ⅷ因子の欠損によって鼻，皮膚，歯肉などに自然発生的または外傷性の持続性出血をきたす**仮性血友病（von Willebrand病）**などがある．

　血液凝固の最終段階として，**表25-Ⅱ-1**に示したような血漿中に含まれる12種類の**凝固因子** coagulation factor が放出され，血液凝固作用が促進される．最終的に**凝血** coagulation（**血餅**）が形成され，これが持続的な止血栓となって止血が完了する．

表 25-Ⅱ-1　血液凝固因子

Ⅰ	フィブリノーゲン
Ⅱ	プロトロンビン
Ⅲ	トロンボプラスチン
Ⅳ	カルシウム
Ⅴ	不安定因子, プロアクセレリン, Ac-グロブリン
Ⅶ	安定化因子, プロコンベルチン
Ⅷ	抗血友病グロブリン (AHG), 抗血友病因子 A
Ⅸ	クリスマス因子, 抗血友病因子 B, 血漿トロンボプラスチン成分 (PTC)
Ⅹ	スチュアート・プローワー因子
Ⅺ	血漿トロンボプラスチン前駆因子 (PTA), 抗血友病因子 C
Ⅻ	ハーゲマン因子
Ⅷ	フィブリン安定化因子

※第Ⅵ因子はない.
※第Ⅱ, Ⅶ, Ⅸ, Ⅹ因子の合成にはビタミン K が必要である.

2.　止血法

問診で出血傾向のある疾患をもつ患者に対しては, 術前に凝固系検査や出血時間の確認, 全身麻酔下での手術であれば自己血の採取や輸血の準備をしておくべきである. また, 解剖学的な血管の位置を再確認し, できるかぎり出血しない手技を心がける.

1）一時的止血法

予想外の出血では不用意に鉗子を使用せず患部の圧迫を施す. また, 出血部位は組織や血管によって様相が異なるため, 盲目的に探すのではなく, 術野全体を見渡して出血の性状から出血部位を推定する. 動脈性出血は拍動性に噴出し, 静脈性出血は連続的に流れて広がるため出血部位の確認は難しい.

確実に止血するには, 出血部位の把握と止血法の選択が必要となる. まずガーゼや指を用いて出血部位をただちに圧迫することで一時的に出血を減少させる. 創が深い場合は指では正確に圧迫できないため, ガーゼを創内に詰め込んで圧迫する. 出血部位が明らかな場合は鉗子で挟んで一時的に止血する.

静脈性出血では出血部位の圧迫を 5〜20 分ほど行うと止血する場合がある. 圧迫だけでは止血しない場合は, 永久的止血法を検討する. しかし, やみくもに電気メスや鉗子などの器具を信用して永久的止血法を行うと, さらに出血量が増える危険性があるため慎重に検討する.

2）永久的止血法

（1）結紮止血

組織からの出血では, 出血点を鉗子で把持して周囲組織を結紮する. 糸が外れるのを防ぐため, 出血点の組織に針糸を通すとさらに確実である.

（2）挫滅法

小血管では止血鉗子で血管壁を挟み, 挫滅させることで止血できる.

（3）電気メス凝固

電気メスの熱凝固によって止血する. 細い血管や小範囲組織の出血に有効である. 出血している状態での通電は不十分となるので, 余分な血液は除去もしくは吸引して患部に接触させる. また, 出血点を鉗子で把持し通電すると, 安全で確実な止血が可能である.

（4）縫合止血

脆弱な組織や実質器官からの出血では, 縫合によって止血する. 2 か所に糸を通して組織を縫合する（Z 縫合）と, 比較的広い範囲の止血に有効である.

3.　口腔および頸部領域へ分布する動脈

頸部領域へ分布する動脈は, 外頸動脈の枝である**上甲状腺動脈** superior thyroid artery であり, 口腔領域へ分布する動脈は, **舌動脈** lingual artery, **顔面動脈** facial artery, **顎動脈** maxillary artery である. これらの動脈と止血について述べる.

1）上甲状腺動脈

舌骨大角後端のすぐ後下方で内頸動脈と外頸動脈分岐のすぐ上方から分岐する. 外頸動脈の前壁から起こり喉頭や気管の側壁に沿って上甲状腺静脈や上喉頭神経とともに**頸動脈三角** carotid triangle を前下方に走り甲状腺の上端に達し, 甲状腺に分布する. まれに総頸動脈 common carotid artery から分枝することもあるので注意が必要である. 口腔内で大出血をした場合は出血側の外頸動脈を結紮するのがよい. 結紮するためには, 胸鎖乳突筋の前縁に沿って切開を行う. 総頸動脈は**甲状軟骨上縁の高さ**（生体では**喉頭隆起**の高さ）で内頸動脈と外頸動脈に分岐する. また, 上甲状腺動脈は独特の弓状彎曲をなしているため, 外科手術時の指標となり, この動脈をたどっていけば内頸動脈や外頸動脈の分岐部を推察できる.

2）舌動脈（図 25-Ⅱ-1）

歯科治療時においては, ダイヤモンド切削具などで舌を損傷する危険性がある. 舌を損傷した場合, 舌には多数の微小血管が分布しているため出血は激しいが圧迫止血により十分な自然止血が得られる. しかし, 舌深動脈

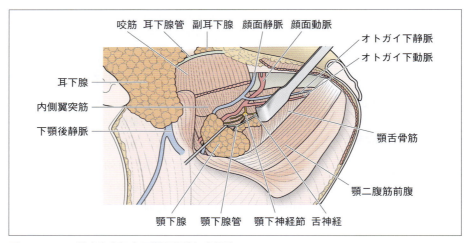

図25-Ⅱ-1　口腔底を走行する顔面動脈と舌動脈
顔面動脈から分枝したオトガイ下動脈の一部は，顎舌骨筋を貫通して口腔底の前歯部領域へ走行する場合がある．
舌動脈は口腔底を前方へ走行する．

などの舌動脈の本幹を切断してしまった場合は断端を結紮する必要がある．

　また，舌癌などで手術によって舌を大きく切断する際には，舌動脈の起始部となる部位（頸部の顎下三角内）で結紮する必要がある．

　舌下隙には舌動脈の枝である舌下動脈が走行する．舌下動脈は口腔底の領域に分布しているため，誤って舌下動脈を切断すると，舌下隙内に血液が溜まり舌を押し上げ，舌根沈下による呼吸困難で死に至る可能性がある．舌下動脈の切断面が目視できる場合は，オキシドール綿球で5〜10分ほど圧迫止血する．それでも止血しない場合は，結紮にて永久的止血を行う．

3）顔面動脈（図25-Ⅱ-1）

　下顎骨を横切る部位への圧迫で閉塞させることができる．しかし，顔面動脈の枝は，他の動脈と豊富に吻合しているため，片側の顔面動脈を圧迫しても損傷した顔面動脈の本幹や枝からの出血を完全に止めることはできない．たとえば，口唇に分布する**上唇動脈**と**下唇動脈**は，反対側の同名動脈と吻合することで動脈輪を形成している．この動脈輪は口唇粘膜下を走行しているため，前歯部の治療中に誤って動脈輪を傷つけたり，転倒による打撲時に歯並びの悪い切歯で断裂させたりすることで出血を伴う．このような口唇の裂傷の場合，切り口の中枢側の動脈を手指で圧迫するだけでは反対側の動脈との吻合により止血しにくいため，切り口の両側を圧迫する必要がある．圧迫しても止血できない場合は，永久的止血として両側の結紮が必要である．一般的に顔面の損傷は多量の出血を伴うが，治癒が早いのが特徴である．

　また，**オトガイ下動脈**の走行も確認しておく必要がある．オトガイ下動脈は頸部の外表面を前走し，オトガイ部へ分布する動脈であるが，一部は顎舌骨筋を貫通し口腔底へ走行する場合がある．この場合，犬歯直下の下顎骨舌側壁に沿いながら口腔底に現れる．そのため，歯周外科手術や口腔インプラント治療時にオトガイ下動脈が上行している部位を誤って損傷してしまうと，オトガイ下動脈は口腔底粘膜に覆われているために血液の逃げ道がなく，次第に舌下隙に血液が溜まり舌を押し上げて，舌根沈下による呼吸困難で死に至る可能性がある．オトガイ下動脈の切断面が目視できる場合は，オキシドール綿球で5〜10分ほど圧迫止血する．それでも止血しない場合は，結紮して永久的止血を行う．

4）顎動脈

　顎動脈の枝の中で歯科治療中の事故で比較的損傷を受けやすいのは，下歯槽動脈 inferior alveolar artery，後上歯槽動脈 posterior superior alveolar artery，眼窩下動脈 infra-orbital artery，下行口蓋動脈 descending palatine artery，蝶口蓋動脈 sphenopalatine artery である．

（1）下歯槽動脈

　下顎骨内にある下顎管を走行するため，インプラント体の埋入時や下顎智歯（第三大臼歯）の抜去時に損傷させる可能性がある．その場合は，下歯槽動脈の基部にあたる翼突下顎隙にある下歯槽動脈を結紮あるいはクランプで血流を遮断後，切断した血管を縫合する必要がある．

(2) 後上歯槽動脈

上顎結節にある歯槽孔から上顎骨内へ走行するため，下歯槽神経と同様にインプラント体埋入時や上顎第三大臼歯の抜去時に損傷する可能性がある．

(3) 眼窩下動脈

上唇や上顎前歯部の頰粘膜や歯肉へ分布する．そのため，切削バー使用時に損傷を受ける可能性がある．

(4) 下行口蓋動脈

大口蓋動脈 greater palatine artery として硬口蓋を歯列弓に沿って前走するので，口蓋部での炎症や膿瘍摘出時にはこの動脈を切断しないようメスの方向を歯列と平行にするとよい．

(5) 蝶口蓋動脈

鼻腔を前走後，切歯管を通って切歯窩から口蓋前方部へ分布するため，口蓋裂の手術時や顔面の骨折の際にはこれらの動脈を損傷する可能性がある．止血が困難な場合は，頸動脈三角の部位で外頸動脈を結紮する．

III 脈　拍

末梢の動脈（一般的に手首にある橈骨動脈）を触れると，心臓の拍動と同じリズムの拍動を感じることができる．これを脈拍 pulse または脈という．脈拍は心室の律動的収縮によって起こるものであり，動脈によって触知できる心拍数として表される．心臓が収縮すると血液が大動脈へ流入し，大動脈を通過する際に一次的に血管壁を圧迫し大動脈を拡張させるが，血管壁がもつ弾性力によって再び押し戻される．この血管壁の振動が動脈壁を伝って，皮膚表面に存在する動脈へ伝播することで，心臓の拍動として直接触れることができる．

脈拍の伝わり方は血流速度（10〜50 cm/秒）よりも早く，心臓に近い上行大動脈では 3.5〜4.0 m/秒であるのに対し，橈骨動脈では 7〜12 m/秒となり末梢へ行くほど伝播速度は徐々に速くなる．しかし加齢とともに動脈は硬化し，血管壁の弾力は次第に低下する．そのため，弾性型動脈である大動脈の伝播速度が増大し，大動脈と橈骨動脈との伝播速度がほぼ同じになる．一方，小動脈になると拍動はほとんど消滅するため，さらに末梢にあたる毛細血管や静脈では脈拍は認められなくなる．

臨床の場において脈拍を触知することは，バイタルサインすなわち生命維持を示す徴候を確認するうえでとても重要な要素の1つであり，一般的に手根部にある橈骨動脈を用いる．橈骨動脈は橈骨の茎状突起内側，つまり橈骨上に動脈が走行しているため，指の腹を軽く圧迫

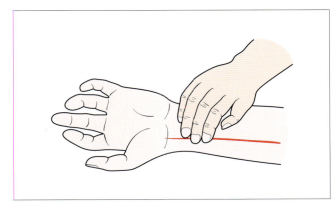

図 25-III-1　橈骨動脈の脈拍触知

するだけで脈拍を触知することができ，衣類などで覆われることなくすぐに触知することが可能であることからよく用いられる．脈拍の測定方法は，示指，中指，薬指の三指を用いて指腹を軽く橈骨動脈の真上に圧迫して行う．特に第三指である中指で測定するとよい（図 25-III-1）．脈拍を測定するときは，必ず両側の動脈を同時に触れて脈拍の左右差を調べてから片側での観察を行う．通常，脈拍に左右差は認められないが，もし差がある場合は循環器系に何らかの疾患があると考えられる．

脈拍は橈骨動脈以外の動脈でも触知することができる．全身の脈拍触知部位について以下に述べる．

1．頭頸部の動脈（図 25-III-2）

1）総頸動脈

頸動脈三角（顎二腹筋後腹，胸鎖乳突筋，肩甲舌骨筋によって囲まれる三角形の領域）の位置で直接体表から触れることができる．総頸動脈で脈拍を測定する場合は示指で行うとわかりやすい．瀕死もしくは意識が確認できない場合，一次救命処置 basic life support（BLS）ではこの部位で脈拍を測定する．

2）顔面動脈

咬筋前縁で下顎骨下縁から顔面の表層へ走行する部位で，体表から脈を触れることができる（図 25-III-3）．

3）後頭動脈

後頭部の外後頭隆起の高さから上項線沿いに外側へ3指分移動した位置（僧帽筋と胸鎖乳突筋の間）で触知できるが，毛髪があるためわかりづらい．

4）浅側頭動脈

耳介前方を上行するが，外耳道の前方にある頰骨弓の

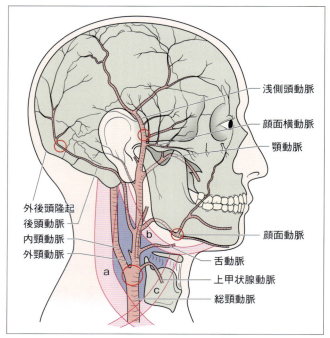

図 25-Ⅲ-2　頭頸部動脈系
◯は脈拍を触れる部位．総頸動脈は脳へ血液を送る血管として重要であり，血液が流れているかどうかは，今後障害が出るかどうかに大きく影響を与える．総頸動脈の脈拍を触れる部位は頸動脈三角（青）にある．
a：胸鎖乳突筋，b：顎二腹筋，c：肩甲舌骨筋

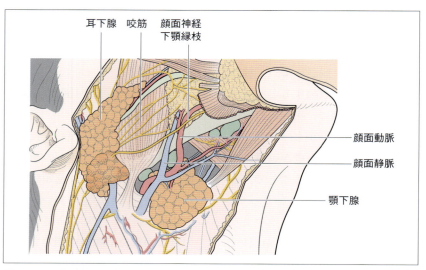

図 25-Ⅲ-3　顔面動脈と顔面静脈

基部が一番体表からよく拍動を触れる．口腔領域の癌では，腫瘍の栄養血管すなわち顎動脈に抗癌剤を投与することが最も効果的である．しかし，顎動脈は深部に存在するため体表から直接的にカテーテルを挿入することができない．そこで口腔癌の治療では，顎動脈と同じく外頸動脈の終枝であり体表に存在する浅側頭動脈からの逆行性超選択的動注化学療法によるカテーテルの挿入がきわめて有効である．

2. 上肢の動脈（図 25-Ⅲ-4）

1）腋窩動脈
体表深くに存在する．体表から触れるには上腕を外転させると腋窩で触れることがある．

2）上腕動脈
上腕二頭筋の内側縁に沿って下行し，比較的浅在しているため，全長にわたって体表から脈拍を触れることができる．特に肘窩においては握りこぶしをつくり肘関節

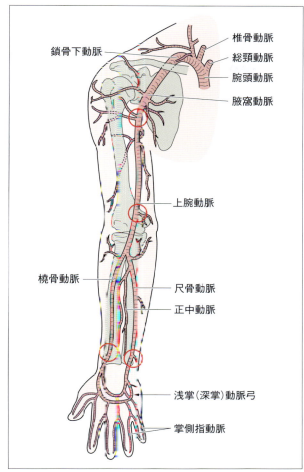

図 25-Ⅲ-4　上肢の動脈（藤田恒太郎：人体解剖学．南江堂，東京，2012．を参考に作成）
〇は脈拍を触れる部位．

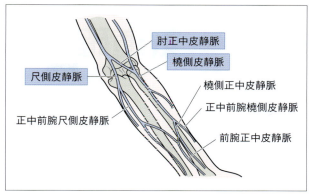

図 25-Ⅳ-1　採血に用いる皮静脈（左側）
橈側皮静脈，肘正中皮静脈ともに肘関節より前方の前腕部で針を刺入し採血する．

を直角に曲げて上腕二頭筋の腱の外側を触れるとわかりやすい．

3）橈骨動脈

手根部で橈側手根屈筋腱と腕橈骨筋腱の間で触れることができる．ここは前述したとおり，脈を測定する際によく用いられる．

4）尺骨動脈

手根部で尺骨手根屈筋腱と長掌筋腱の間で触れることができるが，脈拍を測定するには不向きである．

　採　血（図 25-Ⅳ-1）

採血する血管の最適な条件は，①穿刺する血管を皮膚の上から直視できること，②刺入する皮膚は軟らかいこと，③比較的太い静脈であること，④容易に露出できることである．これらの条件を満たしていることから一般的に採血によく用いられる部位は，前腕の皮静脈である**橈側皮静脈**や**尺側皮静脈**，**肘正中皮静脈**である．

採血時には，駆血帯を用いて血管を圧迫し，皮静脈を浮かび上がらせると針を刺入しやすくなるが，血液がうっ血すると血液の組成に変化が生じることから，駆血帯による圧迫は 1 分以内に収めることが肝要である．

（﨑山浩司）

●参考図書

1) 川崎堅三：第 27 章止血と脈拍．口腔解剖学．第 1 版．医歯薬出版，東京，2009．
2) 藤田恒太郎：人体解剖学．南江堂，東京，2012．
3) 上條雍彦：3 脈管学．口腔解剖学．第 1 版．アナトーム社，東京，1990，421〜662．
4) 工藤逸郎ほか：口腔外科各論．第 1 版．医歯薬出版，東京，1990，196．
5) 佐藤達夫，坂井建雄監訳：臨床のための解剖学．メディカル・サイエンス・インターナショナル，東京，2008，930．
6) 高橋庄二郎ほか：新口腔外科学通論．日本医事新報社，東京，1993，284〜291．
7) 田野原重明，岡田　定：バイタルサインの見方・読み方．第 1 版．照林社，東京，2005，34〜45．
8) 白川正順監修：臨床家のための歯科小手術ベーシック．医歯薬出版，東京，2010，28〜29．

第26章 気道確保

chapter 26

I 気道閉塞

　気道閉塞 airway obstruction とは，なんらかの原因で気道，すなわち鼻腔，咽頭，喉頭，気管または気管支が閉塞した状態をいい，円滑な呼吸運動が妨げられて**低酸素症** hypoxia を引き起こす．気道が完全に閉塞していない場合には**気道狭窄**ともいう．

　気道閉塞の原因は異物による場合と異物によらない場合とがある．前者には歯科補綴装置（金属冠，ブリッジ，義歯など），吐物，血液などが含まれ，後者には**舌根沈下**，気道の浮腫・腫脹や腫瘍，喉頭痙攣，気管支痙攣（気管支喘息発作を含む）などが含まれる．舌根沈下とは，意識が消失して全身の筋が弛緩し，患者が水平位の場合に舌が自身の重量で咽頭部へと落ち込む現象をいい，最も一般的にみられる気道閉塞である（図26-I-1）．

　舌根沈下を代表とする上気道閉塞や喉頭痙攣などの際には，吸気時に胸骨上窩が陥凹し，気管が胸腔内へと牽引される**気管牽引**（トラキアルタグ），および吸気時に胸部が陥凹して腹部が膨らみ，呼気時にその逆となる**奇異呼吸（シーソー呼吸）**がみられる．

II 気道確保

　気道確保とは，気道が狭窄ないし閉塞したかその危険性が高い場合に，その状況を改善し，円滑な呼吸運動が行えるようにすることをいう．一般に気道確保といえば，上気道（鼻腔，咽頭，喉頭）の狭窄ないし閉塞に対する対応をさし，その原因として舌根沈下や異物が重要である．

　気道確保法には用手気道確保と器具を用いた気道確保とがある．前者には頭部後屈法，顎先挙上法，下顎挙上法が，後者にはエアウェイ挿入（経口・経鼻エアウェイ，ラリンゲルマスク・エアウェイ），気管挿管，輪状甲状間膜穿刺，気管切開などがある．異物による気道閉塞の際には，まず背部叩打，ついでハイムリック Heimlich 法などによって異物除去を試みる．患者の意識が消失した場合には，すみやかに心肺蘇生を実施する．

III 用手気道確保

　舌根沈下への対応として有用であるが，異物による気道閉塞の際には本法だけでは無効な場合が多い．

1. 頭部後屈法（図26-III-1）

　頭部を後屈して咽頭後壁と舌との間にスペースを確保する方法である．

2. 顎先挙上法（図26-III-1）

　オトガイを上方に引き上げ，舌骨上筋や外舌筋を介して間接的に舌を上方に引き上げる方法である．

3. 下顎挙上法（図26-III-2）

　下顎角を上方に引き上げ，顎先挙上法と同様にして舌を上方に引き上げる方法である．本法は特に頸髄損傷が疑われる場合に適応となる．

IV 器具を用いた気道確保

1. エアウェイ挿入

1）経口・経鼻エアウェイ（図26-IV-1，2）

　口腔または鼻腔から中咽頭まで挿入して気道を確保する器具である．舌根沈下や鼻腔，咽頭の浮腫・腫脹に適用される．経口エアウェイは意識のない患者だけが適応であるが，経鼻エアウェイは意識のある患者でも使用可能である．

2）ラリンゲルマスク・エアウェイ（図26-IV-3）

　先端に小型のマスクが付いたエアウェイである．口腔から挿入し，先端のマスクで喉頭を覆うように位置づける．緊急時の気道確保法としてしばしば用いられる．

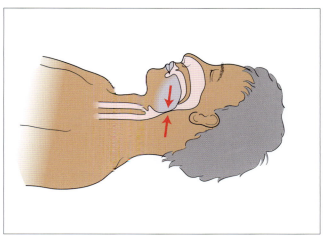

図26-Ⅰ-1 舌根沈下

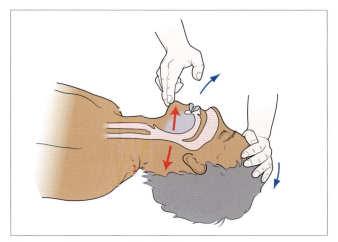

図26-Ⅲ-1 頭部後屈法，顎先挙上法

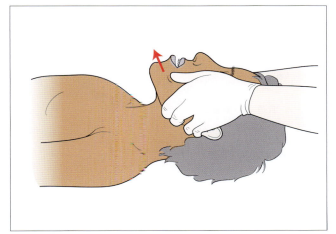

図26-Ⅲ-2 下顎挙上法

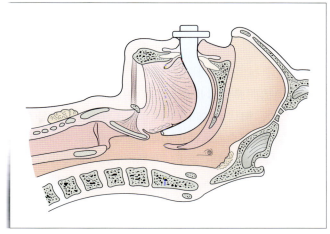

図26-Ⅳ-1 経口エアウェイの挿入

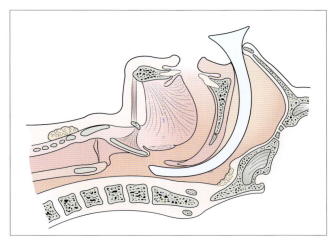

図26-Ⅳ-2 経鼻エアウェイの挿入

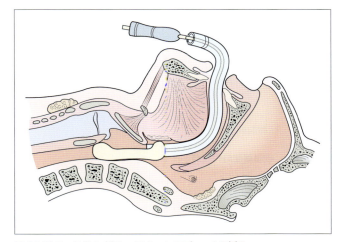

図26-Ⅳ-3 ラリンゲルマスク・エアウェイの挿入

2．気管挿管

　気管挿管とは気管チューブ（口腔または鼻腔から気管内まで挿入する専用のチューブ）を気管内に挿入する操作のことをいう．全身麻酔では最も一般的な気道確保法である．エアウェイ挿入と比べて気道が確実に確保でき，人工呼吸が容易に行えると同時に，唾液や血液，異物などが気管内に進入することを防止できる．

　一般的な経口気管挿管では，無意識で筋弛緩状態の患者を大開口させ，喉頭鏡のブレード部分の先端を**喉頭蓋谷** epiglottic vallecula に挿入する．この状態で喉頭鏡を前上方に引き上げると（喉頭展開），**喉頭蓋**が挙上され，その下方に声門部分が確認できるので，両側の声帯の間

301

を通して気管チューブを気管内へと挿入する（図26-Ⅳ-4〜6）．

3. 輪状甲状間膜穿刺

輪状甲状間膜部は皮膚からの距離が小さい（約10 mm）ため，輪状甲状間膜穿刺は人工呼吸や気管挿管が不可能な場合（たとえば金属冠が声帯部分に引っかかって呼吸を行うことができず，窒息の危機がある場合など異物による気道閉塞で，その異物をすみやかに除去することが困難な場合）における緊急気道確保の第一選択である．輪状甲状間膜は甲状軟骨下縁と輪状軟骨上縁との間に皮膚上から陥凹部として触知できる．輪状甲状間膜穿刺用の専用キットが市販されているが，緊急の場合には，皮膚上から輪状甲状間膜部に18G程度の注射針を数本刺してもよい．この際，正中からそれないようにすることが重要である（図26-Ⅳ-7, 8）．

正中部で輪状軟骨と甲状軟骨との間を垂直に走る靱帯を輪状甲状靱帯というが，臨床では輪状甲状間膜という．

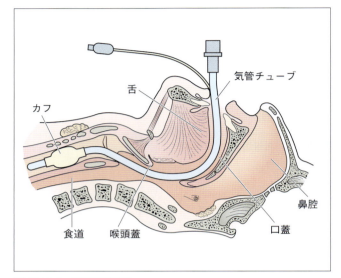

図26-Ⅳ-5　経口気管挿管

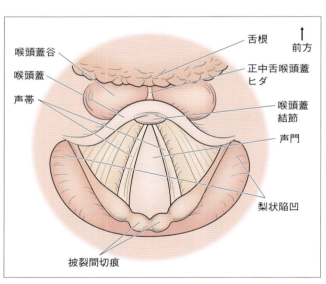

図26-Ⅳ-4　咽頭展開時の視野

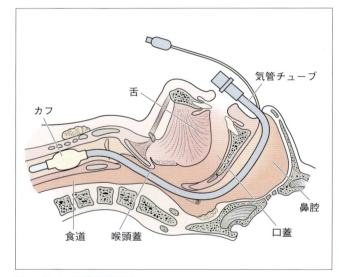

図26-Ⅳ-6　経鼻気管挿管

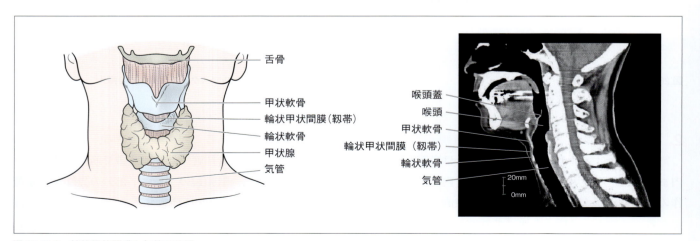

図26-Ⅳ-7　輪状甲状間膜と気管の位置

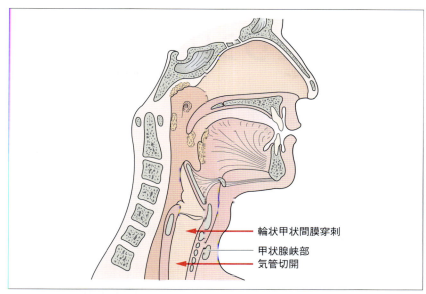

図26-IV-8　輪状甲状間膜穿刺と気管切開

4. 気管切開

　頸部の皮膚上から外科的に気管にアプローチする方法である．輪状軟骨の1横指下で横切開し，頸筋膜浅葉と頸筋膜気管前葉を切開する．この際，前頸静脈の結紮切断が必要となることがある．頸筋膜気管前葉の下には甲状腺が存在し，左右に浅層の胸骨舌骨筋と深層の胸骨甲状筋が存在する．甲状腺の左葉と右葉とを結ぶ甲状腺峡部を確認して，峡部より上方で気管を切開すれば上気管切開，峡部を結紮切断して気管を切開すれば中気管切開，峡部より下方で気管を切開すれば下気管切開となる．

いずれかの方法で気管壁に孔を形成し，気管切開用チューブを挿入する（図26-IV-7, 8）．

（一戸達也）

●参考図書

1) 野口隆之，宮川博司：経皮的輪状甲状膜穿刺．麻酔科診療プラクティス11 気道確保のすべて．第1版（岩崎　寛編），文光堂，東京，2003, 114〜120．
2) 松田直之，丸藤　哲：気管切開．麻酔科診療プラクティス11 気道確保のすべて．第1版（岩崎　寛編），文光堂，東京，2003, 126〜133．

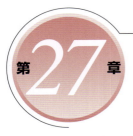

第27章 口腔癌とリンパ

chapter 27

I 口腔癌と転移

　口腔癌 oral cancer は，脳と眼球の腫瘍を除く頭頸部癌の1つで，口腔に発生する．日本では口腔に発生する口腔癌は全悪性腫瘍の中の1〜2%程度といわれている．東南アジアやインドでは，噛みタバコを原因とする口腔癌の発生率が非常に高いことが知られている．

　国際対がん連合 Union for international Cancer Control（UICC）や世界保健機構 World Health Organization（WHO）は，頬粘膜，上顎歯肉，下顎歯肉，硬口蓋，舌，口腔底など，発生した部位により口腔癌を細かく分類している．さらに，頬粘膜は上・下唇の粘膜面，頬の粘膜面，臼後部，口腔前庭に，舌は有郭乳頭より前（舌の前方2/3）の舌背面と舌縁，舌下面に区分されている．これらの表面は重層扁平上皮からなる粘膜で被覆されているため，病理組織学的に口腔癌の90%以上は扁平上皮癌 squamous cell carcinoma である．これに加えて，小唾液腺に由来する腺癌や肉腫，悪性リンパ腫，転移性癌がある．口腔癌の中では舌癌が最も多く，その原因として，飲酒や喫煙，食物などによる化学的刺激に加え，齲蝕や不良補綴装置による機械的刺激があげられる．

　癌が発生した原発巣 primary lesion からリンパ節や肺，肝臓などの離れた場所，臓器に移動・定着し，そこで増殖して腫瘍（転移性腫瘍）を形成することを転移 metastasis という．癌の転移には以下のようなものがある．

1. 血行性転移

　癌細胞が原発巣から血管（一般的には静脈）に入り，血流によって他臓器に運ばれ，そこで定着し，増殖するものを血行性転移 hematogenous metastasis という．

2. リンパ行性転移

　癌細胞が原発巣からリンパ管に入り，リンパの流れにより，多臓器・領域リンパ節に転移するものをリンパ行性転移 lymphogenous（lymphatic）metastasis という．

3. 播種性転移

　癌細胞が原発巣から剥がれ落ち，胸腔や腹腔などの身体の隙間に散らばり，そこで腫瘍を形成するものを播種性転移 dissemination という．

II 癌の診断・治療におけるリンパ系の臨床的意義

　悪性腫瘍や感染はリンパ管 lymphatic vessels を介して拡大することがある．リンパ管の途中には，リンパ節 lymph node が存在する．リンパ節は密性結合組織である被膜 capsule で覆われ，内部にはリンパ性組織である実質が容れられている．この実質では細網線維と細網細胞の網目がつくられており，この網の目の中にリンパ球などの遊走細胞が入っている．そのため，リンパ節はリンパ管の中を流れてくる異物や細菌に対して濾過装置として働くとともに，貪食作用や抗体産生によって生体防御にあたっている．リンパ節に入るリンパ管を輸入リンパ管 afferent lymphatic，出るものを輸出リンパ管 efferent lymphatic という．リンパ管には弁がありリンパの逆流を防止している（☞ p.63 図 5-Ⅲ-7 参照）．

　一定範囲の領域からのリンパは特定のリンパ節に集められるので，これらのリンパ節をその局所の**領域リンパ節** regional lymph node または所属リンパ節という．病変がリンパ管を介して拡大する場合，最初に発現するのが領域リンパ節である．またリンパは領域リンパ節を経てさらに深部のリンパ節に流入するので，領域リンパ節は一次リンパ節とよばれ，さらに深部のものは二次リンパ節，三次リンパ節とよばれる．領域リンパ節は特定領域のリンパを集めるため，腫瘍や感染が生じた部位により，特定のリンパ節に病変が波及することが推測でき，逆に，病変が生じたリンパ節やリンパ節の集団から，腫

瘍の原発巣や感染の初発部位の推定が可能となる．そのため，リンパ節の解剖学的知識は，悪性腫瘍や感染症の診断と治療に不可欠である．またリンパ節が癌細胞で満たされると輸入リンパ管，輸出リンパ管には癌性閉塞が起こり，癌細胞が周囲組織に漏れ出す．このような場合，しばしば周囲組織に広範囲に転移が起こるので，周囲組織を一括して外科的に切除する必要がある．

III 頸部リンパ節の臨床解剖

1. 頸部リンパ節の分類

顔面，口腔付近のリンパは**顎下リンパ節** submandibular lymph nodes や**オトガイ下リンパ節** submental lymph nodes を介して，**頸部リンパ節**に流入する．すなわち，口腔の領域リンパ節は頸部リンパ節で，口腔癌はリンパ管を介して頸部リンパ節に転移しやすい．したがって，口腔癌の診断と予後の判定には，顎下リンパ節，オトガイ下リンパ節，頸部リンパ節の検査を詳細に行う必要がある．頸部リンパ節転移に対しては，外科的には頸部郭清術 neck dissection が選択され，放射線療法，薬物療法あるいはこれらの併用療法が用いられる．

頸部リンパ節は，**広頸筋** platysma の下層で胸鎖乳突筋 sternocleidomastoid の後縁より前方にあり，外頸静脈に沿う**浅頸リンパ節** superficial cervical lymph nodes とその下流にある**深頸リンパ節** deep cervical lymph nodes に分けられる．すなわち浅頸リンパ節に流入したリンパはさらに深頸リンパ節に入る．深頸リンパ節は解剖学的には大きく上深頸リンパ節 superior deep cervical nodes と下深頸リンパ節 inferior deep cervical nodes に分けられる．顎下リンパ節からのリンパは浅頸リンパ節と上深頸リンパ節に，オトガイ下リンパ節からのものは顎下リンパ節，浅頸リンパ節と上深頸リンパ節に入る．

頸部郭清術の標準化のために米国頭頸部外科学会 American Academy of Otolaryngology–Head and Neck Surgery（AAO-HNS）は頸部の解剖学的境界を定義し（レベル分類），頸部リンパ節を区画に従って摘出することを提唱している．わが国では，頭頸部癌取扱い規約により頭頸部癌の診断・治療が行われており，日本癌学会リンパ節規約に準じた頸部リンパ節の分類が用いられている（図27-III-1）．しかし，この各リンパ節の名称・分類は解剖学用語との間で差異があり，しばしば混乱をきたしている．そこで，表27-III-1に『解剖学用語改訂13版』と頭頸部癌取扱い規約で用いられている頸部リンパ節の名称の対比表を示す．また，表記が簡単なため，米国で提唱されたレベル分類も広く用いられている（図27-III-2）．

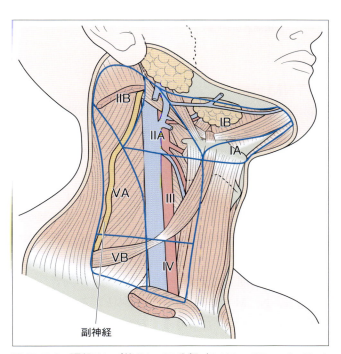

図27-III-1 日本頭頸部癌取扱い規約の頸部リンパ節分類（浅頸リンパ節を除く）（日本頭頸部癌学会編：頭頸部癌取扱い規約．第6版補訂版．金原書店，東京，2019．）
a：オトガイ下リンパ節，b：顎下リンパ節，c：前頸部リンパ節，d：上内深頸リンパ節，e：中内深頸リンパ節，f：下内深頸リンパ節，g：鎖骨上窩リンパ節，h：副神経リンパ節

図27-III-2 頸部リンパ節のレベル分類（Robbins KT et al.：Neck dissection classification update：revisions proposed by the American Head and Neck Society and the American Academy of Otolaryngology-Head and Neck Surgery. Arch Otolaryngol Head Neck Surg, 128：751～758, 2002．より改変）

表 27-Ⅲ-1　頸部リンパ節の名称と分類（日本解剖学会監修：解剖学用語. 改訂 13 版. 医学書院，東京，2007. 日本頭頸部癌学会編：頭頸部癌取扱い規約. 第 6 版補訂版. 金原書店，東京，2019. Robbins KT et al.：Neck dissection classification update：revisions proposed by the American Head and Neck Society and the American Academy of Otolaryngology-Head and Neck Surgery. *Arch Otolaryngol Head Neck Surg*, 128：751 ～ 758, 2002. を参考に作成）

解剖学用語				頭頸部癌取扱い規約 （図 27-Ⅲ-1）			米国耳鼻咽喉科頭頸部 外科学会のレベル分類 （図 27-Ⅲ-2）
オトガイ下リンパ節				オトガイ下リンパ節			レベルⅠA
顎下リンパ節				顎下リンパ節（腺前リンパ節，血管前リンパ節，血管後リンパ節，腺後リンパ節に細分することも可）			レベルⅠB
前頸 リンパ節	浅前頸リンパ節			前頸部 リンパ節	前頸静脈リンパ節		―
	深前頸 リンパ節	舌骨下リンパ節 喉頭前リンパ節			その他の リンパ節	喉頭前リンパ節	―
		甲状腺リンパ節				甲状腺前リンパ節	―
		気管前リンパ節				気管前リンパ節	―
		気管傍リンパ節				気管傍リンパ節	―
		咽頭後リンパ節				咽頭周囲リンパ節	―
外側頸 リンパ節	浅リンパ節			側頸 リンパ節	浅頸リンパ節		―
	上深リンパ節				深頸 リンパ節	内深頸 リンパ節	上内深頸リンパ節	（前方）レベルⅡA （後方）レベルⅡB
	頸静脈二腹筋リンパ節					
	外側リンパ節					
	前リンパ節					
	下深 リンパ節	頸静脈肩甲舌骨筋 リンパ節				中内深頸リンパ節	レベルⅢ
		外側リンパ節					
		前リンパ節				下内深頸リンパ節	レベルⅣ
副神経リンパ節				副神経リンパ節			レベルⅤA
鎖骨上リンパ節				鎖骨上窩リンパ節			レベルⅤB

2. TNM 分類

癌の進行度を示す国際的な分類法に **TNM 分類**（UICC）があり，悪性腫瘍の病期分類に用いられている．これは，癌の大きさと浸潤の程度（tumor：T），リンパ節転移の有無と程度（nodes：N），遠隔転移の有無（metastasis：M）を基準としている．がん治療方針を決定するためには，すべての部位で組織学的に分類を確定する必要があり，臨床分類は治療前に得られた情報に基づき cTNM（臨床的 TNM）として表記する一方，病理学的分類では pTNM（病理学的 TNM）として表記し，両者を区別する．T，N，M の分類が決定されると，それに基づいて病期（ステージ）に分ける．なお，TNM 分類は適宜改訂されており，版が違うと異なる分類になってしまう可能性があるため，注意が必要である．

1）癌の大きさと浸潤の程度：T

T0「腫瘍なし」から，癌の大きさと浸潤の程度により，T1 ～ T4 に分ける．

2）リンパ節転移の有無と程度：N

N0「リンパ節転移なし」から，リンパ節転移の程度により，N1 ～ N3 に分ける．リンパ節転移の有無が評価できない場合，NX と表記する．

3）遠隔転移の有無：M

M0「転移なし」と M1「遠隔転移なし」に分ける．
国際的には UICC による TNM 分類が用いられているが，日本では頭頸部癌取扱い規約による TNM 分類（**表 27-Ⅲ-2**）を使った病期分類（**表 27-Ⅲ-3**）が定められている．

表 27-Ⅲ-2　口唇および口腔癌の TNM 分類（日本頭頸部癌学会編：頭頸部癌取扱い規約．第 6 版補訂版．金原書店，東京，2019．）

T：原発腫瘍	TX	原発腫瘍の評価が不可能
	T0	原発腫瘍を認めない
	Tis	上皮内癌
	T1	最大径が 2 cm 以下かつ深達度が 5 mm 以下の腫瘍
	T2	最大径が 2 cm 以下かつ深達度が 5 mm を超えるが 10 mm 以下の腫瘍，または最大径が 2 cm を超えるが 4 cm 以下でかつ深達度が 10 mm 以下の腫瘍
	T3	最大径が 4 cm を超えるまたは深達度が 10 mm を超える腫瘍
	T4a	（口唇）下顎骨皮質を貫通する腫瘍，下歯槽神経，口腔底，皮膚（オトガイ部または外鼻の）に浸潤する腫瘍 （口腔）下顎もしくは上顎洞の骨皮質を貫通する腫瘍，または顔面皮膚に浸潤する腫瘍
	T4b	（口唇および口腔）咀嚼筋間隙，翼状突起，頭蓋底に浸潤する腫瘍，または内頸動脈を全周性に取り巻く腫瘍
N：領域リンパ節	NX	領域リンパ節の評価が不可能
	N0	領域リンパ節転移なし
	N1	同側の単発性リンパ節転移で最大径が 3 cm 以下かつ節外浸潤なし
	N2a	同側の単発性リンパ節転移で最大径が 3 cm を超えるが 6 cm 以下かつ節外浸潤なし
	N2b	同側の多発性リンパ節転移で最大径が 6 cm 以下かつ節外浸潤なし
	N2c	両側または対側のリンパ節転移で 6 cm 以下かつ節外浸潤なし
	N3a	最大径 6 cm を超えるリンパ節転移で節外浸潤なし
	N3b	単発性または多発性リンパ節転移で臨床的節外浸潤あり
M：遠隔転移	M0	遠隔転移なし
	M1	遠隔転移あり

表 27-Ⅲ-3　口唇および口腔癌の病期分類（日本頭頸部癌学会編：頭頸部癌取扱い規約．第 6 版補訂版．金原書店，東京，2019．）

0 期	Tis	N0	M0
Ⅰ 期	T1	N0	M0
Ⅱ 期	T2	N0	M0
Ⅲ 期	T3	N0	M0
	T1，T2，T3	N1	M0
ⅣA 期	T4a	N0，N1	M0
	T1，T2，T3，T4a	N2	M0
ⅣB 期	T に関係なく	N3	M0
	T4b	N に関係なく	M0
ⅣC 期	T に関係なく	N に関係なく	M1

表 27-Ⅳ-1　頸部レベルとサブレベルの境界を規定する解剖学的構造（日本口腔腫瘍学会編：口腔癌取扱い規約．第 2 版．金原出版，東京．2019，40 〜 41．および桐田忠昭，原田浩之：口腔癌．上巻．第 1 版．医歯薬出版，東京，2023，3 〜 9．を参考に作成）

レベル	境界			
	上方	下方	前方（内側）	後方（外側）
ⅠA	下顎正中	舌骨体	対側顎二腹筋前腹	同側顎二腹筋前腹
ⅠB	下顎体	顎二腹筋後腹	顎二腹筋前腹	茎突舌骨筋
ⅡA	頭蓋底	舌骨体下縁に一致した水平面	茎突舌骨筋	副神経に一致した垂直面
ⅡB	頭蓋底	舌骨体下縁に一致した水平面	副神経に一致した垂直面	胸鎖乳突筋外側縁
Ⅲ	舌骨体下縁に一致した水平面	輪状軟骨に一致した水平面	胸骨舌骨筋外側縁	胸鎖乳突筋外側縁または頸神経叢知覚枝
Ⅳ	輪状軟骨に一致した水平面	鎖骨	胸骨舌骨筋外側縁	胸鎖乳突筋外側縁または頸神経叢知覚枝
ⅤA	胸鎖乳突筋と僧帽筋の交点	輪状軟骨に一致した水平面	胸鎖乳突筋外側縁または頸神経叢知覚枝	僧帽筋前縁
ⅤB	輪状軟骨に一致した水平面	鎖骨	胸鎖乳突筋外側縁または頸神経叢知覚枝	僧帽筋前縁

Ⅳ　頸部郭清術

　頸部郭清術は，口腔癌を含む頭頸部癌の頸部リンパ節転移に対する制御を目的に行われ，最も確実性の高い方法である．これは前頸部の郭清すべき組織を一塊として摘出する方法（根治的郭清術 radical neck dissection）であり，内頸静脈，副神経，胸鎖乳突筋も同時に切除する．頸部のすべての部位（レベルⅠ〜Ⅴ）を郭清する全頸部郭清術 comprehensive neck dissection と，その一部を省略する選択的頸部郭清術 selective neck dissection に分けられる．

　頸部郭清術で一塊として組織を摘出する組織の表面（外面）は広頸筋直下であり，深層（内面）は深頸筋膜上となる．組織の上方，下方，前方（内側），後方（外側）の境界は術式や郭清範囲により異なる（**表 27-Ⅳ-1**）．術式により，頸部の区域（レベルⅠ〜Ⅴ）を適宜，切除・摘出する．したがって，レベル分類で示される領域内およびその境界の解剖学的構造物およびその位置関係を理解しておく必要がある．

　　　　　　（前田健康，田沼順一，﨑山浩司，山本信治）

308　第Ⅲ編　歯科応用解剖学

索　引

【あ】

Auerbach 神経叢	あうえるばっはしんけいそう	85
アキレス腱	あきれすけん	32
アクチン	あくちん	21
顎先挙上法	あごさききょじょうほう	300
圧受容器	あつじゅようき	46
アデノイド	あでのいど	169
アブミ骨	あぶみこつ	202
アブミ骨筋	あぶみこつきん	202
アブミ骨筋神経	あぶみこつきんしんけい	187
アポクリン汗腺	あぽくりんかんせん	95
Arantius 管	あらんちうすかん	52
鞍関節	あんかんせつ	38
鞍結節	あんけっせつ	124
鞍背	あんぱい	124

【い】

胃	い	97
一次運動野	いちじうんどうや	73, 176
一軸性	いちじくせい	37
一次孔	いちじこう	55
一次口蓋	いちじこうがい	110, 212
一次視覚野	いちじしかくや	74
一次性リンパ性器官	いちじせいりんぱせいきかん	62, 165
一次体性感覚野	いちじたいせいかんかくや	74, 172, 173
一次聴覚野	いちじちょうかくや	74
一次毛	いちじもう	96
一次リンパ小節	いちじりんぱしょうせつ	63
一般体性求心性	いっぱんたいせいきゅうしんせい	70
一般体性求心性線維	いっぱんたいせいきゅうしんせいせんい	80
一般内臓遠心性	いっぱんないぞうえんしんせい	70, 81
一般内臓求心性	いっぱんないぞうきゅうしんせい	70
一般内臓求心性線維	いっぱんないぞうきゅうしんせいせんい	80
咽頭	いんとう	97, 98, 223
咽頭円蓋	いんとうえんがい	223
咽頭陥凹	いんとうかんおう	223
咽頭弓	いんとうきゅう	109
咽頭挙筋	いんとうきょきん	226
咽頭筋	いんとうきん	225
咽頭結節	いんとうけっせつ	121, 225
咽頭後隙	いんとうこうげき	223, 258
咽頭喉頭	いんとうこうとう	97
咽頭喉頭部	いんとうこうとうぶ	224
咽頭口部	いんとうこうぶ	224
咽頭後リンパ節	いんとうこうりんぱせつ	167
咽頭枝	いんとうし	186, 190, 191
咽頭周囲隙	いんとうしゅういげき	258
咽頭収縮筋	いんとうしゅうしゅくきん	225
咽頭神経叢	いんとうしんけいそう	190, 192, 225
咽頭側隙	いんとうそくげき	258
咽頭鼻部	いんとうびぶ	97, 223
咽頭扁桃	いんとうへんとう	63, 169, 223
咽頭傍隙	いんとうほうげき	258
咽頭縫線	いんとうほうせん	225
陰毛	いんもう	96

【う】

Willis の動脈輪	ういりすのどうみゃくりん	47, 160
Wernicke 野	うぇるにっけや	176
右縁枝	うえんし	58
右脚	うきゃく	60
烏口突起	うこうとっき	14, 28
烏口腕筋	うこうわんきん	28
右心耳	うしんじ	55
右心室	うしんしつ	55
右心房	うしんぼう	55
生毛	うぶげ	96
右房室口	うぼうしつこう	55
右房室弁	うぼうしつべん	55
右葉	うよう	235
運動核	うんどうかく	171, 176
運動神経核	うんどうしんけいかく	176
運動性言語野	うんどうせいげんごや	74, 177
運動ニューロン	うんどうにゅーろん	176
運動の小人	うんどうのこびと	177
運動野	うんどうや	170

【え】

衛星細胞	えいせいさいぼう	69, 70
栄養血管	えいようけっかん	43
腋窩動脈	えきかどうみゃく	47, 298
腋毛	えきもう	96
エクリン汗腺	えくりんかんせん	95
S 状洞溝	えすじょうどうこう	115, 121
FDG-PET	えふでぃーじーぺっと	255
Ebner 腺	えぶねるせん	223
MRI	えむあーるあい	243
遠位	えんい	4
円回内筋	えんかいないきん	29
嚥下	えんげ	266
嚥下運動	えんげうんどう	146
嚥下反射	えんげはんしゃ	268, 270
遠心	えんしん	4
延髄	えんずい	74, 170, 270

【お】

横隔神経	おうかくしんけい	26, 194
横隔膜	おうかくまく	25, 104
横口蓋ヒダ	おうこうがいひだ	212
横口蓋縫合	おうこうがいほうごう	34, 130, 139, 212, 271
黄色骨髄	おうしょくこつずい	8
横舌筋	おうぜっきん	216
横断面	おうだんめん	3
横洞溝	おうどうこう	114, 121
横突間筋	おうとつかんきん	24
横突起	おうとっき	9, 31
横突棘筋	おうとつきょくきん	24
横突孔	おうとつこう	9
横突肋骨窩	おうとつろっこつか	10
黄斑	おうはん	200
横披裂筋	おうひれつきん	232
横紋筋	おうもんきん	20, 21, 102
オステオン	おすておん	7
Osler 病	おすらーびょう	294
オトガイ	おとがい	134

索引　309

オトガイ下隙	おとがいかげき	167, 259
オトガイ下三角	おとがいかさんかく	108, 259
オトガイ下三角隙	おとがいかさんかくげき	259
オトガイ下静脈	おとがいかじょうみゃく	163
オトガイ下動脈	おとがいかどうみゃく	157, 264, 296
オトガイ下リンパ節	おとがいかりんぱせつ	167, 259, 305
オトガイ棘	おとがいきょく	134, 279
オトガイ筋	おとがいきん	143, 280
オトガイ結節	おとがいけっせつ	134
オトガイ孔	おとがいこう	134, 136, 279, 290
オトガイ神経	おとがいしんけい	184, 264
オトガイ唇溝	おとがいしんこう	107
オトガイ舌筋	おとがいぜっきん	216
オトガイ舌骨筋	おとがいぜっこつきん	22, 147
オトガイ動脈	おとがいどうみゃく	159, 210
オトガイ部	おとがいぶ	107
オトガイ隆起	おとがいりゅうき	134
オリーブ	おりーぶ	75
温度受容器	おんどじゅようき	91
【か】		
果	か	9
窩	か	9
顆	か	9
外果	がいか	19
回外	かいがい	22
回外筋	かいがいきん	29
外眼角	がいがんかく	107
外寛骨筋	がいかんこつきん	31
外頸静脈	がいけいじょうみゃく	161, 163
外頸静脈リンパ節	がいけいじょうみゃくりんぱせつ	167
外頸動脈	がいけいどうみゃく	47, 156, 260
開口運動	かいこううんどう	146
開口筋運動ニューロン	かいこうきんうんどうにゅーろん	178
外後頭隆起	がいこうとうりゅうき	23, 114, 121
外耳	がいじ	201
外耳介筋	がいじかいきん	142
外耳道	がいじどう	201
外斜線	がいしゃせん	274, 279
外受容器	がいじゅようき	89
外舌筋	がいぜつきん	216, 267
外旋	がいせん	22, 27, 31
外旋筋	がいせんきん	31
回旋筋腱板	かいせんきんけんばん	27
回旋枝	かいせんし	58
外層	がいそう	103
外側	がいそく	4
外側顆	がいそくか	18
外側頸三角部	がいそくけいさんかくぶ	108
外側楔状骨	がいそくけつじょうこつ	19
外側溝	がいそくこう	73
外側広筋	がいそくこうきん	31
外側後鼻枝	がいそくこうびし	160
外側膝状体	がいそくしつじょうたい	175
外側上顆	がいそくじょうか	18, 29
外側靱帯	がいそくじんたい	150, 152
外側舌隆起	がいそくぜつりゅうき	110
外側仙骨動脈	がいそくせんこつどうみゃく	49

外側仙骨稜	がいそくせんこつりょう	12
外側頭	がいそくとう	32
外側頭直筋	がいそくとうちょくきん	22, 149
外側板	がいそくばん	125
外側鼻突起	がいそくびとっき	110
外側翼突筋	がいそくよくとつきん	144, 150, 151
外側翼突筋神経	がいそくよくとつきんしんけい	185
外側輪状披裂筋	がいそくりんじょうひれつきん	232
介達骨折	かいたつこっせつ	282
外腸骨静脈	がいちょうこつじょうみゃく	50
外腸骨動脈	がいちょうこつどうみゃく	46, 49
外転	がいてん	22, 27, 28, 31
外転神経	がいてんしんけい	186
外転神経核	がいてんしんけいかく	76, 176
外頭蓋底	がいとうがいてい	115
外套細胞	がいとうさいぼう	69, 70
回内	かいない	22, 29
海馬	かいば	74
灰白質	かいはくしつ	72
外板	がいばん	7, 113
蓋板	がいばん	70
外皮	がいひ	94
外鼻孔	がいびこう	107, 227
外腹斜筋	がいふくしゃきん	26
外閉鎖筋	がいへいさきん	32
解剖頸	かいぼうけい	15
開放性骨折	かいほうせいこっせつ	281
外膜	がいまく	44, 103, 104
蓋膜	がいまく	203
海綿骨	かいめんこつ	8
外肋間筋	がいろっかんきん	24
下咽頭	かいんとう	224
下咽頭収縮筋	かいんとうしゅうしゅくきん	225
下横隔膜動脈	かおうかくまくどうみゃく	48
下角	かかく	230
下顎窩	かがくか	122, 150
下顎角	かがくかく	135
下顎管	かがくかん	135
下顎挙上法	かがくきょじょうほう	300
下顎頸	かがくけい	135
下顎孔	かがくこう	135, 290, 291
下顎後静脈	かがくこうじょうみゃく	163, 260
下顎孔伝達麻酔	かがくこうでんたつますい	291
下顎骨	かがくこつ	133, 272, 274
下顎枝	かがくし	134, 272
化学受容器	かがくじゅようき	46
下顎小舌	かがくしょうぜつ	135, 291
下顎神経	かがくしんけい	143, 184
下顎切痕	かがくせっこん	135
下顎体	かがくたい	133, 273
下顎張反射	かがくちょうはんしゃ	172, 178
下顎底	かがくてい	135, 259
下顎頭	かがくとう	122, 135, 150, 272
下顎リンパ節	かがくりんぱせつ	166
顆間窩	かかんか	18
下眼窩裂	かがんかれつ	136, 139
下眼瞼	かがんけん	107

下関節腔	かかんせつくう	151
下関節突起	かかんせつとっき	9
下丘	かきゅう	76
蝸牛	かぎゅう	202
蝸牛管	かぎゅうかん	202
蝸牛神経	かぎゅうしんけい	189
蝸牛神経核	かぎゅうしんけいかく	176
蝸牛神経節	かぎゅうしんけいせつ	189
核医学検査	かくいがくけんさ	255
顎下隙	がくかげき	108, 220, 259, 264
顎下三角	がくかさんかく	108, 220, 259
顎下三角隙	がくかさんかくげき	259
顎下神経節	がくかしんけいせつ	177, 185, 218, 222
顎下腺	がくかせん	193, 220, 259
顎下腺窩	がくかせんか	134
顎下腺管	がくかせんかん	215, 221, 260, 264
顎下腺深部	がくかせんしんぶ	260
顎下リンパ節	がくかりんぱせつ	166, 167, 259, 305
顎関節	がくかんせつ	150, 275
顎骨骨折	がくこつこっせつ	281
核鎖線維	かくさせんい	92
角質器	かくしつき	94
顎静脈	がくじょうみゃく	163
顎舌骨筋	がくぜっこつきん	22, 146, 208, 267
顎舌骨筋枝	がくぜっこつきんし	159
顎舌骨筋神経	がくぜっこつきんしんけい	184
顎舌骨筋神経溝	がくぜっこつきんしんけいこう	135
顎舌骨筋線	がくぜっこつきんせん	134, 146, 279
顎動脈	がくどうみゃく	47, 158, 258, 295, 296
顎動脈下顎枝部	がくどうみゃくかがくしぶ	159
顎動脈翼口蓋部	がくどうみゃくよくこうがいぶ	159
顎動脈翼突筋部	がくどうみゃくよくとつきんぶ	159
顎二腹筋	がくにふくきん	22, 146, 259
核嚢線維	かくのうせんい	92
隔壁	かくへき	129, 259
角膜	かくまく	199
下顎神経節	かがくしんけいせつ	58
下顎心臓枝	かがくしんぞうし	59, 191
下（頸）心臓神経	か（けい）しんぞうしんけい	59
下後鋸筋	かこうきょきん	23
下行口蓋動脈	かこうこうがいどうみゃく	160, 212, 297
下甲状腺静脈	かこうじょうせんじょうみゃく	236
下甲状腺動脈	かこうじょうせんどうみゃく	161, 236
下項線	かこうせん	114, 121
下行大動脈	かこうだいどうみゃく	46, 154
下後腸骨棘	かこうちょうこつきょく	17
下喉頭神経	かこうとうしんけい	191, 263
下肢	かし	17
下肢骨	かしこつ	17
下歯枝	かしし	184
下歯神経叢	かししんけいそう	184, 263
下歯槽神経	かしそうしんけい	184, 253, 263
下歯槽動脈	かしそうどうみゃく	159, 258, 263, 296
下肢帯	かしたい	17
下歯肉枝	かしにくし	184
下縦舌筋	かじゅうぜっきん	216
顆状関節	かじょうかんせつ	150
下上皮小体	かじょうひしょうたい	236
下食道枝	かしょくどうし	192
下唇	かしん	107, 209
下唇下制筋	かしんかせいきん	143
下神経節	かしんけいせつ	189, 190
下深頸リンパ節	かしんけいりんぱせつ	168
下唇小帯	かしんしょうたい	210
下唇動脈	かしんどうみゃく	157, 210, 296
下垂体	かすいたい	100, 234
下垂体窩	かすいたいか	115, 124, 234
下垂体茎	かすいたいけい	234
下垂体後葉ホルモン	かすいたいこうようほるもん	235
下垂体前葉ホルモン	かすいたいぜんようほるもん	235
下錐体洞溝	かすいたいどうこう	121
下垂体門脈系	かすいたいもんみゃくけい	235
仮性球麻痺	かせいきゅうまひ	270
仮性血友病	かせいけつゆうびょう	294
下前腸骨棘	かぜんちょうこつきょく	17
下双子筋	かそうしきん	31
下側頭線	かそくとうせん	114
下腿三頭筋	かたいさんとうきん	32
下大静脈	かだいじょうみゃく	50
下大静脈口	かだいじょうみゃくこう	55
下唾液核	かだえきかく	177, 189, 218, 220
肩関節	かたかんせつ	14, 28
下腸間膜静脈	かちょうかんまくじょうみゃく	51
下腸間膜動脈	かちょうかんまくどうみゃく	48
下直腸動脈	かちょくちょうどうみゃく	49
下椎切痕	かついせっこん	9
滑液	かつえき	36
滑液鞘	かつえきしょう	37
滑液包	かつえきほう	37
滑車窩	かっしゃか	119
滑車上静脈	かっしゃじょうじょうみゃく	162
滑車上動脈	かっしゃじょうどうみゃく	160
滑車神経	かっしゃしんけい	180
滑車神経核	かっしゃしんけいかく	77, 176
滑車切痕	かっしゃせっこん	15
滑膜	かつまく	36, 153
滑膜細胞	かつまくさいぼう	36
滑膜性の連結	かつまくせいのれんけつ	34
滑膜ヒダ	かつまくひだ	36
下殿動脈	かでんどうみゃく	49
可動関節	かどうかんせつ	34, 35
下頭斜筋	かとうしゃきん	24
下橈尺関節	かとうしゃくかんせつ	15
可動性関節	かどうせいかんせつ	153
下鼻甲介	かびこうかい	127, 227
下鼻道	かびどう	129, 227
下腹壁動脈	かふくへきどうみゃく	48
下膀胱動脈	かぼうこうどうみゃく	49

カルシトニン	かるしとにん	236
仮肋	かろく	13
下肋骨窩	かろっこつか	10
管	かん	9
眼窩	がんか	136
眼窩下縁	がんかかえん	129
眼窩下管	がんかかかん	129, 136, 184
眼窩下隙	がんかかげき	260
眼窩下孔	がんかかこう	128, 129, 290, 292
眼窩下溝	がんかかこう	129
眼窩下孔伝達麻酔	がんかかこうでんたつますい	292
眼窩下神経	がんかかしんけい	265
眼窩下動脈	がんかかどうみゃく	159, 297
眼窩下部	がんかかぶ	107
感覚核	かんかくかく	171
感覚器系	かんかくきけい	196
感覚細胞	かんかくさいぼう	89
眼角静脈	がんかくじょうみゃく	162
感覚性言語野	かんかくせいげんごや	74, 176
眼角動脈	がんかくどうみゃく	157
感覚の小人	かんかくのこびと	173
感覚野	かんかくや	170
眼窩枝	がんかし	185
眼窩上縁	がんかじょうえん	118
眼窩上孔	がんかじょうこう	119
眼窩上静脈	がんかじょうじょうみゃく	162
眼窩上神経	がんかじょうしんけい	229
眼窩上切痕（孔）	がんかじょうせっこん（こう）	119, 136
眼窩上動脈	がんかじょうどうみゃく	160
眼窩突起	がんかとっき	133
眼窩部	がんかぶ	106, 119, 141
眼窩面	がんかめん	119
含気骨	がんきこつ	7
眼球	がんきゅう	199
眼球外膜	がんきゅうがいまく	199
眼球中膜	がんきゅうちゅうまく	199
眼球内膜	がんきゅうないまく	200
眼瞼	がんけん	107
眼瞼部	がんけんぶ	141
汗孔	かんこう	95
寛骨	かんこつ	17
寛骨臼	かんこつきゅう	17
環軸関節	かんじくかんせつ	24
間質	かんしつ	101
冠状溝	かんじょうこう	53
冠状静脈洞	かんじょうじょうみゃくどう	58
杆状体（視）細胞	かんじょうたい（し）さいぼう	200
冠状動脈	かんじょうどうみゃく	58, 154
冠状縫合	かんじょうほうごう	34, 116
肝静脈	かんじょうみゃく	50
冠状面	かんじょうめん	3
眼神経	がんしんけい	182, 228
関節	かんせつ	34
関節円板	かんせつえんばん	36, 151
関節窩	かんせつか	14, 36
関節外靱帯	かんせつがいじんたい	36
関節下結節	かんせつかけっせつ	14, 28

関節環状面	かんせつかんじょうめん	15
関節腔	かんせつくう	36
関節結節	かんせつけっせつ	122, 150
関節上結節	かんせつじょうけっせつ	14, 28
関節唇	かんせつしん	36
関節頭	かんせつとう	35
関節突起	かんせつとっき	135
関節内靱帯	かんせつないじんたい	36
関節軟骨	かんせつなんこつ	36, 153
関節半月	かんせつはんげつ	36
関節包	かんせつほう	36, 151
汗腺	かんせん	95
完全骨折	かんぜんこっせつ	282
感染性骨折	かんせんせいこっせつ	281
環椎	かんつい	10, 115
環椎後頭関節	かんついこうとうかんせつ	10, 115
眼動脈	がんどうみゃく	160
間脳	かんのう	78, 170
眼房水	がんぼうすい	201
間膜	かんまく	105
顔面筋	がんめんきん	140, 266
顔面枝	がんめんし	188
顔面静脈	がんめんじょうみゃく	162
顔面神経	がんめんしんけい	23, 140, 151, 186, 193, 218, 260, 266, 267
顔面神経核	がんめんしんけいかく	76, 176
顔面神経管	がんめんしんけいかん	123, 187
顔面神経管膝	がんめんしんけいかんしつ	123, 187
顔面神経麻痺	がんめんしんけいまひ	188
顔面頭蓋	がんめんとうがい	126
顔面動脈	がんめんどうみゃく	47, 156, 210, 259, 296, 297
顔面動脈神経叢	がんめんどうみゃくしんけいそう	222
顔面リンパ節	がんめんりんぱせつ	166
岩様部	がんようぶ	122
眼輪筋	がんりんきん	141

【き】

奇異呼吸	きいこきゅう	300
Keith-Flack の結節	きーすふらっくのけっせつ	59
Kiesselbach 部位	きーぜるばっはぶい	228
Kiesow の（無痛）領域	きーぞうの（むつう）りょういき	196
機械受容器	きかいじゅようき	90
疑核	ぎかく	75, 176, 178, 190
器官	きかん	1
気管	きかん	98, 233
器官系	きかんけい	1
気管牽引	きかんけんいん	300
気管支	きかんし	233, 234
気管支枝	きかんしし	192
気管支動脈	きかんしどうみゃく	48
気管支肺リンパ節	きかんしはいりんぱせつ	234
気管切開	きかんせっかい	303
気管前隙	きかんぜんげき	258
気管前葉	きかんぜんよう	256, 258
気管挿管	きかんそうかん	301
危険隙	きけんげき	258

起始	きし	21, 284
起始円錐	きしえんすい	68
奇静脈	きじょうみゃく	51
奇静脈系	きじょうみゃくけい	51
基節骨	きせつこつ	17, 19
偽単極神経細胞	きたんきょくしんけいさいぼう	68
気道	きとう	227
気道確保	きとうかくほ	300
気道狭窄	きとうきょうさく	300
気道閉塞	きとうへいそく	300
希突起膠細胞	きとっきこうさいぼう	69
キヌタ骨	きぬたこつ	202
機能局在	きのうきょくざい	170
機能血管	きのうけっかん	43
基板	きばん	70
吸引テスト	きゅういんてすと	290
嗅覚	きゅうかく	175, 206
嗅覚器	きゅうかくき	206
球関節	きゅうかんせつ	18, 33
吸気	きゅうき	24, 25
嗅球	きゅうきゅう	175, 206
球形嚢	きゅうけいのう	202
球形嚢斑	きゅうけいのうはん	203
臼後三角	きゅうごさんかく	134, 222
臼後腺	きゅうごせん	222
臼歯腺	きゅうしせん	222
臼状関節	きゅうじょうかんせつ	18
嗅上皮	きゅうじょうひ	206
嗅小胞	きゅうしょうほう	206
嗅小毛	きゅうしょうもう	206
嗅神経	きゅうしんけい	180, 206, 228
吸啜	きゅうてつ	142
嗅部	きゅうぶ	206
球麻痺	きゅうまひ	270
橋	きょう	76, 170
頬咽頭筋膜	きょういんとうきんまく	258
胸横筋	きょうおうきん	25
境界溝	きょうかいこう	70
胸郭	きょうかく	10, 13
胸管	きょうかん	41, 50, 60, 61
頬筋	きょうきん	143, 278
頬筋リンパ節	きょうきんりんぱせつ	166
胸腔	きょうくう	104
頬隙	きょうげき	260
凝血	ぎょうけつ	294
凝固因子	ぎょうこいんし	294
挟合	きょうごう	34
胸骨	きょうこつ	10, 13, 22, 24
頬骨	きょうこつ	131
胸骨角	きょうこつかく	13
頬骨眼窩孔	きょうこつがんかこう	131, 136
頬骨顔面孔	きょうこつがんめんこう	131
頬骨弓	きょうこつきゅう	122
胸骨甲状筋	きょうこつこうじょうきん	22, 147
頬骨上顎縫合	きょうこつじょうがくほうごう	271
胸骨上隙	きょうこつじょうげき	258
頬骨神経	きょうこつしんけい	183
胸骨舌骨筋	きょうこつぜっこつきん	22, 147

頬骨側頭縫合	きょうこつそくとうほうごう	271
胸骨体	きょうこつたい	13
胸骨端	きょうこつたん	14
頬骨突起	きょうこつとっき	119, 122, 128, 130
胸骨柄	きょうこつへい	13
胸骨柄結合	きょうこつへいけつごう	13
胸鎖関節	きょうさかんせつ	13
胸鎖乳突筋	きょうさにゅうとつきん	22, 149
胸鎖乳突部	きょうさにゅうとつぶ	109
頬脂肪体	きょうしぼうたい	107
頬小帯	きょうしょうたい	210, 280
頬神経	きょうしんけい	184, 264
胸心臓枝	きょうしんぞうし	59
胸心臓神経	きょうしんぞうしんけい	59
胸腺	きょうせん	64
頬腺	きょうせん	210, 222
頬側	きょうそく	4
胸大動脈	きょうだいどうみゃく	46, 154
頬棚	きょうだな	277, 279
胸椎	きょうつい	10
頬動脈	きょうどうみゃく	210
頬粘膜	きょうねんまく	107, 209, 210
峡部	きょうぶ	235
頬部	きょうぶ	107
強膜	きょうまく	199
胸膜	きょうまく	103, 234
胸腰系	きょうようけい	84
頬リンパ節	きょうりんぱせつ	166
棘	きょく	9
棘下窩	きょくかか	14, 27
棘下筋	きょくかきん	27
棘間筋	きょくかんきん	24
棘筋	きょくきん	24
棘孔	きょくこう	125, 184
棘上窩	きょくじょうか	14, 27
棘上筋	きょくじょうきん	27
局所麻酔法	きょくしょますいほう	289
棘突起	きょくとっき	9, 23
距骨	きょこつ	19
鋸状縁	きょじょうえん	200
鋸状縫合	きょじょうほうごう	34
距腿関節	きょたいかんせつ	19
近位	きんい	4
近位指節間関節	きんいしせつかんかんせつ	29
筋型動脈	きんけいどうみゃく	44
筋原線維	きんげんせんい	21
筋三角	きんさんかく	108
筋周膜	きんしゅうまく	21
近心	きんしん	4
筋線維	きんせんい	20
筋層	きんそう	102
筋頭	きんとう	21
筋突起	きんとっき	135, 230
筋内膜	きんないまく	21
筋尾	きんび	21
筋皮神経	きんぴしんけい	28, 87
筋腹	きんぷく	21

筋紡錘	きんぼうすい	92, 140, 172, 178
筋ポンプ	きんぽんぷ	45
筋膜	きんまく	21, 112
筋膜隙	きんまくげき	256

【く】

屈曲	くっきょく	21, 28, 29, 31, 32
クモ膜	くもまく	78
Krause 小体	くらうぜしょうたい	92
Glisson 鞘	ぐりそんしょう	101
クレチン病	くれちんびょう	236

【け】

頸横神経	けいおうしんけい	194
頸横動脈	けいおうどうみゃく	47
鶏冠	けいかん	126
頸筋膜浅葉	けいきんまくせんよう	256, 258
経口エアウェイ	けいこうえあうぇい	300
脛骨	けいこつ	18
脛骨粗面	けいこつそめん	18, 31
頸枝	けいし	23
茎状突起	けいじょうとっき	15, 153
頸静脈弓	けいじょうみゃくきゅう	163
頸静脈孔	けいじょうみゃくこう	121
頸静脈切痕	けいじょうみゃくせっこん	121
頸神経	けいしんけい	193
頸神経叢	けいしんけいそう	87, 194
頸神経ワナ	けいしんけいわな	195
頸切痕	けいせっこん	13
脛側	けいそく	4
頸長筋	けいちょうきん	22, 148
頸椎	けいつい	9
頸動脈管	けいどうみゃくかん	123, 160
頸動脈三角	けいどうみゃくさんかく	108, 156, 295
頸動脈鞘	けいどうみゃくしょう	108, 112, 219, 257
頸動脈小体	けいどうみゃくしょうたい	46, 173
頸動脈洞	けいどうみゃくどう	46, 155, 173
頸動脈洞枝	けいどうみゃくどうし	190
茎突咽頭筋	けいとついんとうきん	226
茎突咽頭筋枝	けいとついんとうきんし	190
茎突下顎靱帯	けいとつかがくじんたい	153
茎突舌筋	けいとつぜっきん	216
茎突舌骨筋	けいとつぜっこつきん	22, 147
茎突舌骨靱帯	けいとつぜっこつじんたい	153
茎乳突孔	けいにゅうとつこう	123, 187
頸板状筋	けいばんじょうきん	23
経鼻エアウェイ	けいびえあうぇい	300
脛腓関節	けいひかんせつ	19
脛腓靱帯結合	けいひじんたいけつごう	19
頸部郭清術	けいぶかくせいじゅつ	308
頸部リンパ節	けいぶりんぱせつ	305
頸膨大	けいぼうだい	79
外科頸	げかけい	15
隙	げき	112
血管壁	けっかんへき	44
血行性転移	けっこうせいてんい	304
月状骨	げつじょうこつ	15

楔状軟骨	けつじょうなんこつ	230
結節	けっせつ	9
結節間溝	けっせつかんこう	15
血餅	けっぺい	294
腱	けん	20, 37
減圧神経	げんあつしんけい	190
肩甲下窩	けんこうかか	14, 28
肩甲下筋	けんこうかきん	28
肩甲挙筋	けんこうきょきん	23
肩甲棘	けんこうきょく	14, 23
肩甲骨	けんこうこつ	14, 27
肩甲鎖骨三角	けんこうさこつさんかく	108
肩甲上動脈	けんこうじょうどうみゃく	47
肩甲上腕関節	けんこうじょうわんかんせつ	14
肩甲舌骨筋	けんこうぜっこつきん	22, 147
肩甲切痕	けんこうせっこん	14
言語中枢	げんごちゅうすう	177
犬歯窩	けんしか	262, 292
剣状突起	けんじょうとっき	13
腱中心	けんちゅうしん	25
肩峰	けんぽう	14, 23
腱紡錘	けんぽうすい	140
肩峰端	けんぽうたん	14

【こ】

口	こう	9
孔	こう	9
口咽頭膜	こういんとうまく	109
口蓋	こうがい	211
口蓋咽頭弓	こうがいいんとうきゅう	213
口蓋咽頭筋	こうがいいんとうきん	213, 226, 268
口蓋腱膜	こうがいけんまく	213
口蓋骨	こうがいこつ	131
口蓋骨垂直板	こうがいこつすいちょくばん	129, 131
口蓋骨水平板	こうがいこつすいへいばん	132
口蓋小窩	こうがいしょうか	212, 278
口蓋神経	こうがいしんけい	186
口蓋垂	こうがいすい	213
口蓋垂筋	こうがいすいきん	213
口蓋舌弓	こうがいぜっきゅう	213
口蓋舌筋	こうがいぜっきん	213, 268
口蓋腺	こうがいせん	222
口蓋側	こうがいそく	4
口蓋突起	こうがいとっき	110, 128, 130
口蓋帆	こうがいはん	213
口蓋帆挙筋	こうがいはんきょきん	213, 268
口蓋帆張筋	こうがいはんちょうきん	213
口蓋扁桃	こうがいへんとう	64, 169, 214, 224
口蓋縫線	こうがいほうせん	212
後角	こうかく	79
口角	こうかく	107, 209
口角下垂	こうかくかすい	188
口角下制筋	こうかくかせいきん	143
口角挙筋	こうかくきょきん	143
口角筋軸	こうかくきんじく	143
口角結節	こうかくけっせつ	143
後下行枝	こうかこうし	58
交感神経幹	こうかんしんけいかん	84, 220

交感神経系	こうかんしんけいけい	67, 84, 192
交感神経節前ニューロン	こうかんしんけいせつぜんにゅーろん	178
口峡	こうきょう	213
口峡峡部	こうきょうきょうぶ	214
咬筋	こうきん	143, 280
咬筋下隙	こうきんかげき	258
咬筋筋膜	こうきんきんまく	258
咬筋神経	こうきんしんけい	185
咬筋粗面	こうきんそめん	135
咬筋動脈	こうきんどうみゃく	159
口腔	こうくう	97, 208
口腔外膿瘍	こうくうがいのうよう	261
口腔隔膜	こうくうかくまく	146, 208, 214
口腔癌	こうくうがん	304
口腔前庭	こうくうぜんてい	208, 210
口腔底	こうくうてい	266
口腔内膿瘍	こうくうないのうよう	261, 262
口腔粘膜	こうくうねんまく	208
後頸筋	こうけいきん	22
広頸筋	こうけいきん	22, 146, 256
後脛骨筋	こうけいこつきん	32
後脛骨動脈	こうけいこつどうみゃく	50
後頸三角	こうけいさんかく	108
後頸部	こうけいぶ	109
硬口蓋	こうこうがい	211
硬口蓋中央部	こうこうがいちゅうおうぶ	266
硬口蓋粘膜	こうこうがいねんまく	212
虹彩	こうさい	193, 199
後索－内側毛帯系	こうさくないそくもうたいけい	93
後耳介筋	こうじかいきん	142
後耳介静脈	こうじかいじょうみゃく	163
後耳介神経	こうじかいしんけい	188
後耳介動脈	こうじかいどうみゃく	157
後篩骨孔	こうしこつこう	136
後篩骨神経	こうしこつしんけい	229
後篩骨動脈	こうしこつどうみゃく	161
後室間溝	こうしつかんこう	53
後室間枝	こうしつかんし	58
後斜角筋	こうしゃかくきん	22, 149
後縦隔	こうじゅうかく	104
甲状頸動脈	こうじょうけいどうみゃく	161
甲状喉頭蓋靭帯	こうじょうこうとうがいじんたい	231
後上歯槽枝	こうじょうしそうし	184, 229, 265
後上歯槽静脈	こうじょうしそうじょうみゃく	129
後上歯槽動脈	こうじょうしそうどうみゃく	129, 159, 265, 297
甲状舌管	こうじょうぜっかん	236
甲状舌骨筋	こうじょうぜっこつきん	22, 147
甲状舌骨膜	こうじょうぜっこつまく	230
甲状腺	こうじょうせん	100, 234, 235
甲状腺機能亢進症	こうじょうせんきのうこうしんしょう	236
甲状腺機能低下症	こうじょうせんきのうていかしょう	236
甲状腺静脈叢	こうじょうせんじょうみゃくそう	236
鈎状突起	こうじょうとっき	15
甲状軟骨	こうじょうなんこつ	230, 295
甲状披裂筋	こうじょうひれつきん	232
口唇腺	こうしんせん	209, 222
後深側頭動脈	こうしんそくとうどうみゃく	159
項靱帯	こうじんたい	23
口唇粘膜	こうしんねんまく	209
後舌腺	こうぜつせん	215, 223
後仙骨孔	こうせんこつこう	12
後腺枝	こうせんし	236
後側頭泉門	こうそくとうせんもん	117
後大脳動脈	こうだいのうどうみゃく	160
口底粘膜	こうていねんまく	214
口底蜂窩織炎	こうていほうかしきえん	260
後殿筋線	こうでんきんせん	31
喉頭	こうとう	98, 230, 268
後頭縁	こうとうえん	119
後頭顆	こうとうか	115, 121
喉頭蓋	こうとうがい	231, 268, 301
後頭蓋窩	こうとうがいか	115
喉頭蓋谷	こうとうがいこく	225, 268, 301
喉頭蓋軟骨	こうとうがいなんこつ	230
後頭下筋	こうとうかきん	24
後頭下神経	こうとうかしんけい	195
後頭筋	こうとうきん	141
喉頭筋	こうとうきん	230, 231
喉頭腔	こうとうくう	231
喉頭口	こうとうこう	231
後頭骨	こうとうこつ	120
後頭三角	こうとうさんかく	108
喉頭室	こうとうしつ	231
後頭静脈	こうとうじょうみゃく	163
喉頭前庭裂	こうとうぜんていれつ	231
後頭前頭筋	こうとうぜんとうきん	140
咬頭側	こうとうそく	6
後頭動脈	こうとうどうみゃく	47, 157, 297
後頭動脈溝	こうとうどうみゃくこう	123
喉頭軟骨	こうとうなんこつ	230
後頭部	こうとうぶ	106
後頭葉	こうとうよう	73
喉頭隆起	こうとうりゅうき	230, 295
後頭鱗	こうとうりん	121
後頭リンパ節	こうとうりんぱせつ	166
鈎突窩	こうとつか	15
後内側腹側核	こうないそくふくそくかく	171
口内法エックス線画像	こうないほうえっくすせんがぞう	240
広背筋	こうはいきん	23
後鼻棘	こうびきょく	132
後鼻孔	こうびこう	137, 227
後鼻枝	こうびし	185, 228
口部	こうぶ	107
後腹筋	こうふくきん	27
後腹膜器官	こうふくまくきかん	105
硬膜	こうまく	78
硬膜枝	こうまくし	183, 184, 191
硬膜静脈洞	こうまくじょうみゃくどう	163
後葉	こうよう	235
口輪筋	こうりんきん	142, 209
後輪状披裂筋	こうりんじょうひれつきん	231, 268
口裂	こうれつ	107, 209
交連線維	こうれんせんい	74
誤嚥	ごえん	268, 270
股関節	こかんせつ	18, 31, 32

索引 315

呼気	こき	24, 25
呼吸	こきゅう	24
呼吸器系	こきゅうきけい	227
鼓索神経	こさくしんけい	151, 185, 188, 218, 222
鼓索神経小管	こさくしんけいしょうかん	188
鼓室	こしつ	202
鼓室階	こしつかい	202
鼓室神経	こしつしんけい	189, 220
鼓室神経叢	こしつしんけいそう	220
鼓室乳突裂	こしつにゅうとつれつ	122
鼓室部	こしつぶ	122
孤束核	こそくかく	75, 76, 175, 178, 186, 190
骨格筋	こっかくきん	20
骨幹	こっかん	7
骨間膜	こつかんまく	29
骨結合	こつけつごう	34, 35
骨口蓋	こつこうがい	139
骨髄腔	こつずいくう	8
骨端	こったん	7
骨の連結	こつのれんけつ	34, 35
骨盤	こつばん	17
骨半規管	こつはんきかん	202
骨膜	こつまく	7
骨迷路	こつめいろ	202
骨梁	こつりょう	8
鼓膜	こまく	201
鼓膜張筋	こまくちょうきん	202
固有感覚	こゆうかんかく	172
固有口腔	こゆうこうくう	208, 211
固有受容器	こゆうじゅようき	89
固有神経膠細胞	こゆうしんけいこうさいぼう	69
固有背筋	こゆうはいきん	24
孤立リンパ小節	こりつりんぱしょうせつ	63
Golgi-Mazzoni 小体	ごるじまっつぉーにしょうたい	92
コロイド	ころいど	236
根	こん	81
根間中隔	こんかんちゅうかく	131, 133
根尖側	こんせんそく	6

【さ】

鰓下隆起	さいかりゅうき	111
鰓弓	さいきゅう	109, 176
鰓弓神経	さいきゅうしんけい	111
鰓弓軟骨	さいきゅうなんこつ	111
採血	さいけつ	299
最上項線	さいじょうこうせん	114, 121
細小心臓静脈	さいしょうしんぞうじょうみゃく	58
采状ヒダ	さいじょうひだ	215
細静脈	さいじょうみゃく	40
臍静脈	さいじょうみゃく	52
最上肋間動脈	さいじょうろっかんどうみゃく	48
最長筋	さいちょうきん	24
細動脈	さいどうみゃく	40, 44
臍動脈	さいどうみゃく	49, 52
最内肋間筋	さいないろっかんきん	25
サイロキシン	さいろきしん	236
左縁枝	さえんし	58

左脚	さきゃく	60
鎖骨	さこつ	14, 22, 27
坐骨	ざこつ	17
鎖骨下筋	さこつかきん	24
鎖骨下静脈	さこつかじょうみゃく	41, 50, 163
鎖骨下動脈	さこつかどうみゃく	22, 47, 161
坐骨結節	ざこつけっせつ	17
鎖骨上神経	さこつじょうしんけい	194
鎖骨上リンパ節	さこつじょうりんぱせつ	168
坐骨神経	ざこつしんけい	31, 32
鎖骨切痕	さこつせっこん	13
鎖骨体	さこつたい	14
左心耳	さしんじ	55
左心室	さしんしつ	56
左心室後静脈	さしんしつこうじょうみゃく	58
左心房斜静脈	さしんぼうしゃじょうみゃく	58
左房室弁	さぼうしつべん	56
左葉	さよう	235
三角筋	さんかくきん	27
三角筋粗面	さんかくきんそめん	15, 27
三角骨	さんかくこつ	15
酸好性細胞	さんこうせいさいぼう	238
三叉神経	さんさしんけい	171, 181, 266, 267
三叉神経運動核	さんさしんけいうんどうかく	172, 176, 178
三叉神経視床路	さんさしんけいししょうろ	171
三叉神経主感覚核	さんさしんけいしゅかんかくかく	76, 171
三叉神経脊髄路	さんさしんけいせきずいろ	171
三叉神経脊髄路核	さんさしんけいせきずいろかく	75, 171
三叉神経節	さんさしんけいせつ	171, 172
三叉神経中脳路核	さんさしんけいちゅうのうろかく	172
三叉神経中脳路核ニューロン	さんさしんけいちゅうのうろかくにゅーろん	178
三叉神経尾側亜核	さんさしんけいびそくあかく	173
三叉神経毛帯	さんさしんけいもうたい	171
三尖弁	さんせんべん	55, 56

【し】

枝	し	81
シーソー呼吸	しーそーこきゅう	300
CT	しーてぃー	248
耳介	じかい	201
耳介枝	じかいし	191
耳介前リンパ節	じかいぜんりんぱせつ	166
耳介側頭神経	じかいそくとうしんけい	185, 220
耳介部	じかいぶ	106
視覚	しかく	175
視覚器	しかくき	199
視覚野	しかくや	175
耳下腺	じかせん	193, 219, 260
耳下腺管	じかせんかん	107, 210, 220
耳下腺隙	じかせんげき	260
耳下腺咬筋筋膜	じかせんこうきんきんまく	220, 261
耳下腺咬筋部	じかせんこうきんぶ	107
耳下腺神経叢	じかせんしんけいそう	188, 220, 260
耳下腺乳頭	じかせんにゅうとう	107, 210, 220
耳下腺リンパ節	じかせんりんぱせつ	260
歯科用コーンビームCT	しかようこーんびーむしーてぃー	248
耳管咽頭筋	じかんいんとうきん	226
耳管咽頭口	じかんいんとうこう	169, 223

耳管咽頭ヒダ	じかんいんとうひだ	223
（歯）冠側	（し）かんそく	6
耳管扁桃	じかんへんとう	63, 169, 223
耳管隆起	じかんりゅうき	223
子宮動脈	しきゅうどうみゃく	49
軸索	じくさく	68
軸索小丘	じくさくしょうきゅう	68
軸椎	じくつい	10
歯頸側	しけいそく	6
刺激伝導系	しげきでんどうけい	59
止血	しけつ	294
篩孔	しこう	126
指骨	しこつ	17
篩骨	しこつ	126
趾骨	しこつ	19
篩骨垂直板	しこつすいちょくばん	126
篩骨切痕	しこつせっこん	119
篩骨洞	しこつどう	99, 126, 138, 229
篩骨蜂巣	しこつほうそう	126, 138, 229
篩骨迷路	しこつめいろ	126
（歯）根側	（し）こんそく	6
歯根膜	しこんまく	172, 178
歯根膜咬筋反射	しこんまくこうきんはんしゃ	172
視細胞	しさいぼう	175
視索	しさく	175
支持細胞	しじさいぼう	69
示指伸筋	しししんきん	30
支持組織	しじそしき	7
支質	ししつ	101
視床	ししょう	78, 170, 171, 175
矢状縁	しじょうえん	119
視床下部	ししょうかぶ	78, 170, 178, 266
視床後外側腹側核	ししょうこうがいそくふくそくかく	173
視床後内側腹側核	ししょうこうないそくふくそくかく	93, 173
耳小骨	じしょうこつ	202
耳小骨筋	じしょうこつきん	202
糸状乳頭	しじょうにゅうとう	215
茸状乳頭	じじょうにゅうとう	216
矢状縫合	しじょうほうごう	34, 116
矢状面	しじょうめん	3
耳状面	じじょうめん	12
視神経	ししんけい	180
視神経円板	ししんけいえんばん	200
視神経管	ししんけいかん	136
耳神経節	じしんけいせつ	177, 186, 218, 220
視神経節細胞	ししんけいせつさいぼう	175
指節骨	しせつこつ	17
脂腺	しせん	96
自然孔	しぜんこう	229
歯槽	しそう	130, 133
歯槽管	しそうかん	184
歯槽弓	しそうきゅう	130, 133
歯槽孔	しそうこう	129, 184, 290
歯槽頂線	しそうちょうせん	275

歯槽突起	しそうとっき	128, 130, 272, 274
歯槽粘膜	しそうねんまく	209
歯槽部	しそうぶ	133
歯槽隆起	しそうりゅうき	131, 133, 142
膝蓋骨	しつがいこつ	18, 31
膝蓋骨尖	しつがいこつせん	18
膝蓋骨底	しつがいこつてい	18
膝蓋靱帯	しつがいじんたい	18
膝窩筋	しっかきん	32
膝窩動脈	しつかどうみゃく	49
室間孔	しつかんこう	55
膝関節	しつかんせつ	18, 31, 32
実質	じっしつ	101
実質器官	じっしつきかん	101
膝神経節	しつしんけいせつ	172, 186
歯突起	しとっき	10
シナプス	しなぷす	68
歯肉	しにく	209, 211, 266
歯肉溝	しにくこう	211
篩板	しばん	126
紫斑病	しはんびょう	294
視放線	しほうせん	175
脂肪体	しぼうたい	37
指紋	しもん	95
斜角筋	しゃかくきん	22
斜角筋群	しゃかくきんぐん	149
斜角筋隙	しゃかくきんげき	22
斜角筋三角	しゃかくきんさんかく	149
尺側	しゃくそく	4
尺側手根屈筋	しゃくそくしゅこんくっきん	29
尺側手根伸筋	しゃくそくしゅこんしんきん	29
尺側皮静脈	しゃくそくひじょうみゃく	299
車軸関節	しゃじくかんせつ	38
斜線	しゃせん	147
斜台	しゃだい	120
尺骨	しゃっこつ	15
尺骨神経	しゃっこつしんけい	29, 87
尺骨神経溝	しゃっこつしんけいこう	15
尺骨切痕	しゃっこつせっこん	15
尺骨頭	しゃっこつとう	15
尺骨動脈	しゃっこつどうみゃく	47, 299
斜披裂筋	しゃひれつきん	232
縦隔	じゅうかく	104, 233, 258
自由下肢	じゆうかし	17
集合リンパ管	しゅうごうりんぱかん	41
集合リンパ小節	しゅうごうりんぱしょうせつ	63
重骨折	じゅうこっせつ	282
舟状窩	しゅうじょうか	125
舟状骨	しゅうじょうこつ	15, 19
自由上肢	じゆうじょうし	13
十字隆起	じゅうじりゅうき	121
自由神経終末	じゆうしんけいしゅうまつ	91
終動脈	しゅうどうみゃく	42, 58
終毛	しゅうもう	96
手関節	しゅかんせつ	29
手根骨	しゅこんこつ	15
主細胞	しゅさいぼう	238

手掌腱膜	しゅしょうけんまく	29
樹状突起	じゅじょうとっき	68
出血	しゅっけつ	294
出血性素因	しゅっけつせいそいん	294
受動的運動器官	じゅどうてきうんどうきかん	8
須毛	しゅもう	96
Schwann 細胞	しゅわんさいぼう	69, 70
Schwann 鞘	しゅわんしょう	68
循環器系	じゅんかんきけい	40
順応	じゅんのう	90
上衣細胞	じょういさいぼう	69
上咽頭収縮筋	じょういんとうしゅうしゅくきん	225, 268
小円筋	しょうえんきん	27
上オリーブ核	じょうおりーぶかく	176
消化器系	しょうかきけい	208
小角	しょうかく	136
上角	じょうかく	230
上顎結節	じょうがくけっせつ	128, 277, 279
上顎骨	じょうがくこつ	127, 271, 274
上顎骨前頭突起	じょうがくこつぜんとうとっき	118, 141
上顎骨体	じょうがくこつたい	128
上顎神経	じょうがくしんけい	183, 228
上顎洞	じょうがくどう	99, 129, 138, 229, 274
上顎洞裂孔	じょうがくどうれっこう	127, 229
小角軟骨	しょうかくなんこつ	230
上顎複合体	じょうがくふくごうたい	271
松果体	しょうかたい	100, 234, 235
上眼窩裂	じょうがんかれつ	136
上眼瞼	じょうがんけん	107
上関節腔	じょうかんせつくう	151
上関節突起	じょうかんせつとっき	9
上関節面	じょうかんせつめん	18
上気管気管支リンパ節	じょうきかんきかんしりんぱせつ	58
上丘	じょうきゅう	76, 175
小胸筋	しょうきょうきん	24
小頬骨筋	しょうきょうこつきん	142
笑筋	しょうきん	143
掌屈	しょうくつ	29
上頸神経節	じょうけいしんけいせつ	58, 192, 218, 220
上頸心臓枝	じょうけいしんぞうし	59, 191
上（頸）心臓神経	じょう（けい）しんぞうしんけい	59
小結節	しょうけっせつ	15, 28
小結節稜	しょうけっせつりょう	15, 28
上行咽頭動脈	じょうこういんとうどうみゃく	157
小口蓋管	しょうこうがいかん	133
小口蓋孔	しょうこうがいこう	133, 139, 212, 213
小口蓋動脈	しょうこうがいどうみゃく	160, 213
上後鋸筋	じょうこうきょきん	23
上行頸動脈	じょうこうけいどうみゃく	161
上行口蓋動脈	じょうこうこうがいどうみゃく	156, 213
小膠細胞	しょうこうさいぼう	69
上甲状切痕	じょうこうじょうせっこん	230
上甲状腺静脈	じょうこうじょうせんじょうみゃく	236
上甲状腺動脈	じょうこうじょうせんどうみゃく	156, 236, 295
上項線	じょうこうせん	23, 114, 121

上行大動脈	じょうこうだいどうみゃく	46, 154
上後腸骨棘	じょうこうちょうこつきょく	17
小後頭神経	しょうこうとうしんけい	194
上喉頭神経	じょうこうとうしんけい	191, 268
小後頭直筋	しょうこうとうちょくきん	24
上行腰静脈	じょうこうようじょうみゃく	51
踵骨	しょうこつ	19
小鎖骨上窩	しょうさこつじょうか	109
小坐骨切痕	しょうざこつせっこん	17
上肢	じょうし	6, 13
上耳介筋	じょうじかいきん	142
小指外転筋	しょうしがいてんきん	30
小趾外転筋	しょうしがいてんきん	33
小指球筋	しょうしきゅうきん	30
上肢骨	じょうしこつ	13
上歯枝	じょうしし	184
上矢状洞溝	じょうしじょうどうこう	114, 121
小指伸筋	しょうししんきん	29
上歯神経叢	じょうししんけいそう	184
上歯槽神経	じょうしそうしんけい	184
硝子体	しょうしたい	201
上肢帯	じょうしたい	13
小指対立筋	しょうしたいりつきん	30
小趾対立筋	しょうしたいりつきん	33
上歯肉枝	じょうしにくし	184
上斜筋	じょうしゃきん	119
上縦隔	じょうじゅうかく	104
上縦舌筋	じょうじゅうぜっきん	216
小循環	しょうじゅんかん	41
上上皮小体	じょうじょうひしょうたい	236
小静脈	しょうじょうみゃく	40
上唇	じょうしん	107, 209
上唇挙筋	じょうしんきょきん	142
上神経節	じょうしんけいせつ	189, 190
上深頸リンパ節	じょうしんけいりんぱせつ	168
上唇結節	じょうしんけっせつ	209
上唇小帯	じょうしんしょうたい	210
小心臓静脈	しょうしんぞうじょうみゃく	58
上唇動脈	じょうしんどうみゃく	157, 210, 296
上唇鼻翼挙筋	じょうしんびよくきょきん	142
小錐体神経	しょうすいたいしんけい	190, 220
小錐体神経管裂孔	しょうすいたいしんけいかんれっこう	123
小錐体神経溝	しょうすいたいしんけいこう	123
小舌下腺	しょうぜっかせん	222
小舌下腺管	しょうぜっかせんかん	222
上前腸骨棘	じょうぜんちょうこつきょく	17, 31
小泉門	しょうせんもん	117
上双子筋	じょうそうしきん	31
掌側	しょうそく	4
上側頭線	じょうそくとうせん	114
小帯	しょうたい	280
上大静脈	じょうだいじょうみゃく	50
上大静脈口	じょうだいじょうみゃくこう	55
上唾液核	じょうだえきかく	177, 186, 218, 222
小唾液腺	しょうだえきせん	222
小腸	しょうちょう	97
上腸間膜静脈	じょうちょうかんまくじょうみゃく	51

上腸間膜動脈	じょうちょうかんまくどうみゃく	48
上椎切痕	じょうついせっこん	9
小殿筋	しょうでんきん	31
小転子	しょうてんし	18, 31
上殿動脈	じょうでんどうみゃく	49
上頭斜筋	じょうとうしゃきん	24
上橈尺関節	じょうとうしゃくかんせつ	15
小動脈	しょうどうみゃく	40
小脳	しょうのう	77, 170, 172
小脳回	しょうのうかい	77
小脳脚	しょうのうきゃく	77
小脳溝	しょうのうこう	77
小脳髄質	しょうのうずいしつ	77
小脳半球	しょうのうはんきゅう	77
小脳皮質	しょうのうひしつ	77
上鼻甲介	じょうびこうかい	126, 227
上皮小体	じょうひしょうたい	100, 234, 236
上鼻道	じょうびどう	227
上腹壁動脈	じょうふくへきどうみゃく	48
上膀胱動脈	じょうぼうこうどうみゃく	49
漿膜	しょうまく	103
漿膜下組織	しょうまくかそしき	103
漿膜腔	しょうまくくう	103
漿膜性心膜	しょうまくせいしんまく	57
静脈	じょうみゃく	40, 45
静脈角	じょうみゃくかく	41, 50, 60, 161
静脈管	じょうみゃくかん	52
静脈系	じょうみゃくけい	50
静脈溝	じょうみゃくこう	114
静脈叢	じょうみゃくそう	43
静脈洞	じょうみゃくどう	54
静脈弁	じょうみゃくべん	45
小葉	しょうよう	101
小葉間結合組織	しょうようかんけつごうそしき	101
小腰筋	しょうようきん	31
小葉内結合組織	しょうようないけつごうそしき	101
小菱形筋	しょうりょうけいきん	23
小菱形骨	しょうりょうけいこつ	16
上肋骨窩	じょうろっこつか	10
上腕筋	じょうわんきん	28
上腕骨	じょうわんこつ	15
上腕骨滑車	じょうわんこつかっしゃ	15
上腕骨小頭	じょうわんこつしょうとう	15
上腕骨頭	じょうわんこっとう	15
上腕三頭筋	じょうわんさんとうきん	28
上腕深動脈	じょうわんしんどうみゃく	48
上腕動脈	じょうわんどうみゃく	47, 298
上腕二頭筋	じょうわんにとうきん	28
食道	しょくどう	97
食道動脈	しょくどうどうみゃく	48
食道裂孔	しょくどうれっこう	25, 104, 191
植物神経系	しょくぶつしんけいけい	67
植物性機能	しょくぶつせいきのう	2
鋤骨	じょこつ	127
女性生殖器	じょせいせいしょくき	100
自律神経	じりつしんけい	2
自律神経系	じりつしんけいけい	67, 83
歯列弓	しれつきゅう	115

侵害受容器	しんがいじゅようき	91
心外膜	しんがいまく	57
深顔面静脈	しんがんめんじょうみゃく	163
深胸筋	しんきょうきん	24
心筋	しんきん	21
心筋層	しんきんそう	57
深筋膜	しんきんまく	112
神経核	しんけいかく	72
神経管	しんけいかん	70, 170
神経溝	しんけいこう	70
神経膠細胞	しんけいこうさいぼう	69
神経細胞	しんけいさいぼう	67
神経細胞体	しんけいさいぼうたい	67
神経性下垂体	しんけいせいかすいたい	235
神経節	しんけいせつ	81
神経線維	しんけいせんい	68
神経叢	しんけいそう	81
神経組織	しんけいそしき	67
神経突起	しんけいとっき	68
神経分泌	しんけいぶんぴ	235
深頸リンパ節	しんけいりんぱせつ	168, 305
唇交連	しんこうれん	107, 209
深耳介動脈	しんじかいどうみゃく	159
深耳下腺リンパ節	しんじかせんりんぱせつ	167
心軸	しんじく	53
深指屈筋	しんしくっきん	29
心室	しんしつ	53
心室中隔	しんしつちゅうかく	55
人字縫合	じんじほうごう	117
浸潤麻酔法	しんじゅんますいほう	289
深掌動脈弓	しんしょうどうみゃくきゅう	48
腎静脈	じんじょうみゃく	50
心尖	しんせん	53
新鮮骨折	しんせんこっせつ	282
心臓	しんぞう	52
心臓神経叢	しんぞうしんけいそう	59, 191
唇側	しんそく	4
深側頭静脈	しんそくとうじょうみゃく	163
深側頭神経	しんそくとうしんけい	185
深側頭動脈	しんそくとうどうみゃく	159
靱帯	じんたい	36
靱帯結合	じんたいけつごう	35
心底	しんてい	53
伸展	しんてん	21, 28, 31, 32
腎動脈	じんどうみゃく	49
心内膜	しんないまく	57
心囊	しんのう	57
深背筋	しんぱいきん	23
真皮	しんぴ	95
深部感覚	しんぶかんかく	89, 172
深部機械受容器	しんぶきかいじゅようき	91
心房	しんぼう	53
心房中隔	しんぼうちゅうかく	55
心膜	しんまく	53, 57, 103
心膜腔	しんまくくう	57
真肋	しんろく	13

【す】

随意運動	ずいいうんどう	270

索引 319

随意筋	ずいいきん	20
髄鞘	ずいしょう	68
水晶体	すいしょうたい	201
錐状体（視）細胞	すいじょうたい（し）さいぼう	200
錐体	すいたい	75, 177
錐体筋	すいたいきん	26
錐体交叉	すいたいこうさ	75
錐体鼓室裂	すいたいこしつれつ	122, 150
錐体突起	すいたいとっき	125, 133
錐体部	すいたいぶ	122
錐体葉	すいたいよう	235
錐体路系	すいたいろけい	177
垂直舌筋	すいちょくぜっきん	217
水平面	すいへいめん	3
髄膜	ずいまく	78
皺眉筋	すうびきん	142
SCALP	すかるぷ	106
スティップリング	すてぃっぷりんぐ	211
Stensen管	すてんせんかん	220

【せ】

正円孔	せいえんこう	124, 139, 290
星状膠細胞	せいじょうこうさいぼう	69
星状神経節	せいじょうしんけいせつ	85
星状神経節ブロック	せいじょうしんけいせつぶろっく	293
生殖器系	せいしょくきけい	100
精巣静脈	せいそうじょうみゃく	50
精巣動脈	せいそうどうみゃく	49
声帯筋	せいたいきん	232
声帯突起	せいたいとっき	230
声帯ヒダ	せいたいひだ	231
正中	せいちゅう	3
正中環軸関節	せいちゅうかんじくかんせつ	10
正中口蓋縫合	せいちゅうこうがいほうごう	34, 130, 139, 212, 271
正中（矢状）面	せいちゅう（しじょう）めん	3
正中神経	せいちゅうしんけい	29, 87
正中舌喉頭蓋ヒダ	せいちゅうぜつこうとうがいひだ	225
正中舌隆起	せいちゅうぜつりゅうき	111
正中仙骨稜	せいちゅうせんこつりょう	12
成長曲線	せいちょうきょくせん	271
生命神経系	せいめいしんけいけい	67
声門	せいもん	231
声門裂	せいもんれつ	231
生理的弯曲	せいりてきわんきょく	9
赤核	せきかく	76
赤色骨髄	せきしょくこつずい	8
赤唇	せきしん	142, 209
赤唇縁	せきしんえん	107, 209
脊髄	せきずい	66, 79, 170
脊髄後根神経節	せきずいこうこんしんけいせつ	172
脊髄神経	せきずいしんけい	66, 81, 85, 193
脊髄神経後枝	せきずいしんけいこうし	88
脊髄毛帯系	せきずいもうたいけい	94
脊柱管	せきちゅうかん	9
脊柱起立筋	せきちゅうきりつきん	24
赤脾髄	せきひずい	65
舌	ぜつ	215

舌咽神経	ぜついんしんけい	189, 193, 218, 266, 267
舌縁	ぜつえん	215
切縁側	せつえんそく	6
石灰化	せっかいか	7
舌下隙	ぜっかげき	146, 215, 259, 264
舌下小丘	ぜっかしょうきゅう	214
舌下静脈	ぜっかじょうみゃく	162
舌下神経	ぜっかしんけい	111, 192, 260, 266, 267
舌下神経核	ぜっかしんけいかく	176
舌下神経管	ぜっかしんけいかん	121
舌下神経伴行静脈	ぜっかしんけいばんこうじょうみゃく	162
舌下腺	ぜっかせん	193, 222, 260
舌下腺窩	ぜっかせんか	134, 222
舌下動脈	ぜっかどうみゃく	156, 217, 264
舌下ヒダ	ぜっかひだ	215, 222
舌筋	ぜっきん	111
舌腱膜	ぜつけんまく	216
節後線維	せつごせんい	81
舌骨	ぜっこつ	136
舌骨下筋（群）	ぜっこつかきん（ぐん）	22, 147
舌骨喉頭蓋靱帯	ぜっこつこうとうがいじんたい	231
舌骨上筋（群）	ぜっこつじょうきん（ぐん）	22, 146, 266
舌骨舌筋	ぜっこつぜっきん	216
舌骨体	ぜっこつたい	136
節後ニューロン	せつごにゅーろん	81
切痕	せっこん	9
舌根	ぜっこん	215
舌根沈下	ぜっこんちんか	300
舌枝	ぜっし	190
切歯窩	せっしか	139, 212
切歯管	せっしかん	110, 139, 212
切歯孔	せっしこう	139, 290
切歯乳頭	せっしにゅうとう	212, 278
切歯縫合	せっしほうごう	110, 139, 212, 271
舌小窩	ぜっしょうか	223
舌小帯	ぜっしょうたい	214, 280
舌小胞	ぜっしょうほう	215
舌静脈	ぜつじょうみゃく	162, 260
舌神経	ぜつしんけい	184, 215, 222, 258, 260, 264
舌深静脈	ぜっしんじょうみゃく	162
舌深動脈	ぜっしんどうみゃく	156, 217
舌正中溝	ぜつせいちゅうこう	215
舌尖	ぜっせん	215
舌腺	ぜっせん	216, 222
節前線維	せつぜんせんい	81
節前ニューロン	せつぜんにゅーろん	81
舌側	ぜっそく	4
舌体	ぜったい	215
舌中隔	ぜっちゅうかく	216
舌動脈	ぜつどうみゃく	47, 156, 215, 217, 260, 295
舌乳頭	ぜつにゅうとう	215
舌背	ぜつはい	215

舌背枝	ぜつはいし	217	前庭神経核	ぜんていしんけいかく	176
舌背静脈	ぜつはいじょうみゃく	162	前庭神経節	ぜんていしんけいせつ	189
舌扁桃	ぜつへんとう	64, 169, 215	前庭窓	ぜんていそう	202
舌盲孔	ぜつもうこう	215, 236	前庭側	ぜんていそく	4
線維三角	せんいさんかく	57	前庭ヒダ	ぜんていひだ	231
線維性の連結	せんいせいのれんけつ	34, 35	前殿筋線	ぜんでんきんせん	31
線維軟骨	せんいなんこつ	17	先天性出血性毛細血管拡張症	せんてんせいしゅっけつせいもうさいけっかんかくちょうしょう	294
線維軟骨結合	せんいなんこつけつごう	9	蠕動運動	ぜんどううんどう	269
前角	ぜんかく	79	前頭縁	ぜんとうえん	119
前下行枝	ぜんかこうし	58	前頭蓋窩	ぜんとうがいか	115
浅顔面隙	せんがんめんげき	112, 260	前頭筋	ぜんとうきん	141
浅胸筋	せんきょうきん	24	前頭結節	ぜんとうけっせつ	114
前鋸筋	ぜんきょきん	24	前頭孔	ぜんとうこう	119
浅筋膜	せんきんまく	112	前頭骨	ぜんとうこつ	118
前頸筋	ぜんけいきん	22	前頭上顎縫合	ぜんとうじょうがくほうごう	271
浅頸筋膜	せんけいきんまく	112	前頭神経	ぜんとうしんけい	183
前脛骨筋	ぜんけいこつきん	32	前頭切痕（孔）	ぜんとうせっこん（こう）	118, 136
前脛骨動脈	ぜんけいこつどうみゃく	50	前頭直筋	ぜんとうちょくきん	22, 149
前頸三角	ぜんけいさんかく	108	前頭洞	ぜんとうどう	99, 119, 138, 229
前頸静脈	ぜんけいじょうみゃく	163			
前頸静脈リンパ節	ぜんけいじょうみゃくりんぱせつ	167	前頭突起	ぜんとうとっき	128, 129, 131
前頸部	ぜんけいぶ	108	前頭鼻突起	ぜんとうびとっき	109, 110
浅頸リンパ節	せんけいりんぱせつ	167, 305	前頭面	ぜんとうめん	3
仙結節靱帯	せんけっせつじんたい	31	前頭葉	ぜんとうよう	73
前鼓室動脈	ぜんこしつどうみゃく	159	前頭鱗	ぜんとうりん	118
仙骨	せんこつ	12, 31	前脳胞	ぜんのうほう	170
仙骨神経叢	せんこつしんけいそう	88	浅背筋	せんはいきん	23
前耳介筋	ぜんじかいきん	142	前鼻棘	ぜんびきょく	130
浅耳下腺リンパ節	せんじかせんりんぱせつ	166	前腹筋	ぜんふくきん	26
浅指屈筋	せんしくっきん	29	泉門	せんもん	117
前篩骨孔	ぜんしこつこう	136	前葉	ぜんよう	234
前篩骨神経	ぜんしこつしんけい	228	前肋間枝	ぜんそっかんし	48
前篩骨動脈	ぜんしこつどうみゃく	161	前腕	ぜんわん	29
前室間溝	ぜんしつかんこう	53	**【そ】**		
前室間枝	ぜんしつかんし	58	槽間中隔	そうかんちゅうかく	131, 133
前斜角筋	ぜんしゃかくきん	22, 149	双極細胞	そうきょくさいぼう	175
前縦隔	ぜんじゅうかく	104	双極神経細胞	そうきょくしんけいさいぼう	68
前上歯槽枝	ぜんじょうしそうし	184	総頸動脈	そうけいどうみゃく	46, 155, 297
前上歯槽動脈	ぜんじょうしそうどうみゃく	159, 265	造血機能	ぞうけつきのう	8
線条体	せんじょうたい	74	総骨間動脈	そうこつかんどうみゃく	48
浅掌動脈弓	せんしょうどうみゃくきゅう	48	総指伸筋	そうししんきん	29
前心臓静脈	ぜんしんぞうじょうみゃく	58	臓側枝	ぞうそくし	46
前深側頭動脈	ぜんしんそくとうどうみゃく	159	臓側板	ぞうそくばん	57
腺性下垂体	せんせいかすいたい	235	臓側葉	ぞうそくよう	257, 258
前舌腺	ぜんぜつせん	222	総腸骨静脈	そうちょうこつじょうみゃく	50
前仙骨孔	ぜんせんこつこう	12	総腸骨動脈	そうちょうこつどうみゃく	46
前腺枝	ぜんせんし	236	僧帽筋	そうぼうきん	23
浅側頭静脈	せんそくとうじょうみゃく	163	僧帽弁	そうぼうべん	56
前側頭泉門	ぜんそくとうせんもん	117	側頸筋	そくけいきん	22
浅側頭動脈	せんそくとうどうみゃく	47, 158, 297	側頸部	そくけいぶ	108
前大脳動脈	ぜんだいのうどうみゃく	160	足根骨	そくこんこつ	19
センチネルリンパ節	せんちねるりんぱせつ	61	速順応性	そくじゅんのうせい	90
仙腸関節	せんちょうかんせつ	12	足底筋	そくていきん	32
前庭	ぜんてい	202	足底側	そくていそく	4
前庭円蓋	ぜんていえんがい	210	足底動脈弓	そくていどうみゃくきゅう	50
前庭階	ぜんていかい	202	足底方形筋	そくていほうけいきん	33
前庭器	ぜんていき	204	側頭窩	そくとうか	122
前庭神経	ぜんていしんけい	189	側頭下隙	そくとうかげき	258

側頭下稜	そくとうかりょう	144
側頭筋	そくとうきん	144
側頭筋膜	そくとうきんまく	258
側頭隙	そくとうげき	258
側頭骨	そくとうこつ	22, 121
側頭線	そくとうせん	114
側頭頭頂筋	そくとうとうちょうきん	141
側頭突起	そくとうとっき	131
側頭部	そくとうぶ	106
側頭葉	そくとうよう	73
側脳室	そくのうしつ	78
側腹筋	そくふくきん	26
側副循環（路）	そくふくじゅんかん（ろ）	43, 51
鼠径靱帯	そけいじんたい	27, 32
組織	そしき	2
咀嚼	そしゃく	266
咀嚼筋	そしゃくきん	143, 266
咀嚼筋隙	そしゃくきんげき	258
咀嚼筋枝	そしゃくきんし	185
咀嚼粘膜	そしゃくねんまく	196, 209
粗線	そせん	18
粗面	そめん	9
【た】		
第1頸椎	だい1けいつい	10, 115
第2頸椎	だい2けいつい	10
第3後頭神経	だい3こうとうしんけい	195
第3脳室	だい3のうしつ	78
第4脳室	だい4のうしつ	78
第7頸椎	だい7けいつい	10
第一鰓弓	だいいちさいきゅう	109
大円筋	だいえんきん	27
大角	だいかく	136
体幹	たいかん	6
大胸筋	だいきょうきん	24
大頬骨筋	だいきょうこつきん	142
体腔	たいくう	104
大結節	だいけっせつ	15, 27
大結節稜	だいけっせつりょう	15, 24
大口蓋管	だいこうがいかん	129, 139
大口蓋孔	だいこうがいこう	139, 212, 290
大口蓋溝	だいこうがいこう	129
大口蓋静脈	だいこうがいじょうみゃく	265
大口蓋神経	だいこうがいしんけい	212, 265
大口蓋動脈	だいこうがいどうみゃく	160, 212, 255, 297
大後頭孔	だいこうとうこう	115, 120
大後頭神経	だいこうとうしんけい	88, 195
大後頭直筋	だいこうとうちょくきん	24
大鎖骨上窩	だいさこつじょうか	108
大坐骨切痕	だいざこつせっこん	17
第三腓骨筋	だいさんひこつきん	32
体肢	たいし	6
大耳介神経	だいじかいしんけい	194
胎児循環	たいじじゅんかん	52
体循環	たいじゅんかん	41
大循環	だいじゅんかん	41
大静脈	だいじょうみゃく	41
大静脈系	だいじょうみゃくけい	50

大静脈孔	だいじょうみゃくこう	26, 104
大静脈洞	だいじょうみゃくどう	55
大心臓静脈	だいしんぞうじょうみゃく	58
大錐体神経	だいすいたいしんけい	187
大錐体神経管裂孔	だいすいたいしんけいかんれっこう	123
大錐体神経溝	だいすいたいしんけいこう	123
体性遠心性	たいせいえんしんせい	70, 81
体性感覚	たいせいかんかく	89, 196
体性感覚野	たいせいかんかくや	172
体性神経	たいせいしんけい	2, 20
体性神経系	たいせいしんけいけい	66
体節	たいせつ	176
大舌下腺	だいぜっかせん	222
大舌下腺管	だいぜっかせんかん	222
大泉門	だいせんもん	117
大腿筋膜張筋	だいたいきんまくちょうきん	31
大腿骨	だいたいこつ	18, 31
大腿骨頸	だいたいこつけい	18
大腿骨体	だいたいこつたい	18
大腿骨頭	だいたいこつとう	18
大腿骨頭窩	だいたいこつとうか	18
大腿三角	だいたいさんかく	32
大腿四頭筋	だいたいしとうきん	31
大腿神経	だいたいしんけい	31
大腿深動脈	だいたいしんどうみゃく	50
大腿直筋	だいたいちょくきん	31
大腿動脈	だいたいどうみゃく	49
大腿二頭筋	だいたいにとうきん	32
大腿方形筋	だいたいほうけいきん	31
大唾液腺	だいだえきせん	217
大腸	だいちょう	97
大殿筋	だいでんきん	31
大転子	だいてんし	18, 31
大動脈	だいどうみゃく	40, 46
大動脈弓	だいどうみゃくきゅう	46, 154
大動脈小体	だいどうみゃくしょうたい	46, 155
大動脈弁	だいどうみゃくべん	56
大動脈裂孔	だいどうみゃくれっこう	25, 46, 104
大内転筋	だいないてんきん	32
大脳	だいのう	72, 170
大脳核	だいのうかく	170
大脳基底核	だいのうきていかく	74, 170
大脳脚	だいのうきゃく	177
大脳縦裂	だいのうじゅうれつ	72
大脳髄質	だいのうずいしつ	74, 170
大脳動脈	だいのうどうみゃく	160
大脳動脈輪	だいのうどうみゃくりん	160, 161
大脳半球	だいのうはんきゅう	72, 170
大脳皮質	だいのうひしつ	73, 170, 172, 266
大脳辺縁系	だいのうへんえんけい	74
体部位局在性	たいぶいきょくざいせい	173
大腰筋	だいようきん	31
大菱形筋	だいりょうけいきん	23
大菱形骨	だいりょうけいこつ	16
唾液	だえき	217
唾液腺	だえきせん	217
唾液腺管	だえきせんかん	218

楕円関節	だえんかんせつ	10, 38
多極神経細胞	たきょくしんけいさいぼう	68
多軸性	たじくせい	38
田原の結節	たわらのけっせつ	60
単関節	たんかんせつ	37
単極神経細胞	たんきょくしんけいさいぼう	68
短骨	たんこつ	7
単骨折	たんこっせつ	282
短趾屈筋	たんしくっきん	33
短趾伸筋	たんししんきん	33
単シナプス性	たんしなぷすせい	178
単純骨折	たんじゅんこっせつ	281
短掌筋	たんしょうきん	30
短小指屈筋	たんしょうしくっきん	30
短小趾屈筋	たんしょうしくっきん	33
弾性型動脈	だんせいがたどうみゃく	44
男性生殖器	だんせいせいしょくき	100
淡蒼球	たんそうきゅう	74
短橈側手根伸筋	たんとうそくしゅこんしんきん	29
短内転筋	たんないてんきん	32
短腓骨筋	たんひこつきん	33
短母指外転筋	たんぼしがいてんきん	30
短母指屈筋	たんぼしくっきん	30
短母趾屈筋	たんぼしくっきん	33
短母指伸筋	たんぼししんきん	29
短母趾伸筋	たんぼししんきん	33

【ち】

恥骨	ちこつ	17
恥骨下枝	ちこつかし	17
恥骨筋	ちこつきん	32
恥骨結合	ちこつけつごう	35
恥骨結合面	ちこつけつごうめん	17
恥骨上枝	ちこつじょうし	17
恥骨稜	ちこつりょう	27
遅順応性	ちじゅんのうせい	90
膣動脈	ちつどうみゃく	49
緻密骨	ちみつこつ	7, 261
中咽頭収縮筋	ちゅういんとうしゅうしゅくきん	225
中隔後鼻枝	ちゅうかくこうびし	160
中間外側核	ちゅうかんがいそくかく	178
中間楔状骨	ちゅうかんけつじょうこつ	19
中間腱	ちゅうかんけん	146
中間広筋	ちゅうかんこうきん	31
肘関節	ちゅうかんせつ	28
中間仙骨稜	ちゅうかんせんこつりょう	12
肘筋	ちゅうきん	28
中空器官	ちゅうくうきかん	101
中頸神経節	ちゅうけいしんけいせつ	58
中頸心臓枝	ちゅうけいしんぞうし	59
中（頸）心臓神経	ちゅう（けい）しんぞうしんけい	59
中甲状腺静脈	ちゅうこうじょうせんじょうみゃく	236
中硬膜静脈	ちゅうこうまくじょうみゃく	163
中硬膜動脈	ちゅうこうまくどうみゃく	159
中硬膜動脈神経叢	ちゅうこうまくどうみゃくしんけいそう	220
中耳	ちゅうじ	201
中斜角筋	ちゅうしゃかくきん	22, 149
中縦隔	ちゅうじゅうかく	104
中手筋	ちゅうしゅきん	30

中手骨	ちゅうしゅこつ	16
中上歯槽枝	ちゅうじょうしそうし	184
中上歯槽動脈	ちゅうじょうしそうどうみゃく	265
中静脈	ちゅうじょうみゃく	41
中心窩	ちゅうしんか	200
中心管	ちゅうしんかん	78
中心溝	ちゅうしんこう	73
中心後回	ちゅうしんこうかい	172, 173
中心臓静脈	ちゅうしんぞうじょうみゃく	58
中心側	ちゅうしんそく	4
中枢神経系	ちゅうすうしんけいけい	66, 72, 170
中枢性リンパ性器官	ちゅうすうせいりんぱせいきかん	62
肘正中皮静脈	ちゅうせいちゅうひじょうみゃく	299
中節骨	ちゅうせつこつ	17, 19
中舌腺	ちゅうぜつせん	223
中層	ちゅうそう	102
中足骨	ちゅうそくこつ	19
中大脳動脈	ちゅうだいのうどうみゃく	160
中殿筋	ちゅうでんきん	31
肘頭	ちゅうとう	15, 28
肘頭窩	ちゅうとうか	15
中頭蓋窩	ちゅうとうがいか	115
中動脈	ちゅうどうみゃく	40
中脳	ちゅうのう	76, 170
中脳胞	ちゅうのうほう	170
中皮	ちゅうひ	103
中鼻甲介	ちゅうびこうかい	126, 227
中鼻道	ちゅうびどう	227
中副腎動脈	ちゅうふくじんどうみゃく	49
中膜	ちゅうまく	44
虫様筋	ちゅうようきん	33
超音波断層像	ちょうおんぱだんそうぞう	253
蝶下顎靭帯	ちょうかがくじんたい	153, 291
聴覚	ちょうかく	176
聴覚器	ちょうかくき	201
聴覚野	ちょうかくや	176
長管骨	ちょうかんこつ	7
蝶形骨	ちょうけいこつ	124
蝶形骨縁	ちょうけいこつえん	121
蝶形骨棘	ちょうけいこつきょく	125
（蝶形骨）小翼	（ちょうけいこつ）しょうよく	124
蝶形骨体	ちょうけいこつたい	124, 234
（蝶形骨）大翼	（ちょうけいこつ）だいよく	121, 124
蝶形骨洞	ちょうけいこつどう	99, 124, 138, 229
蝶形骨翼状突起内側板	ちょうけいこつよくじょうとっきないそくばん	131
腸脛靭帯	ちょうけいじんたい	31
蝶口蓋孔	ちょうこうがいこう	139
蝶口蓋動脈	ちょうこうがいどうみゃく	160, 212, 228, 297
長骨	ちょうこつ	7
腸骨	ちょうこつ	17
腸骨窩	ちょうこつか	31
腸骨外面	ちょうこつがいめん	31
腸骨棘	ちょうこつきょく	17
腸骨筋	ちょうこつきん	31
腸骨翼	ちょうこつよく	17, 31
腸骨稜	ちょうこつりょう	17, 27

長趾屈筋	ちょうしくっきん	32
長趾伸筋	ちょうししんきん	32
長掌筋	ちょうしょうきん	29
長橈側手根伸筋	ちょうとうそくしゅこんしんきん	29
長内転筋	ちょうないてんきん	32
蝶番関節	ちょうばんかんせつ	38
長腓骨筋	ちょうひこつきん	33
聴放線	ちょうほうせん	176
長母指外転筋	ちょうぼしがいてんきん	29
長母指屈筋	ちょうぼしくっきん	29
長母趾屈筋	ちょうぼしくっきん	32
長母指伸筋	ちょうぼししんきん	30
長母趾伸筋	ちょうぼししんきん	32
跳躍伝導	ちょうやくでんどう	68
腸腰筋	ちょうようきん	31
腸腰動脈	ちょうようどうみゃく	49
腸肋筋	ちょうろくきん	24
直線縫合	ちょくせんほうごう	34
直達骨折	ちょくたつこっせつ	281

【つ】

椎間円板	ついかんえんばん	9, 31
椎間関節	ついかんかんせつ	9
椎間孔	ついかんこう	9
椎間板	ついかんばん	35
椎弓	ついきゅう	9
椎孔	ついこう	9
椎骨	ついこつ	9
椎骨動脈	ついこつどうみゃく	10, 47, 161
椎前筋	ついぜんきん	22
椎前筋群	ついぜんきんぐん	148
椎前隙	ついぜんげき	258
椎前葉	ついぜんよう	257, 258
椎体	ついたい	9, 31
ツチ骨	つちこつ	202
爪	つめ	96

【て】

TNM 分類	てぃーえぬえむぶんるい	306
T2 強調像	てぃーつーきょうちょうぞう	243
T1 強調像	てぃーわんきょうちょうぞう	243
底屈	ていくつ	32
低酸素症	ていさんそしょう	300
停止	ていし	21, 284
釘植	ていしょく	35
底側骨間筋	ていそくこつかんきん	33
底板	ていばん	70
テタニー	てたにー	238
デルマトーム	でるまとーむ	86
転移	てんい	304
殿筋	でんきん	31
殿筋粗面	でんきんそめん	31
転子	てんし	9
転子間線	てんしかんせん	18
転子間稜	てんしかんりょう	18
伝達麻酔	でんたつますい	290
伝達麻酔法	でんたつますいほう	289
テント枝	てんとし	182

【と】

頭蓋冠	とうがいかん	113
頭蓋腔	とうがいくう	113
頭蓋底	とうがいてい	115
動眼神経	どうがんしんけい	180, 193
動眼神経核	どうがんしんけいかく	77, 176
動眼神経副核	どうがんしんけいふくかく	77, 177
洞溝	どうこう	114
瞳孔	どうこう	200
瞳孔括約筋	どうこうかつやくきん	193, 200
瞳孔散大筋	どうこうさんだいきん	193, 200
橈骨	とうこつ	15
橈骨窩	とうこつか	15
橈骨神経	とうこつしんけい	29, 87
橈骨神経溝	とうこつしんけいこう	15
橈骨切痕	とうこつせっこん	15
橈骨粗面	とうこつそめん	15, 28
橈骨動脈	とうこつどうみゃく	47, 299
投射線維	とうしゃせんい	74
導出静脈	どうしゅつじょうみゃく	163
豆状骨	とうじょうこつ	15
動静脈吻合	どうじょうみゃくふんごう	43
頭仙系	とうせんけい	85
頭側	とうそく	4
橈側	とうそく	4
橈側手根屈筋	とうそくしゅこんくっきん	29
橈側皮静脈	とうそくひじょうみゃく	299
頭頂縁	とうちょうえん	121
頭頂筋	とうちょうきん	22, 148
頭頂結節	とうちょうけっせつ	114
頭頂後頭溝	とうちょうこうとうこう	73
頭頂骨	とうちょうこつ	119
頭頂切痕	とうちょうせっこん	121
頭頂部	とうちょうぶ	106
頭頂葉	とうちょうよう	73
頭板状筋	とうばんじょうきん	23
頭部後屈法	とうぶこうくつほう	300
頭部後前方向撮影法	とうぶこうぜんほうこうさつえいほう	242
頭部深リンパ節	とうぶしんりんぱせつ	167
頭部浅リンパ節	とうぶせんりんぱせつ	166
頭部側方向撮影法	とうぶそくほうこうさつえいほう	242
動物神経系	どうぶつしんけいけい	66
動物性機能	どうぶつせいきのう	2
頭部の感覚	とうぶのかんかく	173
洞房系	どうぼうけい	59
洞房結節	どうぼうけっせつ	59
洞房口	どうぼうこう	54
動脈	どうみゃく	40, 44
動脈円錐	どうみゃくえんすい	55
動脈管	どうみゃくかん	52
動脈弓	どうみゃくきゅう	42
動脈系	どうみゃくけい	46
動脈吻合	どうみゃくふんごう	42
動脈弁	どうみゃくべん	56
動脈網	どうみゃくもう	42
洞様毛細血管	どうようもうさいけっかん	45
兎眼	とがん	188
特殊核	とくしゅかく	196
特殊感覚	とくしゅかんかく	89, 175, 199
特殊体性求心性線維	とくしゅたいせいきゅうしんせいせんい	81

特殊内臓遠心性	くしゅないぞうえんしんせい	81
特殊内臓求心性繊維	くしゅないぞうきゅうしんせいせんい	81
特殊粘膜	くしゅねんまく	196, 209
突起	とっき	9
トラキアルタグ	とらきあるたぐ	300
トルコ鞍	とるこあん	124, 234

【な】

内陰部動脈	ないいんぶどうみゃく	49
内果	ないか	19
内眼角	ないがんかく	107
内寛骨筋	ないかんこつきん	31
内胸動脈	ないきょうどうみゃく	48
内頸静脈	ないけいじょうみゃく	41, 50, 161, 162
内頸動脈	ないけいどうみゃく	47, 160
内後頭隆起	ないこうとうりゅうき	121
内耳	ないじ	202
内耳孔	ないじこう	123
内耳神経	ないじしんけい	188
内耳神経核	ないじしんけいかく	75
内斜線	ないしゃせん	279, 291
内受容器	ないじゅようき	89
内舌筋	ないぜつきん	216, 267
内旋	ないせん	22, 24, 28
内層	ないそう	102
内臓感覚	ないぞうかんかく	89, 173
内臓筋	ないぞうきん	21
内臓受容器	ないぞうじゅようき	89
内臓神経系	ないぞうしんけいけい	67
内側	ないそく	4
内側顆	ないそくか	18
内側楔状骨	ないそくけつじょうこつ	19
内側広筋	ないそくこうきん	31
内側膝状体	ないそくしつじょうたい	176
内側上顆	ないそくじょうか	15, 18, 29
内側頭	ないそくとう	32
内側板	ないそくばん	125
内側鼻突起	ないそくびとっき	110
内側翼突筋	ないそくよくとつきん	145
内側翼突筋筋膜	ないそくよくとつきんきんまく	258
内側翼突筋神経	ないそくよくとつきんしんけい	185
内腸骨静脈	ないちょうこつじょうみゃく	50
内腸骨動脈	ないちょうこつどうみゃく	46, 49
内転	ないてん	22, 24, 28, 31, 32
内転筋	ないてんきん	32
内転筋管	ないてんきんかん	49
内頭蓋底	ないとうがいてい	115
内胚葉	ないはいよう	109
内板	ないばん	7, 113
内腹斜筋	ないふくしゃきん	27
内分泌系	ないぶんぴつけい	100, 234
内分泌腺	ないぶんぴつせん	234
内閉鎖筋	ないへいさきん	31
内包	ないほう	74, 172, 176, 177
内膜	ないまく	44
内リンパ	ないりんぱ	202

内肋間筋	ないろっかんきん	24
軟口蓋	なんこうがい	212
軟骨結合	なんこつけつごう	35
軟骨性の連結	なんこつせいのれんけつ	34, 35
軟骨内骨化	なんこつないこっか	272
軟膜	なんまく	78

【に】

二関節筋	にかんせつきん	31, 32
二軸性	にじくせい	38
二軸性の関節	にじくせいのかんせつ	10
二次孔	にじこう	55
二次口蓋	にじこうがい	110, 212
二次性リンパ性器官	にじせいりんぱせいきかん	62, 165
二次毛	にじもう	96
二次リンパ小節	にじりんぱしょうせつ	63
二尖弁	にせんべん	56
Nissl小体	にっするしょうたい	67
二点識別閾	にてんしきべついき	91
二点弁別閾	にてんべんべついき	91
二頭筋	にとうきん	144, 149
二腹筋窩	にふくきんか	134
二腹筋枝	にふくきんし	188
乳腺	にゅうせん	96
乳頭	にゅうとう	200
乳頭突起	にゅうとうとっき	12
乳突切痕	にゅうとつせっこん	123
乳突部	にゅうとつぶ	122
乳突蜂巣	にゅうとつほうそう	123
乳突リンパ節	にゅうとつりんぱせつ	166
乳ビ槽	にゅうびそう	41, 61
乳様突起	にゅうようとっき	22, 122
乳様突起部	にゅうようとっきぶ	106
ニューロン	にゅーろん	68
人中	にんちゅう	209

【ね】

粘膜	ねんまく	96, 102
粘膜下組織	ねんまくかそしき	102
粘膜関連リンパ組織	ねんまくかんれんりんぱそしき	63
粘膜固有層	ねんまくこゆうそう	102
粘膜歯肉境	ねんまくしにくきょう	211
粘膜上皮	ねんまくじょうひ	102

【の】

脳	のう	66, 170
脳回	のうかい	73
脳幹	のうかん	66, 72
脳溝	のうこう	73
脳室	のうしつ	78
脳神経	のうしんけい	66, 81, 170, 178
脳神経核	のうしんけいかく	170
脳・脊髄神経系	のうせきずいしんけいけい	66
脳底動脈	のうていどうみゃく	47, 160, 161
脳頭蓋	のうとうがい	113
能動的運動器官	のうどうてきうんどうきかん	8
脳梁	のうりょう	74

【は】

肺	はい	233, 234
Peyer板	ぱいえるばん	63

索引　325

肺循環	はいじゅんかん	41
肺静脈	はいじょうみゃく	234
肺神経叢	はいしんけいそう	234
背側	はいそく	3
背側骨間筋	はいそくこつかんきん	33
胚中心	はいちゅうしん	63
肺動脈	はいどうみゃく	234
肺動脈口	はいどうみゃくこう	55
肺動脈弁	はいどうみゃくべん	56
薄筋	はくきん	32
白質	はくしつ	72
バクシネーターメカニズム	ばくしねーたーめかにずむ	267
白線	はくせん	27
白脾髄	はくひずい	65
播種性転移	はしゅせいてんい	304
バセドウ病	ばせどうびょう	236
Pacini 小体	ぱちにしょうたい	92
パノラマエックス線画像	ぱのらまえっくすせんがぞう	241
パノラマ無名線	ぱのらまむめいせん	241
Havers 管	はばーすかん	8
Havers 層板	はばーすそうばん	8
ハミュラーノッチ	はみゅらーのっち	278
ハムストリングス	はむすとりんぐす	32
パラトルモン	ぱらとるもん	237
Valleix の圧痛点	ばれーのあっつうてん	109
破裂孔	はれつこう	123
反回神経	はんかいしんけい	191, 236, 268
半関節	はんかんせつ	34, 35
板間層	ばんかんそう	7
半奇静脈	はんきじょうみゃく	51
半月弁	はんげつべん	56
半月裂孔	はんげつれっこう	127, 129, 229
半腱様筋	はんけんようきん	32
伴行静脈	ばんこうじょうみゃく	50
反射弓	はんしゃきゅう	178
板状筋	ばんじょうきん	23
半膜様筋	はんまくようきん	32
【ひ】		
被殻	ひかく	74
皮下組織	ひかそしき	95
皮下膿瘍	ひかのうよう	261
眉弓	びきゅう	119
鼻棘	びきょく	119
皮筋	ひきん	140
鼻筋	びきん	142
鼻腔	びくう	98, 130, 137, 227
鼻口蓋神経	びこうがいしんけい	212, 265
鼻口蓋動脈	びこうがいどうみゃく	160, 212
鼻甲介稜	びこうかいりょう	132
腓骨	ひこつ	19
尾骨	びこつ	13, 31
鼻骨	びこつ	126
鼻骨縁	びこつえん	118
腓骨頭	ひこつとう	19
腓骨頭尖	ひこつとうせん	19
腓骨動脈	ひこつどうみゃく	50
鼻根筋	びこんきん	142

皮質	ひしつ	72
皮質運動領野	ひしつうんどうりょうや	176
皮質核路	ひしつかくろ	176
皮質骨	ひしつこつ	7, 261
尾状核	びじょうかく	74
微小血管系	びしょうけっかんけい	41
微小循環	びしょうじゅんかん	41
皮静脈	ひじょうみゃく	45, 50
脾静脈	ひじょうみゃく	51
鼻唇溝	びしんこう	107
鼻唇リンパ節	びしんりんぱせつ	166
His 束	ひすそく	60
鼻切痕	びせっこん	128
鼻尖	びせん	107
鼻前庭	びぜんてい	227
脾臓	ひぞう	65
腓側	ひそく	4
尾側	びそく	4
左冠状動脈	ひだりかんじょうどうみゃく	58
左鎖骨下動脈	ひだりさこつかどうみゃく	46, 154
左総頸動脈	ひだりそうけいどうみゃく	46, 154
脾柱	ひちゅう	101
鼻中隔	びちゅうかく	137, 227
HIP 平面	ひっぷへいめん	278
脾洞	ひどう	45
泌尿器系	ひにょうきけい	100
鼻背	びはい	107
皮膚	ひふ	94
鼻部	びぶ	107, 119
皮膚感覚	ひふかんかく	89, 196
皮膚機械受容器	ひふきかいじゅようき	90
腓腹筋	ひふくきん	32
被覆粘膜	ひふくねんまく	196, 209
皮膚小溝	ひふしょうこう	95
皮膚小稜	ひふしょうりょう	95
皮膚腺	ひふせん	95
皮膚分節	ひふぶんせつ	86
皮膚理紋	ひふりもん	95
被膜	ひまく	217
鼻毛様体神経	びもうようたいしんけい	183
表在性感覚	ひょうざいせいかんかく	89
表情筋	ひょうじょうきん	140, 266
表皮	ひょうひ	95
表皮外胚葉	ひょうひがいはいよう	109
表面感覚	ひょうめんかんかく	196
表面麻酔法	ひょうめんますいほう	289
鼻翼	びよく	107
ヒラメ筋	ひらめきん	32
ヒラメ筋線	ひらめきんせん	19
鼻稜	びりょう	130, 132
鼻涙管	びるいかん	127, 129, 136
披裂間切痕	ひれつかんせっこん	231
披裂喉頭蓋筋	ひれつこうとうがいきん	232
披裂喉頭蓋ヒダ	ひれつこうとうがいひだ	225
披裂軟骨	ひれつなんこつ	230
披裂軟骨尖	ひれつなんこつせん	230
披裂軟骨底	ひれつなんこつてい	230
非連続性毛細血管	ひれんぞくせいもうさいけっかん	45

【ふ】

語	読み	ページ
VPM核	ぷーえむかく	171, 173
VPL核	ぷーえるかく	173
Volkmann管	ふぉるくまんかん	8
von Willebrand病	ふぉんうぃるぶらんどびょう	294
不完全骨折	ふかんぜんこっせつ	282
不規則骨	ふきそくこつ	7
腹横筋	ふくおうきん	27
複関節	ふくかんせつ	37
腹腔	ふくくう	104
腹腔動脈	ふくくうどうみゃく	48
副交感神経	ふくこうかんしんけい	177
副交感神経系	ふくこうかんしんけいけい	67, 85, 193
副交感神経節前ニューロン	ふくこうかんしんけいせつぜんにゅーろん	177
副交感性運動神経核	ふくこうかんせいうんどうしんけいかく	177
副交感性神経節	ふくこうかんせいしんけいせつ	185
副甲状腺	ふくこうじょうせん	100, 236
副甲状腺機能低下症	ふくこうじょうせんきのうていかしょう	238
複雑骨折	ふくざつこっせつ	281
副耳下腺	ふくじかせん	220
副腎	ふくじん	100
副神経	ふくしんけい	22, 23, 149, 192
副神経脊髄核	ふくしんけいせきずいかく	176
副神経リンパ節	ふくしんけいりんぱせつ	168
副靱帯	ふくじんたい	153
腹側	ふくそく	3
腹大動脈	ふくだいどうみゃく	46, 154
腹直筋	ふくちょくきん	26
腹直筋鞘	ふくちょくきんしょう	27
腹直筋鞘前葉	ふくちょくきんしょうぜんよう	24, 27
副突起	ふくとっき	12
副半奇静脈	ふくはんきじょうみゃく	51
副鼻腔	ふくびくう	7, 99, 137, 228
腹膜	ふくまく	104
腹膜後器官	ふくまくこうきかん	105
不随意運動	ふずいいうんどう	268, 270
不随意筋	ふずいいきん	20, 21
付属腺	ふぞくせん	98
付着歯肉	ふちゃくしにく	211
不動関節	ふどうかんせつ	34
ブドウ膜	ぶどうまく	199
浮遊肋骨	ふゆうろっこつ	13
Blandin-Nuhn腺	ぶらんでぃんぬーんせん	222
Purkinje線維	ぷるきんえせんい	60
Broca野	ぶろーかや	177
Brodmannの脳地図	ぶろーどまんののうちず	73
分界溝	ぶんかいこう	215
吻合	ふんごう	42
粉砕骨折	ふんさいこっせつ	282

【へ】

語	読み	ページ
平滑筋	へいかつきん	21, 102
平衡覚	へいこうかく	176
平衡覚器	へいこうかくき	201
閉口筋	へいこうきん	172, 178
閉口筋運動ニューロン	へいこうきんうんどうにゅーろん	178
平衡砂膜	へいこうさまく	203
平衡斑	へいこうはん	203
平衡毛	へいこうもう	203
閉鎖孔	へいさこう	17
閉鎖性骨折	へいさせいこっせつ	281
閉鎖動脈	へいさどうみゃく	49
平面関節	へいめんかんせつ	9, 38
壁側枝	へきそくし	46
壁側板	へきそくばん	57
Bell-Magendieの法則	べるまじゃんでぃのほうそく	82
辺縁側	へんえんそく	4
弁尖	べんせん	56
扁桃	へんとう	63, 168
扁桃陰窩	へんとういんか	224
扁桃窩	へんとうか	169, 213, 224
扁桃枝	へんとうし	190
扁桃周囲隙	へんとうしゅういげき	260
扁桃小窩	へんとうしょうか	224
扁桃体	へんとうたい	74
扁平骨	へんぺいこつ	7

【ほ】

語	読み	ページ
方形回内筋	ほうけいかいないきん	29
縫合	ほうごう	34, 116
縫工筋	ほうこうきん	31, 32
房室管	ぼうしつかん	54
房室系	ぼうしつけい	60
房室結節	ぼうしつけっせつ	60
房室口	ぼうしつこう	55
房室束	ぼうしつそく	60
房室弁	ぼうしつべん	55, 56
帽状腱膜	ぼうじょうけんまく	140
紡錘内線維	ぼうすいないせんい	92
傍濾胞細胞	ぼうろほうさいぼう	236
母趾外転筋	ぼしがいてんきん	33
母指球筋	ぼしきゅうきん	30
母指対立筋	ぼしたいりつきん	30
母指内転筋	ぼしないてんきん	30
母趾内転筋	ぼしないてんきん	33
Botallo管	ぼたろーかん	52
Posseltの図形	ぽっせるとのずけい	152
ホルモン	ほるもん	234

【ま】

語	読み	ページ
Meissner小体	まいすなーしょうたい	92
Meissner神経叢	まいすなーしんけいそう	85
膜半規管	まくはんきかん	202
膜迷路	まくめいろ	202
末梢神経系	まっしょうしんけいけい	66, 80, 178
末梢性リンパ性器官	まっしょうせいりんぱせいきかん	62
末梢側	まっしょうそく	4
末節骨	まっせつこつ	17, 19
Mariotteの盲点	まりおっとのもうてん	201

【み】

語	読み	ページ
ミオシン	みおしん	21
味覚	みかく	175, 205
味覚器	みかくき	205
味覚野	みかくや	175
右冠状動脈	みぎかんじょうどうみゃく	58
右鎖骨下動脈	みぎさこつかどうみゃく	46
右総頸動脈	みぎそうけいどうみゃく	46
眉間	みけん	119

味孔	みこう	205
溝	みぞ	9
味毛	みもう	205
脈管系	みゃくかんけい	40
脈管の脈管	みゃくかんのみゃくかん	43, 58
脈拍	みゃくはく	297
脈絡叢	みゃくらくそう	78
脈絡膜	みゃくらくまく	199
味蕾	みらい	205

【む】

無歯顎	むしがく	277
無髄線維	むずいせんい	68

【め】

迷走神経	めいそうしんけい	190, 193, 267, 269
迷走神経背側運動核	めいそうしんけいはいそくうんどうかく	177
迷走神経背側核	めいそうしんけいはいそくかく	75
メラトニン	めらとにん	235
メラニン	めらにん	94
Merkel 小体	めるけるしょうたい	92

【も】

毛細血管	もうさいけっかん	40, 44
毛細血管後細静脈	もうさいけっかんこうさいじょうみゃく	40
毛細血管前細動脈	もうさいけっかんぜんさいどうみゃく	40
毛細血管網	もうさいけっかんもう	40
毛細リンパ管	もうさいりんぱかん	41, 60
網膜視部	もうまくしぶ	200
網膜盲部	もうまくもうぶ	200
網様体	もうようたい	75
毛様体	もうようたい	193, 199
毛様体小帯	もうようたいしょうたい	201
毛様体神経節	もうようたいしんけいせつ	177, 185
モダイオラス	もだいおらす	143, 278
門脈	もんみゃく	42, 51
門脈系	もんみゃくけい	51

【や】

野	や	170

【ゆ】

有郭乳頭	ゆうかくにゅうとう	216, 223
有鈎骨	ゆうこうこつ	16
有髄線維	ゆうずいせんい	68
有窓性毛細血管	ゆうそうせいもうさいけっかん	45
有頭骨	ゆうとうこつ	16
遊離歯肉	ゆうりしにく	211
輸出リンパ管	ゆしゅつりんぱかん	63, 164
輸入リンパ管	ゆにゅうりんぱかん	63, 164

【よ】

葉	よう	101
葉状乳頭	ようじょうにゅうとう	216, 223
腰神経叢	ようしんけいそう	87
腰椎	ようつい	11
腰動脈	ようどうみゃく	48
腰背腱膜	ようはいけんまく	31
腰方形筋	ようほうけいきん	27
腰膨大	ようぼうだい	79
翼口蓋窩	よくこうがいか	124, 125, 139
翼口蓋神経	よくこうがいしんけい	184

翼口蓋神経節	よくこうがいしんけいせつ	177, 184, 185, 186
翼状筋膜	よくじょうきんまく	258
翼状突起	よくじょうとっき	124, 125
翼突窩	よくとつか	125, 145
翼突下顎隙	よくとつかがくげき	145, 258
翼突下顎ヒダ	よくとつかがくひだ	280, 291
翼突下顎縫線	よくとつかがくほうせん	125, 143, 291
翼突管	よくとつかん	125, 139
翼突管動脈	よくとつかんどうみゃく	160
翼突筋窩	よくとつきんか	135, 145, 150
翼突筋枝	よくとつきんし	159
翼突筋静脈叢	よくとつきんじょうみゃくそう	163, 258, 265
翼突筋粗面	よくとつきんそめん	135
翼突鈎	よくとつこう	125
翼突口蓋縫合	よくとつこうがいほうごう	271
翼突上顎切痕	よくとつじょうがくせっこん	278
翼突切痕	よくとつせっこん	125
翼板	よくばん	70

【ら】

ラセン神経節	らせんしんけいせつ	189
ラムダ縫合	らむだほうごう	34, 117
ラリンゲルマスク・エアウェイ	らりんげるますくえあうぇい	300
卵円窩	らんえんか	55
卵円孔	らんえんこう	52, 55, 124, 290
卵形嚢	らんけいのう	202
卵形嚢斑	らんけいのうはん	203
Langer 線	らんげるせん	109
卵巣静脈	らんそうじょうみゃく	50
卵巣動脈	らんそうどうみゃく	49
Ranvier の絞輪	らんびえのこうりん	68

【り】

梨状陥凹	りじょうかんおう	225, 231
梨状筋	りじょうきん	31
梨状口	りじょうこう	128, 137
立方骨	りっぽうこつ	19
リモデリング	りもでりんぐ	7, 273
隆起	りゅうき	9
隆椎	りゅうつい	10
稜	りょう	9
領域リンパ節	りょういきりんぱせつ	61, 304
菱形筋	りょうけいきん	23
菱脳胞	りょうのうほう	170
鱗縁	りんえん	119
リン酸カルシウム	りんさんかるしうむ	8
輪状甲状関節	りんじょうこうじょうかんせつ	230
輪状甲状間膜	りんじょうこうじょうかんまく	302
輪状甲状間膜穿刺	りんじょうこうじょうかんまくせんし	302
輪状甲状筋	りんじょうこうじょうきん	231, 268
輪状甲状靱帯	りんじょうこうじょうじんたい	230
輪状軟骨	りんじょうなんこつ	230
輪状披裂関節	りんじょうひれつかんせつ	230
鱗状縫合	りんじょうほうごう	34, 117
リンパ	りんぱ	41, 60, 164
リンパ管	りんぱかん	60, 164
リンパ系	りんぱけい	60, 164
リンパ行性転移	りんぱこうせいてんい	304

328　索引

リンパ小節	りんぱしょうせつ	63
リンパ浸潤	りんぱしんじゅん	62
リンパ性器官	りんぱせいきかん	60, 165
リンパ節	りんぱせつ	60, 63, 164
リンパ本幹	りんぱほんかん	60

【る】

涙骨	るいこつ	126
涙腺	るいせん	193
涙腺窩	るいせんか	119
涙腺神経	るいせんしんけい	182
類洞	るいどう	45
涙嚢窩	るいのうか	127
涙嚢溝	るいのうこう	127, 129
涙嚢部	るいのうぶ	142
Ruffini 小体	るふぃにしょうたい	92
Le Fort Ⅰ型骨折	るふぉーⅠがたこっせつ	285
Le Fort Ⅱ型骨折	るふぉーⅡがたこっせつ	286
Le Fort Ⅲ型骨折	るふぉーⅢがたこっせつ	286

【れ】

裂	れつ	9
レトロモラーパッド	れとろもらーぱっど	222, 279
連合線維	れんごうせんい	74
連合野	れんごうや	170
レンズ核	れんずかく	74
連続性毛細血管	れんぞくせいもうさいけっかん	45

【ろ】

ローテーター・カフ	ろーてーたーかふ	27
肋頸動脈	ろくけいどうみゃく	48
Logemann の分類	ろげまんのぶんるい	270
肋下筋	ろっかきん	25
肋下動脈	ろっかどうみゃく	48
肋間静脈	ろっかんじょうみゃく	51
肋間動脈	ろっかんどうみゃく	48
肋骨	ろっこつ	10, 13
肋骨窩	ろっこつか	10
肋骨角	ろっこつかく	13
肋骨挙筋	ろっこつきょきん	25
肋骨頸	ろっこつけい	13
肋骨結節	ろっこつけっせつ	13
肋骨切痕	ろっこつせっこん	13
肋骨体	ろっこつたい	13
肋骨頭	ろっこつとう	13
肋骨突起	ろっこつとっき	11, 31
濾胞	ろほう	236
濾胞上皮細胞	ろほうじょうひさいぼう	236

【わ】

Waldeyer の咽頭輪	わるだいえるのいんとうりん	64, 168, 224
Wharton 管	わとんかん	221, 264
腕尺関節	わんしゃくかんせつ	15
腕神経叢	わんしんけいそう	22, 27, 87, 108
腕橈関節	わんとうかんせつ	15
腕橈骨筋	わんとうこつきん	29
腕頭静脈	わんとうじょうみゃく	50
腕頭動脈	わんとうどうみゃく	46, 154

索引 329

令和5年版歯科医師国家試験出題基準と関連する章

【必修】

大項目	中項目	小項目	本書
4 人体の正常構造・機能	ア 全身・口腔の構造と機能	d 組織［上皮組織，結合＜支持＞組織（血液を含む），筋組織，神経組織］	第2～8章 第9～16章
		e 器官系［骨格系（関節を含む），筋系，呼吸器系，循環器系＜脈管系＞，消化器系，造血器系，泌尿器・生殖器系，神経系，内分泌系，感覚器系］	
5 人体の発生・成長・発達・加齢変化	ウ 口腔・顎顔面の成長・発育	b 頭蓋骨（顔面骨を含む）の成長の特徴（成長の時期，骨形成様式）	第21章
	エ 人体の加齢変化	a 細胞・組織・器官の形態的変化（口腔および顎骨を含む）	第21章
8 診察の基本	オ 口腔・顔面の診察	h 所属リンパ節（領域リンパ節）	第13章，第27章
9 検査・臨床判断の基本	カ 画像検査	e CT（単純，造影），歯科用コーンビームCT	第17章
11 治療の基礎・基本手技	カ 麻酔法	a 局所麻酔	第24章
	キ 創傷の処置	b 止血	第25章
12 一般教養的事項	ア 医学史，歯科医学史		第1章

【歯科医学総論】

総論Ⅱ 正常構造と機能，発生，成長，発達，加齢変化

大項目	中項目	小項目	本書
1 細胞・組織・器官の構造と機能	ア 皮膚・粘膜系	a 表皮，上皮，真皮・粘膜固有層，皮下組織・粘膜下組織	第7章
		b 付属器	
	イ 運動・骨格系	a 骨・軟骨（骨の連結を含む）	第2章，第4章
		b 筋	第3章
	ウ 循環器系	a 心臓，脈管系	第5章
	エ 呼吸器系	b 気道，肺・呼吸筋	第8章
	オ 消化器系	a 消化管	第8章
		b 肝臓，胆道・膵臓	
	カ 造血器系	a 骨髄，造血幹細胞	第2章
	キ 泌尿器・生殖器系	a 腎臓，尿路	第8章
		c 生殖器	
	ク 神経系	a ニューロン，グリア	第6章 第14章
		b 感覚機能	
		c 運動機能	
		d 自律機能	
		e 高次神経機能	
	ケ 内分泌系	a 内分泌器官	第8章，第16章
3 免疫	イ 免疫系臓器	a 一次（中枢）リンパ組織	第5章
		b 二次（末梢）リンパ組織	

4 頭頸部の構造	ア 頭頸部の部位		第9章
	イ 頭頸部の骨格系	a 頭蓋の前葉	第10章
		b 頭蓋骨（関節，靱帯を含む）	
		c 頸椎	
	ウ 頭頸部の筋系	a 顔面筋＜表情筋＞	第11章
		b 咀嚼筋	
		c 浅頸筋	
		d 頸筋膜（浅葉，気管前葉，椎前葉，頸動脈鞘）	第18章
	エ 頭頸部の脈管系	a 動脈系	第13章
		b 静脈系	
		c リンパ系	第13章，第27章
	オ 頭頸部の内臓系	a 口腔	第16章
		b 唾液腺	
		c 舌，扁桃	
		d 咽頭，喉頭	
	カ 頭頸部の神経系	a 脳神経	第14章
		b 脊髄神経	
	キ 頭頸部の局所解剖	a 画像解剖	第17章
		b 組織隙＜筋膜隙＞	第18章
6 口腔・顔面の機能	ア 感覚	a 顔面皮膚，舌，口腔粘膜　口唇	第15章
		b 味覚，嗅覚	
		c 象牙質，歯髄，歯根膜	
		d 咀嚼筋筋紡錘，顎関節受容器	第7章
	エ 嚥下	a 摂食嚥下の5期	第20章
	オ 発声，構音		第16章
	カ 唾液分泌	b 唾液の分泌機構	第16章
7 人体の成長・発達・加齢変化	エ 口腔・顎顔面の加齢変化	a 器質的変化	第21章
8 口腔・顎顔面の発生・成長・発育	エ 頭部の成長・発育	a 頭蓋	第21章
総論Ⅲ 病因，病態			
2 口腔・顎顔面領域の疾患の病因・病態	イ 歯の喪失に伴う変化・障害	a 口腔・顎顔面領域の変化・障害	第21章
総論Ⅳ 主要症候			
2 口腔・顎顔面の症候	キ 軟組織，唾液腺		第16章，第27章
	ク 口腔・顎顔面の機能障害		第15章，第16章，第20章
総論Ⅵ 検査			
2 画像検査	オ CT		第17章
	コ 画像の鑑別診断	a 正常画像と主要疾患画像	

総論Ⅶ 治療			
2 歯・歯周組織・咬合の治療	ア 基本術式	d 歯の欠如・欠損の治療	第19章, 第22章
3 救急医療	イ 二次救命処置	a 高度な気道管理	第26章
4 手術・周術期の管理, 麻酔	ウ 麻酔	a 局所麻酔	第24章

【歯科医学各論】については第Ⅲ編 歯科応用解剖学を参照のこと

歯学教育モデル・コア・カリキュラム（令和4年度改訂版）と関連する章

歯学教育モデル・コア・カリキュラム		本書
A　生命科学		
A-2　人体各器官の発生，成長，老化と死		
A-2-1　個体の発生		第8章
A-2-4　口腔，顎顔面領域の発生と加齢変化		第21章
A-3　人体各器官の正常構造と機能		
A-3-1　身体を構成する組織と器官	A-3-1-1　上皮組織と皮膚・粘膜系	第7章
	A-3-1-2　支持組織と骨格系	第2章，第4章
	A-3-1-3　筋組織と筋系	第3章
	A-3-1-4　血液・リンパと循環器系	第5章
	A-3-1-5　神経系	第6章
	A-3-1-6　感覚器系と感覚	第7章
	A-3-1-7　消化器系	第8章
	A-3-1-8　呼吸器系	
	A-3-1-9　内分泌系とホメオスタシス	
	A-3-1-10　泌尿器系と体液・電解質調節	
	A-3-1-11　生殖器系	
A-3-2　頭頸部の基本構造と機能		第9〜16章
A-3-3　口腔領域の基本構造と機能		
A-5-5　炎症		第18章，第27章
A-5-6　腫瘍		第27章
D　臨床歯学		
D-1　診療の基本		
D-1-1　救急処置		第26章
D-1-2　麻酔・除痛法		第24章
D-2　基本的診察，診断		
D-2-2　口腔，顎顔面領域の診察，検査		第9章
D-2-5　画像検査を用いた診断		第17章
D-3　頭頸部領域の疾患の特徴と病因		
D-3-1-2　外傷		第23章
D-3-1-3　炎症		第18章
D-3-1-9　神経疾患		第14章
D-3-1-11　口腔，顔面領域の機能障害		第20章
D-5　基本的臨床技能		
D-5-3　歯質と歯の欠損の治療		第19章，第21章，第22章
D-5-4　口腔外科の基本的治療		第18章，第24章
E　診察・診断と治療技能		
E-1　診療の基本		

E-1-2	救急処置	第26章
E-1-3	麻酔・除痛法	第24章
E-2 基本的診察・診断技能		
E-2-2	口腔，顎顔面領域の診察・検査	第9章
E-2-3	全身の診察と検査による全身状態の把握	第25章
E-2-5	画像検査を用いた診断	第17章

【編集者略歴】

前田 健康
1984年 新潟大学歯学部卒業
1988年 新潟大学大学院修了
1996年 新潟大学歯学部教授
2001年 新潟大学大学院医歯学総合研究科教授

阿部 伸一
1989年 東京歯科大学歯学部卒業
1993年 東京歯科大学大学院修了
2010年 東京歯科大学教授

天野 修
1987年 東北大学歯学部卒業
1992年 東北大学にて博士（歯学）取得
2001年 明海大学歯学部教授

馬場 麻人
1989年 東京医科歯科大学歯学部卒業
1993年 東京医科歯科大学大学院修了
2013年 奥羽大学歯学部教授
2015年 徳島大学大学院医歯薬学研究部教授

本書の内容に訂正等があった場合には，弊社ホームページに掲載いたします．下記URL，またはQRコードをご利用ください．

https://www.ishiyaku.co.jp/search_engine/details.aspx?bookcode=45690

口腔解剖学 第3版　　　　　　　　　ISBN 978-4-263-45690-3

2009年11月10日　第1版第1刷発行
2017年 3月15日　第1版第8刷発行
2018年 2月10日　第2版第1刷発行
2024年 1月20日　第2版第8刷発行
2025年 2月25日　第3版第1刷発行

編　集　前　田　健　康
　　　　天　野　　　修
　　　　阿　部　伸　一
　　　　馬　場　麻　人
発行者　白　石　泰　夫
発行所　医歯薬出版株式会社
〒113-8612 東京都文京区本駒込1-7-10
TEL. (03)5395-7638(編集)・7630(販売)
FAX. (03)5395-7639(編集)・7633(販売)
https://www.ishiyaku.co.jp/
郵便振替番号 00190-5-13816

乱丁，落丁の際はお取り替えいたします．　　印刷・木元省美堂／製本・明光社
©Ishiyaku Publishers, Inc., 2009., 2025.　Printed in Japan

本書の複製権・翻訳権・翻案権・上映権・譲渡権・貸与権・公衆送信権（送信可能化権を含む）・口述権は，医歯薬出版㈱が保有します．
本書を無断で複製する行為（コピー，スキャン，デジタルデータ化など）は，「私的使用のための複製」などの著作権法上の限られた例外を除き禁じられています．また私的使用に該当する場合であっても，請負業者等の第三者に依頼し上記の行為を行うことは違法となります．

JCOPY ＜出版者著作権管理機構 委託出版物＞
本書をコピーやスキャン等により複製される場合は，そのつど事前に出版者著作権管理機構（電話 03-5244-5088, FAX 03-5244-5089, e-mail：info@jcopy.or.jp）の許諾を得てください．